FORTSCHRITTE

DER

PRAKTISCHEN DERMATOLOGIE

UND

VENEROLOGIE

ZWEITER BAND

VORTRÄGE DES II. FORTBILDUNGSKURSES
DER DERMATOLOGISCHEN KLINIK UND POLIKLINIK
DER UNIVERSITÄT MÜNCHEN VOM 26.—31. JULI 1954

GEHALTEN VON

S. BORELLI, R. BRENDLER, F. EHRING, H. GÖTZ, P. JORDAN, J. KIMMIG
W. F. LEVER, G. MANGANOTTI, A. MARCHIONINI, K. MEINICKE, G. MIESCHER
TH. NASEMANN, H. RÖCKL, C. G. SCHIRREN, H. SCHUERMANN, W. SEIPP
H. W. SPIER, G. K. STEIGLEDER, M. B. SULZBERGER, W. THIES, A. WIEDMANN

UNTER MITARBEIT VON

PRIV.-DOZ. DR. CARL GEORG SCHIRREN

OBERASSISTENT AN DER DERMATOLOGISCHEN KLINIK UND POLIKLINIK
DER UNIVERSITÄT MÜNCHEN

HERAUSGEGEBEN VON

PROF. DR. ALFRED MARCHIONINI

DIREKTOR DER DERMATOLOGISCHEN KLINIK UND POLIKLINIK
DER UNIVERSITÄT MÜNCHEN

MIT 4 TEXTABBILDUNGEN

SPRINGER-VERLAG BERLIN HEIDELBERG GMBH

1955

URSPRÜNGLICH ERSCHIENEN BEI SPRINGER-VERLAG OHG . BERLIN . GÖTTIGEN . HEIDELBERG 1955.

ISBN 978-3-662-30596-6   ISBN 978-3-662-30595-9 (eBook)
DOI 10.1007/978-3-662-30595-9

BRÜHLSCHE UNIVERSITÄTSDRUCKEREI GIESSEN

Vorwort.

Die Erweiterung unserer Kenntnisse auf fast allen Gebieten der Medizin — vor allem auch in den Bereichen der praktischen Dermatologie, Venerologie und ihrer angrenzenden Bezirke — vollzieht sich in so raschem Tempo, daß es vielen Fachärzten kaum noch möglich ist, die dadurch bedingten Fortschritte — auch bei noch so eifriger Lektüre der Zeitschriften — laufend zu verfolgen. Deshalb haben wir uns die Aufgabe gestellt, die großen Linien der Entwicklung in Form von Fortbildungskursen in gewissen Zeitabständen herauszuarbeiten. Der II. Fortbildungskurs der Münchener Dermatologischen Universitätsklinik, dessen Vorträge in diesem Bande vereinigt sind, war wesentlich stärker besucht als der erste Lehrgang im Jahre 1951. Diese Feststellung bestätigte uns, daß wir mit unserem Vorhaben einem wirklichen Bedürfnis entsprechen, welches von zahlreichen Fachärzten sowohl im Inlande wie auch im Auslande empfunden wird. Zu unserem diesjährigen Kurse hatten sich nicht nur Dermatologen aus allen Teilen Deutschlands und aus dem Saargebiet, sondern auch aus Argentinien, Belgien, Dänemark, Finnland, Holland, Italien, Japan, Österreich, der Schweiz, der Türkei und den Vereinigten Staaten von Amerika eingefunden.

Nicht gering aber war die Zahl jener Fachkollegen, die uns mit dem Ausdruck des Bedauerns mitteilten, daß sie an unserem Kurse nicht teilnehmen könnten, weil sie sich in Ermangelung geeigneter Vertreter nicht von ihrer Praxis loszulösen vermöchten. Diese letzteren sowohl wie auch die Teilnehmer selbst sprachen den Wunsch aus, wir möchten auch die Vorträge dieses II. Kurses drucken lassen, zumal gerade für die praktische Verwertung des Vorgetragenen Einzelheiten oft nicht rasch genug erfaßt und niedergeschrieben werden könnten. Wir sind diesem Verlangen gern nachgekommen, da uns freundlicherweise alle Vortragenden die Manuskripte ihrer Vorträge zur Verfügung stellten. Es ist uns ein aufrichtiges Bedürfnis, auch an diesem Ort allen jenen Kollegen zu danken, die uns durch die Übernahme von Referaten aus ihren Fachgebieten so wirksam unterstützten. Einige ausländische Kollegen haben dabei selbst die Strapazen weiter Reisen aus fernen Ländern nicht gescheut. Ihnen gilt unser besonders herzlicher Dank. Ebenso bin ich allen meinen engeren Mitarbeitern der Münchener Dermatologischen Universitätsklinik für ihren Beitrag an der Vorbereitung und Durchführung dieses Kurses zu großem Dank verpflichtet, zumal sie das Opfer brachten, für einige Monate ihre wissenschaftliche Tätigkeit wesentlich einzuschränken oder gar zu unterbrechen, um zum Gelingen unseres Kurses beizutragen. Ich nenne in diesem Zusammenhang — stellvertretend für die Gesamtheit meiner Mitarbeiter — die Dozenten H. GÖTZ und H. W. SPIER, ganz besonders aber C. G. SCHIRREN, der mich auch bei der Herausgabe der Sammlung der Vorträge unterstützte.

Um den Preis des vorliegenden Bandes so niedrig wie möglich zu halten, haben wir — höchst ungern — auf die Einfügung von photographischen Abbildungen verzichtet. Aus den gleichen Gründen haben wir uns dazu entschlossen, sämtliche Vorträge ohne Literaturangaben zu veröffentlichen, obwohl vereinzelte Kritik an diesem beabsichtigten Mangel bereits beim Erscheinen des I. Bandes daran Anstoß genommen hat, was wir durchaus verstehen. Auf der anderen Seite bitten wir um Verständnis dafür, daß nach unserer Ansicht der Band vorwiegend den praktischen Zwecken der niedergelassenen Fachärzte dienen soll; diese werden aber Literaturangaben nicht in gleichem Maße vermissen, wie unsere in Kliniken und wissenschaftlichen Instituten tätigen Kritiker.

Wir bedauern, auch dieses Mal die anregenden Diskussionsbemerkungen in den Colloquien nicht berücksichtigen zu können. Wer an der temperamentvoll geführten Erörterung der „Zukunft der Dermatologie" teilgenommen hat, die in besonders dezidierter und geistreicher Form durch M. B. Sulzberger eingeleitet wurde, wird diese Lücke vor allem empfinden.

Die Veröffentlichung der Gesamtheit der Vorträge soll dazu beitragen, unsere Fachkollegen davon zu überzeugen, daß die viel erörterte „Krise in der Dermatologie" in Wirklichkeit so lange nicht besteht, als wir nicht aufhören, Wissenschaft und Praxis unseres Faches *nach jeder Richtung* weiter zu formen, insbesondere nach jenen Seiten, die lange Jahre hindurch nicht im Mittelpunkt des allgemeinen Interesses standen, wie etwa die korrektive Dermatologie, die Andrologie u. a. Die Dermatologie ist nicht ärmer geworden, wie viele vorschnell nach der Einführung der antibiotischen Behandlung gemeint haben. Im Gegenteil, sie wird ständig reicher. Man muß sich nur bemühen, ihre Reichtümer zusammenzutragen und nutzbringend anzuwenden. Vor allem sollen diesen Bestrebungen die Fortbildungskurse der Münchener Dermatologischen Universitätsklinik und ihr in diesem Bande ausgebreiteter literarischer Ertrag dienen.

München, 1. März 1955.

A. Marchionini.

Inhaltsverzeichnis.

Aus der Dermatologischen Universitätsklinik Zürich.
(Direktor: Prof. Dr. G. Miescher.)

Über das Wesen des Ekzems.

Von

Guido Miescher.

Das Ekzem nimmt in der Dermatologie eine dominierende Stellung ein. Die Auseinandersetzung mit dem Ekzemproblem ist für jeden Dermatologen eine Notwendigkeit, wenn er sein Fach nicht nur als eine Domäne der Empirie betrachtet, sondern auch bestrebt ist, die in manchem noch so rätselhaften Vorgänge zu verstehen und dieses Verständnis seinen Handlungen zugrunde zu legen.

Das Ekzemproblem, obgleich wiederholt Gegenstand nationaler und internationaler Kongresse, ist heute noch nicht gelöst. Die Auffassungen gehen zum Teil noch weit auseinander. Handelt es sich bei allen Formen von Ekzem (Kontaktekzem, eruptive Ekzeme aus unbekannter Ursache, „parasitäre" Ekzeme, chronische Ekzeme, Säuglings- und Kinderekzeme) um ein pathogenetisch einheitliches Geschehen, oder stellt das Ekzem bloß einen bequemen Sammeltopf für verschiedene Dinge dar? Haben wir zu unterscheiden zwischen allergischem und toxischem Ekzem, zwischen echtem Ekzem und bloß ekzemähnlichen Reaktionen?

Zweck meiner Ausführungen ist nicht, ein ausführliches Referat zu halten, sondern eine Synthese auf Grund der persönlichen Auffassung zu versuchen. Betrachten wir zunächst das Ekzem von der morphologischen Seite, so haben wir als das für alle Ekzemformen charakteristische Element das Bläschen und Knötchen, histologisch gekennzeichnet durch die klassische Spongiose, ein herdförmiges intercelluläres Oedem im Stratum Malpighi mit Ausgang in Verkrustung und parakeratotische Schuppenbildung.

Dieser Grundtypus präsentiert sich infolge Variabilität der quantitativen Verhältnisse in den mannigfaltigsten Abstufungen, von der einfachen flächigen oder fleckigen Rötung zur ausgesprochenen Knötchen- und Bläschenbildung bis zur imposanten Vesikulation.

Den makroskopischen entsprechen die mikroskopischen Verhältnisse, indem die Spongiose bald nur in winzigen, oft weit auseinanderliegenden Herden, bald die ganze Epidermis durchsetzend angetroffen wird, wobei meist sekundäre Veränderungen das Bild komplizieren.

                                                     1

Für das Verständnis der Vorgänge ist das Studium der Kontaktekzeme aufschlußreich, weil sie experimentell erzeugt werden können (Läppchenprobe) und infolgedessen auch eine Analyse nach der Zeit erlauben.

Das akute Kontaktekzem ist die Manifestation eines allergischen Geschehens.. An dieser Tatsache dürfte heute wohl kaum ein Zweifel bestehen. Es sprechen dafür:

1. Die Chemospezifität der reaktiven Einstellung, wobei wie bei andern allergischen Vorgängen (Anaphylaxie) oft Gruppenspezifität angetroffen wird.

2. Die Monomorphie der Reaktionsform (Knötchen und Bläschen), unabhängig vom Charakter der Noxe.

3. Die Entstehung der Reaktionsbereitschaft durch Sensibilisierung.

Weitere für das Verständnis ekzematöser Vorgänge wichtige Erfahrungen sind folgende:

Kontaktekzeme können auch von innen, d. h. auf dem Blutwege oder lymphogen ausgelöst werden. Die akuten Ekzemausbrüche nach oraler oder parenteraler Einverleibung von Medikamenten (Chinin, Salvarsan, Gold, Jodkali usw.) sind Beispiele hierfür.

Bei hochgradiger Überempfindlichkeit können schon sehr kleine Mengen zum Ekzem führen, wobei der Weg der Einverleibung (Darm, Gewebe, Blut) von Bedeutung sein kann.

Bei ekzematösen Kontaktreaktionen kann es zum Aufflammen entfernter Ekzemherde und selbst abgeheilter Testproben kommen.

Die Zahl der schon bekannten ekzemauslösenden Noxen ist unabsehbar. Die ekzematogenen Eigenschaften einer bestimmten Substanz hängen von ihrer Reaktionsfähigkeit ab, wie das LANDSTEINER in sehr schönen Versuchen gezeigt hat, doch wissen wir über das *Wie* und *Warum* der notwendigen Voraussetzungen noch relativ wenig.

Eine häufige Erscheinung beim Ekzem ist die in seinem Verlauf oft sich manifestierende Polyvalenz, d. h. die Bereitschaft, auf Stoffe zu reagieren, die vorher toleriert wurden. Ob es sich dabei um geweckte unterschwellige Reaktionsbereitschaft handelt oder ob ein noch unbekannter Mechanismus vorliegt, wissen wir nicht. Die Bezeichnung *Parallergie* ist nur ein Begriff ohne einen klaren Inhalt.

Die Bereitschaft zur Sensibilisierung gegenüber einer Substanz ist individuell außerordentlich verschieden, so daß der alte Idiosynkrasiebegriff dadurch einen neuen Inhalt erhält. Nur mit den stärksten Ekzematogenen (Primin, Dinitrochlorbenzol u. a.) gelingt es, praktisch alle Individuen zu sensibilisieren. Dabei gibt es keine gesteigerte Sensibilisierungsbereitschaft schlechthin, sondern die Bereitschaft bezieht sich nur auf diese oder jene Substanz oder Substanzgruppe (LANDSTEINER).

Die konstitutionellen Unterlagen für diese unterschiedliche Sensibilisierungsbereitschaft sind wenigstens zum Teil in den natürlichen Abwehrmechanismen im Bereich der Hautoberfläche (Hornschicht, Hautfett usw.) zu suchen. Die von BURCKHARDT an meiner Klinik nachgewiesene Bedeutung der verminderten Alkalineutralisationsfähigkeit für das Zustandekommen des Maurerekzems ist ein Beispiel hierfür. Nicht nur gegenüber Alkali, sondern auch gegenüber anderen toxischen Wirkungen besteht unter den einzelnen Menschen eine erhebliche Unterschiedlichkeit der Resistenz (vide mein Stuttgarter Referat 1937).

Das *histologische Bild* des akuten Kontaktekzems ergibt die herdförmige Spongiose in ihrer reinsten Form. Schon nach sechs Stunden kann man im basalen Abschnitt des Stratum Malpighi winzige Herde von Spongiose antreffen, in welche Lymphocyten einströmen. Nach 12 Std. ist der Vorgang ausgeprägter und nach 24 Std. kann schon die ganze Breite der Epidermis vom spongiotischen Prozeß ergriffen sein, oder es haben sich bereits kleinere und größere Blasenräume gebildet. In einem späteren Zeitpunkt wird das Bild unübersichtlich, indem Zerfall sowie reparatorische Vorgänge sich hinzugesellen.

Neben der lymphocytären Spongiose, und auch unabhängig von ihr, findet man bei vielen Ekzemen einen zweiten Bläschentypus, den CIVATTE zuerst beschrieben hat: Kleine subcorneale Bläschenräume, welche geschrumpfte Epithelzellen mit pyknotischen Kernen enthalten. Im Bilde der akuten ekzemallergischen Kontaktreaktion fehlen diese Bläschen. Dagegen findet man sie, wie wir zeigen konnten, im Anfangsstadium einzelner toxischer Reaktionen (Crotonöl, Sublimat). Es ist möglich und bis zu einem gewissen Grade wahrscheinlich, daß auch die beim Ekzem angetroffenen subcornealen Bläschen toxischer Genese sind und auf toxischen Wirkungen im Oberflächenbereich beruhen.

Bei längerem Bestand des Ekzems treten oft zwei Komponenten in Erscheinung: Die akanthotische Verdickung der Epidermis als Folge der sich häufig wiederholenden reparativen Vorgänge und eine mehr oder weniger ausgesprochene Lymphocyten-Infiltration in der Cutis. Beides bedingt den Zustand der Lichenifikation.

Die quantitative Analyse der reaktiven Vorgänge in Epidermis und Cutis ergibt nicht immer ein übereinstimmendes Bild, indem z. B. bei intensiven entzündlichen Veränderungen in der Cutis mit massiver perivasculärer Lymphocyteninfiltration nur relativ geringgradige Spongiosen in der Epidermis angetroffen werden und umgekehrt.

Das *Charakteristische der akuten Kontaktreaktion* ist somit *die von unten aufsteigende herdförmige lymphocytäre Spongiose.* Ein solcher Vorgang ist bisher bei toxischen Reaktionsvorgängen, bei denen Zellschädigung (Kernpyknose, Achromie, Vacuolisierung und als zuwanderndes Element der polynucleäre Leukocyt) im Vordergrund stehen, nicht angetroffen worden. Es darf darum vorläufig der Schluß gezogen werden, daß überall dort, wo lymphocytäre Spongiose in reiner Form auftritt, ekzemallergisches Geschehen vorliegt. Lymphocytäre, herdförmige Spongiose ist aber eine regelmäßige Erscheinung im histologischen Bild aller Ekzemtypen. *Soweit morphologische Kriterien Beweiskraft besitzen, ist darum auch im Entstehungsmechanismus der Ekzeme aus ungeklärter Ursache eine ekzemallergische Komponente als ein wesentlicher Bestandteil anzunehmen.*

Während das akute Kontaktekzem ätiologisch und pathogenetisch aufgeklärt ist, beginnen die Schwierigkeiten der Deutung dann, wenn das Ekzem trotz Ausschaltung der Noxe einen eigengesetzlichen Charakter annimmt, fortdauert und chronisch wird, ja sich sogar in der Folge ausbreitet. Bei gewissen Gewerbeekzemen (Maurerekzem, Malerekzem usw.) ist ein solcher Verlauf häufig. Die Annahme, daß der ekzematogene Stoff längere Zeit in der Haut gespeichert wird und darum ständig reaktionserzeugend wirkt, mag in einzelnen Fällen zutreffen (Schwermetalle, Arsen, Acridin-Farbstoffe), in der Mehrzahl dagegen nicht, besonders wenn das Ekzem durch Monate und selbst Jahre fortdauert. Da nicht nur die

klinischen, sondern auch die histopathologischen Züge im Bilde dieser
chronischen Ekzeme keine prinzipielle Änderung erfahren, d. h. da man
immer wieder meist in Schüben Knötchen und Bläschen auftreten sieht
und histologisch herdförmige lymphocytäre Spongiose antrifft, so ist die
Annahme am nächstliegendsten, daß Ekzematogene irgendwelcher Art
und irgendwelcher Provenienz gegenwärtig und wirksam sind. Berücksichtigt man die ungeheure Vielheit uns heute schon bekannter Ekzematogene und die Tatsache, daß selbst sehr einfache anorganische und
organische Substanzen ekzematogen wirken können, dann ergibt sich
zwangsläufig die Frage, ob nicht im Bereich der durch den Ekzemvorgang
veränderten Hautoberfläche, die nicht nur eine gewebliche Trümmer-
stätte darstellt, sondern auch erfahrungsgemäß eine reiche Bakterienbesiedlung aufweist, ekzemwirksame Stoffe auftreten, die für die Chronizität verantwortlich sind.

Schon vor 50 Jahren hat UNNA auf Grund des regelmäßigen Nachweises von Staphylokokken an der Ekzemoberfläche eine *staphylogene
Theorie des Ekzems* aufgestellt, eine Auffassung, die seinerzeit wohl mit
Recht allgemein abgelehnt wurde. Spätere Untersuchungen, vor allem
diejenigen von ROBERT und von STORCK an meiner Klinik, denen seither
weitere gefolgt sind (HEILESEN, ULBRICHT u.a.), haben die Bedeutung der
Mikroben in ein neues Licht gerückt. Besonders aus den ausgedehnten
systematischen Untersuchungen STORCKs geht hervor, daß zahlreiche
Ekzematiker auf Läppchenproben mit den aus ihren Ekzemherden ge-
züchteten Mikroben oder deren Toxine, vor allem Staphylokokken und
Streptokokken, positiv reagieren, wobei auch histologisch ekzematöse
Reaktionsbilder erhalten werden.

Die Gegenwart ekzemwirksamer Mikroben im Ekzemherd kann nicht
ohne Folgen sein, es ist vielmehr anzunehmen, daß sie selbst Anlaß zu
ekzematösen Reaktionen gibt und dadurch für die Chronizität des Ekzems verantwortlich oder mitverantwortlich ist. Daß Mikroben in vielen
Fällen eine wichtige Rolle spielen, beweist der oft gute Erfolg einer anti-
parasitären Therapie, worüber im zweiten Teil die Rede sein wird.

Aus den Untersuchungen STORCKs geht weiter hervor, daß für die
ekzematogenen Eigenschaften der Mikroben (Staphylokokken) nicht ihr
pyogenes Vermögen verantwortlich ist. Die Mehrzahl der als ekzem-
wirksam befundenen Staphylokokkenstämme sind nicht pyogen, sondern
gehören der saprophytären Gruppe an (STORCK, HEILESEN). Es handelt
sich demnach bei den durch Mikroben bedingten Wirkungen nicht um
eine Impetiginisation. Eine solche Komplikation hat klinisch und histologisch einen völlig anderen Charakter (Prävalenz polynucleärer Leukocyten). Dagegen kann eine Pyodermie sich ekzematisieren, wenn die
Pyokokken gleichzeitig ekzematogene Eigenschaften besitzen oder wenn
eine Pyodermie sich mit ekzemwirksamen Keimen besiedelt.

Die Anerkennung der Mikroben als ätiologischer Faktor bei gewissen Ekzemtypen kommt in der Bezeichnung „*parasitäres Ekzem*" zum
Ausdruck, welche ihren Eingang auch in die lehrbuchmäßigen Darstel-
lungen gefunden hat. Es sind das die Ekzeme der Faltenregionen, die
chronischen Unterschenkelekzeme, die mykosiformen und trichophytoiden

Ekzeme. Unter den von STORCK untersuchten Fällen waren es besonders diese, bei welchen fast mit Regelmäßigkeit ekzemwirksame Mikroben in den Herden gefunden wurden.

Eine Eigentümlichkeit vieler Ekzeme, vor allem der „parasitären", ist die Neigung zur Dissemination bald in die Umgebung, bald an entfernten Stellen. Die Schübe erwecken häufig durch ihren Knötchencharakter und durch die Symmetrie der Anordnung den Eindruck von hämatogenen Exanthemen. Zur Erklärung dieser als Streuung imponierenden Komplikationen ergeben sich aus der Pathologie mykotischer Erkrankungen Anhaltspunkte. So bilden die bläschenförmigen Epidermophytide der Hände eine häufige Begleiterscheinung der interdigitalen oder plantaren Epidermophytie. Auch bei Trichophytie können ekzematiforme Trichophytide auftreten, analoge Streuphänomene hat RAVAUT bei Intertrigo, verursacht durch Oidien und Streptokokken, beschrieben und sie als Levurides, Streptococcides bezeichnet.

Allen diesen, allgemein als *Mikrobide* genannten Phänomen ist gemeinsam, daß in ihnen Mikroben nicht nachgewiesen werden können und daß sie spontan verschwinden, wenn der Primärherd ausheilt.

Handelt es sich bei den im Verlauf von Ekzemen erfolgenden Disseminationen nicht um analoge Erscheinungen, um ekzematiforme Mikrobide, als Folge der Streuung von ekzemaktiven Mikroben oder ihren Toxinen aus dem Primärherd ?

Daß durch intracutane oder subcutane Injektion von Mikrobenkulturextrakten ekzematoide Mikrobide provoziert werden können, haben schon BLOCH und RAVAUT beschrieben. Histologisch findet man das klassische Bild der Spongiose (RAVAUT). Durch subcutane Injektion von Staphylokokkentoxin sah ROBERT in zwei Fällen ausgedehnte scarlatiniforme Exantheme auftreten. Histologisch fanden sich in der Epidermis zahlreiche kleine lymphocytär-spongiotische Herdchen. Unter 69 Fällen STORCKs von chronisch rezidivierendem Ekzem erfolgte nach Vaccineinjektionen (herdeigene und Mischstämme) 16mal eine Exacerbation des Ekzemherdes, wobei es in einigen Fällen auch zur spontanen Dissemination kam. Dagegen gelang es nur in ganz vereinzelten Fällen durch Behandlung gesunder Haut mikrobenempfindlicher Patienten, ein progressives Ekzem zu erzeugen, so daß für ihr Zustandekommen ganz besondere Voraussetzungen erfüllt sein müssen.

Es ergeben sich somit manche Anhaltspunkte für die Annahme, daß die Anwesenheit von ekzemaktiven Mikroben in den Ekzemherden nicht nur für die Chronizität der Herde, sondern auch für die Neigung zu Streuungen mit verantwortlich ist. Es wäre jedoch ein Fehler, nach diesen Feststellungen die Mikroben und ihre Produkte als die alleinige Ursache dieser Phänomene aufzufassen und damit die UNNAsche Lehre von der Staphylogenese des Ekzems in neuer Form entstehen zu lassen. Es ist ohne weiteres denkbar und sogar wahrscheinlich, daß noch andere herdeigene und auch herdferne, auf dem Blutweg an den Ekzemherd gelangende Ekzematogene eine wichtige, ja die wichtigere Rolle spielen als die Bakterien. Bis jetzt haben weder wir noch andere solche Antigene nachzuweisen vermocht, wobei die Forderung erfüllt werden müßte, daß mit ihnen ekzematöse Reaktionen erzeugt werden können. Allein es kann das an den großen Schwierigkeiten liegen, die zu überwinden sind.

Wohl ist es HOPKINS und BURKY gelungen, beim Menschen eine lokale Autosensibilisierung gegen körpereigenes Keratin bei Verwendung von

Staphylokokkentoxin zu erzielen, wobei nach der Annahme dieser Autoren durch die Einwirkung des Toxins der körpereigene in einen körperfremden Stoff umgewandelt würde, allein die Sensibilisierung manifestierte sich durch Auftreten von Präcipitinen im Blut, und es fehlt der Beweis der ekzematösen Reaktionsbereitschaft. Dasselbe gilt für den Nachweis von Präcipitinen gegenüber einem Schuppenantigen im Blut von Ekzematikern durch CORMIA und ESPLIN. Die Frage, ob mit und ohne Einwirkung von Mikrobentoxinen ekzemaktive Antigene im Ekzemherd entstehen, bleibt darum offen.

Es ist schon die Frage aufgeworfen worden, ob der Polyvalenz und der dadurch bedingten Chronizität des Ekzems eine Zellkrankheit zugrunde liegt. BLOCH dachte an eine erhöhte Durchlässigkeit der Zellgrenzschicht als Folge der wiederholten Reaktionen. Daß durch wiederholte Reaktionen die Reaktionsschwelle örtlich herabgesetzt wird, so daß minimale Allergenreize schon eine Reaktion hervorrufen können, ist durchaus möglich, doch ist diese Frage noch nie systematisch und experimentell geprüft worden, vor allem auch die Frage, ob auch Nichtallergene Ekzemreaktionen auslösen können. Eigene Untersuchungen sind nicht eindeutig ausgefallen.

Die Vorstellung vom Zustandekommen von Ekzemen auf dem hämatogenen Weg der Streuung, sei es von Mikroben und Mikrobentoxinen, sei es anderer ekzemwirksamer Stoffe, läßt sich nicht nur auf die Streuphänomene bei sog. parasitären Ekzemen, sondern ohne Zwang auch auf die übrigen, spontan aus unbekannter Ursache auftretenden Ekzeme übertragen. RAVAUT hat schon 1930 die Vermutung ausgesprochen, daß es sich bei den scheinbar selbständig auftretenden Ekzemen um «réactions secondes», d.h. um hämatogene Auslösungen durch ekzemaktive Stoffe aus Krankheitsherden im Körperinnern handelt. Diese Vorstellung, so einleuchtend sie ist und durch Einzelbeobachtungen belegt, entbehrt auch heute noch einer experimentellen und statistisch gesicherten Unterlage.

Nun gibt es doch wieder immer Fälle von Ekzem, deren *Zusammenhang mit Erkrankungen innerer Organe* offensichtlich ist. Dahin gehören die Ekzeme, welche nach Ausheilung eines ekzemfernen Infektionsherdes z.B. Absceß, Sinusitis, Gallenblasenerkrankung, verschwinden. Die ersten Beispiele dieser Art hat MEMMESHEIMER mitgeteilt. Als ein weiterer Ausgangsort für ekzematogene Wirkungen hat auch nach dem Ergebnis der praktischen Erfahrung der Intestinaltractus zu gelten. Dabei kann es sich theoretisch um resorbierte Nahrungsmittelantigene handeln, oder um aus solchen durch die Vorgänge der Verdauung und unter dem Einfluß von Bakterien entstandene ekzemaktive Stoffe, oder um Toxine pathologischer Darmfloren. Das Beweismaterial, soweit es sich um den Nachweis der ekzematogenen Wirkung durch Testung handelt, ist noch sehr gering, zumal es nur in den allerseltensten Fällen gelingen wird, das Ekzematogen zu erfassen. Hier sind noch gewaltige Schwierigkeiten zu überwinden. Die mit Stuhl angestellten Ekzemproben haben bisher wenig ergeben, vermutlich weil die ekzemwirksamen Stoffe gar nicht in genügender Konzentration bis in den Enddarm gelangen, oder weil sie unter der Wirkung des chemisch differenten Milieus verändert und dadurch inaktiviert werden. Der Zusammenhang ist in der Regel nur dadurch gegeben, daß ein hartnäckiges Ekzem durch Weglassung bestimmter Nahrungsmittel oder durch Behandlung einer chronischen Verdauungsstörung oder anderer entzündlicher Erkrankungen ausheilt. So sahen wir, um ein Beispiel zu nennen, das Verschwinden disseminierter erythematosquamöser Ekzemherde nach Behandlung einer chronischen Gärungsdyspepsie durch kohlehydratarme Diät und Einnahme von Enterovioform.

Die Möglichkeit der Auslösung von Ekzemen durch ekzemwirksame Stoffe auf hämatogenem Wege bringt das Ekzem in Zusammenhang mit krankhaften Vorgängen der inneren Organe: Digestionstractus, Respirationstractus usw., und da diese selbst wieder unter dem Einfluß weiterer Faktoren wie Ernährung, endokriner Stoffwechsel, vegetatives Nervensystem, Psyche stehen, muß sich dadurch ein kompliziertes System von Wechselwirkungen ergeben, wobei neben den primären sekundäre Faktoren als Realisationsfaktoren eine überragende Rolle spielen können. Dies erklärt die in manchen Fällen guten Erfahrungen einer internen Therapie und die große Bedeutung, welche viele Autoren mit Recht Ernährungs- und Stoffwechselfragen bei der Interpretation und Behandlung des Ekzems beimessen. Mit der Auffassung einer allergischen Pathogenese der sichtbaren Hautreaktion steht dies keineswegs im Widerspruch. Diese stellt in solchen Fällen nur das Endglied einer kausalen Kette dar.

Die Auffassung des Ekzems als eines pathogenetisch einheitlichen Geschehens entscheidet auch die Frage, ob es ein echtes Ekzem gibt, welches als eigentliche Krankheit (*eczema maladie*) von den ekzematiformen Reaktionen zu trennen ist. Eine Trennung hat nur quantitative Berechtigung. Die einmalige ekzematöse Reaktion stellt einen Vorgang dar, welcher nach Ausschaltung der Kontaktnoxe sich nicht wiederholt. Allein von dem einmaligen Geschehen zu wiederholtem Geschehen bei Fortdauer der ekzematogenen Einwirkung, ob sie nun von außen oder von innen kommt oder auf der Bildung herdeigener Antigene beruht u. zu dem daraus hervorgehenden chronischen Ekzem mit seiner nach außen imponierenden Eigengesetzlichkeit führt, bestehen fließende Übergänge. Das eine erscheint als eine einfache Reaktion, das andere als eine Krankheit. Im einen wie im andern Fall sind neben den exogenen Faktoren konstitutionelle Momente, welche das Zustandekommen der Sensibilisierung und der Auslösung bestimmen, von ausschlaggebender Bedeutung. Beim chronischen und vor allem beim von innen ausgelösten chronischen Ekzem ist das Zusammenwirken und Ineinandergreifen konditioneller Faktoren ein viel komplizierteres und unübersichtlicheres, so daß meist nicht einmal die Frage entschieden werden kann, ob das vorliegende Ekzem das primäre Geschehen, ob es nur die sekundäre Äußerung einer inneren Störung darstellt.

Auch die eingangs gestellte Frage, ob es toxische und allergische Ekzeme gibt, findet eine Beantwortung. Nach unserer Auffassung gibt es kein toxisches Ekzem, sondern der Grundvorgang ist stets ein allergisches

Geschehen. Wir kennen wenigstens bisher keine toxischen Reaktionsbilder, welche histologisch dem Ekzembild entsprechen. Dagegen sieht man bei manchem „Kontaktekzem" (Gewerbeekzem bei Maurern, Wäscherinnen, Konditoren, Mechanikern usw.) dem Ausbruch des Ekzems Schädigungen der Haut wie Sprödigkeit, Rhagadenbildung, traumatische Läsionen vorausgehen. Diese Veränderungen haben die Bedeutung eines Schrittmachers für das Zustandekommen von Sensibilisierungen. Experimentell wurde das von Nägeli (Scarifikation) und von Burckhardt (Alkalischädigung) nachgewiesen. Die Ekzematisierung erfolgt erst in einem späteren Zeitpunkt, wobei neben exogenen Kontaktnoxen (z.B. Kaliumbichromat beim Zementekzem) sehr wahrscheinlich auch hauteigene Antigene, worunter auch Bakterien ätiologisch eine Rolle spielen.

In neuerer Zeit tritt in den Vorstellungen über den Mechanismus der Ekzembildung als weiterer Faktor das *Nervensystem* hervor. Die Tatsache, daß Nervenfasern in einer räumlich intimen Beziehung zum gesamten Zellsystem des Körpers stehen, wirft die Frage auf, ob im Vorgang der Sensibilisierung und evtl. auch der Auslösung das Nervensystem eine wichtige Rolle spielt. Auf diese Fragen kann hier nicht eingegangen werden. Die vorhandenen experimentellen Unterlagen ergeben wohl einige Anhaltspunkte, lassen aber noch keine Schlüsse zu. Vom praktischen Standpunkt ist wichtig, ob eine psychische Beeinflussung des Ekzems möglich ist, ob es eine Auslösung auf rein psychischem Wege, d.h. auch in Abwesenheit des Ekzematogens gibt. Die Psychosomatiker bejahen diese Frage. Allein die Belege hierfür sind noch außerordentlich spärlich, und da es sich stets um Einzelfälle handelt, so bleibt der Deutung ein ziemlich weiter Spielraum überlassen. Zunächst ist ohne weiteres zuzugeben, daß über gesteigerte Juckempfindung und die dadurch bedingten Kratzreaktionen ein Ekzem zum Aufflammen gebracht werden kann. Bei Ekzemen, welche mit dem Digestionstractus zusammenhängen, können psychisch bedingte Sekretstörungen auf die Produktion von ekzematogenen Stoffen begünstigend wirken. Ob eine Senkung der Reaktionsschwelle auf neurovegetativem Wege möglich ist, ist ein experimentell noch ungelöstes Problem, da bisher eine deutliche Beeinflussung der Reaktionsvorgänge durch vegetative Pharmaka experimentell nicht oder nur in geringem Grade (ganglienblockierende Mittel — Storck) gelungen ist.

Von besonderem Interesse ist die Frage, ob auch beim Ekzem eine Auslösung in Abwesenheit der Noxe auf dem Wege eines gebahnten Reflexes nach Pawlow möglich ist, wie das beim Asthma schon beobachtet wurde, etwa in der Weise, daß beim Anblick der Abbildung einer Primel oder bloß in Gedanken an diese Pflanze beim Primelekzematiker ein Ekzem ausbricht oder das vorhandene Ekzem aufflammt. Auch hier wäre ein Wirkungsmechanismus durch Intervention gesteigerten Juckreizes wenigstens bei der zweiten Annahme denkbar, und es ist sogar wahrscheinlich, daß solche Fälle vorkommen. Allein es fehlen noch zuverlässige Beobachtungen, die einer objektiven Kritik standhalten, und es fehlen vor allem auch noch vollkommen experimentelle Untersuchungen über diese Frage.

Fassen wir den Inhalt unserer Ausführungen zusammen, so ergibt sich folgendes.

Das Ekzem ist ein *polyätiologisches Geschehen* auf der pathogenetisch einheitlichen Grundlage der *ekzemallergischen Reaktionsform*.

Die enorme Vielheit der Ekzemnoxen, die *Verschiedenheit* der *Wirkungsformen* und der *Wirkungswege*, der starke Einfluß dispositioneller Faktoren bedingen die große Mannigfaltigkeit der Ekzembilder.

Die *Chronizität*, d. h. das *Fortbestehen* eines Ekzems trotz Ausschaltung der primären Noxe ist die Folge des Auftretens und Wirksamwerdens von ekzematogenen Stoffen, welche aus dem Ekzemherd selbst oder aus dem *Körperinnern* stammen. Unter diesen spielen Mikroben vermutlich eine wichtige Rolle.

Durch die *Möglichkeit der Auslösung auf hämatogenem Wege* entsteht eine *weitgehende Abhängigkeit des Ekzemherdes von den Vorgängen im Körperinnern*: Infektionsherde, Verdauungsapparat, Stoffwechsel, vegetatives Nervensystem.

Der *Verlauf* eines Ekzems ist darum weitgehend von *konstellativen Bedingungen abhängig*. Sie entscheiden, ob nur eine kurzdauernde Kontaktreaktion abläuft, ob der Prozeß andauert und chronisch wird evtl. unter Einschaltung eines Circulus vitiosus, ob das Geschehen an umschriebener Stelle, ob es generalisiert verläuft.

Es gibt verschiedene Ekzemtypen, allein sie gehören alle zum selben Erscheinungskomplex.

Die Rolle, die das *Nervensystem* spielt, ist noch nicht genügend erklärt. Die Psyche hat manche Möglichkeiten, sich einzuschalten, vor allem durch die Beeinflussung der prurigenen Schwelle. Ob es eine psychogene Sensibilisierung und ein psychogenes Ekzem gibt, ob eine nervale Auslösung nach Art eines gebahnten Reflexes, diese Fragen lassen sich heute noch nicht beantworten.

In diesen Ausführungen wurden sowohl das *seborrhoische Ekzem* wie die *Neurodermitis* nicht erwähnt. Beides sind Affektionen, welche außerhalb des eigentlichen Ekzemrahmens stehen, wenn schon beide sich häufig ekzematisieren, so daß in manchen Fällen eine klare Abgrenzung auf Schwierigkeiten stößt. Sekundäre Ekzematisierung ist aber ein häufiges Ereignis und gehört zur Charakteristik der ekzematösen Reaktionsweise.

Aus der Dermatologischen Universitätsklinik Zürich.
(Direktor: Prof. Dr. G. Miescher.)

Zur Therapie des Ekzems.

Von

Guido Miescher.

Wenn an dieser Stelle über die Therapie des Ekzems gesprochen werden soll, so kann es sich nur darum handeln, Richtlinien aufzuzeigen und nur einiges herauszugreifen.

Die erste und wichtigste Aufgabe ist in jedem Fall und bei jeder Form von Ekzem der Versuch, die Noxe zu *eruieren*. Auf dem Gebiet der Kontaktekzeme ist diese Aufgabe relativ leicht. Sie kann aber auch hier auf große Schwierigkeiten stoßen, denn oft spielen scheinbare Nebensächlichkeiten, die dem Patienten bei der Befragung nicht bewußt sind und erst bei einer gründlichen Besprechung jeder Einzelheit seiner täglichen Verrichtungen und Erlebnisse zum Vorschein kommen, eine wichtige Rolle. Die Lokalisation des Ekzems ergibt natürlich wertvolle Anhaltspunkte, wobei Schemata, wie z. B. das von Waldbott, eine gute Wegleitung darstellen. Wichtig ist, die bei epicutaner Testung vermuteten Ekzematogene in einer den natürlichen Verhältnissen entsprechenden Weise und Konzentration anzuwenden.

Die Ablesung hat nicht nur nach 24, sondern auch nach 48 Std. zu geschehen, da Reaktionen manchmal verspätet auftreten. Dies ist besonders dann der Fall, wenn eine unterschwellige Reaktionsbereitschaft durch die Läppchenprobe geweckt wird. In solchen Fällen kann es vorkommen, daß die Reaktionen erst am 4. Tag und später in Erscheinung treten. Wiederholt man die epicutane Kontaktprobe, dann pflegt sich in solchen Fällen die Latenzzeit wesentlich zu verkürzen als Zeichen dafür, daß die frühere Reaktionsbereitschaft sich wieder hergestellt hat.

Wenn sachgemäß vorgegangen wird, dann ist die epicutane Testung von großem praktischem Nutzen, besonders auch auf dem Gebiet der Gewerbedermatosen. Ihren Wert zu verneinen, wie das immer noch vereinzelt geschieht, zeugt von einer völligen Einsichtslosigkeit. Zweifellos bleiben immer noch relativ viele Fälle unaufgeklärt, sei es, daß die Ekzemnoxe dem Untersucher entgeht, sei es daß der Entstehungsweg des Ekzems ein komplizierter ist.

Bei allen Ekzemen ohne nachweisbare Kontaktnoxe muß nach dem Vorhandensein *innerer Ursachen* gesucht werden, wobei vor allem infektiöse Krankheitszustände jedwelcher Lokalisation und krankhafte Störungen im Verdauungsapparat in Frage kommen. Die Beseitigung dieser Störungen kann für das Schicksal des Ekzems von entscheidender Bedeutung sein.

Auf die allgemeinen Prinzipien der *örtlichen Behandlung* (Reinigung, Ruhigstellung, antiphlogistische Maßnahmen usw.) soll hier nicht eingegangen werden. Bei akuten Ekzemen kommt man oft mit den einfachsten Maßnahmen zum Ziel. Ekzeme in chronischem Zustande erfordern dagegen eine aktivere Therapie. Wenn man die Methoden der Ekzemtherapie zu allen Zeiten und in allen Ländern überblickt, dann erkennt man wie einen roten Faden ein Prinzip, welches bewußt oder unbewußt zur Anwendung kommt: das ist das *antimikrobische Prinzip*. Auch die einfachsten Maßnahmen, wie Umschläge mit Borwasser oder mit essigsaurer Tonerde, die Einpinselung mit indifferenten Schüttelmixturen, wirken antimikrobisch. Unter den in der Ekzemtherapie viel verwendeten Medikamenten seien folgende genannt:

Säuren: Borsäure, Salicylsäure, Fettsäuren.

Anorganische und organische Metallsalze: Silber, Quecksilber, Kupfer, Zink.

Teere und Teerderivate.

Aromatische Alkohole: Phenol, Resorcin.

Chinolinderivate: Vioform, Sterosan.

Farbstoffe: Methylviolett, Methylengrün, Fuchsin, Methylenblau, Rivanol.

Invertseifen.

Sulfonamide.

Antibiotica.

Alle diese Substanzen besitzen, wie sich im Kulturversuch (Blättchenmethode) leicht nachweisen läßt, eine zum Teil sehr beträchtliche *antibakterielle* Wirkung. Bemerkenswert ist die erhebliche antibakterielle Wirkung des so viel verwendeten Teers in allen seinen Formen, auch hinsichtlich der Breite des Wirkungsspektrums, welches nahe an dasjenige der Antibiotica heranreicht. Eine kräftige Wirkung auf Staphylokokken und Streptokokken bei guter Verträglichkeit besitzen die Farbstoffe (Methylviolett, Brillantgrün, Fuchsin). Wir selbst verwenden sie (besonders Pyoctanin Merck) seit längerer Zeit bei allen Formen des Ekzems mit gutem Erfolg in der Regel als Pinselung ($^1/_2$—1% wäßrige Lösung), da schon die Eintrocknung der Hautoberfläche eine wesentliche Verminderung der Bakterienflora zur Folge hat, ein Vorteil, den auch die Schüttelmixturen bieten.

Mit Vorliebe verwenden wir Mischungen verschiedener Medikamente, wobei das Bestreben wegleitend ist, das antimikrobische Wirkungsspektrum im Sinne einer Erfassung der grampositiven und gramnegativen Flora zu erweitern und gleichzeitig die Gewöhnung zu erschweren. In dieser Beziehung stellt die von CASTELLANI zur Behandlung von Mykosen angegebene Mischung (*Solutio Castellani*) ein ausgezeichnetes Antieczematosum dar, und zwar nicht nur bei parasitären Ekzemen (chronische Ekzeme der Unterschenkel und der Faltenregion), sondern auch bei jeder anderen Ekzemform, auch dann, wenn das Ekzem weite Flächen einnimmt (FISCHER). Obwohl Solutio Castellani 4% Carbolsäure und 8% Resorcin enthält, wird die Tinktur in der Mehrzahl der Fälle erstaunlich gut vertragen.

Das Prinzip der antimikrobischen Polyvalenz eines Ekzemmittels läßt sich in jeder Form und in jeder Zusammenstellung verwirklichen. So benutzen wir mit Vorteil die Kombination $^1/_4$% Terramycin, $^1/_2$% Rivanol und 5% Vioform in wäßriger Schüttelmixtur.

Unter den zusammengesetzten Medikamenten mit antibakterieller Wirkung sei auch die DREUWsche Salbe erwähnt sowie die ARNINGsche Tinktur, welche nicht nur bei intertriginösen Ekzemen, sondern in mehr oder weniger starker Verdünnung auch bei allen anderen Ekzemformen in Frage kommt.

Bei akuten, mit Streuungen einhergehenden Ekzemen gibt die *Kombination der externen und internen antimikrobischen Therapie* in manchen Fällen gute Resultate. Seit der Einführung der Sulfonamide und der Antibiotica haben sich in dieser Beziehung neue Möglichkeiten eröffnet. So kann man in Fällen von akutem exsudativem Ekzem mit reichlicher Streuung nach Einnahme von Terramycin (3mal 0,5 g täglich nach den

Mahlzeiten) oder Erythromycin einen raschen Rückgang der entzündlichen Vorgänge und der Streufolgen sehen.

Der Forderung eines breiten Wirkungsspektrums entsprechend bieten auch hier Kombinationen mehrerer Präparate Vorteile, z. B. Terramycin oder Aureomycin und ein Sulfonamidpräparat oder Penicillin und Streptomycin (Spemycin), während bei einer Kombination von Penicillin mit Antibioticis der Gruppe Aureomycin, Chloromycetin und Terramycin auch antagonistische Effekte beobachtet worden sind (JAWEK, SHOUTTER). Bei Verwendung antibiotischer Präparate, aber auch der Sulfonamide ist mit der Möglichkeit einer Angewöhnung der Mikroben zu rechnen. Beim Penicillin kann, wie die Untersuchungen von STORCK ergeben haben, das Vorhandensein Penicillinase produzierender Mikroorganismen im Ekzemherd die Wirkung des Penicillins völlig aufheben.

Ob die genannten Medikamente ausschließlich über den antibakteriellen Effekt ihre günstige Wirkung entfalten, ob sie noch in anderer Weise wirken, entzündungshemmend, akanthotrop, antiallergisch, Eigenschaften, die man z. B. dem Teer zuschreibt, ist noch ungewiß. Die antibakterielle Wirkung läßt sich zum mindesten auch experimentell beweisen. Trotzdem sind der antibakteriellen Therapie des Ekzems auch vom theoretischen Standpunkt aus Grenzen gezogen. Das ist dann zu erwarten, wenn nichtbakteriogene Allergene, seien es herdeigene oder aus dem Körperinnern (z. B. Darmtractus) stammende, die Hauptrolle spielen. Oft sieht man z. B. bei akuten exsudativen Streuekzemen nach einem innerlich verabfolgten Antibioticum, z.B. Terramycin, oder auch bei analoger externer Behandlung einen raschen Rückgang der akut-entzündlichen Vorgänge; allein, es bleibt nachher ein Ekzemrest zurück, der sich der weiteren Therapie gegenüber sehr rebellisch verhalten kann. Daß hierfür therapieresistente oder resistent gewordene Mikroben verantwortlich sind, ist möglich, aber nicht ohne weiteres anzunehmen.

Interessant und in ihrem Wirkungsmechanismus noch nicht klar ist die *Behandlung mit Podophyllin*, wie sie von VILANOVA und Mitarbeitern empfohlen wird. Podophyllin hat eine karyostatische und cytotoxische Wirkung und wird in hoher Konzentration (20—25 %) zur Behandlung spitzer Kondylome (KAPLAN, SULLIVAN) verwendet. Nach VILANOVA wirkt Podophyllin in schwacher Konzentration ($1^0/_{00}$ in Zinkpasta) bei akuten Ekzemen austrocknend, antispongiotisch und akanthotrop.

Die bei 116 Kranken ausgeführte Behandlung (wobei auch mit gleichem Erfolg Podophyllotoxin in $0,2^0/_{00}$ Konzentration sowie die Kombination mit Steinkohlenteer (3%) angewendet wurde), hatte in vielen Fällen eine prompte Wirkung (3—7 Tage). Sensibilisierungen, die bei hohen Konzentrationen gelegentlich auftreten, kamen nicht vor.

Man könnte sich vorstellen, daß die cytotoxische Wirkung des Podophyllins eine lokale unspezifische Desensibilisierung erzeugt, wie sie HAXTHAUSEN experimentell bei Vereisung mit Kohlensäureschnee beobachtet hat. Tatsächlich gelingt es auch, bei rebellischen Herden (z. B. numuläres Ekzem) mit Vereisung oder mit anderen zellschädigenden Maßnahmen wie Trichloressigsäure in einzelnen Fällen einen Erfolg zu erzielen.

Die lokale Anwendung der *Antihistaminica* erweist sich beim Ekzem wirkungsvoller als die perorale oder parenterale. Auch im Tierexperiment konnte bisher durch intramuskuläre Injektion selbst sehr hoher Dosen keine deutliche Beeinflussung oder gar Verhinderung einer Kontaktreaktion nachgewiesen werden. Bei lokaler Anwendung wird besonders der Pruritus günstig beeinflußt. Bei pruriginösen parasitären Ekzemen (z. B. Analekzem) ist die Kombination eines Antihistaminicums mit einem Antiparasiticum (Bradosol, Desogen, Vioform usw.) von Vorteil.

Über die Bedeutung der Hormontherapie mit *Cortison* und *Hydrocortison* für die Behandlung der Hautkrankheiten hat Herr SULZBERGER berichtet, so daß hier dieses Gebiet nur gestreift werden soll. Unter den verschiedenen Indikationen der Cortisontherapie nimmt zweifellos das ausgedehnte nässende und erythrodermatische Ekzem eine wichtige Stellung ein. Innerhalb 5—7 Tagen sieht man ausgedehnte nässende Ekzeme und Erythrodermien sich zurückbilden. Der Juckreiz verschwindet, das Allgemeinbefinden hebt sich, der Patient vermag wieder zu schlafen.

Gewöhnlich genügen am 1. Tag 300 mg, am 2. Tag 200 mg und vom 3. Tag an 100 mg Cortison oder Hydrocortison oral zugeführt. Bei akuten Ekzemen kann mit der Dosis schon nach wenigen Tagen weiter zurückgegangen werden, bei chronischen muß die Behandlung längere Zeit dauern, wobei sowohl im Beginn als auch in der Folge dauernde Überwachung des Stoffwechsels und der Kreislaufverhältnisse unentbehrlich ist.

Wichtig ist es, das symptomfreie Intervall durch lokale und auch interne Behandlung therapeutisch auszunutzen. Bei chronischen Ekzemen bietet in solchen Fällen die *oberflächliche Röntgentherapie* mit weichen Strahlen (Röhre mit Beryllfenster, 30 KV, 0,5 mm Al, HWS 0,3 mm Al, Dosen von 60 r in wöchentlichen Intervallen verabfolgt, pro Serie 4 Bestrahlungen) Vorteile, da auch bei großen Oberflächen der Tiefeneffekt so gering ist, daß keine Schädigung der blutbildenden Organe zu befürchten ist.

Einer lokalen Anwendung des Hormons in Form von Hydrocortison, das besser wirkte als Cortison, steht in Europa der hohe Preis noch im Weg, so daß zunächst nur Ekzeme mit relativ geringer Ausdehnung in Frage kommen. Unsere Erfahrungen damit sind noch ungenügend, die Resultate im Vergleich zur bisher üblichen Therapie nicht überzeugend. Wir verwendeten das Hormon zunächst nur in einem 1 %igen Präparat. Die auch im Handel befindliche $2^1/_2$ %ige Salbe soll wesentlich besser wirken. Vorteile bietet wiederum die Kombination des Hormons mit einem Antibioticum, z. B. Neomycin, besonders bei pruriginösen Ekzemen (Anogenitalregion).

In neuester Zeit ist über gute Resultate einer peroralen, intramuskulären und auch intravenösen Therapie des akuten nässenden Ekzems mit *Vitamin D_2* (Hydrosol Wander) berichtet worden (KÖNIGSTEIN und WOLFRAM, JESSNER, KUNDRATITZ, KÖBL). Beim Erwachsenen gibt JESSNER am 1. Tag 30—60 mg i.v. als Anfangsdosis und anschließend täglich durch 6—7 Tage je 15 mg. KÖBL injizierte beim Kind 13—30 mg innerhalb von 12 Tagen. Beide Autoren geben an, daß häufig am 3. bis 4. Tag nach anfänglicher Besserung eine vorübergehende Verschlechterung eintritt. WOLFRAM erzielte, wie aus seiner neuesten Mitteilung hervorgeht, auch sehr gute Resultate mit intravenösen Injektionen von *Vitamin D₃* (Philips Chem. G. m. b. H.), wobei er in einem Stoß von 3 Tagen täglich 2 mal 300000 E einspritzt. Der Stoß wird, wenn nötig, nach einer Pause von 8 Tagen wiederholt. Die akuten exsudativen Vorgänge werden manchmal fast schlagartig gestoppt. Der Wirkungsmechanismus ist noch unklar. Eine Erhöhung des Calciumspiegels im Blut findet nach WOLFRAM nicht statt. WOLFRAM weist auf die Ähnlichkeit mit der Cortisonwirkung hin. In dieser Beziehung ist die Angabe von KÖBL von Interesse, daß bei 8 von 12 Patienten ein deutlicher Eosinophilensturz eintrat. Kochsalz-freie Ernährung begünstigt die Wirkung. Die Überwachung von Calcium und Rest-N im Blut ist eine notwendige Vorsichtsmaßnahme bei einer Therapie, die nicht ohne Gefahren ist (Nierenschädigung).

Die Erfahrung mit der Vitamin D-Behandlung, die im wesentlichen symptomatischen Charakter hat, ähnlich wie die Cortison-behandlung, bedarf noch der Erweiterung. Jedenfalls scheinen die akuten nässenden Stadien besser anzusprechen als die subakuten und chronischen.

Bei hartnäckigen Ekzemen unbekannter Ursache bildet die *diätetische Behandlung* einen Bestandteil, dessen Bedeutung verschieden beurteilt wird. In den französischen Lehrbüchern nehmen Vorschriften über Stoff-wechsel- und Diätbehandlung einen breiten Raum ein. Im deutschen Sprachgebiet wird diese Seite des Ekzems eher etwas vernachlässigt. Jede Umstellung der Kost auf eine bestimmte Diät, sei es nun Rohkost oder salzarme Kost, fleischfreie oder fettfreie Kost oder Hungerkost, bedeutet eine Verschiebung der Stoffwechsellage [Wasserhaushalt, Ionengleich-gewicht, Säure-Basenrelation (MARCHIONINI)]. Sie beeinflußt auch die Zusammensetzung der Darmflora mit den sich daraus ergebenden Folgen. Daß auf diese Weise in vielen Fällen ein günstiger Effekt erzielt wird, läßt sich nicht bestreiten und ist auch beim engen Zusammenhang vieler Ekzeme mit Vorgängen im Körperinnern durchaus verständlich. Ein einzelnes Kostregime als Standardmethode für alle Fälle anzuwenden, muß dagegen zum Mißerfolg führen. Wo immer möglich, wird eine gezielte Ernährungstherapie, welche auf bestimmte Befunde Bezug nimmt, anzu-streben sein, sei es die Entlastung der geschädigten Leber durch Schon-diät und mit Medikamenten, welche die Leberfunktion fördern (z. B. Litrison oder mit Leberextrakten), sei es durch Behandlung von gastri-schen und intestinalen Störungen oder eines Diabetes. Schematisches Vorgehen wie Durchführung eines acidotischen oder alkalotischen Regimes in allen Fällen verführt zur Schablone. Am besten begründet ist eine entwässernde Behandlung verbunden mit kochsalzarmer oder -freier Diät bei exsudativen Ekzemen mit Neigung zu Ödem. In dieser Beziehung sind die *Milchtage*, wie sie in letzter Zeit WIEDMANN empfohlen hat, von Nutzen (an einem bis höchstens zwei Tagen pro Woche nimmt der Patient ausschließlich 1 l Milch + 1 l Wasser zu sich).

WIEDMANN gibt anschließend einen Pyramidonstoß nach EPPINGER, 2—3 g in einer Stunde und vom 3. Tag ab täglich 8—10 g Calcium „zur Abdichtung der Gefäße". Der Pyramidonstoß hat wohl Stress-Charakter (Ausschüttung von Corticosteroiden).

In bezug auf die *Röntgentherapie* verweise ich auf Herrn SCHIRREN. Die Erkenntnisse der letzten Zeit sprechen für Herabsetzung der Einzeldosis und für Anwendung möglichst weicher Strahlenqualitäten.

Bei ausgedehnten Ekzemen mit ihrer Neigung zur psychischen Depressivität und Schlaflosigkeit spielt die *Beruhigungstherapie* eine wichtige Rolle. Wenn die üblichen Beruhigungsmittel wie Baldrian, Brom, die Barbiturate, die Antihistaminica, die vegetativen Dämpfmittel versagen, so kann man zu den in letzter Zeit in der Psychiatrie und Chirurgie in immer größerem Umfang angewendeten Präparaten greifen, welche auf den Hirnstamm dämpfend im Sinne einer Hibernisation wirken. In dieser Beziehung ist das französische Präparat Largactil Spezia (ein Phenthiazinderivat) zur Zeit wohl das interessanteste.

Largactil dämpft das autonome Nervensystem und wirkt gleichzeitig sedativ und blutdrucksenkend, besonders in Orthostase. Es verstärkt die Wirkung der Narcotica und erzeugt bei längerer Anwendung eine gewisse Euphorie. Bei hartnäckiger Schlaflosigkeit kann durch Kombination mit hypnotisch und analgetisch wirkenden Präparaten eine bei intravenöser Injektion schon wenige Minuten nach der Einverleibung einsetzende Schlafwirkung erzeugt werden. Es gibt verschiedene Vorschriften. Eine solche lautet: Largactil 1 Amp. (2 cm³, 50 mg), Phenergan 1 Amp. (2 cm³, 0,05 mg), Dolosal oder Dolantin 1 Amp. (2 cm³, 100 mg). Von diesem Gemisch werden 2 cm³ langsam i.v. abends injiziert.

Bei chronischen Ekzemen, seien sie parasitärer oder unbekannter Natur, ist eine lokale und allgemeine Nachbehandlung zur Vermeidung von Rezidiven eine wichtige Forderung, welche nur zu häufig vernachlässigt wird. Nachkuren in Badeorten mit schwefelhaltigen Quellen haben oft eine gute und nachhaltige Wirkung, während der bei Neurodermitis und Asthma so günstige Einfluß des Höhenklimas häufig vermißt wird.

Im Hinblick auf die Rolle der Mikroben als Störungsfaktor stellt sich besonders bei parasitären Ekzemen die Frage der *Vaccinetherapie* mit Eigenstämmen oder mit Mischstämmen (Staphylokokken und Streptokokken). In Frankreich wird viel Vaccinetherapie getrieben. Unsere eigenen Resultate sind relativ bescheiden, zum Teil wegen der geringen Immunisierungswirkung dieser Mikroben und wegen der allgemein geringen Beeinflußbarkeit der ekzemallergischen Reaktionsweise durch die Methode der Desensibilisierung. Unter 69 subcutan während mehreren Monaten behandelten Patienten STORCKs war die Therapie nur in 22 Fällen erfolgreich.

Ich komme zum *Schluß*: Ekzemtherapie ist zum großen Teil auf empirischem Weg entstanden; allein, unsere heutigen Kenntnisse des Ekzems, seiner Ätiologie und Pathogenese, wenn sie auch noch sehr mangelhaft sind, erlauben immer mehr, unser therapeutisches Handeln nach ätiologischen und pathogenetischen Gesichtspunkten auszurichten. Jeder Ekzemtherapie muß die aufklärende Untersuchung der Ursache und Zusammensetzung vorausgehen. Aus ihr erst ergeben sich die einzuschlagenden therapeutischen und prophylaktischen Maßnahmen.

Aus der Dermatologischen Klinik und Poliklinik der Universität München.
(Direktor: Prof. Dr. A. Marchionini.)

Zur Klinik und Therapie des Pruritus.

Von

Siegfried Borelli.

I. Klinik.

Unter Pruritus oder Jucken verstehen wir nach Schönfeld eine Empfindung — nach der psychologischen Terminologie besser eine Gefühlsempfindung — die zum Kratzen reizt. Die Dermatologie kennt einen primären und einen sekundären Pruritus. Ersterer tritt unabhängig von sichtbaren Hautveränderungen auf. Zunächst kann Erscheinungslosigkeit der Haut bestehen. Erst in der Folge verändern Kratzeffloreszenzen, Pigmentierungen, Lichenifikationen und Sekundärinfektionen das Bild. Rein örtlich unterscheiden wir einen primären allgemeinen (generalisierten) und einen örtlich umschriebenen Juckreiz. Die Ursachen können mannigfaltig sein. Läßt sich organisch kein Substrat finden, so bezeichnet man diese Form als Pruritus sine materia. Der lokalisierte Juckreiz kann praktisch jeden Hautbezirk befallen. Prädilektionsstellen bilden jedoch der Anal- und Genitalbereich. Der sekundäre Pruritus ist demgegenüber eine Begleiterscheinung vieler Hautkrankheiten, wie des spätexsudativen Ekzematoid Rost, der circumscripten Neurodermitis, des Ekzems, Prurigo, Lichen ruber, der Urticaria, Scabies, Mycosis fungoides oder von Wanzenstichen u. a. Auch diese Form des Juckreizes kann natürlich generalisiert und lokalisiert vorkommen. Die Bezeichnung sekundär wird im allgemeinen also gewählt, wenn als primär Dermatosen angesehen werden, obgleich man mit dem gleichen Recht dann auch den Juckreiz im Gefolge anderer Organerkrankungen sekundär benennen dürfte.

Man hat zu trennen zwischen Juck- und Kitzelempfindung, die sich qualitativ nicht unterscheiden sollen, praktisch auch schwer voneinander zu differenzieren sind. Das Jucken, der „spontane Pruritus", soll ausschließlich die Folge einer Reizung der Schmerzreceptoren sein. Demgegenüber besitzt Kitzeln eine erotische Färbung, steht mit der Haarbalgberührung im Zusammenhang und wird durch Summation von unterschwelligen Reizen der Schmerz- und Berührungs- (Hautdruck-)Receptoren hervorgerufen. — Jucken und Kitzeln gehen aber tatsächlich ineinander über.

Rein organisch betrachtet beruht der Juckreflex auf der Reizung sensibler Empfänger, die die Juckempfindung auf afferenten Fasern zu bestimmten Gehirnzentren weitergeben.

Außer den rein örtlichen, peripheren Einwirkungen auf die Nervenendigungen kommt noch Jucken auf Grund von Veränderungen an inneren Organen, Drüsen oder dgl. (Hämel) als „innerlich bedingter Pruritus" in Betracht. Ferner kann ein „zentral ausgelöster" Pruritus bestehen, bei dem der Hautreiz im Nervensystem fixiert wird und auch nach seinem Aufhören noch weiter zu bestehen scheint (Haas).

Gewisse Beobachtungen berechtigen zu der Annahme, daß es weiterhin einen primär zentral bedingten Pruritus gibt (ROBLEDO-RAMON). — Bezüglich des Bewußtwerdens des Juckens nach Erreichen des Zentralnervensystems ist wesentlich die psychische Verarbeitung. Entsprechend der Individualität der Persönlichkeit ergeben sich hieraus Folgerungen, die für die Entstehung des psychogenen Pruritus oder psychogener Überlagerungen richtungweisend sind, jedem Pruritus oder juckenden Leiden Eigenart verleihen und letztlich vom Zentrum aus rückwirkend wiederum das Kolorit des Pruritus — mehr juckend oder kitzelnd oder schmerzend usw. — bestimmen.

Für die *Entstehung eines Pruritus* kommt eine Vielzahl von Ursachen in Betracht. MEEROFF zählte nicht weniger als 100. Es können die verschiedensten internen Erkrankungen einen Juckreiz, vor allem generalisierter Art, zur Folge haben: Stoffwechselstörungen, wie Diabetes, Gicht, Fettsucht; Krankheiten der Nieren, Leber, des Magens, Darmes; Hochdruck, Blutkrankheiten, wie Leukämie, Hodgkin, bösartige Geschwülste; Störungen der inneren Sekretion, z. B. Basedow, Schwangerschaft, Klimakterium; Krankheiten des Zentralnervensystems; chronische Infektionen, wie Malaria; Genuß- und Arzneimittel, z. B. Tee, Kaffee, Tabak, Alkohol; Rauschgifte, wie Morphium und Cocain. Juckreiz kommt vor als Begleiterscheinung von Allergien. Er kann im Alter auftreten als Pruritus senilis, als Folge von Prostataleiden, durch mechanische Reizung infolge Tragens bestimmter Kleidung, bei Witterungsumschlägen oder in Abhängigkeit vom Wechsel der Jahreszeiten. Sehr häufig jedoch kann man trotz allem nicht eindeutig sagen, warum es nun deshalb im Einzelfalle juckt bzw. ob es jucken *muß*!

Bei Gicht hielt man eine Harnsäuresteigerung für bedeutsam, bei Urämie die Steigerung des Reststickstoffes oder des Harnstoffes, bei Diabetes eine „Überzuckerung der Säfte", bei Fokalinfekten toxische Stoffe, bei Blutkrankheiten und Neoplasmen Kernzerfallsabbauprodukte und Toxine. Bei hormonellen Dysfunktionen dachte man an eine Störung des Gleichgewichts im Endokrinium, im Vagus-Sympathicus-System, des Säure-Basen-Quotienten, ggf. Beziehung zur Parathormonausschüttung. Es wurde eine Hypofunktion oder Dysfunktion der Ovarien verantwortlich gemacht, ein Mangel an Follikelhormon, vor allem hinsichtlich des Pruritus vulvae und der Kraurosis. Ebenfalls wurde ein Mangel an Vitamin A, B_2-Komplex, Nicotinsäureamid, C genannt. FERREIRA-MARQUES betrachtete den Pruritus neuerdings sogar als Teilsymptom eines nicht ganz ausgebildeten Pellagrasyndroms.

Wesentlich erschienen Störungen des Leber- und Gallenstoffwechsels. Man führte sie zeitweilig auf Vermehrung der Cholate im Serum zurück, auf Stauungen im Pfortaderkreislauf u. a. — GAY PRIETO fand den Kohlenhydratstoffwechsel bei einer Serie Versuchspersonen anomal neben aus der Norm fallenden Blutzuckerwerten. Bekanntlich spielen die Leberfunktionen für die Histaminfreisetzung eine gewisse Rolle. (Thrombokinase → Plasmatrypsin → Heparin- und Histaminaktivierung.) Die oftmals günstige therapeutische Methioninwirkung, die z. B. von SCHIRREN SEN. und uns beobachtet wurde, scheint ebenfalls für eine gewisse Bedeutung der Leber bzw. des Leberstoffwechsels auf den Juckreiz zu sprechen. — Die Bedeutung des Methionins als Leberschutzstoff der 8 für den menschlichen Organismus lebensnotwendigen, exogenen Aminosäuren, als biochemisches Vehikel für Transmethylierungen und für die Haut als Muttersubstanz des Keratins ist ja bekannt (Spier, Rummel, Schindler, Zierz, Cormann, Schrader, Vonkennel).

Nach neueren Untersuchungen von Roth zur Frage der Histaminbedeutung für den Juckreiz ist speziell bei Patienten mit chronischem Ikterus oft ein hoher Histamingehalt festzustellen. Es erfolgt im Staub-Traugott-Versuch auf Adrenalingabe eine rasche, abnorme Erhöhung des Histaminblutspiegels, während die Rückkehr zum Ausgangswert verlangsamt ist. Allerdings ist wahrscheinlich in der Histaminvermehrung bei Pruritus cutaneus nur *eine* Bedingung für die Entstehung des Juckreizes zu sehen, neben den Wirkungen von Acethylcholin, Kalium, Eiweißspaltprodukten, Heparin, proteolytischen Fermenten u. a. Die Ansammlung von Histamin im Blut ikterischer Patienten kann vielleicht auch darauf zurückgeführt werden, daß bei ihnen im Gegensatz zu den Befunden bei Gesunden kein oder nur wenig Histamin durch die Galle ausgeschieden wird. Bedenkt man, daß die A-Galle lebergesunder Menschen etwa 220—350 γ Histamin pro Liter enthält, die B-Galle bis zu 950 γ pro Liter, während durch den Urin pro Liter nur bis 100 γ ausgeschieden werden, so kann man die Bedeutung einer Stauung des Gallenabflusses für die Histaminausscheidung ermessen. Roth glaubt deshalb an eine Histaminüberschwemmung des Organismus bei Retentionsikterus. Diese Histaminzurückhaltung gewinnt seines Erachtens insofern besondere Bedeutung, als Histamin wahrscheinlich nur in bestimmten Organen aus den Capillaren austreten kann. Zu diesen bevorzugten Organen dürften die Leber, die Nieren und wahrscheinlich auch die Haut gehören. — Gerade in der Haut findet sich dagegen nicht die u. a. für die Histamininaktivierung bedeutsame Histaminase. Die Funktion des Histamins ist dabei nicht eindeutig geklärt. Man vermutet nur, daß Histaminkörper an den Nervenendigungen einen Reiz auslösen können, der zum Jucken führt. Man ging wohl ursprünglich von der Suche nach Substanzen aus, wie sie bei anaphylaktischen Erscheinungen frei werden und für die man (Ackermann, Dale und Lewis) am ehesten Histamin oder histaminähnliche Stoffe verantwortlich machte. Hieraus resultiert die sog. „Histaminentfesselungstheorie". Daß verschiedene Hautreize, wie Wärme, Kälte, Ultravioletteinwirkung, Röntgenstrahlen, Belichtungsvorgänge, bei denen auch Histamin frei wird, einen Pruritus auslösen können, ist bekannt. So beobachteten Pellerat und Murat, daß der Histamingehalt mit Chloräthyl besprühter Haut abnahm, während der Histaminspiegel des abfließenden Blutes anstieg. Auch im Bereiche dermatologischer Läsionen, entsprechend wahrscheinlich auch in Bezirken mit Kratzefflorescenzen, soll der Hauthistamingehalt niedriger sein als in gesunden Hautpartien. Deshalb betrachteten Pellerat und Murat, wie Schindler, das in diesen Gebieten freigewordene Histamin als wesentlich für das Ingangsetzen des Juckablaufes.

Merkwürdig erscheint es in diesem Zusammenhang, daß es Lavand-Homme und auch Tzanck gelang, Kranke mit Pruritus durch Injektionen von Histaminlösung beschwerdefrei zu machen. Allerdings handelte es sich dabei um lokalisierte Juckreizformen.

Aus der Theorie von der Histamingenese des Juckreizes leiten sich die Versuche ab, Stoffe therapeutisch anzuwenden, die dem Histamin entgegenwirken. Praktischen Nutzen erreichten diese Therapieversuche jedoch erst, seit etwa 1942 das Antergan entwickelt wurde, ein Stoff, der Meerschweinchen vor der 40—50fachen tödlichen Histamindosis schützt, und in der Folge die Serie der Antihistaminica. Nach Jadassohn erklärt man sich die Wirkung dadurch, daß sich die NH-Gruppen der Antihistamine an den Zellen verankern, so daß das jeweils frei werdende, „entfesselte" Histamin sich mit seinen NH-Gruppen dort nicht mehr binden kann. Dale, wie Sarre nehmen an, die Antihistamine seien imstande, das Histamin auf der Zellmembran oder in der Zelle selbst zu ersetzen, so daß eine Verdrängung des Histamins stattfindet, etwa im Sinne einer größeren Affinität der Antihistamine zu den Zellen als des Histamins. Halpern nahm neben einer Erregungshemmung und Capillarresistenzsteigerung eine Neutralisation des Histamins durch Antihistamine an. Wilde dachte an eine Blockade des terminalen Neuroreticulums unter dem Blickpunkt des Einflusses nervaler Abläufe auf die allergische Reaktion.

SPIER sah den Angriffspunkt beispielsweise des Antistins in der Zellmembran im Sinne der Abdichtung. Antistin verschiebe zudem die Schmerz- und Juckreizschwelle und wirke entgegengesetzt wie KCl. — FLECKENSTEIN und HARDT zeigten, daß Antihistaminica in der Lage sind, durch Stabilisierung elektrischer Verhältnisse an der Zellmembran den Ionenaustausch zu blockieren. BRETT wies auf die lokalanaesthetische Wirkung der Antihistaminkörper hin. Die Wirkung einfacher Lokalanaesthetica sei nach 20 min meist wieder abgeklungen, während Antihistaminica nach 24 Std. kaum abgebaut seien. Vor allem die lokale Antihistaminsalbenwirkung wird weitgehend mit dem anaesthesierenden Effekt begründet.

Therapeutisch am günstigsten sollen Antihistaminkörper bei Urticaria sein, während ihre Wirkung auf andere juckende Dermatosen verschieden beurteilt wird. Es bestehen nach WARIN große Differenzen hinsichtlich der individuellen Reaktion, der sedativen Wirkung und der psychologischen Faktoren beim Antihistamineffekt.

Lokaler Pruritus. Bei Frauen ist besonders auf das eventuelle Bestehen eines Fluor zu achten, der einen Anogenitalpruritus zur Folge haben kann. Es kann sich um den einfachen Fluor albus handeln. Doch empfiehlt es sich, bei hartnäckigen Formen auf Bakterienansiedlung zu achten, Coliinfektionen zu beseitigen, Trichomonaden, Würmer und Pilze, wie Monilia, Soor (GÖTZ), auszuschalten. — Verschiedene Autoren, wie FRIEDMANN, TUCKER, HASKELL und SNARE, halten proteolytische Enzyme aus dem Anus für wesentlich. TUCKER dachte auch an Fleischabbauprodukte, wie Indol und Skatol, als reizende Ursache für einen Analpruritus. Bei Einrechnen dieser Erwägungen scheinen die hygienischen Maßnahmen nach der Stuhlentleerung wesentlich, vor allem auch bei Frauen, bei denen es verhältnismäßig leicht zu einer Coliwanderung vom After in die Scheide kommen kann. MARCHIONINI wies auf die Seltenheit des Analpruritus in Anatolien hin, was er auf die rituelle Säuberung bei den Mohammedanern zurückführt. — Allerdings darf die Reinigung nicht übertrieben werden. Auch die Art des benutzten Toilette- oder sonstigen zu diesem Zwecke benutzten Papiers kann von Bedeutung sein, einesteils durch seine Konsistenz, andernteils auf Grund möglicher Überempfindlichkeiten gegen gefärbte Papiere. — Zu achten ist ferner auf Analfisteln, -Fissuren nach Rhagaden der Afterschleimhautgrenze sowie als Fluorbedingung Tumoren im Bereich des Uterus, z. B. Myome, Polypen oder lokale Dermatosen. Auch an Konzeptionsverhütungsmittel, Condome, Gleitsalben oder Allergien gegen gefärbte Wäsche ist zu denken.

Ferner kann ein Pruritus lokalisatus im Genitalbereich der Ausdruck einer starken örtlichen Schweißsekretion und Hitzereibung sein. Eine besondere Bedeutung für die Entstehung eines lokalisierten Pruritus kann das Vorhandensein von Hämorrhoiden infolge der schlechten Durchblutung und Ernährung der Haut der betroffenen Bezirke mit lokaler Gewebsschädigung und Juckreiz haben. Es ist dabei außer auf die bei der Untersuchung leicht sichtbaren äußeren Hämorrhoiden vor allen Dingen auf tiefsitzende innere Varicen zu fahnden.

Allgemeinpruritus kann auch entstehen durch zu eingehende hygienische Maßnahmen, wie Waschungen, Reizung durch Bürsten, durch Anwendung von Salben und Kosmetika zur Hautpflege im Sinne einer unterschwelligen Dermatitis, durch Sonneneinwirkung im Sinne einer leichten Dermatitis solaris, aber auch infolge Lichteinwirkung als unterschwellige Lichtdermatose. Nach HAYLEY und anderen Autoren spielen

Allergien eine erhebliche Rolle, ferner atmosphärische Einflüsse, z. B. der Föhn. Zu berücksichtigen ist auch das Auftreten von zunächst lokalem, später allgemeinem Pruritus, ggf. vielleicht Ekzematisation bei Überempfindlichkeit gegen eigene Schuppen entsprechend den Untersuchungen von STORM VAN LEEUWEN, BIEN, VAREKAMP, SIMON.

Aus dem venerologischen Sektor ist zu denken an Tabes, die zuweilen ganz monosymptomatisch nur einen quälenden Juckreiz aufweist. — Ferner ist an den Pruritus hiemalis von DUHRING zu erinnern, der bei beiden Geschlechtern nach der Pubertät auftreten kann und bei Wärmewechsel auffällig wird.

Man muß auch zuweilen mechanische Schädigungen in Erwägung ziehen. So kommt in gewerblichen Betrieben Metallstaub, Steinstaub oder ähnliches in Betracht, ohne daß deswegen eine Allergie vorliegen muß. Ferner beschrieben DUVOIR, DEROBERT und POIRIER einen mehrstündigen Juckreiz nach Eindringen von kleinen Glaswollpartikelchen in die Haut.

Gefäße und Nerven. Es wäre noch etwas über Sympathicus und Parasympathicus zu sagen. KÖNIGSTEIN gelang es, durch intravenöse Injektionen des sympathicuslähmenden Gynergen und Yohimbin den Ausbruch einer Juckperiode zu unterdrücken (ähnlich berichteten ROBLEDO-RAMON; JANSION, CALOP und CARLIER). Mittel der Muscaringruppe, die sich durch anregende Wirkung auf den Parasympathicus auszeichnen, sollen den Juckreiz mildern. KÖNIGSTEIN gewann hierdurch eine Stütze für seine Auffassung, daß der Sympathicus eine Rolle bei der Juckreizentstehung spiele. Eigene Befunde über das Verhalten des Juckreizes bei Gabe von Sympathicolyticis, z. B. aus der Gruppe der in dieser Richtung wirkenden Sedativa, wie Vegedyston — oder bei Neurodermitis Hydergin — entsprechen hinsichtlich eines Teiles der Patienten dieser Ansicht von KÖNIGSTEIN. HAAS glaubt ebenfalls, daß Juckreiz ein sympathischer Nervenreiz sei oder daß Pruritus Symptom für ein gestörtes Gleichgewicht zwischen den beiden Systemen sei (PULAY).

Wie umstritten noch vieles ist, mag die folgende Reihe von Auffassungen zeigen:

HÄMEL meint, Juckreiz entsteht nur bei unterschwelligen Reizen der Sinnesorgane. Die als *Schmerz, Kälte, Wärme* oder *Druck* empfundene Überschreitung dieser Schwelle bringt ihn zum Verschwinden. Außer rein örtlichen peripheren Wirkungen an den Nervenendigungen kommen noch Ursachen an den verschiedenen inneren Organen, innersekretorischen Drüsen, am Hirnstamm und Großhirn in Betracht. Die Erklärungsversuche für diesen innerlich bedingten Juckreiz sind nicht befriedigend. Da alle Körperorgane mit sympathischen Nerven durchsetzt sind, rufen vielleicht Störungen innerer Organe einen peripheren Nervenreiz hervor, der zu Hirnstamm und Großhirn weitergeleitet, bestimmte Ganglien in Erregung versetzt, von denen aus eine Projektion der nervösen Empfindung auf die Haut erfolgt. Zudem können auch zentralnervöse Beeinflussungen Juckreiz, wie den psychogenen, hervorrufen.

Der derzeitige Stand wäre folgender:

Nach TÖRÖK, FREY, ROTHMAN entsteht Juckreiz unter Vermittlung schmerzempfindender Receptoren auf Grund unterschwelliger Schmerzreize. Dafür spricht zunächst, daß *Clôutier* kein Jucken auslösen konnte bei fehlender Schmerzempfindung. Die Abschwächung der Schmerzempfindung ging mit dem Sinken der Juckreizempfindung parallel. RAIJKA, KOROSSY und GOZONY halten es jedoch auch für möglich, daß Jucken durch Nervenendigungen verschiedener Art hervorgerufen wird, da die Schmerzempfindung bei starkem Reiz wahrscheinlich auch durch alle Nervenreceptoren vermittelt werden kann.

Jucken wird durch eine Gewebssubstanz ausgelöst, entweder Substanz P von KENNEDY oder Histamin, an das die meisten anderen Autoren denken. Im übrigen sind beide wahrscheinlich weitgehend identisch. Für die Auslösung durch derartige Substanzen spricht die Wirkung der Antihistamine und die Histaminazoproteinbehandlung. — Das Histamin selbst wird direkt oder durch Vermittlung des Nervensystems frei. Wirksam soll es jedoch in Anbetracht seiner schnell erfolgenden Bindung und damit pharmakologischen Unwirksamwerdens in erster Linie am Orte der Entstehung werden, weniger durch Heranführung von anderen Körperstellen aus. — Doch außer dem Histamin müssen noch andere Faktoren eine Rolle spielen, da nämlich bei verschiedenen Dermatosen und anderen Krankheiten der Pruritus verschieden ist und die Differenz nicht nur durch wechselnden Histamintiter erklärt werden kann.

Gegen die These von der Weiterleitung des Juckens durch schmerzempfindende Receptoren spricht sich HAAS aus, nach dessen Versuchen die Unterbindung der Blutzirkulation das Jucken aufhebt, während der Schmerz ungeachtet dessen weiterbesteht. Weiterhin gelang es BRACK nicht, mit unterschwelligen Dosen eines schmerzauslösenden Präparates — er nahm Veratrin — einen Juckreiz zu erzeugen! Das müßte seines Erachtens möglich sein, wenn Jucken als unterschwelliger Schmerzreiz durch Schmerzreceptoren fortgeleitet würde. Demgegenüber bewirkt Histamin Hautjucken und Hautschmerz! Auf der anderen Seite ist es wieder so, daß man mit Morphin peripher Jucken erregt, obgleich dieses Präparat zentral den Schmerz bzw. die Schmerzempfindung ausschaltet!

Des weiteren müßten Schmerz- und Juckempfindungsschwelle wahrscheinlich kongruent sein, sind es nach ROTHMAN aber nicht!

Innere Organe können nur schmerzen. Es erhebt sich die Frage, ob sie nicht auch jucken müßten, wenn beide Empfindungen auf gleichen Bahnen geleitet werden (WALSHE).

Schließlich wird im allgemeinen behauptet, bei Anaesthesie fehle auch der Juckreiz im Bereich der empfindungslosen Bezirke. Hier hat uns die praktische Erfahrung oft genug davon überzeugt, daß diese Behauptung nicht mehr zutrifft, denn sonst müßten wir mit Alkohol und Symprocain forte-Injektionen wenigstens stets am 1. Tag nach der Einspritzung Juckfreiheit erreichen. Das ist keineswegs der Fall. Wie HÄMEL haben wir bislang dann meist daran gedacht, daß es sich um einen zentral fixierten Juckreiz handeln kann, um eine psychogene Überlagerung und dgl. Aber von unseren eigenen Überlegungen ganz abgesehen berichtete KROLL, daß ein Leprakranker bei anaesthetischer Haut trotzdem Jucken verspürte. Deshalb dachte KROLL z. B. an spezielle juckreizleitende Fasern, (obgleich natürlich auch hier wieder die Möglichkeit einer psychogenen Überlagerung zu erwägen bleibt).

II. Therapie.

Diät. In den Ländern außerhalb Deutschlands, vor allem im Bereich der französischen dermatologischen Schule, legt man großen Wert auf diätetische Maßnahmen, die man bei uns vielfach außer acht läßt. Wahrscheinlich hat man auf diesem Sektor vieles übertrieben, bedenkt man, welch kleine Skala von erlaubten Nahrungsmitteln oftmals Kranken mit Neurodermitis oder Psoriasis nur gestattet wurde. Doch gibt es viele Berichte, die über Erfolge nach strenger Diät berichten, z. B. infolge Fettentzugs bei Schuppenflechte, Verbot von Schweinefleisch, Schokolade bei der Acne vulgaris und dgl. — Aber oftmals dürfte es sich um nicht zu verallgemeinernde Ergebnisse gehandelt haben. Es bleibt unseres Erachtens eigentlich nur eine Diätmaßnahme übrig, die man bei vielen Hautkrankheiten anraten sollte, nämlich die Einschränkung bzw. Fortlassung starker Würzung, z. B. des Pfeffers und vor allem des *Kochsalzes.* Das sollte speziell für alle Dermatosen gelten, die mit Juckreiz einhergehen.

Wahrscheinlich fällt es den Patienten am schwersten, diese Einschränkung auf sich zu nehmen. Doch gibt es heute ja Ausgleichsstoffe und gute Geschmackskorrigentien, wie die von KEINING, HOPF, HALTER entwickelte und beschriebene Serie der Titrosalze, unter denen *Titrosina-Salz* am ehesten die Forderungen an ein Kochsalz- bzw. Natrium-freies Ersatzmittel erfüllen dürfte. Wesentlich dürfte auch die *Regelung der Darmtätigkeit* z. B. durch Karlsbader Salz sein.

Vitamine. In Fällen von Pruritus leukodermaticus, die mit Magensalzsäuremangel und leichter Anämie nach CHEVALLIER einhergehen, wird man zunächst HCl zuführen, dann Vitamin B_6. — Nach SWIFT soll man auch Vitamin A verabfolgen. KUNCZ gab seinerzeit täglich 12000 E Vitamin A, kombiniert mit Nicotinsäureamid und Chinin. An anderen Vitaminen wurden neben dem von SCHILLER zitierten A, B, C, D-Mischpräparat mit Traubenzucker, Nestrovit, vor allem Vitamine des B-Komplexes genannt. Nennenswert erscheint die Angabe von FERREIRA-MARQUES, der Nicotinsäureamid in massiv ansteigender Dosierung bis zu 1,5 g pro 10 Kilogramm Körpergewicht pro Tag, davon höchstens 5 g peroral verabfolgt, weil er einen Teil der Prurituserkrankungen als Pellagrasymptome ansieht. Bei Pruritus ani verabreicht er (basierend auf der Physiopathologie der FOX-FORDICEschen Erkrankung) 300000 i.E. Vitamin A täglich.

Hormone. Eine erhebliche Rolle, unseres Erachtens in erster Linie jedoch nur für bestimmte Formen des lokalisierten Pruritus, spielt die Therapie mit Hormonen. Als Beispiel für die mögliche Salbenbehandlung mit Follikelhormon sei hier ein Kurschema von KLAFTEN wiedergegeben:

Vorkur: 6 Tage lang täglich 4—8000 IBE einmassieren.

Hauptkur: in der 1. Woche täglich Lokalbehandlung wie vorher, zusätzlich jeden zweiten Tag 30000 IBE parenteral.

In der 2. Woche auch die Einreibung nur jeden 2. Tag.

In der 3. Woche Injektion nur jeden 3. Tag.

In der 4. und 5. Woche 1—2 mal lokal, jeden 3. Tag 10000 IBE durch Injektion.

Nachkur: Durch 8—12 Wochen täglich eine 10 minutige Lokalbehandlung. Im übrigen sind die Angaben über Hormonsalben zahllos. Die Auswahl bleibt dem einzelnen überlassen.

Bedeutungsvoll ist die Hormonbehandlung naturgemäß in erster Linie für Juckreiz bei kraurotischen Veränderungen und in der Menopause. COTTE und MILLER beobachteten nach 40 mg Oestradiolbenzoat Regeneration des normalen Scheidenschleimhautfunktionszustandes, den sie als Gradmesser für den Follikelhormonspiegel bezeichneten, von dem die normale Vaginalacidität abhänge und ein Einfluß auf das vagosympathische System ausgeübt werde. Parenteral gab RUST jeden 3. Tag 10000 iE Follikelhormon, u. U. bei schweren Fällen beginnend mit einer Anfangsdosis von 50000 iE. Vor dem Klimakterium muß die Behandlung sich dem Cyclus anpassen. — Auch lokale Hormoninfiltrationen, z.B. nach NOGUER-MORE 12 mal 0,5 cm³ 1 %iger Follikulinlösung in 3 täglichen Abständen, sind möglich. — Man sollte sich aber dem Standpunkt von VERCOSI anschließen, Hormone nur zu geben, wenn man eine endokrine Genese vermutet.

Des weiteren gibt es Autoren, die Gelbkörperhormon bzw. beide Hormone abwechselnd zu geben rieten.

Andere Autoren empfahlen Hypophysenwirkstoffe, wie sie in Form des Placenta-Serol appliziert werden können (KLEINE). Anscheinend gewährt die Serol-Grundlage ein gutes Eindringen in die Haut. —Oder es wird Nebennierenrindenhormon, je Dosis 5 mg Desoxycorticosteron i.m. und außerdem jeweils 1 g Ascorbinsäure i.v., empfohlen (PUGLISI). Auch die paradoxe Hormonbehandlung findet Erwähnung. Bei senilem männlichen Juckreiz können auch Androgene gegeben werden. Doch ist diese Indikation nicht bedenkenlos zu stellen, da eine Anregung der sexuellen Funktionen für die Betroffenen zuweilen gar nicht erfreulich und auch vom ärztlichen Standpunkt von einem gewissen Alter an als Nebeneffekt durchaus nicht erzielenswert ist.

Schock- und Umstimmungstherapie. In der Praxis kommen in Betracht: Eigenblutinjektionen, die beispielsweise in steigender Dosis von 5 bis zu 15 cm³ Blut zweitäglich oder 2mal wöchentlich gegeben werden. Durchaus ambulant anwendbar sind Injektionen mit $^1/_2$—1%igem Novocain bzw. dem im allgemeinen gut verträglichen Causat (Procainbarbiturat mit Atropin und Nicotinsäure), das nach SCHOOG, STUHLERT, KALTHEN-POTH u. a. über die Umstimmungswirkung hinaus besonders auch den Juckreiz beeinflußt. Die Behandlung wird als Stoß mit einer Kur von etwa 10 tägiger Dauer in steigender Dosierung durchgeführt. — Eine ambulant nicht mehr gern gewählte Therapie ist die mit Injektionen steriler Milch i.m., mit Olobinthin 10—40%ig, 1 cm³, tief i.m. oder schließlich Fieberkuren mit Pyripher, 10 Fieberzacken in steigender Dosis, oder Insulin zum Auslösen von Subschocks bzw. Schocks. Diese Therapie bleibt der stationären Behandlung im allgemeinen vorbehalten. —

Für ambulante therapeutische Maßnahmen ist das *Cradiazol* zu nennen, das in die Psychiatrie zur Schockbehandlung seit langer Zeit Eingang gefunden hat, jedoch auch in der Dermatologie für die Pruritus-behandlung Interesse findet, und nach der Literatur wohl verdient. Nach CHARPY, GRAPIN, CHAUCHARD, TORRI, PELLERAT, MURAT ist Cardiazol ein bemerkenswertes Medikament des Symptoms Pruritus. Es soll wirken als Unterbrecher des Bewußtwerdens der peripheren Reize durch seine Wirkung auf das Zentralnervensystem und Nervensystem bei einem gleichzeitigen Reiz auf die unteren Zentren, die vegetativen Funktionen und Trophizität. Dabei besteht nach der Literatur keine Gefahr eines Schocks bis zu ziemlich hohen Dosen. Therapeutisch kommt in Betracht:

Stoßtherapie 0,1—0,2 g i.m. täglich während drei bis fünf Tagen hintereinander. Außerdem alle 2—3 Std. 1—3 Tabletten peroral oder 20—60 Tropfen, also insgesamt 0,7—2,0 g pro die. Oder eine längere Behandlung i.m. 0,1—0,2 täglich oder 2mal täglich i.m. in Serien von 10—15 Injektionen, außerdem noch Tabletten wie vorher. In besonderen Fällen kann man auch beträchtlich höhere Dosen geben bis 10—20 g in 24 Std. Dabei soll nicht nur der Pruritus, sondern auch der Hautschmerz beeinflußt werden.

K-Ca-Verhältnis. Calcium i.v. 10 cm³ pro die ist an sich ja wohl das bekannteste Mittel der Juckreiztherapie, das man kaum zu nennen braucht. Man dachte ursprünglich an eine Beseitigung eines Calcium-mangels, eine Zellabdichtung, Gefäßabdichtung, dann eine Normalisierung der Relation Kalium-Calcium. (Man kennt die verschiedensten Kombinationen, mit Sedativis, wie Brom und dgl.) Bewährt hat sich uns das Calcium-Methionin, das mit der reinen Calciumwirkung die des Methionins verbindet.

HALTER und DORNER rieten bei langdauernden Prurituszuständen zur Gabe des Calciocrin, das ein isoinoes Ca-Mg-K-Gemisch darstellt als Parathormontherapie. Zu Parathormon riet auch KÖNIGSTEIN, der eine Kationenverschiebung im Liquor vielfach als ursächlich ansah. In einer Reihe von hartnäckigen Fällen scheint sich das Medikament in der Praxis sehr gut zu bewähren, wie aus den Angaben von WALTHER hervorging. Dieser Autor empfahl eine Tagesdosis von 5 cm³ bei jüngeren, 10 cm³ bei älteren Patienten.

NASEMANN machte an unserer Klinik kürzlich gute Erfahrungen mit Sandosten-Calcium, einer Mischung aus Calcium-Sandoz mit einem neuen Antihistaminkörper.

Sedativa. Günstig ist bei Pruritus stets, sofern man es sich hinsichtlich des Berufslebens des Kranken erlauben kann, nachts jedoch auf jeden Fall, ein Verordnen von Vegetativa oder Sedativa. Es ist hier bekannt die Palette der Mischpräparate aus Belladonna, Secale und Barbituraten, wie Bellergal, Neurobellal, 3 mal 1—2 Dragées täglich. In diese sedierende Reihe gehört ebenfalls das von uns gern, auch in Kombination zur Psychotherapie genommene — secalefreie — Vegedyston mit der Kombination Belladonna, Barbitursäure und zusätzlich Yohimbin als Sympathicolyticum, das in einer Tages- und einer mehr als Hypnoticum wirkenden Nachtmodifikation mit 3 mal 1—2 Dragées täglich verabfolgt wird. Den Gedanken der Tages- und Nachtmodifikation hat man sich neuerdings ja auch bei Antihistaminica (s. unten) zu eigen gemacht. Das Yohimbin in Kombination mit Gynergen gab z. B. als intravenöse Medikation auch KÖNIGSTEIN, um dadurch eine Lähmung des Sympathicus zu erzielen und den Ausbruch der Juckperiode zu unterdrücken. Nach Theorie einiger Autoren ist der Juckreiz ja weitgehend vom Sympathicustonus abhängig. Die Gynergenwirkung führte GONZALEZ-PODESTA in erster Linie auf die vasokonstriktorischen Eigenschaften zurück. Dem widerspricht in gewisser Hinsicht, daß Yohimbin, das eine erhebliche Gefäßerweiterung, jedenfalls im Beckenbereich, bewirkt, auch als zuweilen juckreizbeseitigend beschrieben ist. Wir möchten bei dem Effekt deshalb mehr an eine vegetative Wirkung denken.

Wir erhielten hierfür eine gewisse Bestätigung durch die zuweilen gute Juckreizbeeinflussung durch das Hydergin, z. B. im Rahmen von Neurodermitis-Untersuchungen. Das Hydergin bewirkt infolge Tonusumstimmung die Neigung zu Gefäßerweiterungen, die z.B. den Vasokonstriktorenkrampf bei der Neurodermitis, gekennzeichnet durch den weißen Dermographismus, paralysieren, so daß es zur Ausbildung eines roten Dermographismus bis zur Urticaria factitia-Neigung kommen kann.

Somit möchten wir zunächst nicht den vasokonstriktorischen Tendenzen des Gynergens die von GONZALEZ-PODESTA angenommene Wirkung zubilligen, sondern eher den vasodilatatorischen. (Soweit sich überhaupt über derartig schwierig zu erfassende und ineinandergreifende vegetative und Gefäß-Abläufe in einem Satz eine Ansicht äußern läßt.) — Hinsichtlich *Antihistaminen* steht uns eine Vielzahl von verschiedenen Präparaten zur Verfügung. Das läßt sich erklären aus der Summe von Reaktionen, die das Histamin zur Folge hat und die mit *einem* Antihistaminkörper praktisch nicht zugleich beeinflußt werden können.

Entsprechend ist die Wirksamkeit und Verträglichkeit der einzelnen Mittel different. Denkt man allein an die vegetative Wirkung, so kennen wir unter den Antihistaminen Anticholinergica, Sympathicomimetica, Sympathicolytica und vegetativ neutrale Stoffe. Der verschiedene Effekt und die verschiedenen Nebenreaktionen bei den einzelnen Patienten können daher auch unter dem Winkel der vegetativen Wirksamkeit gesehen werden. So wird die zuweilen auftretende Müdigkeit weitgehend eine Folge von Einflüssen auf das vegetative Nervensystem sein. Die zur Ausschaltung derartiger unerwünschter Nebenwirkungen gerade bei Berufstätigen entwickelten Mischpräparate, die anregende Drogen zur Paralysierung des hypnotischen Effektes enthalten, bedeuten für die Verordnung eine gewisse Hilfe. Auch diese Präparate sind chemisch und wirkungsmäßig wieder divergent. So gibt es positive Berichte über das aus der Gruppe der Benzhydriläther stammende Systral-C, das als Antisedativum Coffein enthält. Nach HAAS kommt vor allem eine bestimmte Stimulantiengruppe in Betracht (1-Phenyl-2-methylaminopropan und beta-cyclohexylisopropylmethylamin, wie in den Soventoletten). In der Tat ist der Effekt verschieden, was Ausschaltung des Juckreizes oder Wegfallen der Müdigkeitssymptome betrifft, wie eigene Erfahrungen zeigten. So waren Patienten zu sehen, die über gute Wirkung der Soventoletten berichteten, nachdem sie über Müdigkeit nach Soventol geklagt hatten. Andere sprachen besonders gut auf Systral-C an, während Systral bei ihnen Schlafsucht erzeugt hatte. Ich möchte diesen Unterschied weitgehend als vegetativ bedingt ansehen und auf die individuelle, zu erprobende Wirkung deshalb besonders hinweisen, weil die Ärzte und Patienten vielfach enttäuscht sind von der Wirkung vielleicht vielfach in der Literatur empfohlener Antihistamine. Dabei wäre der therapeutische Erfolg erzielbar, wenn man z. B. für die vegetative Lage des Betreffenden das passende Medikament ermittelte. Das gilt sowohl bei einfachen Antihistaminicis für die antipruriginöse, wie bei antisedativen Mischpräparaten für die antipruriginöse und die antihypnotische Wirkung. So kann ein Sympathicolyticum fehl am Platze sein, wo ein Benzhydryläther als Anticholinergicum wirkt. Oder als Antihypnoticum kann ein Ephedrinabkömmling versagen, wo ein Präparat mit Coffein sich bewährt.

Bei der Neurodermitis allerdings möchten wir auch tagsüber auf jeden Fall die Beimischung anregender Drogen vermeiden. Hier kann die erforderliche Beruhigungsdosis durchaus größer sein als die Menge, nach der bereits eine Ermüdung störend vermerkt wird. Wir kamen hier am weitesten, wenn wir Antihistamin, Sedativum und ein leichtes Barbiturat zusammen verabfolgen.

Im übrigen muß zusammenfassend gesagt werden, daß man auf der Suche nach einem symptomatisch helfenden Mittel gegen Juckreiz die Antihistamine wirklich als große Hilfe bezeichnen muß und daß sie darüber hinaus, z.B. bei der Urticaria, bezüglich des Auftretens von Quaddeln oder beim urticariellen und allergischen Glottisödem, z. B. als Antihistamin-Calcium, zunächst als Mittel der Wahl anzusehen sind. —

Welche Bedeutung die Hibernisation z. B. mit Megaphen oder Largactil für die Pruritusbehandlung besitzt, läßt sich noch nicht absehen. Die Wirkung wäre wahrscheinlich zu erklären im Sinne: 1. der Antihistamine, 2. der Sedierung, 3. der Stoffwechselherabsetzung.

Dermatologische Behandlung. Die Möglichkeiten der dermatologischen Therapie sind unübersehbar. Bei generalisiertem Pruritus wird man entsprechend dem Hautbefund zunächst verfahren und entweder feucht oder mit Schüttelmixturen, Trockenpasten, Pasten, Salben oder Reinpräparaten, alkoholischen Verordnungen vorgehen. Man kann hier kaum eine Norm nennen. Wenn es sich um generalisierte Formen des Pruritus sine materia handelt, wird man meist versuchen, eine Beschwerdefreiheit mittels teerhaltiger Präparate oder reiner Teere zu erzielen. Der Teereffekt ist ja austrocknend, lichenifikationshemmend, antibakteriell und vor allem auch juckreizstillend. Im allgemeinen pflegt man sich einzuschleichen, indem man zunächst mit etwa 10—20%igen Liquor carbonis detergens oder 1—2%igen Tumenol ammon. -Lotiones und -Pasten die Behandlung einleitet, etwa z. B. mit den Fissan-Teerpräparaten. In Form der 3—5%igen Verordnung arbeiten wir auch viel mit Liantral-Zinkschüttelmixturen und -Pasten oder in einer Reihe von Indikationen, z. B. bei sekundärem Juckreiz, vor allem bei spätexsudativem Ekzematoid ROST, mit reinem Teer, wie Liantral pur oder Verordnungen vom Typ der SACKschen Lösung. Derzeitig kommt auch wieder das Naftalan in Gebrauch, das in Form der Naftalanemulsion, des Hermalöles im Handel zur Verfügung steht, und von verschiedenen Autoren neuerdings wieder sehr empfohlen wird.

Wegen der Farbe kommen für die ambulante Praxis im allgemeinen nur die Teerschüttelmixturen und Pasten in Betracht. Doch versuchen die meisten Dermatologen zunächst am liebsten farblose Salben. Wesentlich sind hier milde Grundlagen, wie Lanette, Eucerin, Olivenöl (BODKIN), in die Antipruriginosa, Antihistaminica, Vitamine, Hormone eingearbeitet werden. Die Antihistaminica sollen lokal durch ihre anaesthesierenden Eigenschaften zur Geltung kommen. Diese dürften aber bei vielen dermatologischen Medikamenten das wirksame Agens sein.

Gute Erfahrungen wurden neuerdings angegeben für Salben mit Zusatz von Äthyltolyläthylidenacetamid, wie Purigens (STOCKHAUSEN), die von KLÖVEKORN u. a. sehr gelobt wurden und von denen wir selbst in zahlreichen Fällen Positives sahen. Wegen der Farblosigkeit läßt es sich zudem ambulant sehr gut verabreichen.

Ferner erzielte man gute Erfolge mit Substanzen aus der Reihe der Alkylpolyäthylenoxydäther, wie dem Thesit als Salbe. Über gute anaesthetische Wirkung, zumal unter Zusatz von Hyaluronidase, bei subcutaner Anwendung berichtete NASEMANN.

Bei lokalisiertem Pruritus ist die Therapie im allgemeinen entsprechend. Nur verwendet man hier außerdem gern Hormonsalben. BREIPOHL berichtete neuerdings über gute Erfolge mit Vitamin F in Form des Linolaöl. Ferner spielen bei Anogenitalpruritus Sitzbäder eine gewisse Rolle mit Kamille, Weizenkleie, Eichenrinde, Kaliumpermanganat, sauren Teeren wie Plesiocid, Balnacid, Schwefel, Azulen, Liquidum. Außerdem pinselt man hier auch gern mit Karwendolrohöl, Acetonspiritus, Fabryspiritus, Brillantgrün, Arningscher Tinktur, Gentianaviolett. — Nicht zu vergessen sind bei Anogenitaljuckreiz die hygienischen Maßnahmen, die aber nicht zu weitgehend sein sollen. Vor der Stuhlentleerung sollte der Analbereich leicht eingefettet, nachher mit nasser Watte gereinigt werden.

Eine besondere Rolle bei umschriebenen Juckreizformen spielt die Anaesthesie.

Lokal infiltriert man gern mit Novocain- und Procainlösungen sowie Alkohol verschiedener Konzentrationen. Bei Alkoholinjektionen z. B. in den Vulva- oder Scrotalbereich wählt man am besten die Insulinspritze und gibt jeweils 0,1 cm³ subcutan in zahlreiche Stellen. Meist muß man diesen Eingriff in Evipannarkose oder Äthernarkose durchführen (WULF). Harmloser gestaltet sich die Infiltration mit Symprocain („forte") nach MÜLLER, KÖNIG, BRETT. Man kann hier praktisch unbegrenzt große Mengen des Präparates injizieren, ohne daß der Patient während der Einspritzung außer dem Einstich erheblichere Schmerzen verspürt. Diese Therapie eignet sich durchaus für die Praxis. Die Einzeldosis des Medikamentes wird man von Mal zu Mal steigern. Als Abstand wählt man zunächst eine Woche und variiert dann individuell. Man kann mit 5 bis 10 cm³ beginnen und bis etwa 30 cm³ oder mehr infiltrieren.

Es gibt noch weitere Methoden der lokalen Anaesthesie: Procain mit Benzocain-Urethan, Novocaininfiltration im Bereich des Beckensympathicus, Paraamino-benzoesäure intradermal, Eigenblut lokal, Calciumlösung mit etwas Novocain-oder Pantocainzusatz lokal. Als chirurgische Eingriffe zur Nervenblokade oder lokalen Nervenausschaltung sind zu nennen: die Resektion des Splanchnicus (URBACH) sowie der Grenzstrangganglien oder des Ganglion coeliacum. Die Eingriffe am Nervus pudendus und am Beckensympathicus (COTTE) sind heroische Maß-nahmen (wie vor allem die Excision der Afterhaut in verschiedenen Sitzungen bei Analjuckreiz, Vulvektomie bei Pruritus genitalis u. dgl.). Doch sollte man diese therapeutischen Möglichkeiten kaum in Anwendung bringen. Denn eigen-artigerweise ist trotz derartiger Eingriffe, die für den Patienten anatomisch ja störende Folgen hinterlassen, meist der Juckreiz durchaus *nicht* beseitigt. Es handelt sich eben oft bei derartigen Leiden nicht um einen Juckreiz auf Grund ausschließlich lokaler Reizzustände und lokaler organischer Veränderungen, sondern es spielen hier die verschiedensten Überlagerungen, Fixierungen und „zentralen" Vorgänge mit hinein. Sonst wäre es beispielsweise gar nicht erklärbar, warum trotz Setzens eines Depots von z. B. Novocain oder Symprocain bei Emp-findungslosigkeit gegen Berührung, Nadelstiche u. dgl. lokalisierte Juckreiz-beschwerden weiterbestehen können. HÄMEL nimmt dieses Phänomen als *Indiz* für die Psychogenese des betreffenden Pruritus.

Strahlenbehandlung. Für die Indikationsstellung zur Röntgenbestrah-lung eines Pruritus ist die genaue Abgrenzung des Pruritus sine materia vom Pruritus, der infolge Hautkrankheiten oder intern bedingter Leiden auftritt, besonders wichtig, da die Anwendung von Röntgenstrahlen grundsätzlich als differente Maßnahme betrachtet werden sollte. Röntgen-bestrahlungen des Pruritus stellen im allgemeinen eine rein symptoma-tische Behandlung dar. Sie sollen jedoch in therapeutisch schwierig gelagerten Fällen versucht werden, da sie gelegentlich günstig wirken können.

Was die Qualität der für eine solche Therapie benutzten Strahlung anbetrifft, so läßt eine Durchsicht der Literatur der vergangenen 50 Jahre erkennen, daß die früher häufig empfohlene harte Strahlung heute immer weniger zur Anwendung kommt und die Tendenz zu immer weicheren Strahlungen deutlicher erkennbar ist.

Die von SCHIRREN kürzlich entwickelte Methode der Röntgen-Fern-bestrahlung aus 2 m Entfernung (!) mit berylliumgefensterten Weich-strahlröhren scheint nach den bisherigen Erfahrungen an einem größeren Patientengut den bei generalisierten Ekzemen, Lichen ruber *generalisatus* und Erythrodermien häufig besonders unerträglichen Juckreiz schnell beeinflussen zu können (Ganzbestrahlung).

GAY PRIETO und DEL POSO zitierten Rö. als Methode der Wahl bei Pruritus ani: Gesamtdosis 500 r, wöchentlich 100 r. — Die schon von

PITSCHER, STÜMPKE und CHARBONNIER empfohlenen Höhensonnenganz-
bestrahlungen finden auch heute noch Anwendung.

Hämorrhoidenverödung. Besonders bei Pruritus ani wurde der Beseitigung der analen Venektasien, die vielfach als Grundleiden aufgefaßt
wurden, Bedeutung beigemessen. EPPLE schlug deshalb die grundsätzliche Untersuchung mit dem Anuskop vor. E. verödete mit Variclausin
„forte" und Varicocid „Gehe". BÖHM usw. verwendeten das Proktoskop
und führen die Verödung mit der Tuberkulinspritze unter Injektion des
Präparates Chinin-Urethan in 30%iger Lösung mit Alypin als Anaestheticum durch. Die Injektionen von 1—3 Tropfen sollen 4—8 cm oberhalb des Sphincters streng submucös zwischen und in der Basis der Knoten
erfolgen. Insgesamt soll man in den ersten Sitzungen nicht mehr als
5—6, später 12 gtt. auf mehrere auseinanderliegende Stellen verteilt 2 mal
wöchentlich spritzen. Andere Angaben hierzu fanden sich bei BENSAUDE
und BLOND. BRODAN untersuchte und behandelte 1216 Patienten mehr
als 8000 mal proktoskopisch. Er sah bei ähnlicher Methode 65% Heilungen. SCHUPPENER nahm als Medikament 50%iges Phenol-Glycerin. —
Zu achten ist auf die Möglichkeit eventueller Nekrosenbildung. Es ist an
die Beseitigung bzw. Klärung interner Grundkrankheiten zu denken. Bei
Pruritus ohne Dermatose oder sonst sichtbare Ursache gehört die Harn-
und Blutuntersuchung auf Zucker zu den diagnostischen Routineunter-
suchungen. In Anbetracht der Möglichkeit einer Erhöhung der Nieren-
zuckerausscheidungsschwelle läßt sich oft die Diagnose erst bei der Blut-
zuckerbestimmung stellen. Des weiteren wird es Sache einer internen
Durchuntersuchung sein, auf Nierenaffektionen, Leber- und Gallenblasen-
dysfunktion zu fahnden. Bei älteren Patienten mit schlechtem Er-
nährungszustand und starker Gewichtsabnahme, erhöhter Blutsenkung
sollte man die Suche nach malignen Neubildungen nicht vergessen. Auch
die Focussuche kommt beim Pruritus sine materia zu ihrem Recht. Bei
Vorliegen einer Leberanamnese, wie auch sonst bei hartnäckigen Juckreizformen lohnt sich Lebertherapie. So wurde Laevulosegabe (RAUHUT),
Trauben- und Invertzuckerlösung (Multisaccharid), Methionin- und
Cholin-Gabe empfohlen. Nach unseren Feststellungen kommt es allerdings darauf an, die Methioninverabreichung in nicht zu knapper Dosierung über nicht zu kurze Zeit durchzuführen. Das heißt, man muß etwa
1—3 g täglich, am besten teils peroral, teils parenteral verordnen und bei
chronischem Juckreiz über einige Wochen geben. Im Rahmen der parenteralen Gabe kommt auch das gut wirksame Calcium-Methionin in
Betracht.

Zu den Grunderkrankungen, die dermatologischerseits behandelt werden
müssen, gehören Würmer, Pilze, Coli- und sonstige Infektionen, wie sie besonders
beim Pruritus vulvae in Betracht kommen. — Zu den neueren Therapieangaben,
über deren Bedeutung noch keine Einigkeit herrscht, gehört die Verwendung der
Adenosintriphosphorsäure bzw. des Adenosin-5-monophosphats, z. B. als Atriphos-
tabletten (QUIROGA et. al., MATT, TURELL, ROBBINO, ROSTENBERG, PEARSON
und FROMER).

Zusammenfassend:
Faustregel nach HAAS. Es liegt eine Parallelität der entzündungs-
hemmenden und juckreizhemmenden Substanzen vor!

Nach BRETT sind juckreizlindernd:

1. analgetisierende, 2. entzündungswidrige, 3. capillarwirksame, 4. permeabilitätshemmende Mittel und 5. indirekt symptomatisch wirkende Substanzen, wie Arsen, Kolloidtherapie.

Nach RAIJKA und Mitarbeitern:

1. Vasokonstriktoren, Sympathicomimetica, soweit sie die Blutzirkulation abschwächen:

2. Sympathicolytica und

3. Parasympathicolytica, soweit sie die Nervenendapparate lähmen;

4. zentralanaesthesierende Mittel durch Lähmung des cholinergischen Endapparates.

5. Lokalanaesthetica;

6. Antihistaminica als histaminparalysierende und

7. Histaminazoproteine als histaminwidrige Körper;

8. Magnesiumsalze, da sie motorisch und sensibel narkotisieren;

9. Vitamine, wie C, weil es die Capillarresistenz steigert, entzündungswidrig ist; Nicotinsäure, -säureamid, -säureäthanolamin trotz Gefäßerweiterung (Vielleicht erfolgt infolge Oxyhämoglobinüberschuß durch Blutzufuhrvermehrung entzündungswidrige Wirkung);

10. juckhemmende Substanzen, wie Hydergin, Ergam, Ergometrin, Kaliumbromid, Ammoniumbromid, Calciumchlorid, Kaliumchlorid, Ammoniumchlorid, Natrium silicicum, Kaliumjodid, Kalium hydrotartaricum, Heparin, Cortigen, Eserin, Resactor, Coffein (teils von Fall zu Fall wirkend).

Zusammenfassung der Pruritustherapie.

Interne Ursachen ausschalten! — Vorhandene Dermatosen, Fluor, Würmer, Pilze, Ungeziefer ausschalten! Blutzucker! Körperhygiene!

Diät: Salzfreie Kost. — Kochsalzersatzstoffe, wie Titrosalz, Titrosina-Salz, Aletosal.

Regelung der Darmtätigkeit: Karlsbader Salz, Magnesiumsulfatlösung 10—40%ig.

Vitamine: Oral, parenteral; auch in Salbenform: *A* oral 50000—300000 E täglich, *B* als B-Komplex, Nicotinsäureamid 1,5 g/Tag/10 kg, davon bis 5 g peroral, *C* oral, parenteral 1 g/Tag, kombiniert mit 5 g Desoxycorticosteron, *D* oral als Vigantol 2 × 10 mg/Woche (nach Wasserversuch) (z. B. Neurodermitis), *F* lokal, z. B. als Linola-Öl.

Hormone: Vor allem bei Frauen: lokal, gegebenenfalls parenteral; cyclusgerecht: Follikelhormon, gegebenenfalls mit Corpus luteum-Hormon; Hypophysenhormone: lokal z. B. als Placenta-Serol; (selten parenteral); Nebennierenrindenhormon: 5 mg i.m., gegebenenfalls kombiniert mit Vitamin C, gegebenenfalls paradoxe Sexualhormontherapie.

Umstimmung: Traubenzuckerlösungen, Invertzucker (wie Multisacharid) i.v.; Eigenblutinjektionen. Novocain ¹/₂—1%ig, 2—10 cm³ steigend langsam i.v.; Causat 5—10 cm³ bis 3mal täglich durch etwa 10 Tage; gegebenenfalls Olobinthin 10—40%ig (Cave!); Insulin als Subschocks i.m.; Pyrifer, 10 Fieberzacken in steigender Dosis. Cardiazol 0,1—0,2 i.m. täglich durch 3—5 Tage, zusätzlich peroral 0,6—2,0 täglich.

Calcium + Antistin: Sandoz, Vinces, Calcium-Methionin, Sandosten, oder zusammen mit Antihistaminpräparaten.

Calcium + Parathormon: Calciocrin 5—10 cm³ täglich.

Lebertherapie: Methionin 2—4 g täglich durch längere Zeit. Hepatrat, Hepatissan o. ä.

Adenosintriphosphorsäure: z. B. Atriphos 1—2 Tabletten 3mal täglich.

Sedativa, Vegetativa, Nervina: Luminaletten, Prominaletten 1—2 Tabletten bis 3 mal täglich; Bellergal, Neurobellal, Bellapharm usw. 1—2 Dragées 3 mal täglich; Hydergin, z. B. als Sublingualtabletten 1—2 Tabletten 3 mal täglich; Vegedyston 1—2 Dragées 3 mal täglich (secalefrei); Sedovegan 1—2 Tabletten 3 mal täglich (secale- und belladonnafrei).

Antihistamine: Hibernon, Soventol, Systral 1—2 Tabletten 3 mal täglich.

Antihistamine + Weckmittel (nur bis Mittag): Soventoletten, Systral-C.

Dermatica: Bäder (Plesiocid), Lösungen, Schüttelmixturen, Öle, Trockenpasten, Pasten, Gelees, Tinkturen usw. mit Teeren (wie Tumenol, Liantral, Liqu. carb. det., Naphthalan),Schwefel, Farben, Antihistaminen. *Neuerdings:* Alkylpolyäthylenoxyd-äther (Thesit), Äthyltolyläthylidenacetamid (Purigens), Crotonyläthyltoluidin (Eurax).

Lokalanaesthesie: In gewissem Maße mit zahlreichen der genannten Dermatica äußerlich lokal. Novocain, Symprocain (forte) 5—30 cm³ subcutan.

Operativ: Nervenresektionen (Splanchnicus, Grenzstrang, Gangl. coeliac.) Excision umschriebener, juckender Hautbezirke (möglichst nicht!).

Strahlentherapie: Höhensonnen-Ganzbestrahlungen; Weich- bzw. Grenzstrahlen, z.B. Dermopan Stufe I—II, 50—150 r/Feld/Woche. Rö-Fernbestrahlung mit Weichstrahlröhren (nach Schirren), FHA 2 m: *Technische Bedingungen:* 50 kV, 25 mA, ohne Vorfilter, HWS 0,1 mm Al. (Dosisleistung 20 r/min [!]) Einzeldosis 30—50—70 r jeden 2. Tag. Gesamtdosis 400—600 r, Bleischutz für Augen und Testes, Blutbildkontrolle.

Hämorrhoiden-Verödung: Äußerlich und innerlich (proktoskopisch) z. B. mit Chinin-Urethan cum Alypin, pro Injektion 1—3 gtt., Gesamtdosis zunächst 5 bis 6 gtt., später bis 12 gtt. wöchentlich.

Hibernisation(?): Megaphen, Largactil.

Aus der Dermatologischen Klinik und Poliklinik der Universität München.
(Direktor: Prof. Dr. A. Marchionini.)

Zur Klinik und Therapie des Lichen ruber.

Von

Hans Wolfgang Spier und Werner Thies.

Es ist nicht beabsichtigt, einen alle morphologischen Möglichkeiten berücksichtigenden Überblick über das so variable Erscheinungsbild des Lichen ruber (L. r.) zu vermitteln, ebenso wenig, alle in der Literatur niedergelegten oder in der Praxis geübten therapeutischen Methoden abzuhandeln. Ersteres würden Sie, die Sie alle diese ätiologisch nach wie vor rätselhafte, immer wieder irgendwie besonders interessierende Haut- und Schleimhauterkrankung aus eigener Erfahrung kennen, als Weitschweifigkeit empfinden; die Vielzahl der empfohlenen Behandlungsarten erschöpfend zu referieren, ist vollends unmöglich. Wir möchten daher Fragestellungen herausgreifen, die uns aus alltäglicher Praxis als wesentlich erscheinen, bzw. die Gegenstand zeitgenössischer morphologischer sowie therapeutischer Forschung sind.

Zur Diagnose.

Die Diagnose des L. r. ist in vielen Fällen diskussionslos einfach; es lohnt sich aber, der Frage nachzugehen, warum sie nicht selten schwierig ist, bzw. warum sie häufig nicht gestellt wird. Einfach ist sie in typischen

Fällen: einzeln stehende oder zu Plaques konfluierende, angedeutet polygonal-eckige, flach abgeschliffene, matt glänzende, eigentümlich lividsattrote, trockene Papeln, womöglich an Prädilektionsorten wie Unterarmbeugeseite; bei isomorphem Reizeffekt in Form strichförmiger Knötchenketten; wenn der Patient über heftigen Juckreiz klagt.— Zunächst: Pruritus ist keineswegs eine unbedingt erforderliche Voraussetzung der Diagnose. Um 5—10% der Patienten, vor allem solche mit kleinstpapulöser, exanthematischer Aussaat, insbesondere aber solche mit spärlichen anulären Herden am Körper oder auch z. B. am Penis empfinden oft geringen oder gar keinen Pruritus. Andererseits kann der Pruritus ein *prämonitorisches* Zeichen sein, d. h. der Ausbildung visibler Efflorescenzen vorausgehen, worauf GOUGEROT hinweist.

Der *L. r. acuminatus* wird verschieden definiert:

Im allgemeinen dürfte man darunter L. r.-Fälle verstehen, die mit flächigen Erythemen, vielleicht schon spezifischer Histologie, beginnen, auf denen dann meist dichtstehende akuminierte Papeln von follikulär orientiertem L. r. auftreten, die der Haut eine Pityriasis rubra-artige Reibeisenoberfläche geben. Zumal bei ausgedehnteren, offenbar selteneren, erythrodermatischen Formen besteht schwere Beeinträchtigung des Allgemeinzustandes. — Der *L. r. follicularis*, gern in umschriebenen planopilären Herden auftretend, aber auch an L. scrophulosorum erinnernd, kann oft nur histologisch als solcher erkannt werden. Hinweisend sind (bisweilen fehlender) mäßiger Juckreiz und gelegentlich sekundäre Pigmentierung.

Bei dem geringsten Verdacht auf L. r. sollte Inspektion des gesamten Integumentes einschließlich der Mundhöhle als Reflexhandlung erfolgen — sorgfältige Dermatologen werden es als unangebracht empfinden, dieses nur für den Lichen ruber zu fordern —, ist man doch immer wieder erstaunt, wie variabel die Kombinationsbilder multipler Efflorescenzen hinsichtlich Sitz und Konfiguration der Einzelherde sind. Zum Beispiel: Pruritus vulvae als Folge eines entsprechenden singulären Herdes mit Mundschleimhaut-L. r.; letzterer mit L. r. verrucosus an den Unterschenkeln usw.

Als wertvolles, zwar in Lehrbüchern angegebenes, aber in der Praxis erfahrungsgemäß viel zu wenig beachtetes Hilfsmittel der Diagnose ist das sog. WICKHAM*sche Zeichen* (1895) (signe de réseau) zu nennen, das allerdings bei ganz frischen, kleinsten Elementarpapeln fehlt bzw. bei starker Hyperkeratose verdeckt wird. Auch primär anuläre oder sekundär atrophisierende Formen, bei denen die zentrale Involution oft unter kräftiger Pigmentierung fast ebenso schnell eintritt, wie die Peripherie appositionell wächst, entbehren oft das WICKHAMsche Zeichen. Es besteht bekanntlich in einer weißlichen, netzigen, etwa trüffel- oder mistelartigen (JULIUSBERG) Äderung des Papel- bzw. Plaque-Kolorits, nach wohl allgemeiner Auffassung als Folge entsprechender Hypergranulose (s. unten). Die pathognomonischen weißen Netze der Schleimhautherde sind nichts anderes als durch meist fehlende Verhornung dieser Schleimhautherde und den optisch scharfen Allgemeinkontrast zum Schleimhautrot besonders markante WICKHAM-Phänomene, die man daher am besten aus Schleimhautherden kennenlernt. Es sei erlaubt, darauf hinzuweisen, daß der intuitive Kennerblick, womöglich aus weiter Entfernung, die Diagnose des Lichen ruber oft nicht stellen läßt. Man sollte die Efflorescenzen liebevoll aus kürzester Distanz, womöglich mit Lupe bei seitlicher Beleuchtung betrachten und bei interferierender Hyperkeratose die Oberfläche mittels Ölläppchen optisch einebnen. Die kleine Mühe lohnt sich, erspart sie doch bisweilen monatelange Ekzembehandlung!

Die nicht allseits geteilte Wertschätzung dieses Zeichens hat z. T. historische Gründe. Zwar war, insbesondere von Wilson, der Lichen planus (= L. r. planus) als Krankheit sui generis klar erkannt, aber mit dem Fluidum eines zähen Ringes derzeitiger und vordem führender Dermatologen um die richtige Fassung des Lichen-Begriffes belastet, so daß — in loser Analogie zu der autoritativen Anerkennung vieler seronegativer L. III-Fälle als solcher — nicht immer der Histologie — in Analogie zur Wa.R. — das ihr beim L. r. gebührende letzte Wort bei diagnostischen Zweifeln eingeräumt worden war.

Differentialdiagnose.

Besprechung der Diff.-Diagnose in kranio-caudaler Reihenfolge. Die Erörterung der kürzlich mit Keilig dargestellten Beziehungen zwischen dem L. r. planus, bzw. plano-pilaris, planofollicularis des *Capillitiums* und der *Pseudopelade* Brocq führt hier zu weit. Für die Identität planofollikulärer L. r. Herde am Capillitium mit der Pseudopelade Brocq, und zwar als Teilsymptom eines L. r. follicularis decalvans Graham Little sprechen eine Reihe gewichtiger Argumente, die im gegenwärtigen Schrifttum offenbar zunehmend Boden gewinnen (Santojanni, Pierini u. a.).

In der *Mundhöhle* ist die Abgrenzung der *Raucherkeratose*, des *Erythematodes* sowie, insbesondere auf der Zunge, auch der *Leukoplakie*, selten vielleicht auch einmal der *Erythroplasie* wichtig. *Soor* sollte keine Schwierigkeiten machen, vielleicht aber sog. *galvanische Reaktionen*. Der L. r. ist gern, aber keineswegs ausschließlich gegenüber der Zahnschlußleiste lokalisiert. Sein Wickham-Netzwerk sitzt angedeutet tiefer geröteten, aber nicht oder kaum atrophischen Schleimhautbezirken auf, während die Raucherkeratose, jetzt übrigens seltener zu beobachten, Netze oder Hornkegelchen auf diffus grauem, bisweilen wie gebeizt imponierendem Untergrund und, zumindest der fortgeschrittenere, *Erythematodes* deutliche Atrophie zeigt. Letzterer neigt offenbar weniger zu einem geädertnetzigen, vielmehr zu einem gequaderten Bild. Beim Fehlen von Körperherden kann an den *Unterlippen* die Differentialdiagnose zwischen Lichen ruber, Erythematodes und präcanceröser Hyperkeratose klinisch unmöglich und auch histologisch sehr schwer sein.

Der L. r. der Mundhöhle erodiert zentral nicht selten und muß notabene als *Präcancerose*, allerdings wohl niedriger Entartungsquote, bezeichnet werden. *Luische Plaques muqueuses* sind nicht netzig gezeichnet, d. h. unauffälliger homogen rauchgrau, meist enanthematisch rundlich, bevorzugen Tonsillengegend.

Am *Stamm* kann selten einmal ein Rumpfhautbasaliom einen L. r. anularis nachahmen, bei circinären Herden ist schon eher eine L. III, ferner allgemein eine Psoriasis guttata, lichenoide L. II, Parapsoriasis lichenoides, am *Gesäß* oder den *Händen* auch ein Granuloma anulare auszuschließen. Immer ist daran zu denken, daß *etwa 30% aller Körperherde mit pathognomonischen Schleimhautherden in der Mundhöhle verbunden* sind, die die Diagnose sehr oft entscheidend erleichtern.

Die Abgrenzung des *L. r. verrucosus* der abhängigen Partien, insbesondere der Unterschenkel, von anderen verruciformen chronischen Dermatosen kann klinisch sehr schwer sein. Zunächst zur *Nomenklatur* letzterer.

In einer verdienstvollen Studie konnten jüngst HYMAN und ERGER nicht weniger als 20 verschiedene Namen, von der „Acne urticatus" (KAPOSI) bis zur „Urticaria perstans verrucosa" für warzige chronisch entzündliche Unterschenkeldermatosen zusammentragen; der von PAUTRIER vorgeschlagene Namen „*Lichen corneus hypertrophicus*" wird von den Autoren als der beste bezeichnet, soweit es sich nicht eben um oft klecksig konfluierende L. r. verrucosus-Herde, eine Prurigo nodularis HYDE oder einen Lichen amyloidosus handelt. Wir möchten in diesem Zusammenhang mit Nachdruck auf die bekannte, von BOMMER z. B. für die Psoriasis hervorgehobene Tatsache hinweisen, daß eine Reihe chronisch-entzündlicher Dermatosen an abhängigen Körperpartien — vielleicht in Zusammenhang mit der dort herrschenden Blutstase — zur Ausbildung warziger Hyperkeratosen neigen, und möchten so in Übereinstimmung mit vielen Autoren in dem „Lichen corneus hypertrophicus" eine Terrainvariante der *Neurodermitis circumscripta* (Nd. circ.) sehen, deren mannigfaltige Morphen betr. Konfiguration bzw. Oberflächenprofil keineswegs jeweils eigener, letztlich verwirrender Namen oder ergänzender Adjektive bedürfen. Je mehr kranialwärts die betr. Plaques lokalisiert sind, desto mehr nehmen sie den Charakter der Nd. circ. an, die bekanntlich durch chronisch-torpide Lichenifizierung oft in Verein mit isoliert stehenden Randpapelchen und Pigmentverschiebungen gekennzeichnet ist.

Abgesehen von der *Keratosis verruciformis* WEIDENFELD, deren Sonderstellung hier nicht ventiliert werden soll, sowie der *Prurigo nodularis* HYDE, die durch meist spärlich auch an den oberen Extremitäten usw. disseminierte, tuberartige, eminent persistierende Einzelherde eindeutig gekennzeichnet ist, stehen also differentialdiagnostisch an den Schenkeln zur Diskussion: *Lichen amyloidosus* (L. a.), *Nd. circ.* und *L. r. verrucosus*. An den Lichen amyloidosus muß man immer bei bisweilen von weitem als Bläschen imponierenden, rasenartig eng stehenden, glasartig oder zumindest hell-transparenten, meist eminent juckenden Knötchen denken und ihn ggf. durch Unterspritzung mit 0,1% Kongorot-Lösung nach MARCHIONINI und JOHN ausschließen. Jüngst wies WEYHBRECHT auf die der verrukösen Neurodermitis circumscripta offenbar zum Verwechseln ähnliche hyperkeratotische Variante des L. a. hin. Der L. a. ist selten. Im Mittelpunkt der differentialdiagnostischen Erwägungen stehen demnach die Nd. circ. und der L. r. verrucosus. Ist das WICKHAMsche Zeichen, oft nur nach Ölabreibung am Rande, gewissermaßen im Unterland der warzig zerklüfteten Efflorescenzen, positiv, so liegt, wie uns etwa 50 Probeexcisionen bestätigen, ein L. r. verrucosus vor. Fehlen des WICKHAM-Phänomens schließt, wie gesagt, einen L. r. verrucosus nicht aus. Immerhin haben wir histologisch dort, wo schon klinische Zweifel an einem L. r. verrucosus bestanden, auch in Serienschnitten fast immer eine Nd. circ. feststellen, zumindest einen L. r. verrucosus ausschließen können, der, wo auch immer er auftreten mag, ohne obligate Basal-Usur nicht diagnostiziert werden kann.

Gerade im Hinblick auf die selbst histologisch oft terrainspezifisch mühevolle Differentialdiagnose hat OBERSTE-LEHN (Kiel) die Brauchbarkeit der von HORSTMANN inaugurierten Epidermis-Grenzflächendarstellung als differentialdiagnostisches Hilfsmittel zeigen können. Wie Sie an Originaldiapositiven von H. OBERSTE-LEHN sehen können[1], ist das von unten, d. h. von der Cutis aus betrachtete Relief der Epidermis bei

---

[1] Wir danken Herrn Priv.-Doz. Dr. OBERSTE-LEHN für die liebenswürdige Überlassung der Diapositive [s. Arch. f. Dermat. **198**, 449 (1954)].

dem L. r. verrucosus, entsprechend dem L.r. planus, zerstört, und zwar sind flachkegelige Einwölbungen mit pilzkulturartig radiärer Felderung als Folge der Zerstörung der Epithel-Cutis-Grenzfläche anstelle der Follikeltrichter und dem feinen, um letztere rosettenartig oder konzentrisch angeordneten Netzwerk der Reteleisten zu sehen, wie es bei der Nd. circ. akanthotisch vergröbert bestehen bleibt. Die von uns noch nicht geübte, aber offenbar fruchtbare Methodik der Grenzflächendarstellung (ggf. Hyaluronidase-Maceration des mit 1% Essigsäure behandelten Excisates nach Oberste-Lehn, Fixierung in Terpentin) erlaubt offenbar eine gründliche, 3 dimensionale Übersicht, zudem noch in der (so oft vernachlässigten) Lupenvergrößerung, was histologisch bekanntlich nur durch zeitraubende Serienschnitte erzielt werden kann.

Histologie und Ätiologie.

Das histologische Bild des L. r. ist zwar neuerdings wiederum eingehend bearbeitet worden (Civatte), jedoch hat sich an der Einschätzung der lange bekannten Hauptkriterien kaum etwas geändert[1].

Am frühesten kommt und am frühesten geht das in seiner Lagerung äußerst typische, wenn auch keineswegs spezifische Infiltrat aus Rundzellen (Lymphocyten) und Histiocyten verschiedener Struktur, streng auf das oberste Cutisdrittel beschränkt. Diese, wohl nur in der Initialphase, bzw. in Randausläufern perivasculär orientierte Infiltratlagerung hat der L. r. mit lichenoiden Exanthemen, klinisch lichenoider Neurodermitis u. a. m. gemeinsam. Viel spezifischer jedoch ist die Zerstörung der Basalzellschicht und oft der untersten Spinalzellschichten unter Bildung von oft konfluierenden Zellvacuolen und hyalinartiger Zellmumien (Civatte). Diese eigentümliche Basalusur findet sich in ähnlicher Form wohl nur noch bei der Poikilodermie, lichenoiden Melanodermatitiden, in gemilderter Form beim Erythematodes als individuelle Zellvacuolisierung, bisweilen vielleicht auch bei Röntgenreaktionen.

Die oberen Epithelschichten bleiben charakteristischerweise völlig intakt, ja sie werden von dem unter ihnen sich abspielenden Kampf sogar zur Ausbildung von Wickham-geäderter Hypergranulose und gesunder, schnell wachsender, und wohl deswegen nicht lamellös strukturierter Hyperkeratose stimuliert. Diese, wie eine eiserne Haube über die Efflorescenz gestülpte Hornschicht von primär außerordentlich zäher Konsistenz und mangels Luftgehaltes typischer Transparenz ist offenbar, *histophysiologisch* gesehen, für die als Selbstverständlichkeit hingenommene Tatsache verantwortlich, daß das Kratzen nicht zu Papelerosionen mit Sekundärprozessen führt (Unna), andererseits aber wohl auch teilweise dafür, daß der *L. r. pemphigoides so selten* ist: eine dermoepidermidale Blase, als Folge der L. r.-obligaten Zerstörung der Cutis-Epidermisgrenzschicht mit dichtestem Infiltrat wäre nur zu leicht zu verstehen, wird aber möglicherweise durch die über dem Prozeß wie ein Panzer liegende Hyperkeratose meist unmöglich gemacht. Als akzidentelle Kennzeichen kann man noch *Acanthose* besser: Verbreiterung des Rete Malpighi mit Zitzen- oder Sägezahn-ähnlichen Acanthose-Rudimenten (fehlt bei atrophisierendem L. r.) und Chromatophorenpigment nennen. Erwähnt sei abschließend, daß heftiges Kratzen usw. doch hier und da einmal die Hornhaube lädieren kann, wodurch gegebenenfalls *sporadische Parakeratose, die an sich gegen L. r. spricht*, bedingt ist; genügt doch schon ein Hornschichtabriß von *gesunder* Haut zur Erzeugung reaktiver Parakeratose (F. Pinkus). Im übrigen lockert sich diese kompakte Hornhaube doch allmählich auf, so daß ältere L. r.-Herde meist

---

[1] Demonstration klinischer und histologischer Diapositive, letztere einschließlich Gitterfaserdarstellungen (Tibor-Pap) der sog. Basalmembran bei Neurodermitis circumscripta und L. r. sowie Tusche-in vivo-markierter Hypergranulose als Substrat des Wickham-Phänomens.

unauffällig abschuppen können. Beim L. r. verrucosus sind nicht selten Resorptionsriesenzellen Leitfossilien von Infiltrat-abgenagten akanthotischen Retezapfen.

Hier darf eingeflochten werden, daß man glaubte, dem *Lichen nitidus* wegen tuberkuloider Zellelemente eine Sonderstellung — etwa im Sinne eines benignen chronischen Tuberkulids — geben zu müssen, doch sieht man jetzt in dem L. nitidus eine Variante des L. r. (TAPPEINER, F. PINKUS) oder eine selbständige Krankheit (CARRIÉ, HALTER).

Bedeutsam erscheinen im Hinblick auf die *Ätiologie* bzw. *Genese* gewisse pathologisch-anatomische Merkmale. Auf dem Lichen-Kongreß in Straßburg 1927 haben PAUTRIER und DISS anhand von 14 Lichenruber-Fällen auf die Bedeutung des Nervensystems in der Histogenese hingewiesen.

Bei Anwendung verschiedener Färbemethoden (MALLORY, MASSON, CAJAL und BIELSCHOWSKY) fanden sie im präpapulösen Stadium eine Vermehrung der MERKEL-RANVIERschen Tastzellen in der Epidermis und in den oberen Coriumschichten, die sie auf Grund ihres Kontaktes mit Nervenfasern als dem Nervensystem zugehörig ansehen. In der jungen Lichen-Papel fehlen die MERKEL-RANVIERschen Tastzellen gänzlich, dagegen sind sie in reichlichem Maße im Papillarkörper vorhanden. In Form langer, von einer Kollagenscheide umgebener, neurofibrillär differenzierter Zellfortsätze lassen sich Verbindungen zu größeren Nerven nachweisen. Zu diesem Zeitpunkt besteht das Infiltrat außerdem aus Lymphocyten, einigen Mast- und Plasmazellen. In der ausgebildeten Lichen-Papel sind neben Lymphocyten, Mastzellen, Plasma- und Reticulumzellen in den oberen Coriumschichten zahlreiche MERKEL-RANVIERsche Tastzellen und etwas tiefer ähnliche Elemente, jedoch mit chromatinärmerem Kern zu erkennen. Letztere bilden ein ausgedehntes Netz und infolge Kernteilung vielfach ein Plasmodium, das vermutlich Neurofibrillen enthält und in Verbindung mit Nervenfasern steht. Sie werden von PAUTRIER und DISS als nervöse Elemente angesehen und den SCHWANNschen Elementen zur Seite gestellt. In den der Papel zugehörigen Nervenstämmen sind die SCHWANNschen Zellen ebenfalls vermehrt, in 2 Fällen wurde auch eine Vermehrung der Nervenfasern beobachtet.

ORMEAs jüngst mitgeteilte Befunde knüpfen an jene von PAUTRIER und DISS an. Es wurde die Frage der nervösen Genese des Lichen ruber planus an 17 Fällen mit Hilfe der bewährten Silberimprägnationsmethode von BIELSCHOWSKY-GROS geprüft. Dabei findet ORMEA in ganz jungen punktförmigen Lichenefflorescenzen eine auffallende Vermehrung *interstitieller Zellen* im Stratum papillare. Die Plasmastränge dieser nervösen Zellen bilden ein sehr dichtes Netzwerk. Gleichzeitig sind die SCHWANNschen Kerne in den Capillarbegleitnerven des Papillarkörpers vermehrt. Bei der weiteren Entwicklung der Papel wird die Wucherungstendenz nervöser Zellelemente sowie markhaltiger und markloser Nerven noch deutlicher, wobei es zum Auftreten von endkörperähnlichen Gebilden kommt. Bei besonders günstig gelagerter Schnittführung ist auch der Ausgangspunkt der in die Papel proliferierten SCHWANNschen Elemente zu beobachten. Bei älteren Lichenefflorescenzen verschiebt sich dann das Mengenverhältnis zugunsten der Lymphocyten. Als weiteres Kennzeichen schildert ORMEA die auffallende Dichte des das vegetative Endnetz bildenden Maschenwerks und die ungewöhnliche Dichte und Menge feinster Neurofibrillen innerhalb der Plasmastränge, an denen hier und da Vacuolenbildung und körniger Zerfall beobachtet wird, was allerdings wohl noch nicht als pathologisches Merkmal gedeutet werden kann, denn

auch in völlig normalen nervösen Plasmazügen des vegetativen End-
netzes sind Vacuolen und argyrophile Granulationen in wechselndem
Ausmaß anzutreffen, wie JABONERO z. B. in seinen vortrefflichen Mikro-
photographien zeigen konnte, ohne daß damit schon Anzeichen für einen
Untergang der nervösen Plasmastränge gegeben sind. Auf Grund seiner
Untersuchungen kommt ORMEA zu dem Schluß, daß bei der Lichen-
ruber-Papel das gesamte, sowohl sensible als auch vegetative Nervensystem sich in einem Reizzustand befindet. ORMEA vermutet, daß die
ersten Veränderungen im Sinne eines Wucherungsprozesses das vegetative Nervensystem betreffen.

Bisherige eigene noch nicht abgeschlossene Untersuchungen (THIES) haben
ergeben, daß in den voll entwickelten Papeln eine deutliche Vermehrung SCHWANN-
scher Kerne in den markhaltigen und marklosen Nerven vorliegt. Bezüglich des
Verhaltens des vegetativen Nervensystems und seiner Endausbreitung kann vorerst
noch nichts Verbindliches ausgesagt werden.

Auch im übrigen bestehen Anhaltspunkte, daß *vegetativ-neurale* Faktoren, ihrerseits allerdings recht heterogener Art, beim L. r. eine sehr
bedeutsame pathogenetische Rolle spielen. So finden sich unter L. r.
Patienten wohl gehäuft nervöse, vegetativ-labile Veranlagungen. Ferner
sind L. r.-Eruptionen nach schweren, insbesondere unvorhersehbar her-
einbrechenden, die ganze Persönlichkeit zutiefst erschütternden schock-
artigen seelischen Belastungen kasuistisch belegt (DEGOS, GOUGEROT,
LÖHE u. a.).

Eigene, recht eindrucksvolle Beobachtung: Ein junger Mann wird irrtümlicher-
weise als Dieb von der Polizei verfolgt, gestellt und bei der Vernehmung körperlich
und auch sonst hart angefaßt. Anschließend brach ein generalisierter, fast erythroder-
matischer L. r. aus. Nach Behandlung außerhalb erfolgte die Aufnahme in die Klinik
3 Monate später. Solarson und Causat wirkten nur unbefriedigend, PAUTRIER-
Grenzstrangbestr. hingegen befreite den Patienten schlagartig von dem sehr quälenden
Juckreiz, die Papeln waren nach etwa 10 Wochen abgeheilt.

Neuralfaktoren, freilich ganz anderer, nämlich somatisch-anatomisch
fixierter Art spielen offenbar bei den den Ausbreitungsgebieten bestimmter
Nervenbahnen lineär oder zosteriform folgenden L. r. Efflorescenzen eine
zwanglos anzuerkennende Rolle. Übrigens können die so eigenartigen
striären Dermatosen abschnittsweise keratomartige, psoriasiforme und
L. r.-artige Morphologie zeigen. — Bei aller Vorsicht gegenüber ätio-
pathogenetischen ex-iuvantibus-Theorien muß ferner aber auch auf die
Erfolge mit Grenzstrangbestrahlung, Bellergal usw. als solche durch Eingriffe am Vegetativum hingewiesen werden.

Versuche, die *bakterielle* oder *Virus-Genese* des L. r. sicherzustellen
oder auch nur ernsthaft diskutabel zu machen, Hypothesen, zu denen
insbesondere hier und da beobachtete Familienfälle Anlaß geben, sind
nach SCARPA als unzureichend in Methodik oder Folgerungen anzusehen.

Therapie.

Eine allgemeine Bemerkung muß vorausgeschickt werden: Der L. r.
ist lediglich sinnfälliger morphologischer Ausdruck einer mehr oder
weniger das ganze Integument erfassenden, als solcher aber eigentümlich
zeitlich passageren Disposition der Haut. Wie lange diese Disposition

nach Eruption der Herde noch anhält, oder letztere gar überdauern kann, ist im Einzelfall kaum zu sagen. Der Begriff des *isomorphen Reizeffektes* (KÖBNER-Phänomen) wird zu Unrecht meist nur auf mechanische Kratzeffekte bezogen. Er dürfte als Prinzip ganz heterogenen Erscheinungen zugrunde liegen und diese so auf einen großen Nenner bringen. Zum Beispiel: L. r. als Zweiterkrankung nach einer zweifelsfrei vorhergehenden Dermatitis (eigene Beobachtung). Lichen ruber nach Sonnenbrand. Insbesondere aber die für den L. r. recht charakteristische Neigung zur *ambivalenten Reaktion* auf die verschiedensten *Pharmaka*. Es gibt kaum ein Heilmittel, das den L. r. nicht bei offenbar zu starker Dosierung zur Exacerbation, gegebenenfalls auch zur Manifestation selbst bringen könnte. Dieser therapeutische KÖBNER-Effekt ist vom As allbekannt, aber auch Gold, Wismut, Vitamin D_2, Grenzstrangbestrahlung (HALTER, ZINGSHEIM) u. a. m. sind zu nennen. Plausiblerweise wird man mit solchen recht mißliebigen Reaktionen bei der Behandlung *frischer* Fälle mit *hohen* Dosen beliebiger Art gehäuft zu rechnen haben, wenn auch nur die Erfahrung mit den einzelnen Mitteln eine gewisse Abschätzung der Höhe dieses Risikos gestattet. Eine unverbindliche Skala wäre etwa: Gold — Salvarsan — Grenzstrangbestrahlung — anorganisches Arsen — organisch nicht als Arsenobenzol verankertes As — Grenzstrahlen. — Im übrigen: die relative Therapieresistenz der verrukösen Spielart sowie insbesondere der Mundschleimhautherde ist bekannt.

Medikamentöse Behandlung. Ein Versuch, hartnäckige L. r. verrucosus-Herde lokal mit Cignolin, Phenol liquefact (Vorsicht!), besser vielleicht Trichloressigsäure (C. LUTZ) zu beeinflussen, ist wohl gerechtfertigt, im übrigen dürfte der Lokalbehandlung keine Rolle zuzubilligen sein, da externe Juckreizbekämpfung bei chronischen Dermatosen unrationell ist.

Als Adjuvans jeder inneren Behandlung können *Bellergal* oder ähnliche polyvalent dämpfende Mittel genannt werden. Mit Bellergal, allein gegeben, sah GANS in der Frankfurter Hautklinik sogar Erfolge beim L. r. verrucosus.

Zunächst seien Mittel genannt, mit denen wir keine nennenswerten eigenen Erfahrungen sammeln konnten.

Milch i.m. — Thiosulfat i.v. — Wismut peroral (WRIGHT und GROSS Erfolge bei akuten Fällen). ACTH (KRISTJANSEN und REYMANN): Bei insgesamt etwa 500 E etwa 40% Rezidive bzw. Verschlimmerungen. (Starke Residualpigmentierungen, die demnach nicht etwa vorzugsweise As-Folge sind!) — Substanzen mit Vitamin K-Wirkung (z. B. 2-Methyl-1,4-Naphthochinon, PIRILA; Vitamin K: LANGER). — Plenosol I, i.c. 0,1—0,8 cm³ am Rande der Herde (FUCHS und SONNECK). — Aurum Oligoplex (BENEDEK). —

Penicillin. Während FERREIRA-MARQUES Penicillin mit hohen Dosen Nicotinsäure kombinierte — letztere allein beeinflußt lediglich den Juckreiz — und Abheilung sogar des bekanntlich sehr therapieresistenten L. r. der Wangenschleimhaut bildlich belegen konnte, berichten HARD und HOLMBERG aus der Stockholmer Klinik von HELLERSTRÖM über Heilung von 75% von 79 Patienten durch Penicillin, gegeben als Novocain-Penicillin, 600000 E/die, insgesamt um 7 Mega-E. — 25 Patienten

heilten innerhalb 2 Monaten aus, bei denen der L.r. zum Teil 5 Jahre
bestanden hatte. Mit Novocain i.v. kann man bekanntlich auch gewisse
Erfolge erzielen (Holtschmidt); bei den Stockholmer Patienten konnte
das Novocain als Heilfaktor aber ausgeschlossen werden. Immerhin
scheinen diese Zahlen zur Nachprüfung zu ermuntern.

Interessanterweise diskutiert Ferreira-Marques eine lympholy-
tische (d. h. cytostatische bzw. lytische!) Wirkung des Penicillins.

Arsen. Die Stellung des von Hebra inaugurierten As dürfte auch heute
noch nicht entscheidend erschüttert sein. Immerhin differieren die Auffassungen erfahrener Dermatologen in Lehrbüchern nicht unerheblich
voneinander in bezug auf Dosierung, spezifizierter Indikation und Ver-
bindungsform des As.

Anorganisches As: Die Tagesmaximaldosis liegt für As_2O_3 bei 15 mg = 1,5 cm³
Sol. Fowleri; man muß sie nach allgemeiner Ansicht einschleichend übersteigen.

Schönfeld: Sol. Fowleri, Tct. Ferri pomati, $\overline{aa}$ 15,0, 3mal täglich 1 → 15
Tropfen, wieder fallend.

Fuss-Kumer: $3 \times 5 \to 20 \to 5$ Tropfen.

Lutz dosiert, naturgemäß ansteigend, höher und geht erst bei beginnender
Abheilung zurück, um As erst nach Abheilung völlig abzusetzen.

N. B.: Bei As in Tropfenmedikation ist sehr darauf zu achten, daß *alkohol-
haltige Lösungen* (z. B. Spir. Melissae-Zusatz) *die doppelte Tropfenzahl gegenüber
wäßrigen Lösungen* (Aq. Mentae z. B.) pro cm³ aufweisen (40 bzw. 20 gtt.).

Während Zieler gerade frische Fälle als Sol. Fowleri-Indikation
ansieht, verwendet Keller As-Lösungen nur bei nicht mehr ganz akuten
Formen, einer Auffassung, der wir uns anschließen möchten, wenngleich
bei Anwendung von Solarson, das wir entschieden als der Fowlerschen
Lösung überlegen ansehen, die Gefahr der Exacerbationen gering zu sein
scheint. Salvarsan-Präparate sollten wegen relativ hoher Exacerbations-
quote als obsolet gelten.

Eigene Erfahrungen[1].

Siehe Tab. 1 und 2.

Zur Erläuterung.

1. INH: Nachbeobachtungszeit 1—15 Monate. Isonicotinsäurehydrazid wurde
unseres Wissens erstmals von Riehl jr. [Hautarzt 4, 108 (1953)] bei 2 L. r.-Fäl-
len mit Erfolg angewendet. Unsere Therapieversuche laufen dementsprechend
erst gut 1 Jahr, sind mithin noch nicht abschließend zu beurteilen.
Verträglichkeit von INH stets gut, insbesondere keine Exacerbationen, wohl vereinzelt initiale Steigerung des Juckreizes beobachtet, der seinerseits als erstes
schwindet, oft schon nach 14 Tagen, und zwar auch beim L. r. verrucosus. Die
Behandlung muß — wie aus den Gesamtdosen ersichtlich — meist lange laufen
(etwa 3 Monate). 3 Rezidive wenige Wochen nach Absetzen des INH mahnen zur
Zurückhaltung in der Beurteilung.

2. Vitamin D_2 wird von Charpy gelobt, der es beim L. r. für wirksamer als
bei der Psoriasis ansieht. Unsere eigenen Erfahrungen sind nicht gerade ganz
dementsprechend, allerdings haben wir die Kuren (i.v. und i.m.) nicht über etwa
12 Injektionen à 15 mg hinaus festgesetzt. Versuche in Anlehnung an die Dosierung
von Jesserer mit Vide-Hydrosol (3—6mal an aneinanderfolgenden Tagen je 15mg
i.m., in anschließender Woche 3—2mal 15 mg, bei 6 aufeinanderfolgenden Injektionen unbedingt Pause! Cave, diese Dosierung länger als 14 Tage fortzusetzen.
Der starke Initialstoß begünstigt Hypercalciaemie usw. und erfordert Pausen von
etwa 3—4 Wochen oder entsprechend starke Reduzierung kontinuierlicher Dosen)

---

[1] Auf den Stand vom November 1954 gebracht.

Tabelle 1. *Behandlungserfolge an der Derm. Univ. Poliklinik München.*

Zeichenerklärung: ■ völlige Abheilung, ▨ Besserung > 60%,
▨ Besserung < 60%, ☐ unbeeinflußt, ▨ noch nicht zu beurteilen.

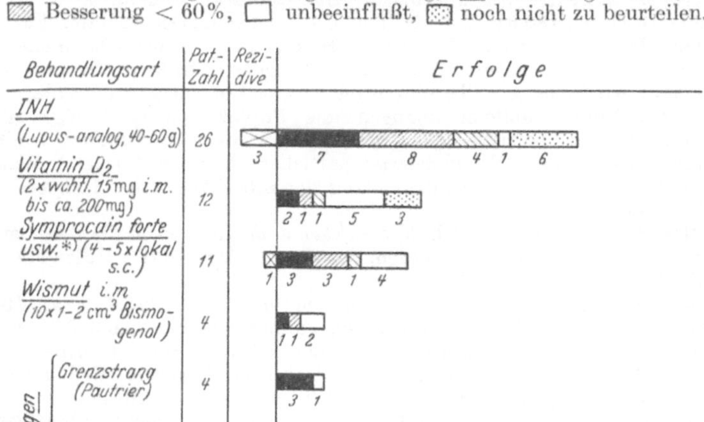

*) 2 Patienten mit Novocain HCl i. v. + Multisaccharid (wöchentlich 2×5 bzw. 10 cm³) behandelt. **) Siehe Text.

Tabelle 2. *Behandlungserfolge an der Derm. Univ. Poliklinik München.*

*) Vorzugsweise noch nicht sehr inveterierte Herde.

waren ermutigend, aber nicht eindeutig dem CHARPY-Modus überlegen. Mit Neoteben + D₂ i.v. konnten wir einen ausgedehnten L. r. pemphigoides relativ rasch entscheidend bessern.

3. Symprocain forte. Insbesondere bei umschriebenem L. r. verrucosus in steigenden Dosen (5—10 cm³) subfokal, in 1—3 wöchentlichen Abständen, insgesamt 4—5mal injiziert.

4. Röntgentherapie:

a) *Grenzstrangbestrahlung* nach Pautrier. Wir pflegen (Doz. Dr. Schirren) in 1 Serie 2—3 Felder (Schulterblattgegend, thoracal, lumbal) à bis (max.!) 150—200 r O. D. bei 180 kV, 0,5—1,0 mm Cu zu geben. Der Juckreiz läßt meist schon nach der 1. Serie nach. Cave Überdosierung!, d. h. Einzel-Dosen über 250 r (3—4 Serien in vierwöchigem Abstand). 2 eigene, frühere Beobachtungen schwerer Exacerbationen bei Überschreitung unserer Vorschläge seitens allgemeiner Rö-Institute: Einmal äußerst unangenehme Provokation einer eigentümlich glasig-erythematösen, persistierenden Schwellung eines gesamten Armes mit eingelagerten L. r.-Plaques. (Rö-induzierter partieller „L. r. neuroticus".) Während die Primärherde prompt schwanden, klang der strahlenreaktive L. r. erst nach vielen Monaten ab.

In diese Gruppe können auch *Nackenfeldbestrahlungen* nach Darier bei L. r. der Mundschleimhaut eingereiht werden, von denen wir in jetzt 4 Fällen allerdings nichts Positives sahen.

b) Als *direkte* Methode *Grenzstrahlentherapie* mit Erfolg bei L. r. an Herden der Glans penis. Auch der L. r. verrucosus spricht bisweilen nach früheren Erfahrungen bei genügender Dosierung (durchschnittlich 6—800 r 3—5mal in etwa 4wöchigen Abständen) [Hautarzt **2**, 378 (1951)] befriedigend an. Es handelt sich offenbar ebenfalls nur um eine indirekte Wirkung, da bekanntlich schon eine Psoriasis-Schuppe etwa 30% der einfallenden Grenzstrahlenenergie absorbiert.

Zusammenfassend möchten wir die *Solarson*-Therapie des L. r. — sicherlich gibt es ebenbürtige anderweitige organische As-Verbindungen — neben der *Grenzstrangbestrahlung* nach Pautrier als die nach unseren Erfahrungen zur Zeit immer noch wirksamste Therapie des L. r. bezeichnen. Beachtung verdienen zweifellos Penicillin und INH, aber auch andere Pharmaka sollten unvoreingenommen insbesondere beim L. r. der Mundschleimhaut und dem L. r. verrucosus weiterhin geprüft werden. Die Prognose des L. r. der *Mundschleimhaut* dürfte auch heute noch schlecht sein, zumal auch Chaoul-Kontakt-Bestrahlungen nach unseren Erfahrungen nicht empfehlenswert sind. Einen anderweitig völlig therapieresistenten Fall von Schleimhaut-L. r. (mit passageren Körperherden) konnten wir mit lokalen Atebrinunterspritzungen zur Abheilung bringen.

Aus der Dermatologischen Klinik und Poliklinik der Universität München.
(Direktor: Prof. Dr. A. Marchionini.)

Die Behandlung der Onychomykose mit einem antimykotisch wirksamen Keratolyticum.

Von

Hans Götz.

Jeder Dermatologe weiß aus eigener Erfahrung, daß die Behandlung der Onychomykose zu den undankbarsten Aufgaben seines Fachgebietes zählt. Die verschiedensten Verfahren wurden empfohlen, doch stets standen die aufgewendeten Bemühungen im umgekehrten Verhältnis zu den erzielten Resultaten. Ob wir die kranken Nägel abschleifen oder abschaben und antimykotisch nachbehandeln, oder ob wir zuerst chirurgisch extrahieren und die fungizide Therapie folgen lassen, immer wieder kommt es nach dem Urteil kompetenter Dermatologen zu Rezidivziffern, die zwischen 40 und 50% der behandelten Nägel liegen.

Seit langem haben wir uns daher mit der Frage auseinandergesetzt, ob es nicht möglich wäre, durch eine antimykotisch wirksame und dabei doch keratolytische Eigenschaften entwickelnde Substanz das Ziel der Heilung eines pilzkranken Nagels mit größerer Wahrscheinlichkeit als bisher zu erreichen. FISCHER hatte sich in Zürich mit Calciumthioglykolat beschäftigt. In Hamburg hatten wir ein Keratolytikum entwickelt, das im wesentlichen aus Kaliumthioglykolat bestand. Sowohl das Calcium- als auch das Kaliumthioglykolat waren jedoch nur wirksam, wenn der p_H-Wert etwa bei 12 lag. Diese hohe Alkaleszenz verhinderte aber die Zugabe eines brauchbaren Antimykoticums. Unsere Aufgabe bestand daher darin, einen Weg zu finden, der uns gestattete, die keratolytische Wirkung zu erhalten, ohne daß aber jene starke Alkaleszenz notwendig war.

Nach zahlreichen Versuchen, bei denen uns Herr cand. med. PASCHER in Anfertigung einer Dissertationsarbeit behilflich war, fanden wir ein keratolytisch gut wirksames Gemisch, das sich aus Natriumthioglykolat, Natriumjodid und Tylose zusammensetzte. Dem Natriumthioglykolat kommt die Sprengung der Disulfidbrücken im Keratin zu, dem Natriumjodid die Förderung der Hydratation (Anionenwirkung!). Die wesentlichste Eigenschaft dieses Gemisches besteht darin, schon bei einem p_H-Wert von 8 keratolytisch gut wirksam zu sein. Im Reagenzglasversuch gelingt es leicht, innerhalb von 24 Std. eine starke Quellung eines in das keratolytische Gemisch versenkten Nagels zu erreichen. Als sehr gut wirksames Antimykoticum erwies sich uns 8-Oxychinolin. Dieses Gemisch, das nunmehr vom Sagitta-Werk München (Handelsname Keratolyticum Sagitta) hergestellt wird, findet bei uns seit nahezu 2 Jahren zur Behandlung der Onychomycose Verwendung. (Wie wir technisch im *einzelnen* vorgehen, wurde in einem Film demonstriert.)

In großen Zügen geschildert besteht unser jetziges Behandlungsverfahren darin, die Nagelumgebung zunächst mit dem Klebstoff UHU abzudecken, der sich uns zum Schutze der Haut gut bewährt hat. Auf den mykotisch veränderten Nagel legen wir dann einen reichlich mit Keratolyticum getränkten Wattebausch, hüllen Guttapercha darüber, um eine feuchte Kammer zu schaffen, und fixieren abschließend mit Leukoplast oder Mullbinden. In dieser Weise tragen wir das Keratolyticum alle 24 Std. neu auf. Die Dauer dieser Einwirkung beträgt 8 Tage. Im allgemeinen nur gelegentlich, mehr gegen Schluß der Behandlung auftretende Schmerzen bekämpfen wir mit Analgetica. Es ist immer wieder auffallend, wie unterschiedlich die Patienten subjektiv reagieren. Die meisten Kranken geben die auftretenden Beschwerden als gering an.

Es ist natürlich verständlich, daß unser Keratolyticum in vivo langsamer wirkt, als wenn wir einen Nagel im Reagenzglas in das Gemisch versenken. Am Patienten greift ja die Keratolyse nur von der Nageloberfläche aus an. Durch die Körperwärme bedingt, verdunstet allmählich das Wasser des aufgetragenen Keratolyticums, so daß sich auch dadurch die Quellung verzögert. Im Verlauf von 8 Tagen kommt es daher beim Patienten noch nicht zu einer völligen Lysis der Nagelplatte, sondern zu einer gewissen Quellung, d.h. Erweichung des Keratins und zur Ablösung der Nagelplatte vom Nagelbett. Das zeigt sich deutlich, wenn wir nach 8 Tagen die *einmalige* Nagelbett-Toilette durchführen. Dies geschieht unter Evipanrausch oder bei Leitungsanaesthesie. Man kann dann mit einem Scherenblatt verhältnismäßig leicht unter den Nagel bis zur Matrix vorstoßen. Besonders auffallend ist, daß sich unter der Einwirkung des Keratolyticums auch die starken Hornmassen des Nagelbettes, die auf den Reiz des Pilzes hin reaktiv gebildet werden, auflockern und sich gut gegen das gesunde Gewebe abgrenzen. Sobald man den Nagel extrahiert hat, kann man dann mit dem scharfen Löffel diese aufgelockerten Gewebsmassen sauber von der Unterlage ablösen. Hierbei ist besonderer Wert auf die Säuberung des Nagelfalzes zu legen. Anschließend verabfolgen wir Chinosol — (1$^0/_{00}$ig) oder Kaliumpermanganatbäder (1 mal täglich), bzw. während der Dauer der Wundsekretion des Nagelbettes ständig Chinosolumschläge. Nach etwa 8—10 Tagen sind die Nagelbetten trocken geworden, so daß wir nunmehr zu einer antimykotischen Paste übergehen, beispielsweise Myco-Sagitralin, Sterosan, Dermofongin A (Bayer), Phebrocon-Serol. Etwa 4 Wochen nach der einmaligen Nagelbett-Toilette bringen wir 60%iges Salicylguttaplast auf die Nagelbetten, lassen es 3—4 Tage liegen und lösen jetzt die weißlich verfärbten Hornmassen des Nagelbettes wieder ab. Nach Jodierung erfolgt weitere Anwendung eines Antimykoticums. Alle 4 Wochen muß eine mikroskopische Pilzkontrolle durchgeführt werden, denn nur diese allein vermag uns rechtzeitig über ein eingetretenes Rezidiv zu informieren. Dabei werden nicht nur von dem neu nachwachsenden Nagel Späne abgenommen, sondern vor allem müssen auch laufend Schuppen vom Nagelbett untersucht werden, da erfahrungsgemäß die Pilze von unten her wieder in die gesund nachwachsende Nagelplatte einwuchern können.

Gesetzt den Fall, wir finden im 2. Monat erneut Pilzmycelien, so bringen wir unser keratolytisches Gemisch nochmals für die Dauer von 4—6 Tagen auf das vom Nagel noch weitgehend freie Nagelbett. Zwar ist das Gewebe jetzt etwas empfindlicher, im allgemeinen aber sind die Beschwerden gering. Das neugebildete Stratum corneum des Nagelbettes wird nämlich gut aufgelockert, so daß noch vorliegende Pilze von dem beigefügten Antimykoticum erreicht und abgetötet werden. Gegebenenfalls kann man beim Rezidiv abschließend nochmals die Nagelbetten vorsichtig säubern.

Wir haben bei Rückfällen auch noch einen zweiten Behandlungsweg eingeschlagen, dem wir besonders in den letzten Monaten folgen. Man kann nämlich zu dem handelsüblichen *Keratolyticum-Sagitta*, das von breiiger Konsistenz ist, etwas Zinkoxyd und Glycerin zufügen, um auf diese Weise eine Paste zu schaffen. Der Patient wird dann angewiesen, täglich diese Paste auf das noch Pilzfäden enthaltende Nagelbett aufzutragen und darüber etwas Hansaplast zu befestigen. Diese Therapie muß so lange durchgeführt werden, bis der Nagel gesund nachgewachsen ist. Die keratolytische und antimykotische Wirkung liegt nämlich auch in dieser Paste noch vor, nur wird sie stark verzögert. *Wir haben eine Reihe von Patienten beobachtet, die auf diese Weise sogar primär ihre Onychomykose erfolgreich behandelten.* Nach Wochen löst sich der ganze Nagel ab. Tritt bei längerer Behandlung eine gewisse Empfindlichkeit des Nagelbettes ein, so geht man auf eine Schaukeltherapie mit Dermofongin- oder Sterosanpaste über. Überhaupt ziehen wir es in der letzten Zeit vor, nach der einmaligen Nagelbett-Toilette, sobald die Nagelbetten trocken geworden sind, in den folgenden Wochen täglich einmal diese Keratolyticum-Sagitta-Paste zu applizieren. Bei dieser Behandlung verzichten wir dann auf zusätzliche Anwendung von Salicylguttaplast.

Abschließend möchte ich Ihnen unsere Ergebnisse mitteilen. Wir haben bisher über 100 Patienten nach unserem Verfahren behandelt. Davon konnten wir 90 längere Zeit nachbeobachten. Wenn nur wenige Nägel erkrankt waren, behandelten wir ambulant. 13 Patienten fallen in diese Gruppe. Die stationäre Gruppe umfaßt 77 Patienten. Beide Gruppen führten zu etwa gleichen Behandlungsergebnissen.

Von 916 behandelten Nägeln rezidivierten in den nachfolgenden Monaten 116, das sind 13% aller behandelten Nägel. Ich möchte gleich hier hinzufügen, daß wir unsere Statistik nicht frisiert haben, denn wir haben auch die Fälle mitverwertet, bei denen offenkundig ein technisches Versagen zu einer hohen Rezidivquote geführt hat. Wenn wir in Einzelfällen von 10 Nägeln 7—8 Rezidive bekamen, dann fiel ein solches Ergebnis so stark aus unseren sonstigen Resultaten heraus, daß eben nur technische oder menschliche Unzulänglichkeit die Ursache sein konnten (häufiger Wechsel jüngerer Assistenten, die noch wenig Erfahrung mit der Methode besaßen). Unsere Auffassung erscheint fernerhin begründet, wenn wir mitteilen, daß nach nochmaliger Behandlung dieser scheinbaren Versager bei gründlicher Beachtung aller Empfehlungen Rezidive ausblieben.

Nehmen wir nun eine Unterscheidung zwischen Fuß- und Fingernägeln vor, dann behandelten wir 676 Zehennägel und 240 Fingernägel. Von den Zehennägeln rezidivierten 61, das sind 9%, von den Fingernägeln aber 55, das sind 23% der behandelten Nägel. Lassen wir von den 51 Fingernägelfällen jedoch nur 4 Patienten wegfallen, die offenkundig nicht mit der notwendigen Sorgfalt behandelt worden waren und zu hohen Rezidivzahlen führten, dann beträgt die Rezidivquote bei den Fingernägeln nur 15%, eine Zahl, die dem tatsächlichen Rezidivwert der Methode näherkommt. Immerhin war uns schon im Verlauf der Behandlung aufgefallen, daß die Fingernägel häufiger zu Rückfällen neigten als die Zehennägel. Die jetzige genaue Berechnung bestätigt unseren klinischen Eindruck. Es ist schwer zu sagen, worauf dieses unterschiedliche Verhalten im Heilungsverlauf zurückzuführen ist. Möglicherweise liegt es an dem Umstand, daß wir bei den Fingernägeln eine viel größere pilzdurchsetzte Fläche zu behandeln haben, als wenn nur die Zehennägel erkrankt sind. Wir haben bei einigen Personen die Fingernagel- und Zehennagelflächen verglichen. Es zeigt sich, daß die Fläche aller Zehennägel durchschnittlich um 40% kleiner ist als die Oberfläche aller Fingernägel. Sehr wichtig ist auch die Tatsache der täglichen Waschungen, d. h. Durchfeuchtung der Nagelbetten. Die meisten Menschen pflegen sich ihre Füße seltener zu waschen als ihre Hände. Häufige Durchfeuchtung ist aber einem Pilzwachstum förderlich. Ein weiterer Umstand wäre schließlich darin zu suchen, daß viele Patienten die tägliche Versorgung der Finger bei längerer Dauer als unbequem und peinlich empfinden und sie daher bei der Behandlung der Finger bald nachlässiger werden.

Von den statistisch erfaßten 90 Patienten, die teils sehr regelmäßig, teils unregelmäßig zur Behandlung kamen, fanden wir — wie oben gesagt — eine Rezidivhöhe von durchschnittlich 13%. Es war uns nun von großem Interesse, daß wir bei den Patienten, die sehr regelmäßig 5 Monate und mehr zur mikroskopischen Nachkontrolle erschienen, ebenfalls eine Rezidivquote von 13% fanden (36 Kranke).

Weiterhin ist noch bemerkenswert, daß wir von 54 Patienten, bei denen jeweils alle 10 Zehennägel behandelt worden waren, einen unterschiedlichen Rezidivwert hinsichtlich der beteiligten 5 Zehen fanden. 30 Patienten heilten primär ab. Von den 24 Patienten mit 42 rückfälligen Nägeln erwies sich, daß die 1. Zehe 7 mal, die 2. Zehe 7 mal, die 3. Zehe 4 mal, die 4. Zehe 15 mal und die 5. Zehe 9 mal beteiligt waren. Die Zehen 4 und 5 rezidivierten also häufiger als die übrigen 3 Zehen zusammengenommen. Hier scheint uns die oft nicht ausgeheilte Hautmykose des 4. Zehenzwischenraumes eine unverkennbare Rolle zu spielen.

Wir konnten immer wieder feststellen, daß es besonders dann begünstigt zu Rezidiven kam, wenn die Pilze im Nagelbett zwar zunächst beseitigt waren, dieser gleiche Erfolg aber hinsichtlich der Pilze in den Handinnenflächen und Fußsohlen nicht zu erzielen war. Wir möchten heute auf Grund unserer zweijährigen Erfahrungen mit unserem Keratolyticum sagen, daß es uns leichter dünkt, die Nagelmykose zu beseitigen, als den in den dicken Hornschichten der Fußsohlen oder Handinnenflächen schmarotzenden Pilz völlig zu vernichten. Bei jeder Nagelmykose muß die Haut der Hände bzw. Füße mituntersucht werden, da wir immer wieder überrascht waren, Pilze in Hautstellen zu finden, die klinisch scheinbar unverändert waren. *Wir stellten eindeutig fest, daß die Cutis zunächst nicht entzündlich reagiert, wenn sich über ihr ein sehr dickes Stratum corneum befindet und diese Schicht in ihren oberflächlichen Lagen vom Pilz durchwachsen wird.* Erst wenn der Pilz tiefer dringt, wird er vom Organismus als Reiz empfunden, der dann mit entzündlichen Veränderungen beantwortet wird. Es empfiehlt sich ferner, wenn beispielsweise von 10 Zehennägeln 7—8 erkrankt sind, alle 10 Zehennägel zu behandeln. Meist enthalten auch diese klinisch offenbar noch gesunden Nägel in ihrem vorderen freien Rand schon den Pilz. Dies wird oft dann deutlich, wenn nach Abheilung der 7 oder 8 behandelten Nägel scheinbar plötzlich auch die restlichen 2—3 unbehandelten Nägel sich zu verfärben und die Zeichen der Onychomykose aufzuweisen beginnen.

70% aller Rezidive der Zehennägel deckten wir in den ersten 2 Nachbehandlungsmonaten auf, jedoch nur 50% der Rezidive der Fingernägel im gleichen Zeitraum. Uns scheint, daß bei den Fingernagelrezidiven wohl auch Neuinfektionen nicht ganz auszuschließen sind, um so mehr, wenn die umgebende Haut trotz aller Bemühungen weiterhin pilzhaltig geblieben ist.

Abschließend möchten wir nochmals betonen, daß es zur Zeit ein nur *kurzfristig* angewendetes, jedoch mit absoluter Sicherheit wirkendes

Heilmittel für die Onychomykose nicht gibt. Vergleichen wir aber die bisherigen Behandlungsverfahren mit unserer seit rund 2 Jahren entwickelten und geübten Methode, so stellt sich uns diese ohne Zweifel doch als wesentlicher Fortschritt dar. Wir jedenfalls möchten das Keratolyticum-Sagitta bei der Behandlung pilzkranker Nägel in unserer Klinik nicht mehr missen.

Aus der Dermatologischen Klinik und Poliklinik der Universität München.
(Direktor: Prof. Dr. A. Marchionini.)

Die Behandlung der Pilzkrankheiten der Haut und Haare.

Von

Hans Götz.

Im folgenden soll über unsere Erfahrungen berichtet werden, die wir bei der Behandlung der *oberflächlichen* Pilzkrankheiten der Haut gewonnen haben. Die Aktinomykose, europäische Blastomykose, die seltenen Schimmelpilzleiden wie auch die tropischen Mykosen bleiben daher unberücksichtigt. Im zweiten Teil meines Vortrages gebe ich unsere Erfahrungen bei der Behandlung der Mikrosporie bekannt, d. h. jener Haarkrankheit, die epidemiologisch wegen ihrer außerordentlichen Infektiosität das größte Interesse besitzt.

Von den oberflächlichen Mykosen ist die **Epidermophytie** von besonderer Bedeutung. Über ihre zahlenmäßig außerordentlich starke Zunahme brauche ich keine näheren Angaben zu machen, da ich sie als bekannt voraussetzen darf. Jeder Dermatologe hat ja täglich Gelegenheit, Epidermophytien der Füße oder anderer Körperregionen in seiner Sprechstunde zu diagnostizieren. Häufig wird nun die Frage an uns herangetragen, welches wohl das beste Pilzbekämpfungsmittel ist? In der Tab. 1 habe ich zusammengestellt, welche Antimykotica heute als bekannteste Medikamente auf dem Markt sind. Links ist der Handelsname verzeichnet, rechts die wirksame antimykotische Substanz bzw. der Hersteller. Wenn auch diese Tabelle keinen Anspruch auf Vollständigkeit erhebt, so geht aus der Vielzahl der genannten Präparate doch eindeutig hervor, daß wir das „antimykotische Mittel der Wahl" noch nicht besitzen. Nur allzu leicht könnte ferner der mit der Materie nicht so vertraute Arzt geneigt sein, den jeweils wechselnden Handelsnamen auch jeweils wechselnde Wirkungsprinzipien zuzuschreiben. In Wirklichkeit finden wir bei einer ganzen Reihe von Erzeugnissen im wesentlichen die gleichen oder ähnlichen chemischen Wirkstoffe, wie dies aus den einzelnen Gruppen hervorgeht, deren Präparate als jeweils zusammengehörig zu betrachten sind.

Tabelle 1. *Die z. Z. bekanntesten antimykotischen Handelspräparate.*

Handelsname	Wirksame Substanzen	Hersteller
	Gruppe 1: Benzthiazolderivat	
Asterol	2-Dimethylamino-6-(:-diäthylamino-äthoxy)-benthiazol-dihydrochlorid bzw. monohydrochlorid	Hoffmann-La Roche
	Gruppe 2: Diphenylsulfidderivat	
Novex	2,2′ Dioxy-5,5′ dichlordiphenylsulfid	Boehringer & Söhne G.m.b.H. Mannheim
	Gruppe 3: Invertseifen	
Myxal	Paraffinyl-triphenylphosphonium-bromid	Dr. Karl Thomae G.m.b.H. Biberach an d. Riß
Bradex	β-Oxyäthyldimethyldodecylammo-niumbromid plus Pyribenzamin	Ciba
Desogen	Methylphenyldodecyltrimethyl-ammoniumsalz	Geigy
Dermofongin B	Dimethyl-dodecyl-3,4-dichlorbenzyl-ammoniumchlorid	Bayer
	Gruppe 4: Oxychinolinderivate	
Bradex-Vioform	Bradex plus 5-Chlor-7-Jod-8-Oxy-chinolin	Ciba
Dermofongin A	5-Chlor-8-Oxychinolin	Bayer
Chlorisept	5-Chlor-8-Oxychinolin, Acid. salicyl., Acid. benzoic. in alkoholischer Lösung	Riedel-de Haën A.-G. Seelze und Berlin
Sterosan	5,7-Dichlor-8-Oxychinaldin	Geigy A.-G. Basel, Dr. Karl Thomae GmbH Biberach an d. Riß
Keratolyticum-Sagitta	8-Oxychinolin, Natrium-thioglykolat, Natriumjodid	Sagitta-Werk G.m.b.H. München
	Gruppe 5: Fettsäurederivate	
Fungichthol	freie Fettsäuren mittlerer Kettenlänge in Leukichthol gelöst p_H 5	Ichthyol-Gesellschaft Cordes, Hermanni & Co. Hamburg
Myco-Sagitralin	Zinkundecylenat, Zinkpropionat. Im Puder noch Paraformaldehyd, Talcum	Sagitta-Werk G.m.b.H. München
Antisporon	Gemisch von Estern der Fettsäuren und Alkohole von C_6—C_{12}	Dr. med. J. Ellendorff Chem.-Pharm. Labor Wuppertal-Barmen
Mykotin	Zinksalz der Undecylensäure, Calcium-thioglykolat, Zinknaphthenat, anti-bakterielle und aromatische Stoffe. Lösung: Undecylensäure, Ammo-niumthioglykolat vom p_H 9,5 in glycerinhaltiger Alkohollösung	Frankfurter Arznei-mittelfabrik G.m.b.H. Frankfurt
Cuprizinin	Lipoidlösliches ölsaures Kupfer	Dr. Degen und Kuth, Düren-Rhld.
Cornusept	Aliphatische und carbocyclische Säuren und deren Ester, Teerwirkstoffe	„Cornu" O.H.G. Dr. Paulus u. Göbel Bad Godesberg
	Gruppe 6: Metallorganische Verbindungen	
Merfen	Phenylhydrargyr. boric. 2,0, Glycerin. ad 1000,0 oder Aq. dest. ad 1000,0	Zyma-Blaes A.G. Chem.Fabr.München
Cialit	Natriumsalz d. Äthylquecksilber-mercapto-Benzoxalol-5-Carbonsäure	Hoechst

Tabelle 1. (Fortsetzung.)

Handelsname	Wirksame Substanzen	Hersteller
	Gruppe 7: Hexylresorcin	
Phebrocon	Dioxyphenylhexan (= Hexylresorcin), Chlormethylisopropylphenol und Benzoesäureester	Merz & Co. Chem. Fabrik Frankfurt/M.
Dermaphen	Glycerinsalicylester, Cupr. natr. citric., Hexylresorcin, Fettalkoholsulfonate	Dr. Rudolf Reiss Chem. Werke Berlin-West
Hexyllin	Hexylresorcin in Glycerin	durch Vermittlung der Fa. Dr. E. Timmermann, Hamburg-Bahrenfeld
	Gruppe 8: Benzoesäurederivate	
Antiphytin	Thioformol, Teer, Phenol, Salicylsäure	Leunawerk-Merseburg
Hyphocid	alkoholische Lösung eines Eisensalzes von Thioameisensäurenitril und Nipagin	Fa. Holzinger Wien
Benzoderm	Benzoderm = Benzoesäurederivat	Arzneimittelfabrik Hüls bei Krefeld
Phytex	Salicylsäure- und Benzoesäureester	Sanapan-Mertens u. Co München
Onychophytex	Salicylsäure- und Benzoesäureester	Sanapan-Mertens u. Co. München
DBS	5-5'-Dibromsalicyl	Braun Melsungen
Multifungin	5-Bromsalicyl-4'-chloranilid kombiniert mit Soventol-Salicylat	Knoll-A.G. Ludwigshafen

Wenn wir in der Klinik über ein neues Antimykoticum ein Urteil abgeben sollen, so müssen wir uns zunächst über die in vitro-Wirksamkeit gegen Pilze orientieren. Es ist zwar grundsätzlich gesehen richtig, daß der fungistatische bzw. fungizide in vitro-Effekt nicht notwendigerweise auch mit den klinischen Ergebnissen übereinstimmen muß. Auf Grund zahlreicher eigener Testungen und klinischer Untersuchungen glaube ich aber doch, daß es erlaubt ist, zumindest eine gewisse Parallele zu ziehen. Ein Medikament also, das bei unserem in vitro-Test versagt, wird schwerlich eine überragende Leistung in vivo entwickeln. Die Beurteilung eines Medikamentes in vivo nach allein klinischen Kriterien wird allerdings in der Mehrzahl der Fälle ebenfalls zu Fehlurteilen kommen. Einen wesentlicheren Aufschluß vermag uns hingegen die laufende mikroskopische Kontrolle auf Anwesenheit oder Verschwinden von Pilzfäden im Erkrankungsbereich zu geben. Ob ein bestimmtes Präparat nur eine scheinbare oder eine tatsächliche klinische Heilung erzielt hat, läßt sich nämlich mit der mikroskopischen Kontrolle bald erkennen. Sieht man die heutige Literatur über die Beurteilung von Pilzbekämpfungsmitteln durch, so stellt man fest, daß leider häufig gegen diese Forderung der laufenden Pilzkontrolle während der Behandlung verstoßen wird.

Von besonderem Interesse ist die Frage, ob die modernen Antimykotica, die in vitro weit stärker fungistatische und fungizide Eigenschaften besitzen als die altbekannten Substanzen wie Salicylsäure,

Borsäure, Schwefel, Jod, Benzoesäure usw., nicht doch bessere Heilungsergebnisse zu erzielen vermögen. Das sei nicht der Fall, so wird nicht selten argumentiert, denn oft kämen Patienten zur Beobachtung, die die modernen Pilzbekämpfungsmittel erfolglos angewendet hätten. Diesen verallgemeinernden Schluß zu ziehen, sind wir meines Erachtens nicht berechtigt. Wenn uns nämlich Patienten aufsuchen, die mit dem einen oder anderen neueren Mittel bereits vorbehandelt worden sind, trotzdem aber therapeutische Versager darstellen, so muß das nicht notwendigerweise an dem Präparat liegen. Wir haben uns bei den Anamnesen oft überzeugen können, daß der Patient das vom Arzt verschriebene Medikament zunächst auch regelmäßig anwendete. Sobald aber die Erscheinungen im Schwinden waren, wurde die Behandlung unregelmäßiger durchgeführt, schließlich hörte der Patient — in Unkenntnis über die Natur des Pilzleidens — ganz auf, von der Auffassung geleitet, die Krankheit wäre nunmehr abgeheilt. So kann es nicht überraschen, daß nach Wochen oder Monaten die in Wirklichkeit nur vorübergehend schlummernde Infektion wieder aufflammt, das Versagen der Therapie dann aber auf das verschriebene Mittel zurückgeführt wird. *Hier erscheint uns als wichtigster zusätzlicher Faktor für eine erfolgreiche antimykotische Therapie die Aufklärung des Patienten im Sinne einer langanhaltenden Nachbehandlung.*

In einer interessanten Arbeit haben sich unlängst BOHNSTEDT und Mitarbeiter ebenfalls die Frage gestellt, ob die neueren Antimykotica zur Behandlung der Mykosen einen Fortschritt darstellen. Auf Grund von Halbseitenbehandlungen folgerten sie, daß Mykotin, Fungichthol, Novex und Myxal den älteren Behandlungsverfahren wie Tinctura Arning, Pyoktanin und Brillantgrünlösung, Solutio Castellani, Lenigallol-Antrasolpaste oder Wilkinsonsche Salbe höchstens gleichwertig, in keinem Fall aber überlegen sind.

Auch wir haben uns mit dem gleichen Problem beschäftigt. Dabei gingen wir so vor, daß wir eine Reihe von Patienten mit Epidermophytien der Füße ebenfalls im Halbseitenversuch jeweils nur mit Tinkturen oder jeweils nur mit Salben bzw. Pasten behandelten. Indessen haben wir uns nicht allein nur nach dem klinischen Bild gerichtet, sondern in jedem Fall wurde vor Beginn der Behandlung, nach 14 Tagen und nach 4 Wochen ein mikroskopisches Präparat angefertigt, um sicher zu sein, daß es sich primär tatsächlich um eine Mykose gehandelt hat, ferner, ob nach 2 oder 4 Wochen die Pilze in der Epidermis verschwunden waren. Gleichzeitig stellten wir mit den meisten der zu den Versuchen herangezogenen Präparaten in vitro-Tests an, weil es uns von Bedeutung schien zu prüfen, inwieweit zwischen diesen in vitro-Tests und unseren klinischen Ergebnissen Übereinstimmungen bzw. Differenzen bestünden. Die Tab. 2 vermittelt zunächst einmal die Ergebnisse unserer Plattentestversuche. Dabei verwendeten wir keine Reinsubstanzen, sondern Fertigpräparate bzw. gebrauchsfertige antimykotische Verschreibungen, die zur Füllung eines im Zentrum einer beimpften Pilznährbodenplatte herausgestanzten Loches herangezogen wurden. Als Testpilze dienten uns das Epidermophyton interdigitale und die Hefe Candida albicans.

Es ist ersichtlich, daß die Wirksamkeit unserer bekanntesten Antimykotica gegen Faden- und Sproßpilze eine sehr unterschiedliche ist. Die Präparate der Zahlen 1—10 sind in der Tab. 3 aufgezeigt, Nr. 11 = Acid. boric 6%, Nr. 12 = Sterosanpaste, Nr. 13 = Salicyls. 3%, Schwefel 20% (in Carbowax), Nr. 14 = Abs. Alkohol (als Kontrolle). Gegen das Epidermophyton interdigitale sind die Medikamente in der Reihenfolge von links (Asterolsalbe) nach rechts wirksam. In der Reihenfolge ihrer fungistatischen Kraft schließen sich an: Whitfieldsalbe, Merfenlösung, Phebrocon usw. Ganz allgemein ist die Hefe am resistentesten. Am wirksamsten erwiesen sich gegen die Candida albicans Merfen und Sterosan. Bemerkenswert ist, daß das Asteroldihydrochlorid, das mit zu den pilzhemmendsten Substanzen bei den Fadenpilztests zählt, bei der Hefe völlig versagt.

Tabelle 2. *Die Wirkung antimykotischer Präparate im Lochplattentest (3. Tag).*

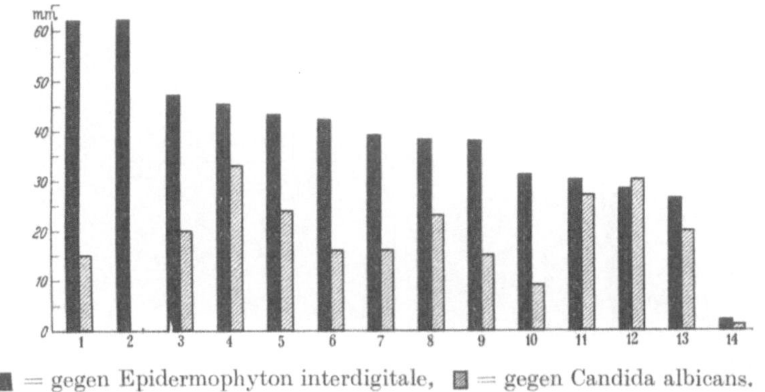

■ = gegen Epidermophyton interdigitale, ▨ = gegen Candida albicans.

Es war uns nun von besonderem Interesse zu prüfen, inwieweit sich die Präparate der Tab. 2 entsprechend der abnehmenden antimykotischen Wirksamkeit von links nach rechts gegen pilzhaltige Schuppen und Haare bewähren würden. Wir inkorporierten zu diesem Zweck Haare und Epidermispartikel, die noch lebende Pilzsporen und -hyphen enthielten, in diese gebrauchsfertigen Medikamente für die Dauer von 1 Std. bis zu 5 Tagen. Dann reinigten wir das Testmaterial gründlich und überimpften es auf Pilznährböden. Die Tab. 3 gibt die Ergebnisse wieder.

Zunächst zeigt sich, daß die im Plattentest wirksamsten Substanzen wie Asterolmono- und -dihydrochlorid sowie die Whitfieldsalbe bei den pilzhaltigen Haaren zu inaktiv sind. Bei den pilzhaltigen Schuppen erzielten wir aber nach 5 Tagen Kontakt mit Asteroldihydrochlorid und Whitfieldscher Salbe eine Abtötung der Pilze. Die nachfolgenden Präparate 4—8 lassen eine gute Wirksamkeit sowohl gegen die Haare als auch gegen die Schuppen erkennen. Die am Schluß der Tab. 2 stehenden Medikamente ließen wiederum nur einen geringen Einfluß sichtbar werden. Dies tritt besonders deutlich bei Prüfung der Wachstumsergebnisse nach 1 stündigem Kontakt hervor. Bei diesen in vitro-Untersuchungen läßt sich aber eine Erkenntnis klar herausstellen. Antimykotische *Lösungen* (4—8) vermochten das pilzhaltige Material *in vitro* viel besser zu durchdringen als Salben. Aus diesem Grunde finden wir eine frühzeitige Abtötung der Pilze in den Haaren und Schuppen vorwiegend bei

Tabelle 3.

Der fungizide Einfluß antimykotischer Präparate auf pilzhaltige Haare und Schuppen.

	Haare				Schuppen			
	Kontaktzeit:	1 Std.	24 Std.	5 Tg.	Kontaktzeit:	1 Std.	24 Std.	5 Tg.
1. *Asterolmono-hydrochlorid-Salbe*		+	+	+		+	+	+
2. *Asterol-dihydrochlorid-Salbe*		+	+	—		+	+	—
3. *Whitfield-Salbe*		+	+	+		—	—	—
4. *Merfen* alkoh. Lösung		—	—	—		+	—	—
5. *Phebrocon-Lsg.*		—	—	—		—	—	—
6. *Surfen-Castellani*		—	—	—		—	—	—
7. *Tinct. Castellani*		—	—	—		+	—	—
8. *Hexylresorcin* 5%ig		—	—	—		—	—	—
9. *Borsäure* 3%ig		+	—	—		+	+	—
10. *Tinct. Arning*		+	—	—		+	—	—
11. *Sterosan-Paste*		+	+	+		+	—	—
12. *Salicylsäure* 3% *Schwefel* 20% *in Carbowax*		+	+	+		+	+	+

◣ = abnehmende Wirksamkeit der Antimykotica nach Tab. 2
+ = Pilzwachstum
— = kein Pilzwachstum

den wäßrigen oder spirituösen antimykotischen Lösungen (Merfen, Phebrocon, Castellani, Surfen-Castellani, Hexylresorcin). Die Salbengrundlagen verhindern in der vorliegenden Versuchsanordnung eine intensive Wirkung auf die Pilze.

Daß dem Asterolmono- und -dihydrochlorid aber doch eine überragende fungizide Kraft zukommt, geht aus unserem Puderversuch hervor. Bei dieser Testmethode überschichteten wir ausgewachsene Epidermophyton interdigitale-Kulturen mit einem antimykotischen Puder und schnitten nach 1, 2, 4, 6, 24 Std., bzw. nach 2, 4, 6 und 9 Tagen kleine Pilzrasenpartikel heraus, reinigten sie gründlich und überimpften sie auf normale Pilznährböden. Die Tab. 4 läßt deutlich werden, daß beide Asterolverbindungen die stärkste Fungizidie entfalteten (bei 2 wöchiger Versuchsdauer).

Dies steht in Übereinstimmung mit unserem Plattentest. Bei dieser Versuchsanordnung konnte also die antimykotische Substanz direkt auf den Pilz einwirken und ihn abtöten. Nach 9 tägigem Kontakt ließen nur Myco-Sagitralin- (Paraformaldehyd-haltig!) und Thymolpuder eine Hemmung erkennen. Die übrigen Puder unterschieden sich nicht von den Kontrollen.

Bei unseren klinischen Versuchen gingen wir wie folgt vor: 20 Epidermophytien der Füße wurden links mit Sterosanpaste, rechts mit 3% Salicylsäure-20% Schwefel-Salbe behandelt (Gruppe 1). Weitere 20 Epidermophytien erhielten links Asteroldihydrochloridsalbe, rechts die bekannte Whitfieldsalbe, die 3% Salicylsäure, 6% Benzoesäure enthält (Gruppe 2). Im Lochplattentest (Tab. 2) hatte sich diese als bemerkenswert wirksam ausgezeichnet. Als Salbengrundlage verwendeten wir Carbowax, da dieses sich durch besondere Penetrationsfähigkeit in die Haut bewährte. Weitere 40 Patienten wurden nur mit Tinkturen behandelt, und zwar 20 Fälle links mit Tinctura Arning plus 10% Schwefelschüttelmixtur, rechts Phebroconlösung (Gruppe 3) plus Zinkschüttelmixtur (letztere, um ähnliche Behandlungsbedingungen wie bei Tinctura Arning zu haben); die restlichen 20 Patienten links mit alkoholischer Merfenlösung, rechts mit Solutio Castellani (Gruppe 4). Von den Gruppen zu 20 Patienten wurden jeweils 10 Kranke ambulant, 10 Kranke stationär behandelt.

Folgende Ergebnisse scheinen von besonderem Interesse.

1. *Den modernen Antimykoticis kommt bei der klinischen Anwendung gegenüber den älteren Medikamenten doch eine gewisse Überlegenheit zu.*

Dies ist weniger im Ablauf der klinischen Heilung zu erkennen als im Nachweis noch persistierender Pilzfäden in den Schuppen. Phebroconlöung plus Zinkschüttelmixtur war der ARNINGschen Tinktur plus 10% Schwefelschüttelmixtur überlegen. Der Infektionsherd wurde nach Phebroconlösung (3.Gruppe, rechter Fuß, nach 4 Wochen 15mal negativ, 5mal positiv) häufiger pilznegativ als nach Tinctura Arning (3. Gruppe, linker Fuß, nach 4 Wochen

Tabelle 4. *Der fungizide Einfluß antimykotischer Puder auf das Epidermophyton interdigitale.*

Puder	1 Std.	2 Std.	4 Std.	6 Std.	24 Std.	2. Tag	4. Tag	6. Tag	9. Tag
Asterolmonohydrochlorid-Puder	++++	+++	++	++	—	—	—	—	—
Asteroldihydrochlorid-Puder	+	+	+	+	+	+	+	+	+
Sterosan-Puder	++++	++++	++++	++++	++++	++++	++++	++++	++++
Myco-sagitralin-Puder	++++	+++	+++	+++	+++	+++	+++	+++	+++
Phebrocon-Puder	++++	++++	++++	++++	++++	++++	++++	++++	++++
Thymol-Puder (1%ig)	++++	++++	++++	++++	+++	+++	+++	+++	+++
Sulfur. praecip. 20,0 *Acid. salicyl.* 3,0 *Zinc. oxydat. crud. Talc.* āā ad 100,0	++++	++++	++++	++++	++++	++++	++++	++++	++++

— kein Wachstum; + bis ++++ zunehmende Wachstumsintensität; (++++ Kontrolle = normales Wachstum)

4*

11mal negativ, 9mal positiv). Dies war besonders bei den ambulant behandelten
Kranken auffallend. Bei der Halbseitenbehandlung mit Solutio Castellani (4. Gruppe,
rechter Fuß, nach 4 Wochen 16 mal negativ, 4 mal positiv) und Merfenlösung (4. Gruppe,
linker Fuß, nach 4 Wochen 14mal negativ, 6 mal positiv) war indessen kein wesentlicher Unterschied festzustellen. Sterosanpaste (1. Gruppe, linker Fuß, nach 4 Wochen
18mal negativ, 2mal positiv) sowie Asterolsalbe (2. Gruppe, linker Fuß, nach
4 Wochen 19mal negativ, 1mal positiv) waren der Salicylschwefelsalbe (1. Gruppe,
rechter Fuß, nach 4 Wochen 15mal negativ, 5mal positiv) bzw. der WHITFIELDschen
Salicyl-Benzoesäuresalbe (2. Gruppe, rechter Fuß, nach 4 Wochen 13mal negativ,
7mal positiv) überlegen. Unter den älteren Salben klangen die entzündlichen
Erscheinungen viel langsamer ab; auch blieben die Krankheitsherde länger pilz-
positiv als nach Sterosan- bzw. Asterolsalbe. Subjektiv empfanden die
Patienten den Unterschied zwischen der alten und der neuen Salbe meist sehr
deutlich.

2. *Als zweites Ergebnis fanden wir eine Überlegenheit der Salben- bzw.*
Pastenbehandlung gegenüber den Tinkturen.

Auch dieses Resultat war weniger durch die klinische Beobachtung zu gewinnen
als durch die laufende mikroskopische Kontrolle der Läsionen. Nach 2 bzw.
4 Wochen Therapie wiesen wir in den Gruppen der salbenbehandelten Patienten
(ältere und neuere Verordnungen zusammengenommen) noch rund 18% pilzpositive
Epidermisschuppen nach, in den Gruppen aller Tinktur-behandelten Patienten
jedoch noch rund 34%. Berücksichtigt man nur die subjektiven Angaben der
Patienten, so wird die Tinktur allerdings oft angenehmer empfunden. Das erklärt
sich vor allem durch die Einfachheit und Sauberkeit der Methode. Das Miß-
verhältnis zwischen den Ergebnissen der in vitro-Versuche der Tab. 3 und den
mikroskopischen Kontrollen bei Patienten ist darauf zurückzuführen, daß die
Tinktur bei der Einwirkung auf die pilzhaltigen Haare und Schuppen bei den
in vitro-Tests von allen Seiten eindringen kann. Dies erleichtert die Abtötung.
Beim Patienten aufgetragene Lösungen auf die Haut verlaufen sich rasch, ermöglichen also keine stärkere Tiefenwirkung. Ferner bedingt die tägliche Aufpinselung
einer Tinktur eine gewisse Gerbung der oberflächlichen Epidermiszellagen. Die
tiefer sitzenden Pilze werden daher von dem Medikament schlechter erreicht.
Dies war besonders deutlich nach längerer Anwendung der Tinctura Arning.
Die Folge ist ein längeres Persistieren der Myceten. Nach der Salbentherapie,
insbesondere mit Carbowax als Vehikel, kommt es dagegen zu einer gewissen
Quellung und Auflockerung der oberflächlichen Epidermisschichten, so daß sich
die Wahrscheinlichkeit erhöht, auch die tiefer liegenden Pilzhyphen zu treffen und
zu vernichten. Hierbei scheint dem natürlichen Feuchtigkeitsgehalt der Haut eine
hervorragende Bedeutung zuzukommen, denn wenn dieser fehlt (wie im in vitro-
Test), kommen die in den Salben inkorporierten Medikamente auch nicht zur
vollen Wirkung (s. Tab. 3).

3. *Ältere, schon vorbehandelte Epidermophytiefälle haben die gleiche*
Heilungschance wie erstmalig in Behandlung tretende Neuinfektionen.

In beiden nach Alt- oder Neuinfektion aufgeschlüsselten Gruppen war nach
2—4 Wochen Therapie die Versagerquote, d. h. die Zahl der noch pilzpositive
Schuppen aufweisenden Patienten, etwa gleich groß. Da alle unsere Kranken in
regelmäßiger Kontrolle standen und, wenn säumig, schriftlich wiederholt vor-
geladen wurden, ist erkennbar, daß der regelmäßigen Behandlung einer Mykose
eine wesentliche Bedeutung für den Therapieerfolg zukommt. Unregelmäßige
Behandlung eines Pilzherdes scheint uns daher die beste Voraussetzung für Rezidive zu sein.

Zusammenfassend kann zur Behandlung der *Epidermophytie*, aber
auch der *oberflächlichen Trichophytie, der Pityriasis versicolor und des
Erythrasmas* empfohlen werden, aus Gründen der Einfachheit und
Sauberkeit der Methode 3—4 Wochen lang regelmäßig eine antimykotische Tinktur zu verwenden. Diese muß 2mal täglich im Erkrankungsbereich eingepinselt werden. Uns hat sich in einer größeren Versuchsreihe

das farblose Merfen gut bewährt. Der Juckreiz wird meist schnell beeinflußt, die entzündlichen Erscheinungen klingen ab. Selbstverständlich hat bei sehr akuter Entzündung vor der spezifischen Behandlung einige Tage eine blande Therapie vorauszugehen. Führt die Tinktur-Behandlung nicht zum Ziel, was man in jedem Falle aber durch die mikroskopische Kontrolle überprüft, muß man zu einer antimykotischen Salbe übergehen, da diese Behandlungsform die Aussichten erhöht, auch tiefer in der Epidermis gelegene Hyphen zu erreichen und abzutöten. Nachteile dieses Verfahrens sind Verbände, die man aber immer anlegen soll, wenn man die epidermisauflockernden Vorzüge einer Salbe auch wirklich erhalten will. Bei tylotisch veränderten Krankheitsherden applizieren wir vorausgehend 3—4 Tage 60%iges Salicylguttaplast, schaben die erweichte Hornschicht mit dem scharfen Löffel ab und legen erst dann die antimykotische Salbe auf. Sind noch ekzematisierte, jedoch pilzfreie Herde zurückgeblieben, lassen wir unbedingt eine abschließende Teerbehandlung folgen. 5—7 Tage langes Auftragen von Liantral, das sich nach 24 stündigem Kontakt mit einfacher Zinkpaste wieder leicht entfernen läßt, hat sich uns sehr bewährt. Erforderlich ist noch mindestens 3—4 Monate langes, vorzugsweise möglichst noch längeres Einstäuben der Füße und Strümpfe mit einem antimykotischen Puder.

Noch einige Worte zur *Prophylaxe.* Im Jahr 1947 habe ich in Essen Untersuchungen über die Häufigkeit des Pilzbefalls der Füße durchgeführt. Damals fiel mir auf, daß die Patienten, die durch die Zeitverhältnisse bedingt im Sommer ohne Strümpfe und nur mit Sandalen bekleidet herumliefen, offenbar viel seltener eine Schuppung zwischen den Zehen aufwiesen als Patienten, die regelmäßig Schuhwerk trugen. Ich möchte daher unbedingt empfehlen, die Patienten anzuweisen, während der Dauer der Therapie wie auch möglichst lange in der Nachbehandlungszeit Sandalen oder Leinenschuhe anzuziehen. Die Durchlüftung und Austrocknung der Zehenzwischenräume ist für das Pilzwachstum außerordentlich ungünstig. Auf diese Weise fördert der Kranke die Heilung und vermeidet Rezidive. Allen Personen ist anzuraten, nach dem Besuch von Badeanstalten vor dem Wiederankleiden stets einige Tropfen beispielsweise Merfen, Chlorisept, Phebroconlösung oder ein geeignetes anderes Antimykoticum auf die Haut der Zehenzwischenräume zu träufeln. Möglicherweise haftengebliebene Sporen werden dadurch vorbeugend vernichtet.

Nicht nur die Haut, sondern auch die Haare können durch Hyphomyceten erkranken. Als Erreger spielen das Achorion Schönleinii, die Trichophyten und die Mikrospora eine Rolle. Die frühzeitige Erkennung und Einleitung der Behandlung ist nun besonders bei der **Mikrosporie** von großer Bedeutung, da es andernfalls zu ausgedehnten Endemien kommen kann. Wir hatten in den letzten Jahren wiederholt Gelegenheit, solche Endemien aufzudecken und die erkrankten Kinder zu behandeln. Bislang bestand ja die Standardmethode der Mikrosporiebehandlung aus der Röntgenepilation und der nachfolgenden antimykotischen Therapie. Es ist sicher, und einschlägige Beobachtungen liegen im Schrifttum vor, daß

eine gründliche Epilation ohne jegliche antimykotische Nachbehandlung
ausreichend ist, eine Mikrosporie-Infektion zum Erlöschen zu bringen.
Leider kommt es in praxi nicht selten vor, daß aus der beabsichtigten
Totalepilation nur eine unbeabsichtigte Teilepilation resultiert. Damit
aber ist das Ziel einer schnellen Heilung bereits in Frage gestellt. Abgesehen davon wissen wir auch nicht mit Sicherheit, ob die Röntgenepilation des kindlichen Schädels tatsächlich ohne Einfluß auf das Gehirn
bleibt. Vorzuziehen wäre jedenfalls eine Methode, die das Ziel der Heilung ohne Röntgenepilation erreichen würde.

Aus diesem Grunde haben wir unsere Mikrosporiepatienten vorwiegend lokal
behandelt. Zwei Medikamente, die uns als besonders wirkungsvoll erschienen,
standen uns zur Verfügung. Einmal handelte es sich um das bereits erwähnte
Asteroldihydrochlorid, zum anderen um einen Abkömmling des Benzols, das unter
der Abkürzung Ro 2-5208 geprüft wurde. Dieses Benzolderivat ließ im Plattentest
eine pilzhemmende Wirkung erkennen, die doppelt so stark wie die des Asterol-
dihydrochlorids war. Beide Substanzen stellte uns freundlicherweise die Firma
Hoffmann-La Roche zur Verfügung.

Gruppe I, die 16 Kinder umfaßte, wurde mit Asteroldihydrochlorid, Gruppe II,
die aus 26 Kindern bestand, mit Ro 2-5208 behandelt. Wir wählten die Salben-
applikationsform, da sich diese gegenüber der Tinktur als überlegen erwiesen hatte.
Die Salbengrundlage bestand aus Carbowax. 2mal täglich massierten wir die
5 bzw. 1%ige Salbe im erkrankten Haarbereich ein, den wir uns unter dem Woodlicht durch Farbstift markierten. Das Alter der Kinder lag in beiden Gruppen
zwischen 3 und 10 Jahren.

Wie sahen nun unsere Ergebnisse aus? Beide Salben ließen bald eine
unterschiedliche Wirkung erkennen. Unter dem Einfluß der täglichen
Salbenmassagen veränderte sich allmählich der Farbton der unter dem
Woodlicht primär grünlich fluorescierenden Härchen. Diese zeigten bei
den wöchentlichen Kontrollen mehr und mehr eine weißliche Fluorescenz.
Bemerkenswert war nun, daß dieses Phänomen in der Gruppe II viel
rascher eintrat, daß ferner diese Härchen stärker aufquollen und sich in
den Follikeln lockerten. Dies führte bald zu einer Art Straßenbildung des
behaarten Kopfes, d. h. es entwickelte sich eine netzartige Alopecie. Auch
die Kinder der Gruppe I zeigten kahlere Stellen. Dies durfte jedoch allein
auf die täglichen Massagen zurückzuführen sein, während bei der Ro-
2-5208-Therapie offenbar noch ein keratinerweichender Effekt hinzutrat.
In diesem Sinne scheint uns das Ergebnis der folgenden Versuchsanordnung zu sprechen. Wir tauchten Mikrosporon-Audouini-infizierte Haare
in eine 2%ige Trypaflavinlösung. Selbst nach 24stündigem Kontakt
wuchs der Pilz später noch aus. Gleichzeitig betteten wir pilzkranke
Haare in eine 5%ige Ro 2-5208-Salbe. Nach 8 Tagen wuchs der Pilz noch
aus. Wenn wir aber solche jetzt schon leicht gequollenen Haare vorher
nur 4 Std. lang in eine 2%ige Trypaflavinlösung verbrachten, blieb das
Wachstum aus. Beide Maßnahmen getrennt durchgeführt unterdrückten
also das Wachstum nicht. Erst die Ermöglichung des Eindringens des
Trypaflavins in das aufgelockerte Haarkeratin tötete die in den tieferen
Haarschichten schmarotzenden Pilze ab.

Noch eine weitere Beobachtung spricht im Sinne einer Keratinauf-
lockerung durch Ro 2-5208. Pilzkranke Haare von Kindern, deren Kopf
bis zu 16 Wochen mit Asterolsalbe behandelt worden war, führten auf

dem Nährboden noch immer zur Auskeimung. Mit Ro 2-5208 behandelte Haare enthielten indessen nach eingetretener weißlicher Fluorescenz keine lebensfähigen Sporen mehr. Durch das aufgelockerte Keratin war das Antimykoticum in die Tiefe des Haares vorgedrungen und hatte die Sporen abgetötet. Bei beiden Medikamenten handelte es sich wohlgemerkt um die gleiche Salbengrundlage.

Auf Grund dieses unterschiedlichen Verhaltens durften wir auch ein unterschiedliches Heilungsresultat erwarten. In der Tat heilten in der Asterolgruppe von den 16 Mikrosporiefällen nach 15—18 wöchiger Behandlung insgesamt nur 8 = 50% ab. (Die Anwendung von Prozentsätzen — wenn statistisch gesehen auch nicht ganz korrekt — sei mir gestattet, um dem Leser eine leichtere Orientierung zu vermitteln.) Entzündliche Reaktionen von seiten der Kopfhaut traten in 38% der Fälle auf. Diese waren nicht von allergischer Natur, zwangen also nicht zum Abbruch der Therapie. In der Gruppe II, die 26 Patienten umfaßte, heilten aber insgesamt 22 = 85% nach vorwiegend 4—18 wöchiger Behandlung ab (1 Fall erst nach 22, ein zweiter nach 28 Wochen). Entzündliche Reaktionen der Kopfhaut, die z. T. allergischer Natur waren, machten sich in 11,5% der Fälle bemerkbar. Obwohl Ro 2-5208 erwiesenermaßen sich uns ausgezeichnet bewährt hat, zögert die pharmazeutische Firma Hoffmann-La Roche, dieses Medikament offiziell auf den Markt zu bringen, da man in Amerika beobachtet haben will, daß nach Applikation dieser Substanz bei einer Pilzkrankheit der Füße ein universeller Haarausfall eingetreten sei. Dieses Phänomen wird als Folge einer resorptiven Intoxikation gedeutet. Aus diesem Grunde haben wir bei weiteren 55 Patienten mit verschiedenartigen, klinisch sicheren aber auch zweifelhaften Mykosen des Körpers Ro 2-5208-Salbe verabfolgt. In keinem Fall konnten wir jedoch Intoxikationssymptome, insbesondere universellen Haarausfall, bemerken. Wir sind daher der Auffassung, daß die Substanz Ro 2-5208 ein ausgezeichnetes Mittel zur Lokalbehandlung der Mikrosporie darstellt.

Abschließend darf zur Kritik der Lokalbehandlung der Mikrosporie allerdings nicht unerwähnt bleiben, daß nach Untersuchungen von KLIGMAN Carbowax allein, ohne Zusatz einer antimykotischen Substanz also, durch tägliche Massagen in die Kopfhaut von 46 Mikrosporiefällen 29, das sind 63% innerhalb von durchschnittlich 5 Monaten zur Abheilung brachte. Lockerung oder gar Ausfall der Haare traten dabei nicht ein, sondern die Härchen verloren ihre Fluorescenz und wurden gesund. Selbst wenn wir aber diese Angaben berücksichtigen, (wir haben im gleichen Zeitraum 13 Mikrosporiekinder mit Carbowax, dem allerdings eine in vitro gut antimykotisch wirksame Substanz beigegeben worden war, täglich 2 mal massiert, erzielten indessen nur 3 Heilungen), glauben wir doch hinsichtlich unserer Erfahrungen mit Ro 2-5208, daß unsere Heilungsquote von 85% aller Fälle innerhalb von rund 18 Wochen (2 Fälle dauerten länger) tatsächlich auf die besonderen antimykotischen Eigenschaften dieses Benzolderivates zurückgeführt werden muß. Auch hartnäckige *Trichophytien* des Kopfes, die schon anderweitig erfolglos behandelt worden waren, konnten zur Abheilung gebracht werden (WEITGASSER).

Aus der Dermatologischen Klinik und Poliklinik der Universität München.
(Direktor: Prof. Dr. A. Marchionini.)

Moderne Antibiotica in der dermatologischen Praxis.

Von

Alfred Marchionini und Helmut Röckl.

A. Allgemeiner Teil.

Die Erkenntnis, daß zwischen Mikroorganismen verschiedener Art antibiotische Beziehungen bestehen könnten, ist keineswegs neu. 1877 sahen Pasteur und Joubert in der Beobachtung, daß das Wachstum von Milzbrandbacillen durch gewisse Mikroorganismen verhindert wurde, einen zu den größten therapeutischen Hoffnungen berechtigenden Effekt. De Bary nannte diese antagonistischen Erscheinungen 1879 Antibiose und Vullemin bezeichnete einige Jahre später die dabei wirksamen Stoffe Antibiotica.

Da im Laufe der Jahre der Wortbegriff Antibioticum auch mehrfach für Substanzen anderer Art und Wirkung gebraucht und damit die Spezifität seiner Bedeutung verändert wurde, hat Waksman durch eine Definition den Begriff Antibioticum im wissenschaftlichen Sprachgebrauch festgelegt. Er bezeichnet als Antibioticum eine von Mikroorganismen erzeugte Substanz, die die Fähigkeit besitzt, andere Mikroben zu zerstören oder in ihrem Wachstum zu hemmen.

Die Wirkung der Antibiotica auf Mikroben ist selektiv, d. h. durch ein bestimmtes Antibioticum werden bestimmte Arten von Mikroorganismen beeinflußt, während andere kaum oder überhaupt nicht angegriffen werden. Somit hat jedes Antibioticum sein spezifisches, nur gegen eine bestimmte Gruppe oder gegen eine bestimmte Art von Mikroben gerichtetes Spektrum.

Die Art der Wirkung antibakterieller Mittel wird nun seit langer Zeit, besonders aber seit den ersten Jahren der Sulfonamidforschung, entweder als Bakteriostase oder als Baktericidie bezeichnet. Bekanntlich ist unter Bakteriostase die Verhinderung der weiteren Vermehrung der durchaus lebensfähig bleibenden Keime zu verstehen. Die Zahl der vorhandenen Keime wird also nicht reduziert. Bei der Bactericidie tritt nicht nur eine Teilungsbehinderung ein, sondern auch eine progressive Dezimierung der Keimzahl. Bactericidie ist demnach ein Abtötungsvorgang, bei dem die Zahl der Erreger mehr oder weniger schnell absinkt.

Auf den speziellen Wirkungsmechanismus bzw. die chemischen Vorgänge, die sich zwischen dem Antibioticum einerseits und dem angegriffenen Erreger andererseits abspielen, sei hier nur hingewiesen. Auf Grund der bisherigen Untersuchungen nimmt man an, daß die Antibiotica den Energiestoffwechsel der Bakterien durch Blockierung gewisser die Phosphorylierungs- und Atmungsvorgänge regelnder Fermentsysteme hemmen. Von der Stärke dieses Eingriffs in den Stoffwechsel der Mikroben ist es abhängig, ob das betreffende Antibioticum bakteriostatisch oder bactericid wirkt. So haben z. B. Penicillin und Streptomycin in bestimmten Fällen eine bactericide, Aureomycin, Terramycin, Achromycin und Chloromycetin mehr eine bakteriostatische Wirkung.

Trotz dieser Fähigkeiten der Antibiotica ist der volle Erfolg nicht von ihnen allein abhängig. Man darf nicht vergessen, daß die Schwere einer Infektion bestimmt wird durch den Kampf der Abwehrkräfte des Organismus mit den eingedrungenen Keimen. Die Aufgabe der Antibiotica besteht lediglich darin, in diesen Kampf einzugreifen und den verschiedenen Keimen die Fähigkeit einer schnellen Vermehrung und somit ihre Virulenz zu nehmen. Daß dabei der Mitwirkung der körpereigenen, mesenchymalen Abwehrkräfte des Organismus, auch bei der Therapie mit Antibioticis, eine ausschlaggebende Bedeutung zukommt, darf nicht übersehen werden.

Bei der Anwendung von Antibioticis sollte man zur Erreichung des optimalen Erfolges verschiedene Faktoren beachten: dazu gehören die Empfindlichkeit der Keime, die Art der Infektion, optimale Konzentration des Antibioticums am Ort der Infektion, der genügende Kontakt zwischen Antibioticum und Erreger, die Veränderungen der Bakterienflora im Verlaufe der Infektion und schließlich die manchmal vorkommenden Nebenwirkungen.

1. *Die Empfindlichkeit der betreffenden Keime gegen das zur Anwendung kommende Antibioticum.* Man sollte also zuerst die Erregerart bestimmen und sie im „in vitro-Test" auf ihre Empfindlichkeit prüfen. Hierzu dienen die bakteriologischen Testverfahren, die zwar nicht allen Anforderungen entsprechen, in der Praxis jedoch ausreichend zuverlässig arbeiten. Nach Züchtung der Erreger aus dem vorliegenden Material werden diese gegen verschiedene Antibiotica auf ihre Empfindlichkeit hin ausgetestet. Zur Therapie werden dann die am stärksten wirksamen Antibiotica herangezogen. Die häufig vorgebrachten Bedenken, daß die in vitro-Ergebnisse mit denen in vivo nicht übereinstimmen, haben sich als nicht stichhaltig herausgestellt. Der sachgemäß durchgeführte in vitro-Test steht mit den therapeutischen Erfolgen in Einklang. Dies hat sich besonders bei Infektionen gezeigt, deren Erreger sich in vitro als resistent erwiesen und bei denen mit den getesteten Antibiotica dann auch kein Erfolg erzielt werden konnte. Der Mißerfolg nach Anwendung eines falschen Antibioticums wird naturgemäß erst nach Tagen, wenn nicht Wochen, klinisch sichtbar in Erscheinung treten, eine Tatsache, die nicht nur die Heilung unter Umständen entscheidend verzögert, sondern auch vermehrte Kosten verursacht. Beides kann durch einen vorhergehenden in vitro-Test weitgehend vermieden werden. Auch der praktische Arzt soll, so unangenehm und zeitraubend dies mitunter sein mag, namentlich in schweren Fällen davon Gebrauch machen, zumindest sollte eine Bestimmung des für die Infektion verantwortlichen Erregers erfolgen. Ist dann eine Resistenzbestimmung wegen irgendwelcher Schwierigkeiten nicht möglich, so kann ausnahmsweise die Therapie ohne in vitro-Test auf Grund der bekannten Empfindlichkeit mit dem am zweckmäßigsten erscheinenden Antibioticum eingeleitet werden. Eine bakteriologische Diagnose aber ist unumgänglich. Die bakteriologischen Untersuchungen und Testungen werden auf Wunsch heute in den für jeden Arzt zuständigen, nächstgelegenen bakteriologischen Untersuchungsanstalten jederzeit durchgeführt.

2. Der *zweite* für einen Behandlungserfolg wichtige *Faktor* ist naturgemäß *die Art bzw. der Sitz der Infektion.* Häufig wird der Infektionsherd auf dem Blutweg von dem betreffenden Antibioticum nicht oder nur mangelhaft erreicht. In diesem Fall kann ein noch so hoher Blutspiegel an dem von der Blutzufuhr abgeschnittenen oder nur schlecht versorgten Gebiet wirkungslos sein. So wird z. B. die Antibiotica-Konzentration in einem fibrös eingemauerten Lupusherd oder in einem weitgehend abgekapselten Eiterherd unter Umständen so mangelhaft sein, daß der erwartete Therapieerfolg ausbleibt.

3. Die *dritte* zu beachtende *Bedingung* für eine aussichtsreiche Therapie ist die *genügend lange und kontinuierliche Kontaktzeit zwischen Antibioticum und Erreger.* Die angewandte Dosierung soll einen Blutspiegel gewährleisten, der die therapeutisch

wirksame Mindestkonzentration garantiert. Die Konzentration des Antibioticums im Blut hängt nur bis zu einem bestimmten Grad von der Höhe der Dosis, im wesentlichen jedoch von der Ausscheidungsgeschwindigkeit der Nieren sowie von dem Verteilungsquotienten Blut/Gewebe, evtl. Gewebe/Krankheitsherd ab. Aus diesem Grund soll während einer Therapie mit Antibioticis auch die Flüssigkeitsaufnahme auf ein Minium reduziert werden.

Zu dem oben Gesagten einige Beispiele: Procain-Penicillin erreicht nicht die hohe Blutspiegelkonzentration wie das wäßrige Penicillin, dagegen bleibt die Konzentration im Serum beim Procain-Penicillin bedeutend länger erhalten. Streptomycin wird innerhalb von 6 Std., unabhängig von der Höhe der injizierten Dosis, fast vollständig ausgeschieden, eine Tatsache, die bei der Bekämpfung bakterieller, nicht tuberkulöser Prozesse meist nicht genügend berücksichtigt wird. Eine einmalige Gabe innerhalb von 24 Std. ist sinnlos, ja, man erreicht eigentlich damit nur, daß die zu bekämpfenden Mikroben schon nach wenigen Tagen eine vollständige für Streptomycin typische Resistenz erlangen. Auch die Tetracycline (Aureomycin, Terramycin, Achromycin) und Chloromycetin müssen mindestens in 6stündigen Abständen gegeben werden, da sie schnell ausgeschieden werden.

4. Der *vierte wichtige Faktor* ist die oft zu beobachtende *Veränderung der Bakterienflora im Verlauf einer antibiotischen Therapie*. Bei länger dauernder Behandlung sind deshalb wiederholte bakteriologische Untersuchungen der Erreger angezeigt. Solche interkurrent durchgeführten Testungen und Keimartprüfungen vermitteln auch einen Überblick über den Erfolg und eventuelle Resistenzsteigerungen. Auf die bei länger dauernder Antibioticamedikation auftretenden Änderungen der normalen Bakterienflora und die daraus resultierenden Folgen wird später noch eingegangen werden.

Nicht zuletzt sind *Nebenwirkungen* toxischer oder allergischer Natur zu beachten, die ebenfalls gesondert gewürdigt werden sollen.

Bakterielle Resistenz.

Neuere sorgfältige Untersuchungen des Resistenzproblems haben zu der Erkenntnis geführt, daß der *erworbenen* Resistenz weit weniger Bedeutung zukommt, als zunächst angenommen wurde. Die experimentelle Erzeugung einer Resistenz gegen Penicillin, Aureomycin oder Terramycin hat sich im Gegensatz zu der gegen Streptomycin als sehr schwierig erwiesen. Ist andererseits eine Resistenz z. B. gegen Aureomycin vorhanden, so sind die Keime, besonders wenn es sich um gramnegative Erreger handelt, auch gegen die anderen Breitspektrum-Antibiotica wie Terramycin und Achromycin resistent. Es ist demnach zwecklos, bei Versagen von Aureomycin z. B. auf Terramycin überzugehen. Faßt man das Resistenzproblem in bezug auf die einzelnen Erregerarten zusammen, so ist zu sagen, daß bis heute allein die *Penicillinresistenz der Staphylokokken* von wirklicher klinischer Bedeutung ist. Aber auch dieses Problem ist mehr oder minder erheblich überschätzt worden, da die dementsprechenden Beobachtungen und Testungen hauptsächlich auf Klinikuntersuchungen basieren und die dabei festgestellte Penicillinresistenz der Keime in einem hohen Prozentsatz die Folge der im Laufe der Krankheit erworbenen Superinfektionen darstellt. Das Krankenhauspersonal ist naturgemäß häufig Träger von penicillinresistenten Staphylokokken und fungiert als dauernde Infektionsquelle. Bei Patienten, die sich nicht in klinischer Behandlung befanden, konnten bedeutend weniger penicillinresistente Staphylokokken gefunden werden.

Bei der Resistenzzunahme handelt es sich bekanntlich nicht so sehr um eine Anpassung der einzelnen Bakterien an das Antibioticum im Sinne einer „Gewöhnung", sondern sie ist nach der heute allgemein vorherrschenden Ansicht auf *Spontanmutation* zurückzuführen. Diese Mutanten erhalten sich bei der Teilung und können sich somit weiter ausbreiten. Es wird ihnen also ein Selektionsvorteil gegenüber der Ausgangsrasse gegeben. — Es sei jedoch darauf hingewiesen, wie sehr neben diesen gegebenen Tatsachen die Häufigkeit der Anwendung und besonders die oft damit verbundene ungenügende Dosierung eine Rolle spielen. Unter allen Umständen soll vermieden werden, daß Keimträger mit unzulänglichen Dosen behandelt werden oder gar eine Selbstbehandlung versuchen, wozu einige der im Handel befindlichen Antibiotica-Präparate zu verführen scheinen.

Seitdem auf Grund der im Jahre 1929 von Alexander Fleming beobachteten Antibiose durch einen Schimmelpilz 1941 das erste Antibioticum einem Patienten injiziert worden war, ist eine große Anzahl neuer Antibiotica entdeckt worden.

Von den weit über 100 bisher bekannt gewordenen Antibiotica haben nur sehr wenige Eingang in die Therapie gefunden. Allein schon diese wenigen haben die pharmazeutische Industrie aller Kulturstaaten im Laufe der letzten Jahre angeregt, eine derartige Fülle von Varianten und Ergänzungen dem Arzte zur Verfügung zu stellen, daß auch der fortschrittfreudigste Praktiker nicht mehr in der Lage ist, sich einen Überblick zu verschaffen, ganz zu schweigen von der kaum mehr zu übersehenden Zahl der einzelnen Präparat- bzw. Firmennamen. In diesem naturgemäß kurzen Referat können nur die für den praktischen Arzt wichtigsten und rationellsten Antibiotica einer eingehenderen Besprechung unterzogen werden. Auf die verschiedenen Benennungen gleich oder ähnlich zusammengesetzter Präparate kann hier nicht eingegangen werden.

Penicillin.

Penicillin ist ein Stoffwechselprodukt des Schimmelpilzes penicillium notatum. Eine synthetische Herstellung von Penicillin ist schwierig und kostspielig, weshalb die Produktion des natürlichen Penicillins nach wie vor dominiert. Im chemischen Sinne faßt man unter der Bezeichnung Penicillin sechs naheverwandte Verbindungen zusammen. Es kommt in Form des Na- und K-Salzes in den Handel und ist in Wasser leicht löslich. In Pulverform sind die heute hergestellten Penicillinpräparate temperaturbeständig, während Lösungen bei Zimmertemperatur schon sehr schnell eine Wirkungseinbuße erleiden. Säuren, Alkali und die gebräuchlichen Desinfektionsmittel wirken ebenfalls inaktivierend.

Penicillin wird nach wie vor wegen seiner Unschädlichkeit, der therapeutischen Wirksamkeit und nicht zuletzt wegen seiner Wirtschaftlichkeit von keinem anderen Antibioticum übertroffen. Bei der Therapie mit Penicillin muß auf einen ausreichend hohen Blutspiegel für längere Zeit geachtet werden. Rein wäßrige Lösungen erreichen zwar einen hohen, jedoch nur kurz anhaltenden Spiegel. Die Verzögerung seiner Resorption mittels Procain und 2% Aluminiummonostearat hat seinen Wert noch erheblich gesteigert. Penicillin ist nicht gegen alle Erreger wirksam, seine Wirkung ist gegenüber den Breitspektrum-Antibioticis sehr eingeschränkt. Es soll wegen der Gefahr der Resistenzsteigerung stets in absolut ausreichenden Mengen verabfolgt werden. Die Gefahr der Überdosierung und etwaiger nachteiliger Wirkungen auf den Organismus ist in der Regel nicht zu befürchten. Es zeigt von allen Antibioticis die geringste toxische Wirkung.

Die Applikation erfolgt in erster Linie parenteral als wäßriges oder als Depotpenicillin. Alle anderen Möglichkeiten treten weitgehend zurück, so die lokale Anwendung in Form von Umschlägen, Sprays, Salben, Puder und Kautabletten. Die durchschnittliche Tagesdosis bei parenteraler Anwendung beträgt 300000—400000 iE; es können aber ohne weiteres auch 2mal 400000 oder 2mal 600000 iE in 24 Std. gegeben werden. Die therapeutisch notwendige Mindestmenge bei Kindern verhält sich zu der von Erwachsenen wie 1:5. Der Grund hierfür liegt in der geringen Neigung des Penicillins, vom Blut ins Gewebe überzutreten. Zur Erreichung einer therapeutisch wirksamen Mindestkonzentration wird man deshalb etwa 30000 E/kg Körpergewicht beim Säugling, bei Klein- und Schulkindern etwa 20000 E/kg Körpergewicht geben.

Einige Bemerkungen zur oralen Penicillintherapie: Infolge seiner Säureempfindlichkeit erleidet das Penicillin durch die Salzsäure des Magens eine beträchtliche Wirkungseinbuße. Zur Erreichung eines wirksamen Blutspiegels ist es deshalb notwendig, Penicillin durch geeignete Puffersubstanzen zu schützen. Über die Wirkung der zuerst hergestellten gepufferten oralen Penicillin-Präparate im Vergleich zu den parenteralen gingen die Meinungen der verschiedenen Autoren auseinander. Die Befürchtungen, daß mit den oral angewandten Penicillinen kein ausreichender therapeutisch wirksamer Blutspiegel erzielt werden könne, mag unseres Erachtens für die ersten Versuchspräparate zugetroffen haben, die modernen, auf besonderen chemischen Verbindungen beruhenden Präparate scheinen jedoch sehr stabil zu sein. Die orale Penicillinmedikation hat zweifelsohne den Vorteil der Einfachheit und Schmerzlosigkeit. Andererseits ist die Gefahr bei der ärztlich unkontrollierbaren Selbstbehandlung mit Penicillin-Tabletten oder -Saft naturgemäß groß, da manche Patienten die Einnahme, die ja mehrmals täglich erfolgen muß, vernachlässigen oder überhaupt vergessen. Bei den Säuglingen indessen ist die orale Penicillinbehandlung als Methode der Wahl zu bezeichnen. Die Dosierung ist in den ersten 6 Lebensmonaten ohne Berücksichtigung des Körpergewichts täglich 8—12mal je 20000 iE.

Was den Vergleich der oralen Penicillintherapie zur parenteralen beim Erwachsenen anbetrifft, so ist die Diskussion über die therapeutische Wirksamkeit noch nicht abgeschlossen. Der Nachteil, daß dadurch dem Arzt die Aufsicht über den Patienten entzogen wird bzw. der Patient selbst nun seine Behandlung übernehmen kann, ist zweifellos groß.

Sehr umstritten ist die lokale Anwendung von Penicillin in der Mundhöhle in Form von Kautabletten und Kaugummipräparaten. Verschiedene Autoren sehen darin keinen Nachteil, die Mehrzahl ist jedoch der Ansicht, daß die lokale Anwendung in der Mundhöhle nicht nur indifferent, sondern geradezu gefährlich sei. Vor allem wenden sich diese Autoren gegen eine kritiklose Anwendung und die rezeptfreie Abgabe derartiger Präparate. SCHÖNFELD weist darauf hin, daß Penicillinüberempfindlichkeiten um so häufiger auftreten, je mehr Penicillin in Form von Salben oder Umschlägen oder Mundtabletten verwendet wird. Eine orale Penicillinbehandlung der Gonorrhoe, wie sie von verschiedenen Autoren angegeben wird, möchten wir in Anbetracht der Gefahr der kritiklosen Selbstbehandlung und besonders der Prophylaxe nicht für erstrebenswert halten, zumal sich der Patient ja meist leicht derartige Präparate verschaffen kann und sie dann, ähnlich den Sulfonamiden, nach eigenem Gutdünken und ohne ärztlichen Rat entweder prophylaktisch einnimmt oder sich selbst damit behandelt.

Penicillin sollte nur einer gezielten Therapie vorbehalten bleiben und namentlich bei leichten Erkrankungen, die auch einer anderen Behandlung zugänglich sind, möglichst nicht angewendet werden.

Streptomycin.

Streptomycin kommt heute als Dihydro-Streptomycinsulfat in den Handel, da es in dieser Form weniger toxisch ist als das reine Streptomycin. Die Lösungen sind bei Temperaturen unter 25° C etwa einen Monat lang haltbar. Die Applikation erfolgt in der Regel intramuskulär. Die gute klinische Wirkung des Streptomycins erfährt nur dadurch eine ziemlich starke Beeinträchtigung, daß sich außerordentlich rasch eine Resistenz der Erreger entwickelt. Aus diesem Grunde muß eine Streptomycin-Therapie eine rasche, möglichst vollständige Beseitigung der Erreger anstreben. Dies wird nur durch einen kontinuierlich hohen Blutspiegel erreicht. Da Streptomycin schon nach wenigen Stunden, höchstenfalls 6, fast vollständig ausgeschieden wird, erreicht man eine genügend hohe Konzentration nur dann, wenn man in 6 stündigen Abständen 10 mg/kg Körpergewicht, also pro Tag 40 mg/kg Körpergewicht injiziert. Diese 6 stündlichen Gaben müssen genau eingehalten werden. Ein Fortbestehen der Infektion nach einer Behandlungsdauer von 4—5 Tagen spricht für eine Resistenzentwicklung, weitere Gaben sind dann zwecklos. Aus diesem Grund ist eine wirkungsvolle Streptomycin-Therapie in der ambulanten Praxis schwer durchzuführen. Auch das Kombinationspräparat Penicillin-Streptomycin ist, sofern auf die Wirkung der Streptomycinkomponente Wert gelegt wird — und dies ist ja der Sinn einer derartigen Kombination — nicht anders zu handhaben. Im übrigen sollen unseres Erachtens nicht immer sofort Penicillin-Streptomycin-Kombinationen verwendet werden. Penicillin und Streptomycin sind im wesentlichen die einzigen verhältnismäßig einfach und rationell injizierbaren Antibioticis. Man sollte deshalb zuerst eines von beiden, am besten Penicillin, anwenden, und erst dann, je nach Wirkung, Streptomycin geben. Nimmt man schon anfänglich beide Präparate und tritt unter dieser Therapie später eine Resistenz der betreffenden Erreger ein, so fallen für eine weitere Therapie gleichzeitig diese beiden verhältnismäßig billigen und leicht injizierbaren Präparate aus. Bei einer längeren hochdosierten Streptomycin-Therapie ist sorgfältig auf Nebenerscheinungen zu achten. In Frage kommen Vestibularis- und Cochlearisschädigungen in Form von Schwindelerscheinungen bis zu schweren ataktischen Gehstörungen. Schon hier sei auf die spezifisch hohe Quote von epidermidalen Sensibilisierungen bei lokaler Anwendung (Kontaktekzem) hingewiesen. Sorgfältige Beobachtung und Kontrolle sind erforderlich. Streptomycin sollte wegen der sehr schnell eintretenden Resistenz nur in Ausnahmefällen Verwendung finden und im wesentlichen für die Behandlung der Tuberkulose, allenfalls noch für Pyocyaneus- und Proteus-Infektionen, reserviert bleiben.

Die Tetracycline.

Unter dieser Bezeichnung faßt man heute die 3 Breitspektrum-Antibiotica Aureomycin, Terramycin und das neuerdings entwickelte

Achromycin zusammen. Sie unterscheiden sich in ihrer chemischen Formel nur unwesentlich voneinander.

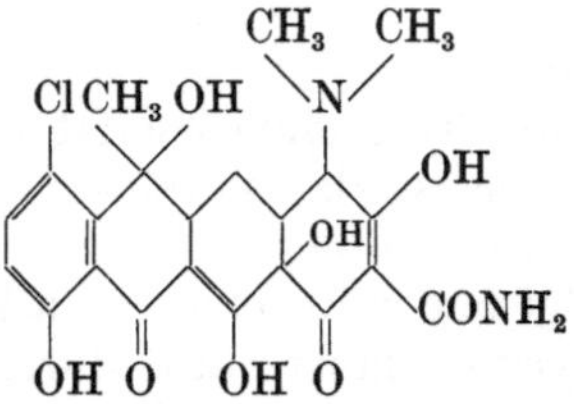

Chlortetracyclin
(Aureomycin)

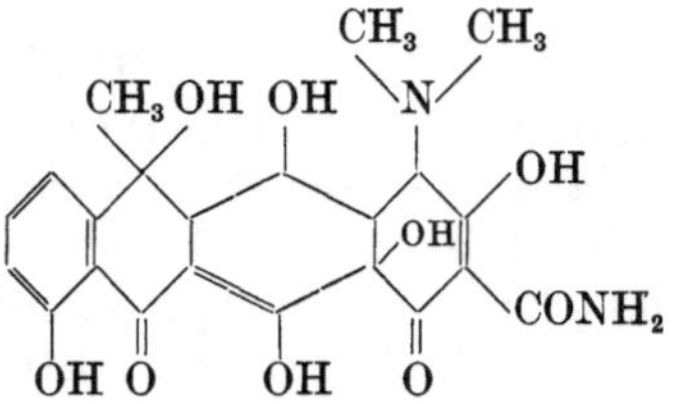

Oxytetracyclin
(Terramycin)

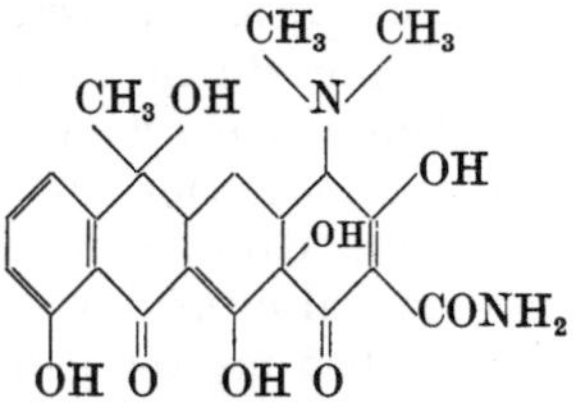

Tetracyclin
(Achromycin)

Alle 3 Antibiotica zeigen eine gute Wirksamkeit sowohl gegenüber grampositiven als auch gegenüber gramnegativen Mikroorganismen, darüber hinaus gegen Rickettsien und große Virusarten. Die Anwendung erfolgt in der Regel auf oralem Wege. Parenterale Applikationen sind möglich, jedoch nur in schweren Fällen angezeigt. Die toxische Wirkung ist verhältnismäßig gering. Beim Menschen werden leichte gastrointestinale Störungen in Form von Übelkeit, Erbrechen und Durchfällen beobachtet.

Das neuerdings in den Handel gebrachte Achromycin ist durch chemische Umwandlung des Aureomycin-Moleküls entstanden. Das antibakterielle Wirkungsspektrum entspricht vollkommen dem des Aureomycins bzw. Terramycins, es hat jedoch den Vorteil, daß es in vitro stabiler ist und zu höheren Blutspiegelwerten als die beiden anderen Tetracycline führt. Der klinische Unterschied gegenüber den anderen Tetracyclinen besteht vorwiegend in dem geringen Prozentsatz der gastrointestinalen Nebenwirkungen, besonders bezüglich der Diarrhoen.

Die Dosierung der Tetracycline erfolgt nach Milligramm. Die Tagesdosis beträgt für Erwachsene 1 g. Die Kapseln enthalten 50 oder 250 mg wirksame Substanz, von der bei Erwachsenen in 6stündigen Abständen je 250 mg verabreicht werden. Gleichzeitige Gaben von Milch haben nach unseren Erfahrungen die Verträglichkeit von seiten des Magens wesentlich gesteigert. Diese zeitliche Anordnung ist unter allen Umständen auch nachts einzuhalten, da die Tetracycline rasch inaktiviert und ausgeschieden werden. Für Kinder eignen sich Spersoids mit Schokoladenpulver oder Dragées.

Die Dauer einer Therapie soll mindestens 4 Tage betragen, was einer Menge von 4 g und z. Z. einem Preis von etwa 35,— DM entspricht. Die Dosierung von

1 g täglich ist genügend, da bei höheren Dosen der Blutspiegel nicht etwa proportional ansteigt. Zur lokalen Behandlung wurden Salben entwickelt, die sich — worauf später noch eingegangen werden soll — gerade bei bakteriell bedingten Hauterkrankungen bestens bewährt haben. Die im Handel erhältliche Salbe ist 3%ig, die Augensalbe 1%ig. Sie kann in Tuben zu 5, 14,2 und 28,4 g bezogen werden. (Eine Tube zu 14,2 g, die für kleinere Affektionen meist ausreicht, kostet etwa 6,— DM, die Augensalbe etwa 2,— DM.) Gegen eine sachgemäße Verdünnung der Salbe mit geeigneten Grundlagen auf etwa 0,5—1% bestehen unseres Erachtens keine Bedenken, wenn eine großflächige Behandlung notwendig ist.

Chloromycetin.

Das anfänglich aus Kulturen von Streptomyces Venezuelae gewonnene Chloromycetin oder Chloramphenicol wird heute in größeren Mengen synthetisch hergestellt. Es enthält — für eine biochemische Verbindung durchaus auffallend — eine Nitro-Gruppe. Es wirkt auf grampositive und gramnegative Mikroorganismen, ist also ähnlich den Tetracyclinen ein Breitspektrum-Antibioticum. Die Dosierung ist die gleiche wie bei den Tetracyclinen, 6stündlich 250 mg per os. Im allgemeinen ist die Verträglichkeit gut. Eine Beeinflussung der blutbildenden Organe in Form von Granulo- oder Leukopenien und aplastischen Anämien ist bei der üblichen Behandlungsdauer nicht zu befürchten, jedoch sollte von Zeit zu Zeit eine Blutbildkontrolle durchgeführt werden.

Für die Schädigungen am blutbildenden Apparat wird von einigen Autoren das Nitrobenzolradikal im Chloromycetin angenommen. Der Preis für 16 Kapseln Chloromycetin liegt etwa bei 25,— DM, es ist also etwas billiger als z. B. die Tetracycline.

Tyrothricin.

Das erst in letzter Zeit auch in Deutschland mehr an Bedeutung gewinnende Tyrothricin wurde schon 1939 von DUBOS aus Kulturen des aeroben sporenbildenden Erdbacillus Bac. brevis isoliert und dargestellt. Die beiden Hauptbestandteile dieses Antibioticums sind die beiden Polypeptide Gramicidin und Tyrocidin, wobei dem Gramicidin in vitro die größere antibakterielle Wirkung zukommt. Das antibiotische Wirkungsspektrum erstreckt sich wie bei Penicillin in erster Linie auf grampositive Keime, also Streptokokken, Staphylokokken, Pneumokokken, Bakterien der Corynegruppe. Dem Tyrothricin kommt dabei nicht nur eine bakteriostatische, sondern auch eine erhebliche bactericide Wirkung zu, die mitunter schon nach 10 min beobachtet werden kann. In vielen Fällen ist Tyrothricin den sonst lokal anwendbaren Antibioticis und Sulfonamiden deutlich überlegen.

Die oberflächenaktive Eigenschaft des Tyrothricins ist so ausgeprägt, daß dieses Präparat bei der Berührung mit Erythrocyten hämolytisch wirkt und deshalb nur als Lokalantibioticum Anwendung finden kann. Es hat den Vorteil, daß es im Gegensatz zu den meisten bactericiden Substanzen im eiweißreichen Milieu keine Wirkungseinbuße erleidet. Ein entscheidender Vorzug des Tyrothricins liegt darin, daß es infolge seiner starken Oberflächenaktivität auch in Wundtaschen einzudringen vermag. Daneben besitzt es eine bemerkenswert niedrige Gewebstoxicität, die geringer ist als bei vielen Wundantiseptica. Die hohe Temperaturbeständigkeit erlaubt sogar eine Sterilisation im Autoklaven ohne Wirkungseinbuße. Tyrothricin kommt als Salbe, Puder, Pastillen und als Lösung in den Handel. Präparate sind z. B. Tyrocid und Tyrothricin der Firma Grünenthal und Tyrosolvin der Firma Byk-Gulden, Lomberg.

Polymyxin.

Polymyxin ist ein Sammelbegriff für mehrere Antibiotica, die zuerst von STANSLEY aus Kulturen von Bacillus polymyxus isoliert wurden und sowohl bakteriostatische wie bactericide Wirkung auf gramnegative Bakterien aufweisen. Die bisher dargestellten Polymyxine A, B, C, D und E unterscheiden sich durch unterschiedlichen Gehalt an verschiedenen Aminosäure-Radikalen. Polymyxin ist noch toxischer als Streptomycin. Als besonders wirksam erwies es sich gegenüber Infektionen mit Pseudomonas pyocyanea, einem hartnäckigen, oft Krankenhaus-endemischen Erreger. Die Terramycin-Salbe ist mit Polymyxin B kombiniert.

Neomycin.

Neomycin wurde von WAKSMAN und LECHEVALLIER aus Streptomyces fradiae isoliert. Es ist gut geeignet für die lokale Behandlung (Salbe und Lösung) von Pyodermien der Haut. Das Wirkungsspektrum ist sehr groß, sowohl gegen grampositive als auch gegen gramnegative Bakterien. Besonders hervorzuheben ist die ausgezeichnete Wirkung gegen Pyocyaneus und Proteus. Es kann auch parenteral angewandt werden, ist jedoch bei einer Medikationsdauer von über 7 Tagen nicht ganz gefahrlos (Nephro- und Neurotoxicität). Die Verträglichkeit ist gut, Sensibilisierungen wurden nicht beobachtet.

Erythromycin.

Das im Jahre 1952 aus Kulturen des Strahlenpilzes Streptomyces erythreus gewonnene Antibioticum Erythromycin hat eine verhältnismäßig gute Wirksamkeit gegen grampositive Kokken und gramnegative Diplokokken. Daneben gegen Bacillus anthracis, tetani und verschiedene große Virusarten. Es ist nicht wirksam gegen Escherichia coli, Klebsiellen, Proteus vulgaris und Pseudomonas pyocyanea. Die Erythromycin-Anwendung erfolgt per os in Form von Dragées in 4—6 Einzelgaben täglich. Erythromycin ist ein sehr gut verträgliches, oral anwendbares Antibioticum namentlich deshalb, weil es die normale Darmflora nicht schädigt.

Die kombinierte Behandlung mit Antibioticis untereinander sowie Antibioticis und Sulfonamiden.

Durch Kombination verschiedener Mittel kann eine Steigerung des therapeutischen Effektes erzielt werden.

Die Hauptziele einer derartigen Kombination sind:

1. Erreichung eines additiven oder synergistischen Effektes.

2. Bessere Beeinflußbarkeit von Entzündungsherden in verschiedenen Organen durch die unterschiedliche Gewebsaffinität der betreffenden Mittel.

3. Verhinderung, zumindest Verzögerung der Bakterienresistenzentwicklung.

4. Verbreiterung des Wirkungsspektrums.

Eine Kombination mehrerer Antibiotica oder Chemotherapeutica mit Antibioticis kann jedoch nicht wahllos erfolgen, da anstelle einer Wirkungssteigerung auch eine gegenteilige negative, also antagonistische Beeinflussung infolge chemischer oder physikalischer Interferenzen auftreten kann.

Unter additiver Wirkung ist zu verstehen, daß die kombinierten Stoffe unabhängig voneinander auf dieselben Stoffwechselvorgänge der Erreger einwirken, eine synergistische Wirkung besteht in der gleichzeitigen Blockierung zweier oder mehrerer Bakterien-Fermentsysteme.

Im allgemeinen soll man primär versuchen, mit einem Antibioticum auszukommen, vor allem dann, wenn die Infektion durch eine einzige Erregerart hervorgerufen wird. Mischinfektionen sollten zunächst durch ein Breitspektrum-Antibioticum bekämpft werden. Die nachfolgende Aufstellung zeigt verschiedene Antibiotica, die nach JAWETZ in 2 Gruppen eingeteilt werden, in ihren Kombinationsmöglichkeiten:

$$I.\ \textit{Penicillin} \longleftrightarrow \textit{Streptomycin}$$

$$II.\ \textit{Tetracycline} \longleftrightarrow \textit{Chloromycetin}$$

(Aureo-, Terra-, Achromycin).

Die Antibiotica der I. Gruppe können untereinander kombiniert werden, d. h. sie wirken entweder synergistisch, mitunter indifferent, jedoch nicht antagonistisch. Die Antibiotica der II. Gruppe können ebenfalls miteinander kombiniert werden. Eine Kombination von einem Antibioticum der Gruppe I mit einem der Gruppe II kann nur erfolgen, wenn der Erreger gegen die Antibiotica der Gruppe I resistent ist (ROSSI). Ist der Erreger jedoch gegen die Gruppe I empfindlich, so entsteht ein Antagonismus. Im übrigen ist in diesem Fall eine Kombination der Gruppe II mit der Gruppe I sowieso sinnlos. Auf jeden Fall muß, dies gilt ganz besonders bei der Antibiotica-Kombination, vor ihrer Anwendung eine in vitro-Testung durchgeführt werden. Die heute so beliebte Penicillin-Streptomycin-Kombination ist, wie schon erwähnt, nur von Vorteil, wenn das Dosierungsschema des Streptomycins eingehalten wird. Weniger als 1 g Streptomycin pro Tag ist eine unterschwellige Dosierung. Die Breitspektrum-Antibiotica werden aber durch diese Kombination nicht ersetzt. Die Wirksamkeit eines der bekannten Breitspektrum-Antibiotica ist bedeutend besser.

SCHLOSSBERGER und LIEBERMEISTER betonen ausdrücklich, daß die von verschiedenen Seiten häufig festgestellte Überlegenheit der Kombination Penicillin-Streptomycin gegenüber Penicillin allein zweifellos meist in dem *relativ* breiteren Wirkungsspektrum zu sehen ist und nicht etwa in einem Synergismus; d. h., wenn ein Krankheitserreger sich durch

Penicillin nicht beeinflussen läßt, auf die Kombination Penicillin-Streptomycin aber prompt anspricht, so läßt das zunächst einmal eine Streptomycinempfindlichkeit bei gleichzeitiger Penicillinresistenz vermuten.

Sulfonamide können mit Penicillin, Streptomycin oder einem der Tetracycline kombiniert werden.

Zum Abschluß der Besprechung der einzelnen am meisten gebräuchlichen Antibiotica soll noch auf 2 Kombinationsmöglichkeiten mit anderen nicht antibiotischen Stoffen hingewiesen werden. Es hat sich stets als vorteilhaft erwiesen, das Wundgebiet von Gewebsresten und Zelltrümmern zu säubern und ein heilungsgünstiges Milieu zu schaffen. Diese Funktion hat in erster Linie das proteolytische Prinzip der Leukocyten, hier vornehmlich das Trypsin, erfüllt. Man ging deshalb daran, antibakterielle und gewebsauflösende Substanzen zu kombinieren, indem man z. B. Penicillin und Trypsin verwendete. Dieses als „Leukocillase“ bekannte Präparat hat sich in der Behandlung von Ulcera und stark verkrusteten bzw. nekrotischen Wundflächen, auch bei Verbrennungen, bewährt. Der Puder enthält in 100 g 100000 iE Penicillin und 15 E Trypsin in steriler, resorbierbarer Milchzuckergrundlage. Ein anderes Trypsin-Präparat, allerdings ohne Penicillinzusatz, ist das vom Novo Terapeutisk Laboratorium-Kopenhagen hergestellte Trypure. Lebende Zellen werden von Trypsin selektiv geschont.

Eine weitere Kombination ist die von Penicillin und Omnadin. Da bei guter Abwehrlage des Organismus mit Antibioticis bessere Erfolge zu erzielen sind, lag es nahe, diese durch eine Immunkörpertherapie, wie Vaccine, Eigenblut und dgl. zu steigern. Unter diesen Immunotherapeuticis ist wohl das Omnadin am bekanntesten geworden und das am besten untersuchte Präparat. Es steigert die Abwehrleistung namentlich bei chronisch verlaufenden Infektionen. REPLOH, CHEMNITZ und GERICKE konnten experimentell bei gleichzeitiger Verabfolgung von Penicillin und Omnadin eine verstärkte Wirkung nachweisen. Das daraus entstandene Präparat Omnacillin ist eine Suspension von Novocain-Penicillin in einer konzentrierten Omnadinlösung. Sie gewährleistet eine rasche Vernichtung der penicillinempfindlichen Keime und andererseits regt es die Abwehrfunktion und Antikörperbildung an. Gute Verwendungsmöglichkeiten ergaben sich z. B. bei chronischen Furunkulosen, Schweißdrüsenabscessen, mitunter bei chronischen rezidivierenden Erysipelen.

Nebenerscheinungen.

Es ist von Wichtigkeit, zu wissen, welche Nebenwirkungen toxischer oder allergischer Art bei der Verwendung oder beim Umgang mit Antibioticis auftreten können. Diese Erscheinungen sind im wesentlichen in 2 Gruppen einteilbar: 1. in toxische oder allergische Reaktionen und 2. in Änderungen der Bakterienflora bzw. Störungen der normalen Bakterienökologie. Penicillin ist wegen seines fast vollständigen Mangels an Toxicität ein Unikum. Die Hauterscheinungen bei der Penicillinbehandlung sind meist allergischer Natur, entweder durch das Penicillin als solches oder durch Stoffe, die dem betreffenden Penicillin zugesetzt sind, wie z. B. das Novocain, das nicht selten zu schwereren Hauterscheinungen führt als das Penicillin selbst, woran stets zu denken ist.

Eine weitere Reihe von Hauterkrankungen bei der Penicillin- oder Streptomycin-Therapie ist auf eine Gruppensensibilisierung bei gleichzeitig bestehenden Mykosen zurückzuführen. Diese Überempfindlichkeit ist wahrscheinlich eine Antigengemeinschaft zwischen Hautpilzen einerseits und Penicillin andererseits. Viel häufiger sind Nebenerscheinungen bei externer Penicillinanwendung, weshalb man nur in wirklich dringenden Fällen davon Gebrauch machen und lieber ein anderes lokal anwendbares Antibioticum verordnen soll, nachdem die bewährten älteren Mittel versagt haben. Haben sich schon einmal allergische Erscheinungen im Anschluß an die Verwendung von Antibioticis gezeigt, so ist besondere Vorsicht am Platze.

Nebenerscheinungen interner Art nach Anwendung von Streptomycin wurden bereits besprochen. Die lokale Anwendung von Streptomycin ist infolge der häufigen Sensibilisierung noch bedeutend gefährlicher, weshalb Streptomycin für die lokale Therapie kaum Verwendung findet. Von großer praktischer Bedeutung sind die allergischen Entzündungserscheinungen der Haut und der Schleimhäute bei den durch den dauernden Kontakt mit Streptomycin sensibilisierten Personen, wie Pflegepersonal, besonders in Lungenheilstätten und Arbeitern in streptomycinherstellenden bzw. -verarbeitenden Betrieben. Personen, die längere Zeit mit Streptomycin zu tun haben, sind meist stärker gefährdet als die damit behandelten Patienten. Das klinische Bild allergischer oder toxischer Manifestationen äußert sich hauptsächlich in Ekzemen, Dermatitiden, Exanthemen und urticariellen Reaktionen.·

Bei Anwendung von Breitspektrum-Antibioticis wie Tetracyclinen und Chloromycetin wurden Hauterscheinungen kaum beobachtet, dagegen stehen hier Störungen der normalen Bakterienökologie im Vordergrund. Die normale Bakterienflora des Menschen ist weitgehend ausbalanciert. Eine längere antibiotische Therapie kann zu Störungen dieses Gleichgewichts durch Unterdrückung einzelner Komponenten und damit zur Überwucherung durch andere Arten mit klinisch wahrnehmbaren Folgen führen. Ein Hauptteil dieser Nebenerscheinungen betrifft naturgemäß die intestinale Flora, besonders die Flora des Entoderms. Unter dem Einfluß der eben erwähnten Antibiotica auf die Darmflora wird die Synthese gewisser Vitamine, die durch die Darmflora gewährleistet wird, verhindert. In erster Linie betrifft dies die B-Vitamine und das Vitamin K. Es empfiehlt sich daher bei längerer Antibioticatherapie zusätzlich Vitamin B-Komplex, Vitamin C und Vitamin K zu geben. Andererseits kann es bei längerer Behandlung mit Breitspektrum-Antibioticis durch Einwirkung auf die empfindlichen Erreger naturgemäß zu einer Prävalenz der unempfindlichen Mikroorganismen kommen. Dazu gehören Pilze, die nach Ausschaltung der sie normalerweise beherrschenden Antibioticaempfindlichen anderen Bakterien nun pathogene Eigenschaften entwickeln können. Dies gilt besonders für die Candida albicans. In den letzten Jahren wurden hauptsächlich in den USA Beobachtungen publiziert, nach denen es während der Antibiotica-Therapie vor allem bei Kindern zu ausgedehnten Mykosen gekommen war. Immer bildeten diese sekundären Erkrankungen eine bedrohliche Komplikation und führten in einigen Fällen sogar zum Tode, z. B. durch Moniliasis der Lungen, (WOODS und Mitarbeiter, NIKOLOWSKY, MAYER, FLORANGE u. a.). In anderen Fällen handelte es sich um mehr oder minder isolierte Soorwucherungen der Mundhöhle, die eine Stomatitis und Glossitis erzeugen, ferner in der Vagina und der Analgegend. Allerdings muß gesagt werden, daß KLIGMAN, LIPNIK und STRAUSS diesen Befunden experimentell nachgegangen sind und zu dem Schluß kamen, daß bisher wirklich überzeugende Beweise für die Annahme, die Candida albicans spiele bei jenen Veränderungen eine wesentliche Rolle, nicht vorlägen.

Ebenso ernst in ihren Auswirkungen ist die schon erwähnte Superinfektion mit resistent gewordenen Staphylokokken, Proteus- oder Pyocyaneusbakterien, da sie zusätzlich zu Furunkulosen, Pneumonien oder enterotoxischen Durchfällen führt und damit unter Umständen den Tod bedeuten können.

Die mitunter während einer Antibioticabehandlung beobachtete schwarze Haarzunge ist heute allgemein bekannt. Ihre Ursache ist noch nicht eindeutig geklärt. Man nimmt an, daß sie entweder mit dem Vitamin B-Defizit oder mit dem häufig zu beobachtenden Auftreten von Candida albicans in der Mundhöhle zusammenhängt. Glücklicherweise bleiben die eben erwähnten Nebenwirkungen, auf die Vielzahl der Antibioticaanwendung bezogen, ein seltenes Ergebnis und schränken den Wert und die Bedeutung der Antibiotica in der Bekämpfung der verschiedensten Infektionen nicht ein. Sie sollen nur aufzeigen, daß für jede Antibioticatherapie eine strenge Indikation bestehen muß unter Zuhilfenahme von Bestimmungen der vorliegenden Erregerart und ihrer Empfindlichkeit auf das Antibioticum der Wahl. Die Anamnese hinsichtlich allergischer Reaktionen ist sorgfältig zu erheben. Blutkontrollen sind bei Streptomycin- und Chloromycetingaben regelmäßig erforderlich. Gleichzeitige Vitamingaben sind empfehlenswert.

B. Spezieller Teil.

Zur Anwendung von Antibioticis bei Hauterkrankungen bestehen heute eine ganze Anzahl gesicherter Indikationen. Diese sind in erster Linie Erkrankungen mit bekannten Antibiotica-empfindlichen Erregern und einige Dermatosen unbekannter Ätiologie, wie z. B. die Akrodermatitis chron. atroph. HERXHEIMER, die Sklerodermie. Bei einigen anderen Hauterkrankungen wiederum wirken die Antibiotica unterstützend, indem sie sekundäre Infektionen hintanhalten und so oftmals wesentlich zur Abkürzung der Krankheitsdauer beitragen. Andererseits darf nicht vergessen werden, worauf bereits hingewiesen wurde, daß unter der Behandlung mit Antibioticis auch Erkrankungen auftreten können.

Die einwandfreie Wirkung der Antibiotica auf die durch gewöhnliche Eitererreger hervorgerufenen Hauterkrankungen steht heute eindeutig fest. In erster Linie trifft dies für alle unter den Sammelbegriff „*Pyodermie*" fallenden Erkrankungen zu. Gute Erfolge sind in fast jedem Fall, sofern es sich um einen empfindlichen Erreger handelt, zu erzielen bei der *Impetigo staphylogenes* oder *streptogenes*, beim *Granuloma pyogenicum*, beim *Pemphigoid* der Säuglinge, bei dem es sich ja im Prinzip um eine staphylogene Impetigo handelt, die hier jedoch exanthematisch mit einer Eruption von Blasen in Erscheinung tritt. Ebenso stellen der isolierte *Furunkel* bzw. *Karbunkel* sowie *Schweißdrüsenabscesse* nach wie vor ein ausgezeichnetes Indikationsgebiet für die Therapie mit Antibioticis dar.

Daneben soll aber gerade beim Furunkel und beim Schweißdrüsenabsceß, sofern sie nicht schon im Frühstadium zur Behandlung kommen und damit eine Einschmelzung verhindert werden kann, die lokale Therapie z. B. mit Röntgenentzündungsbestrahlung, Rotlicht, Ichthyol, heißen oder antibakteriellen Kompressen usw. nicht vernachlässigt werden. Im späteren Stadium bei deutlicher Fluktuation wird man auch unter der Antibioticabehandlung auf alle Fälle eine Stichincision durchführen, da die Heilung beschleunigt wird. In vielen Fällen können isolierte Furunkel erfolgreich mit *wäßriger* Penicillinlösung umspritzt werden. Etwas schwieriger im Hinblick auf die Rezidivneigung ist eine Behandlung der *Furunkulose*, da hier Antibiotica wohl meist eine schlagartige Heilung herbeiführen, die Rezidivgefahr aber gerade durch die schnelle Abheilung nicht gebannt wird. Dies liegt im wesentlichen daran, daß durch die schnelle Beseitigung der Erreger der ohnedies abwehrschwache Organismus kaum mehr Antikörper zu bilden vermag. Bei der Furunkulose ist dies jedoch unbedingt notwendig. Aus diesem Grund empfiehlt es sich, neben der Therapie mit Antibioticis gleichzeitig eine Vaccine-Therapie, am besten Autovaccine, zu verabreichen. Handelt es sich um einen penicillinempfindlichen Keim, ist dem vorher erwähnten Kombinationspräparat Omnacillin gegenüber gewöhnlichem Penicillin der Vorzug zu geben.

Als Beispiel der Notwendigkeit einer vorhergehenden Resistenzbestimmung folge hier eine Zusammenstellung der Ergebnisse von 63 bakteriologisch untersuchten Fällen von Furunkulose: von den 63 isolierten Staphylococcus aureus (hämolyticus)-Stämmen waren gegen Penicillin nur 35 empfindlich, gegen die Tetracycline jedoch 61, gegen Streptomycin und Chloromycetin 57, ebenso gegen das Sulfonamid Gantrisin.

Die ausschließliche Behandlung der *Follikulitiden* mit Antibioticis ist — fast möchte man sagen, auffallenderweise — nicht immer erfolgreich, wenn auch meist anfänglich eine gute Beeinflußbarkeit festgestellt werden kann. Man tut gut daran, um Rezidive zu verhüten, auch andere Behandlungsmethoden einzusetzen. Am dankbarsten ist noch die Behandlung der *Folliculitis barbae*, die auf eine gleichzeitige lokale und innere Applikation eines der Tetracycline, weniger jedoch von Penicillin, meist gute Erfolge zeitigt.

Dabei hat sich uns lokal am besten die Aureomycin- bzw. Terramycinsalbe, auch Tyrothricin in Lösung, bewährt, zumal diese auch kosmetisch tragbar sind. In vielen Fällen ergab die alleinige Salbenbehandlung bei oft schon jahrelang bestehenden Follikulitiden erstaunlich schnelle Erfolge. Um Rezidive zu verhüten, müssen jedoch auch alle anderen Möglichkeiten herangezogen werden, wie z. B. das Rasierverbot, die Berücksichtigung der Reinfektion von Nase, Augen und Ohren, welcher bei der Follikulitis nie genug Aufmerksamkeit geschenkt werden kann. Eine zusätzliche wechselweise Behandlung mit schälenden Pasten und einem desinfizierenden Spiritus und nicht zuletzt eine längere Nachbehandlung auch nach klinischer Heilung, gegebenenfalls mit Hg-Paste, ist unbedingt erforderlich.

Zu den großen Vorzügen dieser modernen Behandlung gehört, daß sie die früher nahezu unumgängliche Röntgenepilation fast völlig überflüssig gemacht hat. Wer sich der zahlreichen Röntgenschäden, die in früheren Jahrzehnten als Folge dieser Epilationsbestrahlung auftraten, erinnert, ermißt besonders den großen Vorteil der modernen antibiotischen Therapie.

Für die *Folliculitis sclerotleans nuchae* und die *Folliculitis et Perifolliculitis suffodiens et abscedens* ist die Behandlung mit Antibioticis nicht ausreichend, sie wirken wohl unterstützend, die eigentliche Therapie aber besteht nach wie vor in Abtragung mit der Schlinge oder Freilegung der unterminierten und epithelisierten Gänge. Das gilt besonders auch für jene Sonderformen dieser Krankheit, die in der Analgegend lokalisiert sind (MIESCHER, MARCHIONINI).

Die relativ große Therapieresistenz der *chronisch vegetierenden und ulcerierenden Pyodermien* hat sich trotz Antibiotica nicht geändert. Obwohl die aus den einzelnen Herden isolierten Bakterien, meist handelt es sich um Staphylokokken oder Streptokokken, auf Antibiotica gut ansprechen, zeigen die Hauterscheinungen auch bei massiver Antibiotica-Therapie kaum eine Heilungstendenz, sie breiten sich mitunter sogar noch weiter aus. Am besten hat sich noch die chirurgische Ausscheidung der Herde im Gesunden bewährt. GÖTZ berichtete aus unserer Klinik über einen Fall von chronisch vegetierender Pyodermie, der trotz wiederholter chirurgischer Excisionen und der Behandlung mit verschiedenen Antibioticis erst nach Germanin-Bismogenol-Applikationen zur Abheilung gebracht werden konnte. Diese Kombination bewährte sich auch in einem weiteren Fall entscheidend.

Das *Erysipel* spricht auf Penicillinapplikation gut an. Nur höchst selten zeigt sich eine Penicillin-Resistenz der Erysipel-Erreger. So haben wir gelegentlich beobachtet, daß sich während einer aus anderen Gründen durchgeführten Penicillin-Kur ein Erysipel entwickelte.

Es ist ratsam, bei schweren Fällen 2mal täglich je 400000 iE Penicillin zu injizieren und erst nach der Entfieberung die Dosis auf 400000 iE täglich zu reduzieren. Die Dauer der Therapie beim Erysipel soll nicht zu kurz bemessen werden, da die Erreger gelegentlich im Gewebe liegen bleiben und dann zu den bekanntlich schwer zu beeinflussenden rezidivierenden Erysipelen führen können. Es empfiehlt sich, mindestens eine Gesamtdosis von 4 Millionen iE zu verabreichen.

Auch das *chronisch rezidivierende Erysipel* spricht immer gut auf Penicillin an, jedoch werden Rückfälle dadurch nicht unterbunden. In diesen Fällen erreicht man mitunter gute Resultate nach Anwendung von Omnacillin, wobei eine konsequent durchgeführte desinfizierende Lokalbehandlung mit dafür üblichen Präparaten zusätzlich angewandt werden soll.

Das durch Erysipelothrix rhusiopathiae hervorgerufene *Erysipeloid* spricht meist gut auf Penicillin an, wenn auch manchmal Versager vorkommen, die dann eine zusätzliche Behandlung mit Schweinerotlaufserum notwendig machen.

Die Ergebnisse der Antibioticatherapie bei *diphtherischen* Hautaffektionen sind unterschiedlich, so daß zusätzlich Diphtherie-Antitoxin gegeben werden soll.

Die auf erosiven und ulcerösen Hautveränderungen häufig anzutreffende und bekanntlich durch grünblaue Verfärbung des Sekretes und des Verbandmaterials, sowie durch den charakteristischen süßlichen Geruch erkenntliche Pyocyaneus-Infektion wird wohl am einfachsten durch lokale Anwendung von Borsäure bekämpft. Lokal kann auch Neomycin gegeben werden. Müssen zusätzlich innerlich Antibiotica angewandt werden, wie z. B. beim *Ekthyma gangraenosum*, das vorwiegend bei schwächlichen Säuglingen und Kleinkindern, aber auch bei älteren Personen im reduzierten Allgemeinzustand beobachtet wird, so sind Antibiotica wie Streptomycin, die Tetracycline oder Chloromycetin die Mittel der Wahl, vorausgesetzt daß, und das ist gerade bei Pyocyaneus wichtig, durch eine vorhergehende bakteriologische Resistenzbestimmung die Wirksamkeit ermittelt worden ist.

Besonders erfolgreich erweist sich die antibiotische Behandlung, vor allem in Form des Penicillins, beim *Milzbrand*, einer Krankheit, die zwar in unseren Breiten relativ selten geworden ist, aber in anderen Ländern zeitweise gehäuft auftritt (z. B. Türkei, Persien).

Während wir früher auf Grund unserer Erfahrungen in Anatolien noch die gleichzeitige Applikation von wäßrigem Penicillin in die Umgebung der Pusteln und von Depotpenicillin i.m. vorzogen, ist nach den neueren Erfahrungen von MOHR am Hamburger Tropeninstitut die ausschließliche intramuskuläre Anwendung ausreichend, um einen raschen und sicheren Erfolg zu gewährleisten.

Die Therapie der *Aktinomykose*, die im Laufe der letzten Jahrzehnte einem mehrfachen Wandel unterworfen war, ist durch die Entwicklung der Sulfonamide und Antibiotica entscheidend verbessert worden. In-vitro-Teste ergaben, daß die Empfindlichkeit des Actinomyces *Israeli* gegen Penicillin, Streptomycin, Tetracycline und Chloromycetin innerhalb der erreichbaren Blutspiegelwerte liegt. Die Mitteilungen über die Behandlung der Aktinomykose sind inzwischen zahlreich geworden. Jedoch werden nicht in allen Fällen so günstige Resultate erzielt, wie man sie auf Grund der guten in vitro-Empfindlichkeit des Erregers erwarten möchte. Dieser auffällige Widerspruch zwischen hoher in vitro-Empfindlichkeit einerseits und der zur klinischen Heilung notwendigen langfristigen Applikation teilweise mit sehr hohen Antibioticadosen andererseits dürfte nach LENTZE durch die offensichtlich komplexe Ätiologie der Aktinomykose des Menschen erklärbar sein. Es ist anzunehmen, daß die stets vorhandenen und als Schrittmacher anzusehenden Begleitbakterien gegen das jeweils angewandte Antibioticum resistent werden und die langfristige Therapie notwendig machen. Auch dürften die besonderen Verhältnisse im Infektionsgeschehen der Aktinomykose durch das Vorliegen des Erregers im Gewebe in Drusen oder kompakten Kolonien eine erhebliche Rolle dabei spielen. Diese Annahmen wurden experimentell von HOLM bestätigt, wonach zur Hemmung kompakter Actinomyces-kolonien in vitro wesentlich höhere Penicillindosen erforderlich waren, im Gegensatz zur homogenen Actinomyces-Suspension. Die Gesamtdosen, die bei einer Penicillintherapie angewandt werden müssen, sollen wenigstens 10 Mill. E betragen, bei Aureomycin jedenfalls über 30—40 g liegen.

Die Behandlung von Mundschleimhautaffektionen mit Antibioticis.

Die *Angina Plaut-Vincent* oder *Stomatitis ulcero-membranacea*, bei der man bekanntlich ein Gemisch von Fusobakterien und Spirochäten findet, spricht auf parenterale Penicillingaben so gut an, daß auf eine lokale Antibioticatherapie unseres Erachtens verzichtet werden kann, zumal wir eine lokale Therapie in der Mundhöhle in Anbetracht der oftmals schwerwiegenden Störungen der normalen Bakterienflora nur in Ausnahmefällen befürworten. Führen parenterale Gaben zum Ziel, so soll man gerade bei Schleimhauterkrankungen besser von lokalen absehen. Auch die *Noma*, bei der man vor der antibiotischen Behandlung mit einer Mortalität von 95% der Fälle rechnen mußte, ist seit der Penicillinanwendung eine relativ leicht heilbare Krankheit geworden. Nach den Erfahrungen von ECKSTEIN an anatolischen Kindern, die wir an Erwachsenen bestätigen konnten, beträgt nunmehr die Mortalität nur noch 8—10%.

Bei der bekanntlich mit recht quälenden Symptomen einhergehenden *Stomatitis aphthosa* dominieren therapeutisch die Tetracycline. Sie stellen unseres Erachtens die oft einzig wirksamen Heilmittel dar und sind im Stande, die Dauer der Erkrankung ganz wesentlich abzukürzen.

Am besten wird eine parenterale mit einer lokalen Applikation kombiniert. Lokal empfiehlt sich mehrmaliges tägliches Einstreuen von etwa 50—100 mg eines der Tetracycline nach dem Essen oder Spülungen mit in Wasser gelöster Substanz. Es genügen z. B. 250 mg, also 1 Kapsel gelöst in 100 cm³ H_2O. Die Lokalbehandlung soll sich nicht über 8 Tage erstrecken, da durch die starke Unterdrückung der normalen Bakterienflora leicht antibioticaresistente Keime, z. B. Candida albicans, die Oberhand gewinnen und somit erst recht zu unerwünschten Stomatitiden Anlaß geben.

Das mikrobielle Ekzem und das disseminierte ekzematoide Mikrobid.

In der Behandlung von sekundär infizierten Ekzemen hat sich in bestimmten Fällen neben den üblichen lokalen Maßnahmen eine parenterale Antibiotica-Anwendung als sehr vorteilhaft erwiesen. Man sollte an letztere bei denjenigen Fällen denken, die sich trotz sorgfältiger Ausschaltung aller äußeren Noxen als laufend rezidivierend bzw. therapieresistent erweisen, und zwar insbesondere bei seborrhoid-exsudativen Streuschüben, die oft auf einer mikrobiellen Auto-Sensibilisierung beruhen. In besonderem Maße trifft dies für universelle, nässende, bisweilen unerklärlich schlagartig rezidivierende Ekzeme und Erythrodermien zu, die zweifellos oft durch einen Bakterienrasen unterhalten werden. Letzterer wird mit einer antibakteriellen Oberflächentherapie nur mangelhaft angegangen. Gerade in neuerer Zeit ist bekanntlich die schon zu UNNAs Zeiten ventilierte Bedeutung von Bakterien in der Ekzemgenese z. B. von MIESCHER und seiner Schule stärker hervorgehoben worden, und dies mit Recht. Hat man doch schon lange ohne nähere Kenntnis der Bedeutung von Mikroben für die Genese bzw. den Unterhalt vieler Ekzeme die Therapie mehr oder minder empirisch unbewußt antibakteriell gestaltet und damit gute Erfolge erzielt. Dieser antibakteriellen Behandlung in Form von desinfizierenden Lösungen, Pasten und Salben sind jedoch vielfach Grenzen gesetzt, z. B. bei nässenden Erythrodermien und ausgedehnten Ekzemen, zumal bei älteren Patienten. Als Antibiotica der Wahl kommen in derartigen Fällen in erster Linie Breitspektrum-Antibiotica in Frage, da es sich meist um Mischinfektionen, allerdings mit Dominieren der Staphylokokken handelt. Penicillin halten wir nicht für günstig. Wir konnten in mehreren, jedoch nicht allen Fällen, mit einer derartigen ausschließlichen Antibioticatherapie schlagartige Erfolge erzielen bzw. den entscheidenden Anstoß zur Besserung geben.

Wir möchten ferner eine Behandlung mit Antibioticis bei disseminierten plaquesförmigen papulösen oder pustulösen mikrobiellen Streuherden empfehlen, die sich gegenüber einer ausschließlichen lokalen Behandlung meist sehr hartnäckig erweisen. Es sind diejenigen Krankheitsbilder, bei denen sich längere Zeit vorher an irgendeiner Stelle des Körpers, meist an den Unterschenkeln oder Unterarmen, ein nässender, stark sekundär infizierter Ekzemherd findet. Plötzlich treten dann, sozusagen über Nacht, exanthematisch über den ganzen Körper verstreut, kleine, gerötete papulöse oder vesiculöse Effloreszenzen, mitunter deutliche Pusteln auf, die vereinzelt zu kleinen plaquesförmigen Ekzemherden zusammenfließen. Untersucht man die einzelnen Pusteln bakteriologisch, so erweisen sie sich fast immer als steril. Es handelt sich also um ein sog. pustulöses Bacterid. Dieses allgemein bekannte Krankheitsbild, dessen Entstehung noch nicht geklärt ist, bei dem sich aber immer ein sog. sekundär infizierter Primärherd findet, sprechen auf eine Antibiotica-Therapie, sei sie lokal oder parenteral, gut an.

Auch bei den vielfach auf varicöser Basis entstandenen *Unterschenkelekzemen* und den *Ulcera cruris* mit sekundärer *Ekzematisation* in der Umgebung dieser bakteriell stark verunreinigten Geschwüre spielen die Mikroben eine wesentliche Rolle. Auf dem günstigen Terrain unterhalten sie durch vermehrte Produktion von Toxinen, vielleicht auch Autoantigenen, eine ständige toxische oder allergische Reizwirkung. Hier sind Bakterien zweifellos von pathogenetischer Bedeutung. Das beweist die häufige Beobachtung, daß derartige Veränderungen erst nach einer desinfizierenden Therapie abheilen, während eine einfache antiekzematöse Behandlung, z. B. mit dem nur schwach desinfizierenden Tumenol, nicht zum Ziel führt. Mit ähnlichen Erscheinungen haben wir es vielfach bei den ekzematösen Veränderungen im Bereich des äußeren Gehörganges, der Ohrmuschel und ihrer Umgebung zu tun. Für diese mehr oder minder lokalisierten Hauterkrankungen sind offenbar zahlreiche Bakterien von ursächlicher Bedeutung.

Hier erweist sich eine Lokalbehandlung mit Antibioticis als sehr günstig. Besonders haben wir hier die Aureomycin- und Terramycinsalbe schätzen gelernt und gute, ja oft schlagartige Erfolge erzielt, wie überhaupt diesen Salben in der Behandlung der bakteriellen Hauterkrankungen wie Pyodermien, intertriginösen Ekzemen usw. in der Praxis unseres Erachtens mehr Aufmerksamkeit geschenkt werden sollte.

Hier erübrigt sich auch in der Praxis eine vorhergehende Resistenzbestimmung, da die hohe Konzentration am Ort der Einwirkung meist ausreicht, um auch relativ resistente Keime mitzuerfassen. Sobald jedoch die Infektion in die Tiefe gedrungen ist, d. h. Zellgewebsentzündung, Lymphangitiden vorliegen, ist eine ausschließlich lokale Behandlung zwecklos und nur in Kombination mit parenteralen Gaben wirksam.

In der Behandlung der oft sehr hartnäckigen *Ohrmuschelekzeme* mit Beteiligung des äußeren Gehörganges, von dem ja meist immer wieder die Rezidive ausgehen, hat sich uns — bei Ausschaltung einer Mittelohraffektion — folgende Behandlung bewährt: Reinigung durch Spülung mit verdünnter Kamillosanlösung, anschließend Einträufeln von Tyrothricintropfen und Einlegen von Gazestreifen über Nacht. Diese Behandlung soll anfangs täglich erfolgen.

Als weitere Indikation für Antibiotica kann man die *Pityriasis alba faciei* und den *Angulus infectiosus (Perlèche)* der Mundwinkel nennen, bei der ätiologisch, namentlich von französischer Seite, Streptokokken als wichtig angesehen werden. Tatsächlich konnten auch wir in mehreren Fällen kulturell Streptokokken nachweisen. Eine daraufhin durchgeführte Behandlung mit Aureomycin- oder Terramycinsalbe zeigte gute Heilungserfolge.

In der Behandlung der *Acne vulgaris* und *conglobata* zeigten die Antibiotica unseres Erachtens nur einen sehr beschränkten Wert, da durch sie die Grundursache des Leidens naturgemäß nicht beseitigt wird. Ausgedehnte pustulöse bzw. suppurative Veränderungen sprechen anfänglich meist ganz gut an, eine endgültige Heilung ist jedoch fast nie zu erzielen. Der Grund hierfür ist darin zu suchen, daß den Mikroben wohl nur die Bedeutung einer fakultativen sekundären Infektion zukommt, in zahlreichen Fällen wurden die einzelnen Pusteln sogar bakteriologisch als steril befunden. Wir konnten häufig unter einer massiven Therapie mit Breitspektrum-Antibioticis das Auftreten neuer Pusteln und tiefliegender Eiterherde beobachten. Den bisher üblichen Behandlungsmethoden ist also bei der Acne nach wie vor die Hauptaufmerksamkeit zu schenken. In einigen Fällen hatten wir gute Erfolge mit Terramycin per os zu verzeichnen, möchten diese jedoch mit der die Anwendung von Tetracyclinen fast stets begleitenden Beseitigung chronischer Obstipation in Zusammenhang bringen.

Therapie mit Antibioticis bei Dermatosen unbekannter Genese.

Die Internistin NANA SVARTZ aus Stockholm sah „zufällig" bei der Behandlung einer Pneumonie mit Penicillin eine gleichzeitig bestehende *Acrodermatitis chronica atrophicans* HERXHEIMER abheilen. Diese unvoreingenommene Beobachtung, erhärtet von THYRESSON an einer großen Zahl von Fällen, erwies sich im Laufe der letzten Jahre als therapeutisch äußerst fruchtbar. Die zuverlässige Wirkung des Penicillins bei der Acrodermatitis chronica atrophicans HERXHEIMER ist jetzt allgemein anerkannt. Inzwischen konnte diese Erkrankung jedoch auch mit fast allen anderen gebräuchlichen Antibioticis außerordentlich günstig beeinflußt werden, eine Tatsache, auf die an unserer Klinik GÖTZ aufmerksam gemacht hat. Diese Beobachtungen gaben erneut Anlaß, die mutmaßliche infektiöse Ätiologie der Akrodermatitis in den Vordergrund zu stellen. Für diese Auffassung möchten wir uns auch aus Gründen der geographischen Pathologie dieser Erkrankung einsetzen.

Die ausgezeichnete Wirkung von Penicillin beim *Erythema chronicum migrans* dürfte ebenfalls bekannt sein. Bei der *Acrodermatitis continua suppurativa* HALLOPEAU berichtete RÖCKL über eine Heilung nach Anwendung von Terramycin bei einem Fall.

Dieses erfahrungsgemäß jeder Behandlung trotzende Leiden konnte nach 82 g zur Abheilung gebracht werden, so daß bei dieser Erkrankung ein Versuch unbedingt gemacht werden sollte. Der Patient ist seit 2 Jahren erscheinungsfrei. Allerdings muß gesagt werden, daß bei einer 2. Patientin unter Terramycin wohl eine Besserung, aber keine Heilung erzielt werden konnte.

Ein Teil der Fälle von *circumscripter Sklerodermie* pflegt nach parenteralen Penicillingaben eine oft wesentliche Erweichung, mitunter sogar Abheilung der Herde zu zeigen.

Die Dosierung soll täglich 400000—600000 iE betragen und bis zu einer Gesamtdosis von 10 Mill. iE durchgeführt werden. Wiederholung der Kur nach 2—3 Monaten. Der Therapieerfolg tritt meist erst Wochen nach Abschluß der Kur klinisch sichtbar in Erscheinung. Ein oder mehrere kleinere Herde können mit Erfolg mit wäßriger Penicillinlösung unterspritzt werden. Diese Therapie hat sich gegenüber der parenteralen als noch vorteilhafter erwiesen.

Ob diese Wirkung auf einem Gefäßeffekt des Penicillins beruht, sei dahingestellt. Wir verfügen allerdings auch über vereinzelte Fälle, bei denen sich unter der Penicillin-Behandlung neue Herde der circumscripten Sklerodermie entwickelten. Die *diffuse, progressive Sklerodermie*, die bekanntlich symmetrisch, unter RAYNAUD-ähnlichen Krankheitsbildern an den Extremitäten und im Gesicht beginnt und langsame, über Jahre verlaufende, von Stillständen oder Remissionen unterbrochene Progredienz zeigt, ist mit einer Penicillinkur nur vereinzelt günstig zu beeinflussen. Einen Versuch möchten wir trotzdem anraten, da vereinzelt gute Erfolge, zumindest Stillstand oder weitgehende Besserung erzielt werden konnten. Auch der Versuch mit einer *intravenösen Novocainkur* ist bei der diffusen, progressiven Sklerodermie empfehlenswert.

Man beginnt mit 5 cm³ einer 1%igen Lösung und steigert die Dosis täglich um 1 cm³ bis auf 10 cm³. Diese Dosis wird 10 Tage lang verabreicht. Darauf steigert man wieder um 1 cm³ täglich bis auf 20 cm³. Diese Dosis wird 5mal wiederholt. — Das Novocain ist sehr langsam zu injizieren, etwa 1 cm³ in 1 min. Daneben soll bei beiden Formen auch der äußeren Behandlung Aufmerksamkeit geschenkt werden: Massage mit erweichenden und die Durchblutung fördernden Salben (z. B. Akrotherm-Cyrensalbe), Ultraschall, Glühlicht-Bäder, Unterwassermassagen usw.

Anscheinend wesentlich aussichtsreicher ist das *Skleroedema adultorum* (BUSCHKE) durch Penicillin zu beeinflussen, wenn auch hierbei in Rechnung zu stellen ist, daß sich die Erscheinungen dieses Krankheitsbildes fast ausnahmslos spontan zurückbilden.

Beim *Erythema exsudativum multiforme*, ebenso bei der *Ectodermose érosive pluriorificielle* (FIESSINGER-RENDU) sowie beim *Erythema nodosum* üben Antibiotica—abgesehen von einer möglichen Beeinflussung sekundärer Infektionen und damit einer Abkürzung des Krankheitsverlaufes beim Erythema exsud. multif. — meist keinen nennenswerten Einfluß aus. Hier haben sich nach wie vor Salicylpräparate bewährt. Trotzdem möchten wir in schweren Fällen zusätzlich Antibiotica empfehlen, um eine das Krankheitsbild verschlimmernde Sekundärinfektion zu verhüten.

In der Behandlung des *Pemphigus vulgaris* und der *Dermatitis herpetiformis* (DUHRING) haben sich die anfänglich in die Antibiotica gesetzten

Erwartungen — das kann man heute wohl mit Sicherheit sagen — nicht erfüllt. Im großen und ganzen hat man den Eindruck, daß der Pemphigus vulgaris unter der Behandlung mit Breitspektrum-Antibioticis nicht mehr so foudroyant verläuft. Der wesentliche Faktor für diese Wirkung ist wohl in der von Miescher als Begriff geprägten „Abschirmwirkung" der Antibiotica zu erblicken. Der Ablauf der Blasenschübe wird, soweit wir beobachten konnten, nicht beeinflußt.

Die Behandlung des *chronischen Erythematodes* mit Antibioticis hat sich im großen und ganzen nicht bewährt. In Hamburg konnte unsere damalige Mitarbeiterin Holtschmidt zwar eindeutige Besserung auch chronischer discoider Erythematodesherde durch Penicillin mit und ohne Kombination mit Pyrifer erzielen, jedoch zeigten fast alle nachbeobachteten Patienten prompt Rezidive.

Anders liegen die Verhältnisse beim *Erythematodes acutus* und *Erythematodes cum exacerbatione acuta*. Die septischen Zustandsbilder machen die Anwendung von Antibioticis meist erforderlich, obwohl eine Entscheidung zwischen bakteriellem oder abakteriellem Fieber oft nicht zu treffen ist. Die Temperaturen verlieren bisweilen ihren septischen Charakter, das Allgemeinbefinden kann sich bessern. In den eigentlichen Krankheitsprozeß scheinen die Antibiotica nicht eingreifen zu können.

Die von Miescher erstmals mitgeteilten Erfolge mit Penicillin in der Behandlung der *benignen Lymphocytome* (Lymphadenosis cutis benigna Bäfverstedt) wurden inzwischen z. T. bestätigt. Auch bei der malignen Lymphadenose der Haut mit Facies leonina usw. konnten bei Fehlen einer lymphatischen Leukämie mit Penicillin bisweilen günstige Resultate, allerdings von zweifelhafter Dauer, erzielt werden. Diese Beobachtungen sind interessant, weil sie entweder auf noch nicht näher bekannte Nebenwirkungen des Penicillins hinweisen oder diese Hautleiden infektiösen Erkrankungen zuordnen lassen. Ersteres erscheint wahrscheinlich. Es darf in diesem Zusammenhang auf das Actinomycin C hingewiesen werden, einen aus Streptomyces chrysomallus-Kulturen gewonnenen antibiotischen Stoff. Diesem im Handel unter dem Namen Sanamycin erhältlichen Präparat kommen cytostatische und antibiotische Eigenschaften zu. Bei der klinischen Erprobung ergaben sich gute Erfolge, in erster Linie bei Lymphogranulomatose, aleukämischen Lymphadenosen, Polycythämien.

In der Behandlung der *Verbrennungen* haben sich Antibiotica wegen ihrer Abschirmwirkung gegenüber der gefürchteten bakteriellen Sekundärinfektion als äußerst segensreich erwiesen. Bei ausgedehnten Verbrennungen sollen in jedem Fall zusätzlich zur allgemeinen Therapie reichlich und *frühzeitig*, d. h. vor Entwicklung einer z. B. penicillinresistenten Mischflora, Antibiotica gegeben werden. Eine lokale Behandlung mit Aureomycinsalbe bewährt sich nach unseren Erfahrungen oft ausgezeichnet.

Zum Schluß noch einige allgemeine Bemerkungen, die uns in der Ära der Antibiotica-Therapie wichtig erscheinen. Bei der Anwendung von Antibioticis muß ein erhöhtes Verantwortungsbewußtsein und eine genaue Kenntnis der Anwendungsbedingungen seitens der Ärzteschaft gefordert werden. Antibiotische Therapie sog. Bagatell-Erkrankungen ist gewissenlos, da man vielfach mit unseren altbewährten Mitteln ebenso schnell und billiger zum Ziel gelangt. Unsere weiße Präzipitatsalbe bzw. -paste sei hier besonders hervorzuheben. Die Antibiotica sollen unsere „strategische Reserve" sein und bleiben. Sobald also eine wirklich begründete Indikation für Antibiotica besteht, der Erreger identifiziert und seine Empfindlichkeit bestimmt ist, sollte die gezielte Behandlung mit angemessenen Dosen beginnen und auch den Kassen gegenüber als die rationellste Therapie mit Nachdruck vertreten werden. Da auch die neueren Antibiotica mehr bakteriostatisch als bactericid wirken, muß die Therapie genügend lange durchgeführt werden, damit dem Organismus Zeit bleibt, mit dem geschwächten Erreger fertig zu werden.

Der Arzt allein, nicht der Patient, bestimmt die Indikation zur Anwendung der Antibiotica! Dieser Satz erscheint in Anbetracht der um sich greifenden Laienpropaganda wichtig. Der Arzt kann seinerseits um so sicherer auftreten, je mehr er die Indikation und die Anwendung beherrscht.

Je weniger der Arzt eine Kontrolle ausüben kann, und je breiter und unspezifischer das Anwendungsgebiet der Antibiotica wird, desto eher wird mit Änderungen der normalen Bakterienökologie, mit Resistenzentwicklung und namentlich, wie es heute in den USA teilweise schon der Fall ist, mit Nebenerscheinungen allergischer Natur zu rechnen sein.

Wir sind uns durchaus im klaren, daß gerade dem Praktiker die Hände durch die hohen Kosten der Antibiotica sehr gebunden sind. Oft aber wird eine eingehende Kenntnis der Materie und die dadurch gegebene Sicherheit des Auftretens gegenüber den Kostenträgern von ausschlaggebender Bedeutung sein.

Aus der Hautklinik der Universität Würzburg.
(Direktor: Prof. Dr. H. Schuermann.)

Gefährliche bzw. tödliche Nebenwirkungen bei äußerlicher Anwendung von Arzneimitteln.

Von

Hans Schuermann.

Über Vergiftungserscheinungen nach äußerlicher Anwendung von Arzneimitteln oder als solchen gedachten Stoffen gibt es meines Wissens keine zusammenfassende Darstellung, die es dem Arzt bei der Verordnung von Externa ermöglichen würde, sich über die gegebenenfalls zu erwartenden Nebenwirkungen zu orientieren. Dies soll nicht besagen, daß entsprechende Erfahrungen keinen Niederschlag in der Literatur gefunden hätten. Aber sie sind überwiegend kasuistisch mitgeteilt, weit verstreut und zum Teil schwer zugänglich.

Das Wissen um die Vergiftungsmöglichkeit von der Haut aus ist seit dem Altertum durch die Jahrhunderte mindestens bestimmten Personenkreisen immer bekannt gewesen, (u. a. auch HOMER) in der Renaissance usw., als in Form von Pflastern, „Hexensalben", usw. meist narkotische Gifte einverleibt wurden.

Ich darf hier schon vorwegnehmen, daß etwa seit Ende des letzten Jahrhunderts mindestens 27 verschiedene Mittel bei äußerlicher Anwendung (*conjunctival* [Scopolamin, Pilocarpin!] sowie *vaginal* applizierte Medikamente wurden *nicht* bearbeitet) zu Heilzwecken zahlreiche mehr oder minder schwere Vergiftungen hervorgerufen haben. *Unter diesen Mitteln befinden sich mindestens 19, die insgesamt über 50 mal den Tod* unmittelbar oder mittelbar *zur Folge hatten.* Ein beträchtlicher Teil dieser Medikamente wird wahrscheinlich von vielen Ärzten, vielleicht sogar häufig, angewandt, zum Teil wohl ohne daß sie sich der möglichen Konsequenzen ausreichend bewußt wären. —

Wenn ich hier von „Vergiftungen" spreche, dann wende ich diesen Terminus im pharmakologischen Sinne an und meine damit nicht Überempfindlichkeitsreaktionen auf „an sich" harmlose bzw. in der entsprechenden Dosierung normalerweise vertragene „Gifte". Es muß allerdings zugegeben werden, daß eine derartige Trennung nicht immer leicht, manchmal sogar unmöglich ist. Darauf gehe ich bei den einzelnen Kapiteln noch ein.

Zunächst möchte ich die Mittel abhandeln, die (bei äußerlicher Anwendung) zu *Vergiftungen mit tödlichem Ausgang* (wobei ich nur diese erwähne) geführt haben (*I*), dann jene, die zwar (gegebenenfalls schwere bzw. lebensbedrohliche) Vergiftungen hervorgerufen haben, aber glücklicherweise *nicht tödlich endeten (II)*.

I. Vergiftungen mit tödlichem Ausgang.

Hier sind folgende Stoff*gruppen* zu nennen: *Äthylalkohol, Metalle* (Hg, Pb, Bi, Mn). Es folgen zwei *Zwischengruppen* recht verschiedenartiger anorganischer (Borsäure, Arsenik, Schwefel, Jod) sowie organischer Stoffe (Cantharidin, Acrylnitril, Diäthyl-p-nitrophenyl-thiophosphat = E 605, Tannin, Senf) und schließlich folgen die weitaus wichtigsten *Phenolderivate* (Phenol, Pyrogallol, β-Naphthol, Resorcin, Salicylsäure). —

Äthylalkohol, Äthanol C_2H_5OH, 1 Todesfall (P. KLEIN). Bei einem 2jährigen Kind mit nicht sehr ausgedehnter Verbrennung zweiten Grades werden Umschläge mit unverdünntem Brennspiritus gemacht! Insgesamt werden 1,5 l verbraucht! Da Kinder sehr empfindlich gegen konzentrierten Alkohol sind (40—80 g Äthanol innerlich wirken für Kinder von 5—6 Jahren schon gefährlich), kann tatsächlich ein Mehrfaches der tödlichen Dosis resorbiert worden sein. Der Tod erfolgte 10 Std. nach der Verbrennung. Die Leber enthielt 0,2% Alkohol.

Die „denaturierenden" Zusätze brauchen zur Erklärung der tödlichen Wirkung in diesem Falle wohl nicht einmal berücksichtigt zu werden.

Hg — Bezüglich des Quecksilbers fasse ich mich kurz, da jeder Dermatologe hier seine eigenen Erfahrungen besitzt. Ich verweise auch auf die (z. T. historische) Literatur. Quecksilber kann — je nach Präparat — primär hochgiftige und antigene Eigenschaften in besonders unangenehmer Weise vereinigen. Die Zahl tödlicher Hg-Behandlungen dürfte nicht annähernd genau feststellbar sein. In der eigenen Klinik und Ambulanz verwende ich seit Jahren anfangs bei Kindern (FEERsche Krankheit!), jetzt überhaupt keine Hg-haltigen Medikamente mehr, ohne daß eine Lücke entstanden wäre.

Blei wird u. a. als Bleioxyd = Bleiglätte = Lithargyrum = PbO, Bleiacetat $Pb(CH_3COO)_2$, Bleiessig, $Pb(CH_3COO)OH$-Lösung, Bleioleat-Salbe = Diachylon-Salbe angewandt. — 20,0 Bleisalze peroral sollen tödlich wirken. Die Tatsache, daß Blei aus entsprechenden Präparaten von der *intakten Haut* kaum resorbiert werden soll, ist (ebenso wie bei anderen Arzneimitteln) praktisch irreführend, da wir in der Regel die *kranke* Haut behandeln. Neben zahlreichen, mehr oder minder schweren überstandenen klassischen Blei-Vergiftungen nach Diachylon-Bleioxyd-, Bleicarbonatsalben sind zwei auf Bleivergiftungen zurückgeführte Todesfälle bekannt: WYBAUM nach Bleipflaster und GOTTHEIL: Ein kräftiger junger Mann wurde wegen einer schweren Starkstromverbrennung wochenlang mit Burowscher Lösung (Bleiacetat 150,0, Al. sulf. 87,0, Aq. dest. ad 1000) behandelt! Nach guter Heilung Tod unter den Symptomen einer Bleivergiftung (Leibschmerzen, Erbrechen, Tremor, Ekchymosen).

Wismut wird als Dermatol (Bi-subgallicum), Airol (Bi-oxydjodogalli-cum), Xeroform (Bi-tribromphenylicum), weiter auch als Noviform (Tetra-brombrenzcatechin — Bi), als Bi-subnitricum, häufig als Externum angewandt. Aus zahlreichen Verbindungen wird Bi auch durch die gesunde Haut resorbiert, evtl. in beträchtlicher Menge. Erst recht gilt das für erosiv-ulceröse Hautveränderungen. *Mindestens 5 Todesfälle wurden als Wismutfolge gedeutet*, wobei 10% Bismut.-subnitricum-Salben, Dermatol und Bi-Brandbinden eine Rolle spielen. Da mir diese Fälle nicht alle im Original zur Verfügung standen, z. T. auch Verbrennungen vorlagen, möchte ich kein eigenes Urteil über sie abgeben. 8—10 g Bismut. subnitricum per os sind meist unschädlich, darum scheint mir die äußere Wismutanwendung nicht besonders gefährlich zu sein, sofern man nicht *zu* große Flächen traktiert. Immerhin ist eine gewisse Vorsicht, besonders bei ausgedehnten Hautveränderungen (Verbrennungen!) zweckmäßig, um so mehr, als Dermatol und ähnliche Bi-Präparate in letzter Zeit „wiederentdeckt" wurden.

Mangan als Kaliumpermanganat, $KMnO_4$. — Die Anwendung in Form von Bädern ist sehr verbreitet und nicht zu beanstanden, wenn die Konzentrationsfrage beachtet wird (1:10000, bis höchstens 4000, schwach rosafarben). Peroral scheinen wenige Gramm schon lebensgefährlich zu sein. Kürzlich wurde *ein Todesfall* bekannt (SCHMÖGER): Ein 2 Monate alter Säugling erhielt wegen einer „Dermatitis seborrhoides" täglich Bäder 1:1000, 3 Wochen lang: Schwere Zerstörung der Oberhaut, Pneumonie, Leberverfettung, Entfettung der Nebennierenrinde.

Borsäure $B(OH)_3$. — Freie Borsäure wird von der Haut schnell resorbiert, ist nach 5 min schon im Urin nachzuweisen. Sie wird aber nur langsam ausgeschieden. Beim Erwachsenen können 1,0 per os schon Darmerscheinungen und Nierenreizungen machen, 15 g tödlich wirken, bei Kindern 5, bei Säuglingen 2 g. Dem entspricht, daß nach BUHTZ und HEUBNER sich „roh geschätzt" 0,25 g/kg der bedenklichen Grenze nähern, während 0,5 g/kg „schon schwerste Folgen haben können oder müssen". Die offizinelle Borsalbe ist 10%ig. Es ist also — je jünger das Individuum um so eher — durchaus mit der Möglichkeit zu rechnen, daß toxische, ja tödliche Mengen resorbiert werden. Mindestens zwei Todesfälle sind uns aus der Literatur bekannt:

Ein 2jähriges Kind erhält auf eine nur 3 × 18 cm große Verbrennung 1. Grades offizinelle Borsalbe. Nach Verwendung von 80 g in 4 Tagen Exitus (Dopfer). In einem zweiten Fall (Lewin, zit. von Dopfer) kam es nach Aufstreuen von Borsäure im Bereich einer Wunde zu tödlicher Vergiftung.

Vielleicht sind als solche nicht erkannte Vergiftungserscheinungen nach äußerlicher Borsäurebehandlung sogar häufiger als bekannt ist. Der Arzt sollte also mit der Anwendung von Borsäure und insbesondere offizineller Borsalbe vorsichtig sein, besonders bei Kindern, Säuglingen und auf größeren Flächen oder er sollte geringe Konzentrationen anwenden, was aber (bei größeren Mengen) nicht unbedingt vor Vergiftungen schützen muß.

Arsen als Arsenik As_2O_3 (peroral 0,3 tödlich), wird medizinisch nicht äußerlich angewandt. Aus der Literatur sind mir aber 4 Todesfälle bekannt (Müller, Riedel, Ristic, Ristic), die nach Laienbehandlung auftraten, was man wissen sollte. Arsenik wurde als Substanz aufgestreut oder in $2^1/_2\%$iger Lösung angewandt wegen Kopfläuse, Krätze, borkigen Hautausschlägen usw. Tod nach Stunden bis wenigen Tagen.

Schwefel. Die Möglichkeit von Intoxikationen durch Schwefel, der meist wohl als Sulfur praecipitatum in verschiedenen Vehikeln bis zu 30% angewandt wird, und dadurch bedingten (kindlichen) Dyspepsien mit tödlichem Ausgang (Fall Basch) neben mehreren, nicht tödlichen Vergiftungen (und einmal der — nach den mir vorliegenden Unterlagen ätiologisch aber nicht geklärte — Tod von Zwillingsfeten nach äußerlicher Schwefelanwendung bei der Gravida, Bányai), kann nicht ganz in Abrede gestellt werden. Wo Schwefel bei kranker (oder verletzter)Haut mit tiefen Schichten der Epidermis in Berührung kommt, können sich vermehrt H_2S (und schließlich Polysulfide) bilden, die in den Kreislauf gelangen (Heubner). Mit der Verordnung hochprozentiger Schwefelsalben (auch Mitigal, Funk) für große Flächen über längere Zeit sollte man also mindestens bei Säuglingen und insbesondere, wenn diese Ernährungsstörungen oder sonstige Krankheiten aufweisen, doch zurückhaltender sein. Das ist ja heutzutage gerade im Hinblick auf vorzügliche andere Krätzemittel möglich. — Diarrhoe, Erbrechen, Fieber, kleiner Puls, unregelmäßige Atmung, Benommenheit und Kollaps werden u. a. als Vergiftungssymptome geschildert.

Mit dem **Jod** ist es insofern ähnlich wie mit dem Quecksilber, als „Giftwirkung" und „Überempfindlichkeitsreaktion" gegebenenfalls schwer zu trennen sind. Ich möchte aber auf 5 Todesfälle (Culpeper, Bielsalski, deBroe, Alexander, Seymour) der Literatur hinweisen, die nach Jodtinkturbehandlung großer Hautflächen beobachtet wurden. Der Tod trat meist nach einem bis wenigen Tagen auf.

Cantharidin. Nur kurz erwähne ich einen Todesfall nach *Cantharidin* (Taylor), nach *Acrylnitril-„Ventox"* (Lorz), einem Raumentwesungsmittel, das früher gegen Kopfläuse angewandt wurde (50 g auf behaartem Kopf, Tod 3 Std. später). Das gleiche (1 Todesfall wenige Stunden nach

Anwendung gegen Kopfläuse [BERG und MAIER]) gilt für *Diäthyl-p-nitrophenylthiophosphat* („E 605") in 3,7% f-Emulsion (1,6 g Substanz). Weiter wurde nach äußerer *Senfanwendung* ein Todesfall beobachtet (FUCCI). Die ursächlichen Beziehungen scheinen mir hier nicht gesichert, mindestens nicht im unmittelbaren Sinn!

Tannin. Auf die *Tanninbehandlung (Acid. tannicum)* der Verbrennungen gehe ich nicht ein. Es ist schwer festzustellen, in welchem Umfang die äußere Anwendung von Gerbsäure die Leberschäden bei der Combustio verschlimmert und den Tod herbeigeführt hat. Praktisch wird die Tanninbehandlung der Verbrennung heute kaum noch angewandt.

Phenolderivate. Die größte Rolle für Vergiftungen durch Externa spielen die meist in organischen Flüssigkeiten leicht löslichen *Phenolderivate* bzw. auch *Phenol* selbst. Wahrscheinlich dürfte die Zahl der Phenolvergiftungen, besonders des vorigen Jahrhunderts, kaum feststellbar sein. Ich erwähne daher nur *ein* Beispiel aus neuerer Zeit (Fall CAMERER, 1942):

Einem 6 jährigen Mädchen wurden gegen Kopfläuse höchstens 15—20 g, wahrscheinlich weniger, Phenol liquefact. auf den behaarten Kopf appliziert. Das Kind schrie sofort vor Schmerzen auf und wurde gleich bewußtlos, noch ehe die Flüssigkeit mit warmem Wasser abgespült war. Tod nach 5 Tagen.

Pyrogallol (Pyrogallussäure, Trixoybenzol C_6H_3 (OH)$_3$ wird wiederholt als Ursache von tödlichen Vergiftungen mit Methämoglobinbildung genannt (VOLLMAR, NEISSER, PEWNY, KISLITSCHENKO). Die Giftigkeit des Pyrogallols dürfte dem Dermatologen bekannt sein.

Einmalige Einreibung des ganzen Körpers mit 10%iger Salbe z. B. bewirkte nach wenigen Stunden Erbrechen, Schüttelfrost, Diarrhoe. Exitus am 4. Tage (NEISSER).

Beim tuberkulösen Lupus ist das Pyrogallol heute überflüssig, während es bei der Psoriasis noch gelegentlich angewandt wird. —

Innerhalb der Phenolabkömmlinge spielen *β-Naphthol* mit 6, *Resorcin* mit 7 und *Salicylsäure* mit 13 mir bekannten Todesfällen die wichtigste Rolle.

β-Naphthol wurde 1881 von KAPOSI und LUDWIG (zit. bei L. BÜRGER) in die Therapie eingeführt. Schon kurz darauf hat NEISSER auf die Gefahren dieses Mittels aufmerksam gemacht, und in der Tat haben Intoxikationen durch *β*-Naphthol immer wieder die Ärzte beschäftigt. Mindestens 6 Todesfälle nach äußerer Anwendung von *β*-Naphthol sind mir bekannt (BAATZ, STERN, BÜRGER, KLUGE, ROHRBÖCK, GUMBERT), davon 4 Kinder (1 Säugling) und von den beiden Erwachsenen eine Schwangere[1]. Bei den Todesfällen sind z. T. 15%ige Salben als Krätzemittel auf die gesamte Hautdecke (nach vorherigem heißem Bad!) geschmiert worden, mit dem „Erfolg", daß unmittelbar danach das erste Vergiftungssymptom in Form von Erbrechen, 2 Tage später der Tod eintrat.

In diesem Falle von BÜRGER verhielten sich aber die gleichen Bedingungen ausgesetzten 4 Geschwister ganz verschieden: 1 Todesfall bei dem 7 jährigen Mädchen, bei den 5- und 10 jährigen Jungen im wesentlichen nur Erbrechen, bei der 3 jährigen Tochter Nierenentzündung. Andererseits hatte im Falle BAATZ der

---

[1] BÜRGER erwähnt 12 weitere Todesfälle nach äußerer *β*-Naphthol-Anwendung, doch konnte ich die Originalliteratur nicht bearbeiten, da BÜRGERs diesbezüglicher Literaturhinweis irrig ist.

6 jährige Knabe 6 Einreibungen von je 25 g 2% β-Naphtholsalbe = maximal 3 g Substanz bekommen. Nach 23 Tagen Spät-Nephritis, Exitus.

Stern (zit. bei Bürger) bemerkte anläßlich des Todesfalles einer Schwangeren (mit maximal $2^1/_2$—$3^1/_2$ g appliziertem β-Naphthol), daß er unter 1200 β-Naphthol-Behandelten nur zwei Intoxikationen gesehen habe, davon eine tödliche. Bemerkenswert erscheint schließlich noch, daß v. d. Hoeve (zit. bei Bürger) bei äußerlicher β-Naphthol-Anwendung *Linsen-Retina*-Schäden sah.

Resorcin, m-Dioxybenzol wird leicht durch die Haut resorbiert und wirkt toxikologisch ähnlich wie Phenol. Als Konzentration in verschiedenen Vehikeln werden bis zu 40% empfohlen, in der Praxis aber bis zu 80%, ja die reine Substanz angewandt. Mindestens 7 Todesfälle (Nothen, Haenelt, Feigel, Connerth, Boeck, Becker, Liebenam) neben nicht tödlichen Vergiftungen sind mir bekannt. 5mal handelt es sich um Säuglinge, 1mal um ein Kleinkind, 1mal um einen 16jährigen Knaben. Alle Erwachsenen, teilweise schwer vergiftet, sind mit dem Leben davongekommen. Die Vergiftung setzt schnell ein, meist schon nach wenigen Stunden. Der Tod erfolgt nach Stunden bis Tagen. Methämoglobin wird offenbar regelmäßig nachgewiesen. Schon die einmalige Anwendung von 3% Resorcin-Vaselin (Verband) hat bei dem 11 Tage alten Säugling von Nothen nach wenigen Stunden zum Tode geführt, bei Becker 2%ige Paste. Daß nach Anwendung von 20%iger Resorcinpaste 5—6mal innerhalb von 24 Std. auf großen Flächen bei einem 1 Monate alten Säugling der Tod eintreten mußte, ist darnach fast selbstverständlich. —

Salicylsäure, o-Oxybenzoesäure, wird schon von der intakten Haut aus Salbengrundlagen und Lösungen schnell resorbiert. Die individuelle Salicylsäure-Empfindlichkeit scheint sehr verschieden zu sein. 5—10 g werden von Erwachsenen peroral meist vertragen, wenn auch gegebenenfalls unter Ohrensausen, Kopfschmerzen, Albuminurie, Hämaturie. *Kinder sind sehr empfindlich gegen Salicylsäure* und reagieren gegebenenfalls mit prodromalen Dyspepsien. Salicylsäure wird aus Eucerin 6fach und aus Öl in Wasser-Emulsion, offenbar infolge Quellung des Keratins, 40fach gegenüber Vaseline als Vehikel resorbiert.

Die extremsten Fälle sind wohl die beiden folgenden: 1. Eigener Fall (Gutachten), 2. der Fall Sanicandro.

Eine 31 jährige Frau erhielt wegen einer Scabies 500 g eines 30%igen Salicylsäurevaselins zu 2maliger Einreibung täglich, 3 Tage lang! Am 22. Juli 1948 morgens erste Einreibung. Danach klagt die Kranke über Brennen der Haut. Am Abend des gleichen Tages zweite Behandlung. Danach Klagen über Ohrensausen. Nach einem Consilium zwischen zwei Ärzten, in dem die Frage der Salicylsäurevergiftung erörtert wird, entschließt man sich zur Fortsetzung der Therapie! An den beiden folgenden Tagen wurde weiter 2mal täglich in gleicher Weise behandelt (also 6 Behandlungen in 3 Tagen). Die Beschwerden blieben zunächst die gleichen, verstärkten sich nicht. In der folgenden Nacht rapide Verschlechterung, große Unruhe, Kollaps, Tod um 4 Uhr morgens. — Andererseits kam im Falle Sanicandro ein 7jähriger Knabe nach einmaliger Anwendung einer 5%igen „Salicylsalbe" wegen Psoriasis nach 24 Std. ad exitum. — Im Falle Zumbroich erhielt ein 13 Monate altes Kind wegen eines Ekzems einen Verband mit 10%igem Salicylvaselin lediglich auf Kopf und Nacken. Am nächsten Tage Benommenheit, Cyanose, Fieber, Albuminurie, Cylindrurie. Unter Krämpfen und Herzschwäche am 3. Tage Exitus.

Insgesamt sind mir 13 tödliche Salicylsäurevergiftungen nach äußerlicher Behandlung bekannt (WYSS, ESCHERICH, SUMMONS, LENARTOWICZ, ZUMBROICH, KIESS 2 Fälle, SANICANDRO, LAWSON und KAISER 2 Fälle, ECKERT, ORMEA, eigener Gutachtenfall). Weitaus die meisten dieser Kranken wurden wegen Dermatosen behandelt, nur vereinzelt handelt es sich um Einreibungen von Wintergrünöl (Salicylsäure-methylester) wegen rheumatischer Beschwerden, sonst wurde die Salicylsäure in „Salben“, Öl, Alkohol, Seifenpflaster angewandt. (Die Literaturangaben bezüglich der Vehikel sind z. T. recht allgemein gehalten [„Salbe“]. Bemerkenswert sind die tödlichen Vergiftungen nach [Salicyl-] *Vaselin*!). Bei 75% der tödlich verlaufenen Fälle handelte es sich um Kinder (darunter 2 Säuglinge), deren besondere Empfindlichkeit auf (auch peroral verabfolgte) Salicylsäure allgemein bekannt ist.

II. Lebensbedrohliche Vergiftungen.

Schwere, wenn auch meines Wissens glücklicherweise nichttödliche Vergiftungen wurden außer bei all den Externa, die tödliche Vergiftungen bewirkten, noch nach einigen anderen Externa beobachtet. Hier sind zu nennen: *Anaesthesin, Pellidol, Lenigallol, Nitrobenzol, Terpentin, Nicotin, Thallium, DDT*, mit Einschränkung *Chrysarobin (Cignolin)*. Ich fasse mich dabei kurz.

Nach *Anaesthesin* (p-Amino-benzoesäureäthylester) sind wiederholt bei Säuglingen Kollapszustände, Krämpfe und, als Anilinwirkung, Hämiglobinämie aufgetreten (EPSTEIN und HENDRICH, OCKLITZ). *Pellidol*, 2%ig in Paste, hat bei einem 5 Monate alten Säugling im Bereich der Wangen, wegen Ekzem angewandt, reproduzierbar Cyanose und Methämoglobinbildung bewirkt (OCHSENIUS). — Weiter müssen erwähnt werden *Lenigallol* (— Pyrogalloltriacetat) bei Psoriasis und Ekzemen, *Nitrobenzol* (gegen Kopfläuse), *Terpentin, Tabakblätter* (Nicotin). *Thallium* wurde vor allem in Amerika (als 7%ige Salbe „Koremlu“) zur örtlichen Epilation viel angewandt. Der örtliche Effekt blieb meist aus oder war mangelhaft, hingegen wurden „schöne“ Alopecien des Kopfhaares und gefährliche (wahrscheinlich auch tödliche) Intoxikationen beobachtet mit Gastroenteritis, Paraesthesien, Polyneuritis, Opticusatrophie usw. DDT (Dichlordiphenyltrichlormethylmethan) kann bei eingefetteter Haut unter Umständen lebensbedrohliche Intoxikationen machen. Daß man bei *Chrysarobin-(Cignolin-)* Anwendung (Dioxy[methyl]anthranol) gewisse Vorsichtsmaßregeln beachten muß, ist bekannt (Conjunctiven, Cornea, Nieren). Die allgemeine Gefährlichkeit der beiden Mittel scheint mir z. B. gegenüber der Salicylsäure eher etwas übertrieben zu werden: Abgesehen von gewissen Nierenreizungen, sind mir keine resorptiven Vergiftungen bekannt. — Schließlich sei an die *örtlichen Nekrosen* bei *Essigsaurer Tonerde-* (und *Phenol-*)Anwendung erinnert. —

III. Folgerungen aus den bisherigen Erfahrungen.

Welche *Folgerungen* ergeben sich auf Grund der vorliegenden Erfahrungen? Zunächst muß festgestellt werden, daß schwere und tödliche *Vergiftungen durch Externa häufiger* sind, als man gemeinhin annimmt.

*Dabei darf man wohl aus naheliegenden Gründen voraussetzen, daß die mit-
geteilten Zahlen Mindestwerte darstellen, wahrscheinlich nur einen Bruchteil
der erkannten, von den unerkannten gar nicht zu reden!*

Bei jeder Anwendung von Externa sollte man vorsichtshalber mit der
Möglichkeit rechnen, *daß die gesamte verordnete Menge* eines Arzneimittels
resorbiert wird und daß diese Resorption sehr *schnell* erfolgen kann, vielleicht sogar so schnell wie bei parenteraler Anwendung. Ich darf daran
erinnern, daß die grundsätzliche Möglichkeit einer „inneren" Wirkung
äußerlich applizierter Arzneimittel Ärzten wie Laien bekannt ist, z. B. bei
der Quecksilber-Schmierkur, aber auch bei kriminellen Handlungen
(Vergiftungen durch „Hexensalben" usw.). *Insofern kann es sich bei
äußerer Applikation von Arzneimitteln tatsächlich um eine parenterale
Applikation handeln*, absichtlich oder unabsichtlich, als Ziel der Therapie
oder als Nebenwirkung. Dabei muß man wissen, daß die *kranke Haut
besser resorbiert* als die gesunde, daß ein kranker Mensch gegen Arzneimittel wesentlich empfindlicher sein kann als ein gesunder (ernährungs-
gestörte Säuglinge, Erythrodermien, Verbrennungen usw.), daß die individuelle Empfindlichkeit auch bei nicht antigenen Heilmitteln sehr unterschiedlich, gegebenenfalls ungewöhnlich hoch sein kann.

Wichtig ist nicht nur die Konzentration, sondern auch die *Gesamtmenge* bzw. *die behandelte Hautfläche*. Also ein Vehikel mit 10% der Substanz „x" auf einer Hand kann harmlos, mit 5% auf dem Bauch und
Rücken gegebenenfalls gefährlich sein. Es muß daher individuell rezep-
tiert werden. Fertige Routine-Rezepte, die zur Gedankenlosigkeit ver-
leiten, sollten endgültig (von wenigen Ausnahmen abgesehen) auch aus
Hand- und Lehrbüchern verschwinden.

Wichtig ist, besonders bei dickeren Salbenschichten, der *Medikamen-
tenträger*: So kann bei der Salicylsäure die Entscheidung: Vaseline,
Eucerin oder gar Öl in Wasser-Emulsion mit den Resorptionsmengen
1:6:40 von lebensrettender oder -bedrohender Bedeutung sein. Für den
Schwefel ist die Reihenfolge umgekehrt.

Die *Technik der Anwendung* spielt eine große Rolle: Vom einfachen
Schmieren über den Verband, den wasserdichten Verband, nimmt die
Resorption zu. Die resorptive Wirkung keratolytischer Medikamente
steigt mit der wiederholten Anwendung. Anderen Externa wird durch
Keratolytica die Eindringung erleichtert („Gleitschiene").

Lebensalter und Geschlecht sind von Bedeutung. Eine zunehmende
Resorption und damit Gefährdung erfolgt in der Reihenfolge: Ältere
Menschen, Frauen, Kinder, Säuglinge, letztere mit ihrer gegenüber dem
Körpergewicht relativ sehr großen Oberfläche. Auch Rothaarige und
Blonde sollen besonders gefährdet sein!

Die *Temperatur* der Haut, ihre Durchblutung bzw. Durchsaftung
(Neugeborene, Säuglinge!) sind wichtig: Wärme und Hyperämie fördern
die Resorption.

Jedes *Unbehagen* der Kranken sollte auch auf Arzneibedingtheit infolge Resorption von Externa kontrolliert werden. —

Nach diesen allgemeinen Feststellungen kann die Erörterung der einzelnen Medikamente eingeschränkt werden. Daher möchte ich nur folgendes

betonen: *Salicylsäure* kann meines Erachtens in der Dermatologie nicht entbehrt werden. Die allgemeinen pharmakologisch-klinischen Erfahrungen bezüglich Dosis, Wirkung und Nebenwirkung gelten auch bei äußerlicher Anwendung. — *Resorcin* und *β-Naphthol* sollten weitgehend eingeschränkt, wenn überhaupt, nur bei Erwachsenen angewendet werden auf kleineren Flächen. *Borsäure* wird meines Erachtens für zu harmlos gehalten. Daß die offizinelle 10%ige Salbe im freien Handel ist, kann nicht gutgeheißen werden, bzw. eine 2—3%ige Konzentration wäre ausreichend. *Quecksilber*-Präparate als Externa sind meines Erachtens entbehrlich, ebenso *Anaesthesin.*

Im übrigen ist bei einer schweren, lebensbedrohlichen Krankheit die gegebenenfalls erwünschte Anwendung eines differenten Mittels eher zu verantworten als bei einer harmlosen Krankheit. Die relative Seltenheit(?) von schweren oder tödlichen Vergiftungen durch Externa ist weder gegenüber den Angehörigen des Vergifteten noch gegebenenfalls gegenüber dem Richter eine zureichende Entlastung. Seltene (oder scheinbar seltene) Ereignisse werden erfahrungsgemäß ärztlicherseits nicht regelmäßig in den Bereich der Erwägung gezogen. Das ist in diesem Zusammenhang vielleicht die größte Gefahr.

Aus der Dermatologischen Klinik und Poliklinik der Universität München.
(Direktor: Prof. Dr. A. Marchionini.)

Methodik und Ergebnisse der Vitaminbehandlung in der Dermatologie.

Von

Alfred Marchionini und Theo Nasemann.

Die Möglichkeit, durch Verabfolgung von Vitaminen Krankheiten zu heilen oder Krankheitsabläufe günstig zu beeinflussen, hat die Therapie fast sämtlicher Disziplinen der klinischen Medizin wesentlich befruchtet. Die Beurteilung des Nutzens einer solchen Behandlung ist oft außerordentlich schwierig. Das Vorkommen von Spontanheilungen oder nicht therapie-bedingten Verschlimmerungen, gleichzeitige Anwendung mehrerer, äußerlicher und innerlicher Medikamente, Umstimmungen des vegetativen Nervensystems, der durch die Krankenhausaufnahme vollzogene Milieuwechsel, absichtlich oder unabsichtlich durchgeführte Beseitigung irgendeiner Noxe und weitere Momente erfordern — wie kürzlich Hüllstrung betonte — eine strenge Kritik hinsichtlich Erfolg und Nichterfolg einer Vitaminapplikation. In letzter Zeit mehren sich die Literaturmitteilungen über Ergebnisse der Vitamintherapie in der Dermatologie. Obwohl Übersichtsarbeiten von Hüllstrung, Leipold, Wulf und anderen Autoren bereits vorliegen, erscheint es dennoch angebracht, in

diesem Rahmen die Methodik und die neueren Ergebnisse der Vitamin-
behandlung der Hautkrankheiten zusammenfassend kritisch zu referieren
und durch eigene Beobachtungen zu ergänzen.

Der Begriff „Vitamin" ist noch nicht alt. Er wurde 1911 von C. Funk geprägt.
Erst viel später kam es zu einer praktisch-therapeutischen Anwendung der Ergebnisse der Vitaminforschung innerhalb des dermatologischen Sektors der Medizin.
Selbst ein so erfahrener Dermatologe wie W. Jadassohn gab noch 1935 der Auffassung Ausdruck, daß die Vitamine für die Dermatologie von untergeordneter
Bedeutung seien. In den 20 Jahren, die seitdem vergangen sind, erlebte jedoch
die dermatologische Vitamintherapie einen bedeutenden Aufschwung. Bevor die
einzelnen fett- und wasserlöslichen Vitamine abgehandelt werden, sollen einige
allgemeine Angaben vorausgeschickt werden.

Unter einem Vitamin verstand man früher einen lebensnotwendigen Wirkstoff
pflanzlicher Herkunft — im Gegensatz zu den Hormonen, deren tierischer Ursprung durch diese Definition herausgestellt wurde. Diese Kriterien reichen heute
nicht mehr aus. Abgesehen von gewissen Merkmalen der inneren Sekretion, die
bei einer solchen Definition nicht fehlen dürfen, ist eine scharfe Trennung hinsichtlich des Wirkstoffcharakters von Vitaminen und Hormonen kaum mehr möglich.
Die Übergänge sind fließend. H. v. Euler bezeichnete sowohl Vitamine als auch
Hormone als Katalysatoren und Reizstoffe der Natur, ohne die kein Lebensvorgang
abzulaufen vermag. J. Kühnau trennt die Vitamine in prosthetisch- und induktiv-
wirksame. Erstere gliedern sich als Cofermente oder prosthetische Gruppen in
das Gefüge von Eiweißmolekülen ein, so z. B. die Faktoren des B-Komplexes,
die z. T. wichtige katalysatorische Stoffwechselfunktionen ausüben. Die induktiv-
wirksamen Vitamine, zu denen diejenigen mit der Bezeichnung A, C, D, E und K
zählen, formen durch passageren Oberflächenkontakt noch undifferenzierte Eiweiß-
Substanz zu spezifisch strukturiertem Fermenteiweiß mit besonderer Funktion aus.
Die Wirkstoffe werden im Organismus aus einer aktiven prosthetischen Gruppe
(Vitamine) und einem hochmolekularen eiweißartigen Radikal aufgebaut — und
entsprechen dann weitgehend der Struktur von Enzymen.

Im menschlichen Organismus bilden sämtliche Vitamine eine funktionelle
Einheit mit vielen Wechselbeziehungen untereinander und zu anderen Wirkstoffen.
So bestehen ausgesprochene Synergismen zwischen den einzelnen Faktoren der
B-Gruppe und beispielsweise ein Antagonismus zwischen Vitamin D auf der einen
und den Vitaminen A und B_1 auf der anderen Seite. Die Beziehungen zu anderen
Wirkstoffen werden aus folgendem Beispiel deutlich: Lactoflavin vollzieht als
gelbes Atmungsferment nur dann den Einbau des Eisens in das Hämoglobin-
Molekül, wenn es an tryptophan-reiches Eiweiß gebunden ist (Kühnau). Daher
können bisweilen die Symptome des Tryptophan-, Eisen- und Lactoflavinmangels
einander weitgehend gleichen.

In letzter Zeit schenkt man auch den sog. Antivitaminen besondere Beachtung.
Therapeutische Versuche mit Stoffen, die zu dieser Gruppe gehören (z. B.: Sulfonamide, Aminopterine und Dicumarol), zeigten, daß nicht nur das Wachstum
pathogener Mikroorganismen und maligner Zellen beeinflußt werden kann, sondern
daß sich auch normale Stoffwechselabläufe durch diese Vitaminanaloga steuern
lassen.

Zwischen der Ernährung und der Beschaffenheit der Haut lassen sich Beziehungen nachweisen, bei denen die Vitamine eine ausschlaggebende Rolle spielen.
Das beweist schon die Existenz der klassischen Avitaminosen: Skorbut und
Pellagra. Avitaminosen sind — vor allem in unseren Breiten — selten. Häufiger
aber kommt es zu Hypovitaminosen.

Wie erklärt man sich heute im einzelnen das Zustandekommen einer
Vitaminmangelsituation? Schuppli trennt drei Vorgänge voneinander ab:

1. Fehlen gewisse Vitamine in der Nahrung, liegt also ein absoluter
Vitaminmangel vor, so entstehen die Avitaminosen wie Skorbut und
Pellagra, die sich übrigens vor allem dann ausbilden, wenn nicht nur ein
Vitamin, sondern mehrere fehlen, z. B. C und P bei Skorbut, B_1 und

Nicotinsäureamid bei Beriberi. Therapeutisch sprechen die Avitaminosen sehr gut auf Vitaminzufuhr an. Die Krankheitserscheinungen bilden sich schnell zurück. Besonders eklatant ist der Erfolg der Nicotinsäureamid-Behandlung bei der Pellagra, wie wir es häufig bei Fällen dieser Krankheit in Anatolien gesehen haben. Schon wenige Tage nach Beginn der Behandlung schwinden die Symptome, vor allem blaßt die Pigmentierung außergewöhnlich rasch ab.

2. Zu einem relativen Vitaminmangel kommt es, wenn z. B. ein erhöhter Verbrauch vorliegt — etwa bei Krankheiten, während der Schwangerschaft oder Stillperiode, bzw. wenn die Resorption gestört ist (Dysbakterie des Darmes zerstört unter anderem das Vitamin C und das Fehlen von Gallensäuren führt zu Verwertungsstörungen der fettlöslichen Vitamine). In diesem Falle spricht man von Hypovitaminosen, bei denen die Vitamintherapie schon problematischer ist und nicht immer den gewünschten Erfolg zeitigt. Hierher gehören Pellagroide, Verhornungsstörungen sowie Ekzem bei Magen- und Darmerkrankungen. Solche pellagroiden Veränderungen sahen wir wiederholt im Gefolge einer chronischen Malaria in Anatolien auftreten.

3. Können bei internen Störungen der Vitaminverwertung bei ausreichender Zufuhr und intakter Resorption Vitaminmangelsymptome auftreten. Bei diesen ist die Vitamintherapie nicht sehr aussichtsreich. Häufig lassen sich selbst durch lange Zeit verabreichte hohe Vitamindosen nur mäßige Erfolge herbeiführen. Mit solchen Höchstdosen kann evtl. die funktionelle Einheit aller Vitamine im Organismus gestört werden, und es ist daher oftmals besser, von Vitaminkombinationspräparaten Gebrauch zu machen, wenn eine Substitutionstherapie über längere Zeit durchgeführt wird. Auch Unverträglichkeitserscheinungen können im Verlauf einer andauernden hochdosierten Vitaminapplikation auftreten, sog. Hypervitaminosen. Sie bilden sich meist schnell nach Absetzen des betreffenden Vitamins zurück.

Die Anwendung der Vitamine erschöpft sich nicht nur in einer reinen Substitutionstherapie. Ein Teil von ihnen entfaltet eine ausgesprochene pharmakodynamische Wirkung. Es erfolgt eine günstige Beeinflussung einer Krankheit durch hohe Vitamindosen, ohne daß eine Vitaminmangelsituation vorliegt, so z. B. bei der Kontraktionslösung der glatten Muskulatur verschiedener Organe — insbesondere auch derjenigen der Gefäße — durch Gaben von Nicotinsäureamid.

Bei der Dosierung der Vitamine muß man zwischen der normalen optimalen Tagesdosis (täglicher Vitaminbedarf) und der therapeutischen Vitamintagesdosis unterscheiden. (Verhältniszahlen Schupplis.) Die therapeutischen Dosen liegen viel höher und betragen oft das 5- bis 1000fache der normalen optimalen Tagesdosis. Auf Einzelheiten der Dosierung wird bei der Besprechung der verschiedenen Vitamine näher eingegangen. Hierbei soll der üblichen Einteilung in fett- und wasserlösliche Vitamine gefolgt und mit ersteren begonnen werden.

Zunächst also das

Vitamin A.

Es kommt im Pflanzenreich nur als Vorstufe (Provitamin) in Form der Carotine vor, die nach Spaltung in der Leber das eigentliche Vitamin liefern; hingegen findet es sich in beträchtlichen Mengen im Lebertran, im Eidotter und in der

Milch. Der Tagesbedarf des Menschen beträgt etwa 1—2 mg, was 3000—6000 iE entspricht. Die bekanntesten Vitamin A-Präparate sind Vogan (1 cm³ = 40000 iE) und Arovit (1 Dragée = 50000 iE). Das Vitamin A stellt das sog. Epithelschutzvitamin dar. Ihm kommt eine hemmende und gleichzeitig stabilisierende Wirkung auf die Differenzierungstendenz des Epithels zu. Wahrscheinlich übt das Vitamin A einen katalysatorischen Einfluß auf Oxydations- und Reduktions-Vorgänge aus und auch eine Wirkung auf die Funktion des Systems von Hypophysenvorderlappen (HVL) und Nebennierenrinde (NNR). Ein Defizit an Vitamin A führt zu einem niedrigen Vitamin C-Gehalt der NNR und damit zu Störungen im Steroidhaushalt. Andererseits konnte auch nach Verabfolgung massiver Dosen von Vitamin A ein abnorm niedriger Gehalt an Vitamin C in der NNR nachgewiesen werden. Daher ist es notwendig, bei Applikation hoher Vitamin A-Dosen gleichzeitig große Mengen Vitamin C zuzuführen.

Beim Mangel an Vitamin A entwickeln sich die klassischen Symptome: Hemeralopie, Xerophthalmie und Keratomalacie. In Deutschland kommt praktisch keine ausgesprochen dermatologische Vitamin A-Avitaminose vor. Bei der unterernährten Bevölkerung in einzelnen Gegenden Asiens und Afrikas wurde jedoch vor etwa 20 Jahren das Vorkommen einer A-Avitaminose, das Phrynoderma (Krötenhaut), beobachtet, das vor allem durch Hyperkeratose der Haarfollikel gekennzeichnet ist (Frazier und Hu). Als Symptome, die auf einen Vitamin A-Mangel hinweisen, gelten Xerosis cutis, Hyperkeratosis follicularis, Trockenheit, Ergrauen und Ausfall der Haare, Mundwinkelentzündungen und Trübung der Mundschleimhaut. Haut und Schleimhautepithelien wuchern, die obere Epithelschicht wird durchlässig und vermehrte bzw. unphysiologische Verhornung sowie Trockenheit der Haut bzw. der Schleimhäute sind die Folgen.

Aus Untersuchungen von Marchionini und Patel geht hervor, daß es bei Hautkranken in erheblich größerer Zahl als es der normalen Schwankungsbreite entspricht, zur Verminderung des Gehaltes an Vitamin A und Carotinen im Serum kommt. Um zu beweisen, daß das Absinken des Vitamin A-Spiegels im Serum wirklich durch die Hauterkrankung hervorgerufen wird, erzeugten sie — z. T. in Selbstversuchen — bei Hautgesunden durch Höhensonnentotalbestrahlungen Dermatitiden, die regelmäßig zu einer Verminderung der Vitamin A- und Carotinwerte im Serum führten. Bei einer Anzahl von Hautkranken kann spontan Vitamin A im Harn ausgeschieden werden (Marchionini).

Das Hauptsymptom der Vitamin A-Hypovitaminosen, die follikuläre Hyperkeratose, gab Veranlassung, auch bei anderen mit hyperkeratotischen Verhornungsstörungen einhergehenden Krankheiten eine Vitamin A-Behandlung zu versuchen. Im allgemeinen wurde hierbei sehr hoch dosiert (z. B. täglich 200000 iE über Wochen und Monate). Diese hohe Dosierung schafft vermutlich ein gewisses Vitamin A-Depot in der Leber. Letzteres erklärt evtl. die von verschiedenen Autoren bei gewissen Fällen beobachtete längere Nachwirkung der Vitamin A-Therapie. Bei den meisten Hautkrankheiten, die mit Vitamin A behandelt wurden, kam es jedoch nur zu vorübergehenden Besserungen der Hautveränderungen.

In der Literatur finden sich viele Berichte über die Vitamin A-Therapie des Morbus Darier. Ob die Vermutung von Jeghers, daß bei dieser Erkrankung eine hereditäre Stoffwechselstörung vorliegt, die eine mangelhafte Umwandlung des Nahrungscarotins in Vitamin A bewirkt, zutrifft, sei noch dahingestellt. Nach monatelanger Verabfolgung von täglich 100000—200000 i E (bis zu einer Gesamtmenge von 100 Mill. i E und mehr) Vitamin A sah jedenfalls eine Reihe von Autoren gewisse, meist passagere Besserungen (JEGHERS, PORTER und Mitarbeiter, LEITNER und MOORE, THOMANN, VELTMANN u. a.). Sehr gute Erfolge beim Morbus DARIER erzielte BLOQUIAUX mit massiver Vitamin A-Zufuhr über lange Zeit — noch über die klinische Erscheinungsfreiheit hinaus. — Wir haben sowohl in unserer Hamburger wie in der Münchener Klinik Fälle von Morbus DARIER mit Erfolg einer Vitamin A-Behandlung unterzogen, wobei das rein symptomatische Ergebnis sehr befriedigend war und zuweilen über längere Zeit anhielt.

Zum Teil sehr günstige Ergebnisse wurden bei der Therapie der Acne vulgaris beobachtet (LYNCH und COOK, SAVITT und OBERMAYER, SCHNEIDER, THOMANN, STEENACKER u. a.), besonders dann, wenn eine starke Verhornung der Haarfollikel bestand (BLOQUIAUX). SCOLARI und GARDENGHI sahen vielfach, besonders an dem Licht ausgesetzten Hautpartien, eindeutige Besserungen. Unsere eigenen Erfahrungen, allerdings an einer relativ kleinen Zahl von Fällen gesammelt, waren bisher nicht ermutigend.

Unterschiedliche, nur z. T. und durchweg vorübergehende, gute Erfolge ließen sich bei der Ichthyosis congenita und vulgaris (RAPAPORT und Mitarbeiter) mit Vitamin A herbeiführen, ebenso wie bei einer Anzahl weiterer Hautkrankheiten wie Keratosis follicularis, Pityriasis rubra pilaris, Keratodermia gonorrhoica, Leukoplakia vulvae, Epidermodysplasia verruciformis LEWANDOWSKY-LUTZ, Pseudopelade und Folliculitis decalvans, Folliculitis barbae, Verrucae seniles, Psoriasis, Erythematodes, schließlich auch bei idiopathischen nummulären Ekzemen und dem SJÖGRENSchen Syndrom. Nach eigenen Erfahrungen spricht die Keratosis follicularis und die Ichthyosis vulgaris gelegentlich befriedigend auf hohe Vitamin A-Gaben an, allerdings sind auch hierbei die Erfolge fast immer nur vorübergehend.

Auch lokale Vitamin A-Behandlung wurde versucht, z. B. mit Arovitöl und A-Vitamin-haltigen Salben. Mit einer Vitamin A-Salbe gelang es REISS und CAMPBELL, Veränderungen der senilen Haut sowie mehrere Fälle von Ichthyosis, Lichen pilaris und Pityriasis tabescentium zu bessern. Eigene Versuche mit lokaler Anwendung von Vitamin A, gelöst in leicht permeierenden Glyceriden mittellangkettiger Fettsäuren, sind noch nicht abgeschlossen. Überraschende Ergebnisse dürften allerdings kaum zu erwarten sein.

Abschließend sei erwähnt, daß Schäden durch eine Vitamin A-Überdosierung recht selten auftreten, da die Sicherheitszone zwischen kurativer und toxischer Dosis sehr breit ist. Daß es überhaupt A-Hypervitaminosen gibt, stellte man zuerst an Hand der toxischen Wirkung der Eisbärleber fest, die einen sehr hohen Vitamin A-Gehalt besitzt. Die hervorstechendsten Symptome sind: Anorexie, Übelkeit, Reizbarkeit, evtl. auch Fieber und später Knochenschmerzen, Periostschwellungen, z. T. skorbut-ähnliche Veränderungen und Lebervergrößerung. Dabei sind Lipoid- und Phosphatasespiegel im Blut erhöht und die Serumproteine vermindert. Die klinischen Erscheinungen sind stets reversibel. Die Hauterscheinungen bilden sich meist schon nach wenigen Tagen, die Knochenveränderungen oft erst im Laufe eines Jahres zurück.

Vitamin D.

Das antirachitische Vitamin D führt wohl von sämtlichen Vitaminen die überzeugendsten therapeutischen Erfolge bei Hautkrankheiten herbei. Es kommt als natürliches Vitamin (D_3) vor allem im Lebertran vor und entsteht photochemisch aus dem 7-Dehydrocholesterin. Das therapeutisch am meisten verwendete Vitamin D-Präparat, Vigantol, enthält in 1 mg 40000 iE reines kristallisiertes Vitamin D_2 (Calciferol). Von der pharmazeutischen Industrie werden heute zahlreiche Vitamin D-Präparate für orale, intramusculäre und intravenöse Applikation in den Handel gebracht. Das Vitamin D_2 besitzt eine etwas größere Toxicität als das natürlich vorkommende Vitamin D_3.

In der Mitte des vorigen Jahrzehnts erschienen mehrere Arbeiten von Charpy, Fanielle und Dowling, die erstmalig über erstaunliche Erfolge mit der Vitamin D-Therapie der Hauttuberkulose, vor allem des Lupus vulgaris, berichteten. In Deutschland war es das Verdienst von P. Jordan, die verschiedenen Formen der Hauttuberkulose systematisch mit diesem Vitamin behandelt zu haben. Obwohl inzwischen fast 10 Jahre lang von vielen Autoren umfangreiche Erfahrungen gesammelt wurden, blieb dennoch der Wirkungsmechanismus dieser Therapie verborgen. Eine direkte Beeinflussung der Tuberkelbakterien durch das Vitamin D (Raab, neuerdings Clip) dürfte nicht anerkannt sein (Geks, Braun). Kimmig diskutierte jedoch die Frage, ob evtl. Vitamin D-Abbauprodukten eine tuberkulostatische Wirkung zukommt. Dafür, daß Vitamin D_2 die Antigen-Antikörper-Reaktion im tuberkulösen Organismus beeinflußt, sprechen das Auftreten von Tuberkuliden, Verstärkung der Tuberkulinreaktion und Lokalreaktionen an tuberkulösen Herden unter der Behandlung. Zur Zeit wird die Theorie der Terrainänderung am meisten befürwortet. Letztere soll sich auf dem Wege einer Remineralisation vollziehen. Charpy denkt an Gewebssäuerung und Aktivierung der alkalischen Phosphatase, andere Autoren an eine Wirkung auf die Arteriolen und größeren Gefäße, Beeinflussung der Endstrombahn oder Förderung der Bindegewebsneubildung. Bei der Vitamin D-Wirkung handelt es sich wahrscheinlich um einen komplexen Vorgang, der im einzelnen noch ungeklärt ist. (Hinsichtlich der Bedeutung der alkalischen Phosphatase vergleiche die experimentellen Untersuchungen von Klingmüller und Grogg.)

Wulf betonte, daß die Vitamin D_2-Therapie dem Lupus vulgaris den sozial belastenden Charakter nahm. Wenn auch die zunächst gehegte Hoffnung, daß klinische Abheilung Dauererfolg bedeuten würde, in einem hohen Prozentsatz der Fälle nicht erfüllt wurde, so heben doch fast sämtliche Autoren die gute Wirkung der Behandlung hervor. Von allen Hauttuberkulosen spricht der Lupus vulgaris am besten auf Vitamin D_2 an (Gottron und Beutnagel). Zu Rezidiven kommt es übrigens auch nach Anwendung moderner chemotherapeutischer Mittel (Conteben, Streptomycin, PAS, Isonicotinsäurehydracid). Im jungen Narbengewebe lassen sich histologisch oft noch erhaltene, makroskopisch unsichtbare Tuberkulome nachweisen; der klinische Erfolg wird im histologischen Schnitt daher seltener bestätigt. Im Narbengebiet des klinisch abgeheilten Lupus verbleiben somit oftmals virulente Tuberkelbakterien, die Rückfälle verursachen können. Selbst eine Erscheinungsfreiheit von mehr als einem Jahr bedeutet noch keine absolute Heilung. Es ist daher notwendig, über einen sehr langen Zeitraum Vitamin D_2 zuzuführen und die Behandlung weit über den Termin der makroskopischen Abheilung hinaus auszudehnen, insbesondere aber, die Patienten sorgfältig nachzukontrollieren.

Bei der Dosierung richtet man sich im allgemeinen nach dem Schema von CHARPY oder nach Modifikationen desselben. CHARPY verabfolgt in der ersten Woche 3 mal 15 mg Vitamin D_2, in den folgenden 3 Wochen je 2 mal 15 mg und dann monatelang wöchentlich 1 mal 15 mg. BRAUN gibt nur 1 mal pro Woche 15 mg über lange Zeit. PROSSER und VOSICKY verordnen 2 mal wöchentlich 15 mg und geben der parenteralen Applikation der besseren Verträglichkeit wegen gegenüber der oralen den Vorzug. Von verschiedenen Autoren werden gleichzeitig mit der Vitamin D_2-Therapie Finsen- und Kromayerbestrahlungen durchgeführt.

Die hochdosierte Vitamin D_2-Behandlung kann zu sehr ernsten Nebenwirkungen führen. RUST weist darauf hin, daß nicht die absolute Menge des verabreichten Vitamins für das Entstehen einer D-Hypervitaminose entscheidend ist, sondern die Intensität der Zufuhr. Die Empfindlichkeit zeigt individuelle Schwankungen. Schwere Vergiftungen kommen vor, sogar Todesfälle. Die ersten Unverträglichkeitserscheinungen äußern sich in der Regel frühzeitig. Sofortiges Absetzen der Behandlung oder Reduzierung der Vitamindosis muß dann veranlaßt werden. Als erste Zeichen bemerkt man Appetitlosigkeit, Mattigkeit, Übelkeit, Erbrechen, Schwindel, Blässe, Lichtscheu, Metallgeschmack, Durstgefühl, Polyurie und Kopfschmerzen. Später können Kreislaufstörungen, Nephritis mit Azotämie, Cylindrurie, Oligurie und Blutdruckerhöhung, weiter Leibschmerzen, Flatulenz, Durchfälle oder Verstopfungen und endlich Abmagerung, Urämie und Tod im Koma eintreten.

Vor Beginn einer Vitamin D_2-Kur muß der VOLHARDsche Wasserversuch und die Röntgenaufnahme der Lungen durchgeführt werden, um mangelhafte Nierenfunktion und Vorliegen einer aktiven Lungen-Tbc. auszuschließen. Letztere kann durch Vitamin D_2 akut verschlimmert werden. Während der Behandlung müssen regelmäßig Gewicht, Blutkörperchensenkungsgeschwindigkeit, Blutcalciumspiegel, Harnsediment und Rest-N sowie Blutdruck und Blutbild kontrolliert werden. Zu einer Gewichtsabnahme kommt es meist nur z. Z. der stärksten Lokalreaktion, später nimmt das Gewicht vielfach zu. Pathologisch sind Rest-N-Anstiege über 40 mg-% und Erhöhungen der Calciumwerte im Serum über 11,5 mg-%. DIENER beobachtete oftmals unter der Vitamin D_2-Therapie das Auftreten von Netzhautblutungen schon vor Ausbildung anderer Nebenerscheinungen und empfiehlt daher, dieses Frühsymptom neben anderen als Kriterium für das Absetzen bzw. die Verminderung der Vitamindosen zu beachten.

Bei anderen tuberkulösen Hauterkrankungen werden mit Vitamin D unterschiedliche Ergebnisse erzielt. Der Morbus BESNIER-BOECK-SCHAUMANN und der Lupus pernio sprechen im allgemeinen gut, wenn auch meist langsam an (BOHNSTEDT, BRUNS, KEINING, LÖHE, LARSSON und Mitarbeiter, LOMHOLT, PROSSER und VOSICKY, SCHMIDT-LA BAUME u. a.). Allerdings wurden auch völlige Versager beobachtet (LANGER und NOBIS). Das Granuloma anulare bessert sich auch nach unseren Erfahrungen durchweg nicht. Beim Scrophuloderm reicht eine alleinige Vitamin D-Therapie meist nicht aus. Bei gleichzeitiger operativer und vor allem Röntgenbehandlung können hingegen gute Erfolge herbeigeführt werden. Größere tuberkulöse Drüsenpakete (Lymphomata) schmelzen auf Vitamin D-Applikation oft relativ schnell ein, andererseits können Einzeldrüsen sehr therapieresistent sein. Beim Erythema induratum BAZIN und papulonekrotischen Tuberkuliden sahen verschiedene Autoren entweder keine oder nur zweifelhafte Besserungen. Ein Behandlungsversuch mit Vitamin D ist bei Tuberkulose der Samenblasen und der Prostata indiziert, nicht aber bei tuberkulösen Gelenkerkrankungen (Fungus), bei denen eine akute Verschlechterung eintreten kann.

Die von DAINOW angenommene antagonistische Wirkung des Vitamin D_2 gegenüber Histamin und Acetylcholin, die bei der Ausbildung allergischer Reaktionen eine Rolle spielen, führte zu therapeutischen Versuchen mit diesem Vitamin bei allergischen Hauterkrankungen, insbesondere bei Ekzemen. Fest dürfte stehen, daß das D-Vitamin einen ausgesprochenen antiexsudativen Effekt hat. So wurde beim spätexsudativen Ekzematoid, bei akuten Kontaktekzemen, beim Säuglingsekzem, bei Dyshidrosis und nässenden Ekzemen der Genitalgegend von verschiedenen Autoren z. B. durch einen Vitamin D_2-Stoß (3 Tage lang je 15 mg i.m. oder i.v., anschließend evtl. über längere Zeit wöchentlich 1—3 mal 15 mg, bei Kindern entsprechend weniger) eine Abkürzung des Krankheitsverlaufes, schnelles Sistieren des Nässens, beschleunigte Rückbildung der Infiltrationen sowie günstige Beeinflussung des Juckreizes beobachtet. An einem relativ großen Patientengut wurden auch in unserer Klinik mit der Vitamin D-Therapie bei Ekzemen und Dermatitiden entsprechende günstige Erfolge erzielt. Wir bedienten uns hierbei vorzugsweise des i.v. applizierbaren Vitamin D_2 (Vide-Hydrosol) 3 (bis 6) Tage je 15 mg anschließend 1—2 mal 15 mg pro Woche.

WOLFRAM weist neuerdings auf Grund ausgedehnter, fast durchwegs günstiger Erfahrungen mit Vitamin D_3-Stößen (3 Tage je 15 mg i.m. als ölige Lösung) bei ausgedehnten nässenden Ekzemen auf die auffallende Analogie zur Cortisonwirkung hin und sah bei orientierender Prüfung von Vitamin D_3 bei Cortison-Indikationen 2 Vitamin D_3-Stöße gelegentlich gleichwertig mit 1000 mg Cortison.

Auch bei der Psoriasis wurde Vitamin D_2 appliziert (KRAFKA, u.a., SPIER), und zwar mit folgender Dosierung: 2—4 Wochen lang je 3mal 10 mg, dann 2mal 10 mg wöchentlich — bis zu einer Gesamtmenge von 300 bis 500 mg. Bei eigenen ausgedehnten Erfahrungen erwies sich die Vitamin-D-Behandlung bei dieser Krankheit allen anderweitigen nicht-lokalen Methoden gegenüber als überlegen, vor allem auch der Röntgenbehandlung. Universelle Psoriasis-Fälle sprachen am besten an (Beginn der Abheilung nach 3—4 Wochen), am wenigsten Herde im Gesicht, in der Kreuzbeingegend, am behaarten Kopf und an den Ellenbogen. Bei Anwendung der Vitamin D_2-Therapie kann bei etwa $^1/_3$ der Fälle mit einer guten bis sehr guten Besserung, bei je einem weiteren Drittel mit mäßigen bzw. ungenügenden Ergebnissen gerechnet werden. Innerhalb der ersten 6 Monate nach Abschluß der Behandlung kam es bei 20% der Patienten zu Rezidiven. Die Kontraindikationen bei der D_2-Behandlung der Psoriasis entsprechen völlig den schon beim Lupus erwähnten.

Bei einer ganzen Anzahl weiterer Dermatosen wurde in den letzten Jahren Vitamin D_2 appliziert, teils ohne, teils mit vorübergehendem, geringem oder aber gutem Erfolg: Lichen ruber (von CHARPY sehr gelobt), Parapsoriasis, Morbus DARIER, Alopecia areata, Pemphigus, Sklerodermie, Pernionen, Acne conglobata und anderen Krankheiten mehr. Wir verfügen über eine Reihe von Fällen von Acne vulgaris, Acne indurativa und Acne conglobata, die allen Behandlungsmethoden trotzten und sich auf eine lange Zeit durchgeführte Vitamin D_2-Behandlung hin schließlich besserten. Abschließend möchten wir allerdings betonen, daß es hier notwendig ist, noch viele Erfahrungen zu sammeln — und dabei strenge Kritik zu üben.

Vitamin E.

Das Vitamin E kommt in der Natur vor allem im Weizenkeimöl in drei verschiedenen Formen vor: als α-, β-, γ-Tocopherol, von denen ersteres das biologisch wirksamste darstellt. Die Synthetisierung gelang FERNHOLZ, JOHN und KARRER. Eine iE entspricht 1,0 mg des racemischen, synthetischen α-Tocopherolacetates. Die bekanntesten pharmazeutischen Präparate sind Evion, E-Vitrat und Ephynal (Tabletten zu 10 und 50 mg, Ampullen zu 30 mg).

Die Wirkung des Vitamin E erstreckt sich vor allem auf das HVL-NNR-System. Es kommt zu einer Hormonaktivierung und zu einer Beeinflussung des Kohlenhydrat- und Wasserstoffwechsels sowie von Vorgängen im Muskel- und Bindegewebsstoffwechsel. Die Kreatinurie wird vermindert und gewisse Fermente, u. a. die Hyaluronidase, gehemmt. Vitamin E entfaltet weiterhin eine ausgesprochene Lichtschutzwirkung (z. B. Vitamin E-haltige Öle).

In der Dermatologie hat man eine Vitamin E-Behandlung besonders bei 2 Krankheitsgruppen versucht: 1. bei Krankheiten, die durch Lichteinwirkung verschlimmert werden (z. B. polymorphe Lichtdermatosen, Erythematodes, Rosacea), und 2. bei Erkrankungen des kollagenen Bindegewebsapparates (Kollagenosen) wie z. B.: Sklerodermie, DUPUYTRENsche Kontraktur und Induratio penis plastica. Vitamin E wird dabei meist sehr hoch dosiert, beispielsweise 100—1200 mg/die per os oder i.m. als Stoßtherapie — oder über längere Zeit (200—500 mg/die) bis zu einer Gesamtmenge von 10—12 g. Eine eigentliche E-Hypervitaminose gibt es nicht, wohl aber kann es nach größeren Dosen zu Azoo- bzw. Oligospermie oder zu Störungen der Ovarialfunktion kommen (AMMON).

Bei den Hautkrankheiten, die Verschlimmerung nach Einwirkung von Sonnenlicht zeigen, wird durch Vitamin E zwar die Gefahr einer lichtbedingten Exacerbation behoben, das Grundleiden selbst aber nur wenig gebessert (JORDAN und WULF). Bei der Rosacea kommt es im wesentlichen zu einem Abblassen der Veränderungen. — Gewisse Erfolge werden auch bei Dermatomyositis, Lichen sklerosus et atrophicans, Morphaea, Granuloma anulare, Akrodermatitis chronica atrophicans HERXHEIMER, Morbus FOX-FORDYCE, Kraurosis vulvae, Prurigo nodularis und Alopecia areata angegeben (BURGESS, SHUTE, HAGERMANN u. v. a.). Bei Störungen der Potenz hat sich vor Einleitung einer Hormonkur die Verabfolgung von Vitamin E bewährt. Am günstigsten lauten die therapeutischen Ergebnisse bei der Induratio penis plastica und der DUPUYTRENschen Kontraktur. NIKOLOWSKY betont, daß die Vitamin E-Erfolge bei der Induratio penis plastica zwar nicht wesentlich besser als die der bisherigen Strahlenbehandlung sind (absolute Heilungen etwa in 25—40% der Fälle), empfiehlt aber eine Kombination von Bestrahlung und Vitamin E-Applikation, da es dadurch zu einer schnelleren Rückbildung der Infiltrate und der subjektiven Beschwerden kommt (z. B. in zweitägigen Abständen 1—2 Serien nach CHAOUL = 3 mal 400 bzw. 600 r, gleichzeitig 150—200 mg Vitamin E/die, insgesamt etwa 10 g). Auch mit dieser Kombination sind nur etwa $^1/_3$

absolute Heilungen, $1/_3$ Besserungen und $1/_3$ Versager zu verzeichnen. Bei der DUPUYTRENschen Kontraktur läßt sich in der Regel keine Heilung, wohl aber weitgehender Rückgang der Verhärtungen, bessere Beweglichkeit (z. B. bis 80%) der Finger und Besserung der Schmerzen herbeiführen. Im Narbengewebe werden neue Gefäße gebildet und so die Durchblutung gefördert. Auf einer Durchblutungsförderung beruhen wohl auch die Vitamin E-Erfolge beim Ulcus cruris und der Endangitis obliterans. Ein überzeugendes Resultat der Vitamin E-Behandlung bei Ulcus cruris und Endangitis obliterans haben wir bis jetzt noch nicht gesehen, möchten aber auch noch kein abschließendes Urteil aussprechen.

Vitamin F.

Beim Vitamin F besteht eine Diskrepanz zwischen Erfolgsmeldungen der Laienpropaganda und kritischer Empirie der Klinik. Unter Vitamin F werden z. B. im frischen Speck und Sonnenblumenöl vorkommende höhere ungesättigte Fettsäuren (Linol-, Linolen-, Arachidonsäure) verstanden, denen STEPP den Vitamincharakter abspricht. HANSEN und KNOTT, neuerdings auch VILANOVA und CARDENAL bestimmten bei spätexsudativen Ekzematoiden die Jodzahl im Serum (Prüfung auf ungesättigte Fettsäuren) und verordneten, wenn diese erniedrigt war, z. T. mit gutem Erfolg Vitamin F (CHARPY). FOLBERT sah günstige Beeinflussung von Dermatitis seborrhoides, Eczema infantum und Milchschorf durch Zusatz von frischem Speck zu der Flaschennahrung, WILBRANDT von Kraurosis und Pruritus vulvae durch Vitamin F-Konzentrat (definiert in Shepherd-Linn-Einheiten) und ROTH Förderung der Wundheilung, besonders bei sonst schlecht heilenden Strahlenschäden 2. Grades. In Einzelfällen von Psoriasis zeigte sich bei hoher anhaltender Dosierung des Vitamin F gelegentlich eine Besserung, jedoch reichen die Ergebnisse dieser Behandlung nicht an die weitaus günstigeren der Vitamin D_2-Behandlung dieses Leidens heran. Eine allgemein anerkannte dermatologische Indikation für Vitamin F läßt sich jedoch noch nicht anführen.

Vitamin K.

Vitamin K, das hauptsächlich in grünen Gemüsen (Spinat, Rosenkohl) vorkommt, wird in der Leber gespeichert. Es ist fraglich, ob der Mensch auf eine Vitamin K-Zufuhr überhaupt angewiesen ist, da es von der Darmbakterienflora in ausreichender Menge synthetisiert wird. Vitamin K ist ein Antagonist von Dicumarol und dessen Derivaten hinsichtlich der Prothrombin-senkenden Wirkung der letzteren. Die physiologische Hypoprothrombinämie der Neugeborenen wird auf die mangelnde Besiedlung des Darmes mit Colibakterien zurückgeführt. K-Avitaminosen können einerseits durch Resorptionsstörungen verursacht werden, die durch Verschluß der Gallenwege und Mangel an Gallensäure entstehen, da Vitamin K auf Grund seiner Fettlöslichkeit nur in Anwesenheit gallensaurer Salze aufgenommen wird, andererseits durch Parenchym-Schädigung der Leber, weil hierdurch die Vitamin K-Verwertung für den Prothrombinaufbau gestört ist. Die K-Avitaminose ist somit durch das Vorliegen einer hämorrhagischen Diathese gekennzeichnet.

In der Dermatologie gibt es bisher nur wenige gesicherte Indikationen für eine Vitamin K-Therapie. WHEATLEY sah eine günstige Beeinflussung von Pernionen durch Vitamin K (40 mg/die per os). Gewisse Erfolge wurden weiter bei der Purpura jaune d'ocre, der chronischen Urticaria und der Erythrodermia desquamativa LEINER erzielt. Bekannte Vitamin K-Präparate sind Synkavit (Tabletten und Ampullen zu 10 mg) und Karan (Tabletten zu 15 mg, Ampullen zu 10 mg). Auch wir erzielten in vereinzelten, sonst völlig therapieresistenten Fällen von Urticaria nach Aufnahme des Vitamin K in den Therapieplan sichtbar günstige Ergebnisse. Bei den genannten Dermatosen wurden meist längere Vitamin K-Kuren durchgeführt, die selten eine K-Hypervitaminose bewirken, welche durch Hyperprothrombinämie, Auftreten von Methämoglobinämie und Störungen von seiten des ZNS charakterisiert ist.

Damit wären die fettlöslichen Vitamine und ihre Bedeutung für die Dermatologie abgehandelt. Wenden wir uns nunmehr den wasserlöslichen Vitaminen zu.

Die Vitamine des B-Komplexes.

Die Vitamine des B-Komplexes besitzen in der Dermatologie einen recht großen Indikationsbereich. Ohne diese Vitamine, die zumeist als Cofermente wirksam sind, wäre der Energiestoffwechsel des menschlichen Organismus undenkbar. Zwischen den einzelnen Faktoren der B-Gruppe bestehen ausgesprochene Synergismen; fällt der eine oder andere Faktor aus, dann können Störungen auftreten, die sich in ihrer Symptomatik. häufig weitgehend ähneln. Beispielsweise kann das Krankheitsbild der Pellagra auch Beriberi-Symptome aufweisen und umgekehrt. Glossitis und Stomatitis werden sowohl bei Lactoflavin- als auch bei Nicotinsäure-Mangel beobachtet. Therapeutisch gelangt man daher am besten durch Verabfolgung eines B-Komplexpräparates zum Ziel. B-Komplexmangel kann als Nebenwirkung moderner Antibiotica-Therapie in Erscheinung treten, als Folge einer Schädigung der vitamin-synthetisierenden Bakterienflora des Darmes. Symptome dieser Störung können Cheilosis, Stomatitis, Glossitis, Gingivitis, Inappetenz und Meteorismus sein. Es wird daher von mehreren Autoren bei länger dauernder antibiotischer Behandlung eine B-Komplex-Prophylaxe gefordert.

Widmen wir uns jetzt den einzelnen Faktoren der B-Gruppe.

Vitamin B$_1$.

Der Beriberischutzstoff, Vitamin B$_1$ (Aneurin, Thiamin) verhütet die Anhäufung von Brenztrauben- und Milchsäure, die bei Mangelsituationen Nervenschädigungen verursacht. Bei einem extremen Mangel an Vitamin B$_1$ entsteht das unter dem Namen Beriberi bekannte Krankheitsbild, das am besten nach Zufuhr eines B-Komplex-Präparates abheilt.

Am häufigsten wird Vitamin B$_1$ bei Zosterneuralgien verordnet. Zwar werden deren Verläufe nicht abgekürzt, die Schmerzen aber deutlich gemildert. Es ist besonders indiziert bei Zosterfällen in höherem Lebensalter. Bewährt hat sich die tägliche Zufuhr von 100—200 mg Vitamin B$_1$. (Bekannte Präparate sind: Betaxin, Benerva, Betabion; Tabletten zu 5 und 50 mg, Ampullen zu 25 und 100 mg). B$_1$-Hypervitaminosen sind in der Humanmedizin unbekannt, nach wiederholter i.v.-Applikation größerer Dosen wurden gelegentlich anaphylaktische Reaktionen (Asthmaanfälle, Urticaria) gesehen. Wahrscheinlich werden diese Nebenwirkungen durch die Pyrimidinkomponente des Aneurins bedingt. Interessanterweise gibt es auch Vitamin B$_1$-Kontaktekzeme.

Weitere Indikationen für das Vitamin B$_1$ sind Neuritiden und Sulfonamidvergiftungen, lancinierende Schmerzen der Tabiker, RAYNAUDsche Gangrän und Kopfschmerzen nach Lumbalpunktionen.

Mitunter kann auch ein Pruritus durch Vitamin B_1 gebessert werden. Schüler gab Vitamin B_1 zusammen mit Acetylcholin bei Verbrennungen 1. und 2. Grades, bei Erfrierungen, Pernionen und Ulcera crurum, Holz und Lohel wandten beide Stoffe mit gewissem Erfolg in Form von subcutanen Infiltrationen bei der Akrodermatitis chronica atrophicans Herxheimer an.

Vitamin B_2.

Das Vitamin B_2 (Lactoflavin, Riboflavin) greift regulierend in den Eiweiß-, Fett- und Kohlenhydrat-Stoffwechsel ein. Auf Grund seines Vorkommens in der Diaminoxydase, die für den enzymatischen Abbau des Histamins von Bedeutung ist, schloß man auf die Möglichkeit, durch Vitamin B_2 allergische Zustände beeinflussen zu können (Leipold).

Beim Menschen führt Lactoflavinmangel vornehmlich zu Erscheinungen am Epithel, so zu Cheilosis, Perlèche, Rhagaden, Desquamation an den Nasolabialfalten, seborrhoischer Dermatitis, abnormer Rötung der Lippen- und Zungenschleimhaut, Stomatitis und zu Veränderungen am Auge. Eine früher unbekannte B_2-Avitaminose beschrieb Frankland bei Kriegsgefangenen nach dem 2. Weltkrieg. Es handelt sich hierbei um eine trockene oder nässende Dermatitis des Scrotums, des Penis, des Dammes und der Analgegend. Das Endstadium bilden Ulcerationen, hochgradige Ödeme des Genitales und Scrotalgangrän. Todesfälle kommen vor. Besonders chronische Ekzeme des Skrotums vom klinischen Charakter der umschriebenen Neurodermitis in Anatolien besserten sich nach Versagen aller anderen Behandlungsmethoden bei Anwendung von Lactoflavin. Der B_2-Tagesbedarf des Menschen beträgt etwa 2 mg. Therapeutische Vitamin-Tagesdosen von 5—10 mg erwiesen sich als ausreichend.

Günstige Beeinflussung universeller Dermatitiden durch Lactoflavin beobachtete Leipold. Maynard gab mit teilweisem Erfolg Vitamin B_2 bei Psoriasis, veranlaßt durch die gelegentliche Ausbildung psoriasiformer Veränderungen bei B_2-Mangel.

Wulf sah bei chronischen Balanitiden und Scrotalekzemen gute Ergebnisse mit einer Lactoflavin-Behandlung und möchte daher gewisse Fälle dieser Erkrankungen als Abortivformen der von Frankland beschriebenen Avitaminose deuten.

Pantothensäure (Vitamin B_5).

Da das Gewebe der NNR gegen Mangel an Vitamin B_5 (Pantothensäure) empfindlich ist, wurde es als Adjuvans bei NNR-Insuffizienz empfohlen. In der Dermatologie wurde es bei diffusen Alopecien, der Alopecia areata und Pigmentverlust gegeben, jedoch ohne daß sich die in diese Therapie gesetzten Hoffnungen immer erfüllten. Wir haben trotz zahlreicher Versuche der Anwendung von Bepanthen bei den verschiedensten Formen der Alopecie niemals eindrucksvolle positive Ergebnisse gesehen. Örtliche Anwendung einer Bepanthenlösung (Alkohol der Pantothensäure) ist gelegentlich bei Verbrennungen und Cheilitis exfoliativa indiziert. Vitamin B_5 beeinflußt außerdem Porphyrinurien

verschiedener Genese und darauf basierende Lichtdermatosen. Auch das
SJÖGRENsche Syndrom kann durch Pantothensäure gebessert werden.

Pyridoxin (Vitamin B_6).

Das Vitamin B_6 (Adermin, Pyridoxin) spielt eine Rolle im Amino-
säurestoffwechsel. Ob es wirklich für die Pathogenese der seborrhoischen
Hautveränderungen so große Bedeutung besitzt, wie einige Autoren
annehmen, ist noch ungewiß. Ein Vitamin B_6-Präparat ist als Hexobion
im Handel, außerdem gibt es zahlreiche Vitamin B_6-haltige B-Komplex-
präparate. Bei seborrhoischen Hautveränderungen wird Vitamin B_6
auch lokal, ferner beim Lichen ruber planus, bei Röntgendermatitis
und postadolescentärer Acne vulgaris mit wechselndem Erfolg appliziert
(z. B. 100 mg/die — bis insgesamt 3 g).

Vitamin B_{11}.

Das Vitamin B_{11} (Folinsäure, Pteroylglutaminsäure) wurde 1941 von MITCHELL
und Mitarbeitern aus Spinatblättern dargestellt. Die Folsäure ist identisch mit den
Vitaminbezeichnungen Bc, M sowie dem Wachstumsfaktor des Lactobacillus casei.
Sie besteht aus einer Pterin-, Paraaminobenzoesäure- und Glutaminsäure-Gruppe.
In den USA konnte sie 1945 synthetisch hergestellt werden. Alle rasch wachsenden,
sich schnell teilenden Zellen benötigen Folsäure, die als Coferment in denNuclein-
säurestoffwechsel eingreift und den Aufbau des Thymins (evtl. auch des Purin-
ringes) katalytisch beeinflußt. Bei Mangel an Vitamin B_{11} entstehen hyperchrome,
makrocytäre Anämien, Granulo- und Thrombocytopenien. Es wird daher (in
Dosen von 5—50 mg pro die, Präparat: Folinor) bei Leukopenien nach Röntgen-
bestrahlung, bei Perniciosa und Sprue gegeben. Die Perniciosa-Therapie wird
jedoch eine Domäne des Vitamin B_{12} bleiben, da die Folsäure zwar Blutbild und
Knochenmark, nicht aber vorhandene Nervenveränderungen normalisiert. Haut-
und Schleimhautveränderungen bei der Sprue (Stomatitis, ekzematöse Veränderungen, Nageldystrophien) werden durch Vitamin B_{11} gut gebessert.

Gewisse Erfolge sahen wir mit einer Folsäurebehandlung des Erythematodes. Wir gaben 100 mg Formylfolsäure i.m. pro die über längere
Zeit.. Als Initialeffekt war fast immer eine Abblassung der Herde eingetreten. Vereinzelt sprachen stark infiltrierte, succulente Formen der
Erkrankung relativ gut an und heilten teilweise narbenlos ab.

Vitamin B_{12}.

Das Vitamin B_{12} stellt die reine, kristalline Form des Leberprinzips dar.
Es kommt im Leberextrakt vor und enthält auch den Anti-Strangsklerose-Faktor.
Es ist schon in Dosen von 3—6 γ hochwirksam und bessert Perniciosa und Sprue
schlagartig. Das Präparat Pernipur enthält in 1 cm³ 30 γ Vitamin B_{12}, das Präparat
Vitamin B_{12}-Organon in einer Ampulle 15 γ. Die therapeutischen Tagesdosen
liegen etwa zwischen 10 und 30 γ.

ANDREWS und Mitarbeiter, NIEMAND-ANDERSSEN u. a. berichteten
über gute Beeinflußbarkeit der seborrhoischen Dermatitis, bzw. Ekzeme
durch Vitamin B_{12}. BLOQUIAUX und SIMON behandelten allergische
Erkrankungen (Ekzeme, Pruritus vulvae, Neurodermitis, Urticaria)
gleichzeitig mit Folsäure und Vitamin B_{12} und erzielten z. T. recht
günstige Ergebnisse. Auch beim Zoster, Herpes simplex, Erythematodes,
bei Lichtdermatosen und der Rosacea wurde mit unterschiedlichem, z.T
aber gutem Erfolg Vitamin B_{12} appliziert.

Mit „Cytobion" 1000 γ (Merck) konnte Spier bei 6 frischen, z. T. schweren Zosterfällen die Neuralgien durch 2—4 mg(!) Vitamin B_{12} eindeutig coupieren, schon länger bestehende Zosterneuralgien reagieren offenbar schlechter. Eine Patientin mit hochgradiger Lichtempfindlichkeit (ohne Porphyrinurie) benötigte nach einigen mg Vitamin B_{12} keinen Lichtschutz mehr bei fast völliger Normalisierung der Kromayer-Erythemschwelle. Ein Versuch mit hohen B_{12}-Dosen beim Erythematodes (sub)acutus soll berechtigt sein.

Nicotinsäureamid (NSA).

Das Nicotinsäureamid (Pellagra-Schutzmittel, PP-Faktor, Tagesbedarf: 8 bis 23 mg) verhindert die Ausbildung der Pellagra, die übrigens (nach Rille) von Goethe in Südtirol beschrieben wurde. Ursache der Pellagra bei einseitiger Maisernährung ist Tryptophanmangel. Heilung läßt sich daher nicht nur durch NSA, sondern auch durch Tryptophanzufuhr bewirken. Im tierischen Organismus kann Tryptophan in Nicotinsäure umgewandelt werden. Es bestehen also enge Beziehungen zwischen Eiweißstoffwechsel und Vitaminhaushalt. Bei Mangel an NSA wird die Synthese des Protoporphyrins und Einbau des Eisens in den Porphyrinring gestört. Interessanterweise besitzt NSA auch antiallergische und antipruriginöse Eigenschaften, die z. T. auf einen Histaminantagonismus zurückgeführt werden können (von den synthetischen Antihistaminen unterscheidet sich NSA durch sein normales Vorkommen in der Haut). Experimentell läßt sich ein Histaminschock durch gleichzeitige NSA-Injektion verhindern. Wirksame NSA-Präparate sind Nicobion und Benicot (Tabletten zu 0,1—0,2 g, Ampullen zu 0,1 g).

Auf Grund der antiallergischen Wirksamkeit wurden die Erfolge der NSA-Therapie bei allergischen Ekzemen, Heuschnupfen, Urticaria, Prurigo, Serumkrankheit und Erythrodermien herbeigeführt (z. B. Tagesdosen von 100—200 mg). Dainow verwendete erfolgreich eine 4%ige NSA-Salbe, die antipruriginös, keratolytisch und auch keratoplastisch wirkt. Günstige Ergebnisse sollen bei der Dermatitis herpetiformis Duhring durch kombinierte Sulfapyridin- und NSA-Medikation zu erzielen sein.

Nach Angaben verschiedener Autoren ist NSA bei der Lingua nigra pilosa gut wirksam, bzw. auch bei allen mit Porphyrinurie einhergehenden Hauterkrankungen indiziert (Hydroa vacciniformia, polymorphe Lichtdermatosen). Durch NSA beeinflußbar sind weiter: Erythematodes, Xeroderma pigmentosum, Melanosis Riehl, Erythrocyanosis, Eczema solare und Erythema exsudativum multiforme (Beck, Bohnstedt, Ferreira-Marques, Leipold u. a.). Stich empfiehlt bei Porphyrien eine kombinierte Behandlung mit NSA, Vitamin B_2 und B_{11} (z. B.: täglich 2 mal 10 mg Lactoflavin i.m., 3 mal 0,1 g Nikobion per os und 1 Ampulle Nicofol i.v. (enthält u. a. 15 mg Folsäure).

Was unsere Erfahrungen anbetrifft, so haben wir überzeugende Ergebnisse der NSA-Behandlung bei Erythematodes nicht gesehen, ja in einem Falle dieser Krankheit sogar unter der NSA-Behandlung ein Rezidiv beobachtet. Günstig sind jedoch unsere Erfahrungen bei manchen Fällen von Heuschnupfen, mindestens im Sinne der Verminderung der Beschwerden.

Nebenwirkungen der NSA-Therapie sind Müdigkeit, Inappetenz, Erbrechen, Schwindel, Magenbeschwerden, Durchfälle, Speichelfluß und Metallgeschmack. Nach Absetzen von NSA bilden sich diese Symptome in wenigen Tagen zurück. Die Behandlung kann dann mit geringerer Dosierung fortgesetzt werden.

Vitamin H.

Das Vitamin H (Hautfaktor, Biotin) wird von der Darmflora synthetisiert und kommt unter anderem in der Hefe, in Erdnüssen und Schokolade vor. Im rohen Eiweiß ist ein Protein, Avidin, enthalten, das im Körper die Biotinfermente bindet. WILLIAM teilte einen Fall mit, bei dem es nach täglichem Genuß von 10—12 rohen Eiern zur Ausbildung einer exfoliativen Dermatitis kam, die nach Biotin-Applikation innerhalb von 14 Tagen abheilte. Dieser Fall beleuchtet den Avidin-Biotin-Antagonismus recht gut. Ein Vitamin H-Mangel soll die Seborrhoe des Menschen verursachen. In der Tat ließen sich in Tierversuchen durch Biotin-Mangelnahrung schuppende Dermatitiden, Seborrhoe und Alopecie hervorrufen. Gewisse Vitamin H-Erfolge wurden bisher bei der LEINERschen Erythrodermie, bei seborrhoischen Ekzemen, seborrhoischem Haarausfall, bei Furunkulose und Follikulitiden gesehen. Uns sind in eigenen therapeutischen Versuchen mit Vitamin H bei den vorgenannten Hautleiden regelmäßig Erfolge versagt geblieben.

Vitamin C.

Bei Mangel an Vitamin C (Ascorbinsäure), das vor allem in grünen Pflanzen und Citrusfrüchten vorkommt, tritt Skorbut, bei Kindern die MÖLLER-BARLOWsche Krankheit auf. Der Tagesbedarf beträgt ungefähr 50—125 mg Vitamin C. Außer bei den genannten typischen Avitaminosen kommt dem Vitamin C in der Dermatologie noch eine Bedeutung zur Erhöhung der Infektabwehr zu. Letztere hängt wahrscheinlich mit der Bedeutung des Vitamin C für die Synthetisierung der NNR-Hormone zusammen. CHARPY, DUJARDIN u. a. wenden Vitamin C bei Infektionen der Haut und Schleimhäute (Furunkulose, Schweißdrüsenabscesse, Anthrax, Conjunctivitis) an. Auch beim Zoster, bei Verbrennungen und beim Röntgenkater hat sich Vitamin C bewährt (Dosen von 1—2 g/die — ohne Nebenerscheinungen). Nach HAEMEL spricht der Frühjahrsgipfel bei Salvarsan-Schäden und deren günstige Beeinflussung durch Vitamin C-Gaben dafür, daß der Vitamin C-Haushalt für die Ausbildung der Salvarsanschädigungen von Bedeutung ist. Vitamin C-Injektionen vor einer Fieberkur erhöhen die Fieberreaktionen.

DEGOS erzielte sehr gute Erfolge beim Erythema induratum BAZIN mit hohen Dosen von Vitamin C. Bei etwa 15 Fällen können wir dieses durchaus bestätigen. Wir verabfolgten über längere Zeit täglich 3 g Vitamin C, davon 2 g oral und 1 g i.v. Nach Absetzen dieser Behandlung kam es bei einem Teil der Patienten allerdings zu Rezidiven. Gute Ergebnisse lassen sich nach unseren bisherigen Erfahrungen auch mit einer Kombination von Vitamin C und Neoteben erwarten. Eine empfehlenswerte Kombination ist die intravenöse Applikation von Calcium mit Vitamin C in der gleichen Spritze bei Fällen von Erythema exsudativum multiforme und Erythema nodosum; sie führt zweifellos zur raschen Rückbildung der klinischen Erscheinungen.

Vitamin P.

Beim Vitamin P (Citrin, Rutin, Permeabilitätsfaktor: Rhamnoglykosid des Quercetins) scheint nach SCHRÖDER der Vitamincharakter noch nicht unbedingt festzustehen. Vitamin P setzt die Durchlässigkeit aller Zellgrenzflächen herab und erhöht die Festigkeit der Capillarwände. Es wurde daher bei nässenden Ekzemen als Adjuvans, bei Haut- und

Schleimhautblutungen (Purpura senilis, Purpura rheumatica, HENOCH-sche Purpura — nicht aber bei der thrombopenischen Purpura), bei toxischen Exanthemen und bei der Urticaria (bei letzterer zusammen mit Adrenalin) gegeben, und zwar in Dosen von 20—300 mg/die (Präparat: Birutan), ohne daß Nebenerscheinungen auftraten. Weil Vitamin P außerdem die Lichtempfindlichkeit der Haut herabsetzt und die Allgemeinsensibilisierung abschwächt, applizierte man es auch beim Erythematodes (SEROWY, SIEBER) mit z. T. befriedigendem Erfolg. Die Lichtschutzwirkung des Rutins entspricht etwa derjenigen der Sulfonamide. — Wirklich gesicherte Indikationen für Vitamin P in der Dermatologie müssen aber erst noch erarbeitet werden.

Die Besprechung der einzelnen, für die Dermatologie bedeutsamen Vitamine wäre hiermit abgeschlossen. Wir sahen an vielen Beispielen, daß die Vitamine nicht nur Mangelerscheinungen zu bessern vermögen, sondern auf Grund vielfältiger Beziehungen zum Zellstoffwechsel auch pharmakodynamische Wirkungen ausüben. Neue Indikationen haben sich erschlossen, eine kritische Überprüfung der vielen Erfolgsberichte wird aber weiterhin notwendig und sehr viel Arbeit in Laboratorien und Kliniken noch zu leisten sein. Neue Möglichkeiten bahnen sich in der Kombinationsbehandlung mit mehreren Vitaminen an — und wir wollen hoffen, daß die jetzige Situation des „Nicht-ganz-ans-Ziel-Kommens" (WULF) — wie beispielsweise bei der Vitamin D_2-Behandlung des Lupus vulgaris — auch eines Tages überwunden sein wird.

Aus der Univ.-Hautklinik Hamburg (Direktor: Prof. Dr. Dr. J. KIMMIG).

Über die therapeutische Anwendung von Hormonen bei Dermatosen*.

Von

JOSEF KIMMIG.

Über die Wechselbeziehungen des endokrinen Systems mit der Physiologie und Pathologie der Haut wissen wir so wenig, daß man überrascht ist über die Fülle der Literatur, die sich mit der Hormonbehandlung verschiedener Hautkrankheiten befaßt. Um einigermaßen Ordnung in die Mannigfaltigkeit der begründeten und nur zum Teil beweisbaren therapeutischen Beobachtungen mit Hormonen bei Dermatosen zu bringen, sollen zunächst diejenigen Erkrankungen der Haut zusammengestellt werden, bei denen sich eine sichere Beziehung der Krankheit zu inkretorischen Über- bzw. Unterfunktionen nachweisen läßt!

---

* Mit Rücksicht auf das Referat von Prof. SULZBERGER wurden Cortison und ACTH nur am Rande erwähnt.

Schilddrüse.

Ein Krankheitsbild, bei dem Zusammenhänge zwischen Schilddrüse und Haut angenommen werden müssen, ist das Myxödem, wobei alle bisher bekanntgewordenen Formen von diffusem Myxödem, dem disseminierten papulösen Myxödem bis zum Myxoedema circumscriptum tuberosum als echte Stoffwechselstörungen gleichermaßen interessant sind. Die Einlagerung von „Mucin" in die Haut bei Schilddrüsenatrophien wurde um das Jahr 1873 von ORD zum ersten Male beschrieben, aber erst REVERDIN und KOCHER wiesen um das Jahr 1882 darauf hin, daß die nach vollständiger Entfernung der Schilddrüse auftretenden Veränderungen an der Haut mit denjenigen des Myxödems übereinstimmen. Schädigungen der Schilddrüse durch chirurgische Eingriffe, durch Röntgenstrahlen — und wie man seit einigen Jahren weiß —, auch durch radioaktives Jod, können die verschiedensten Formen des Myxödems zur Entwicklung bringen. Wichtige klinische Beobachtungen, bei denen trotz umschriebener Myxödemformen keine Erkrankung der Schilddrüsen nachgewiesen werden können, ließen immer wieder Zweifel aufkommen über den ursächlichen Zusammenhang zwischen Myxödem und Schilddrüse. A. SCHUERMANN geht so weit, daß er das häufige Vorkommen von circumscripten Myxödemen und Erkrankungen der Schilddrüse nur als relativ häufig vorkommendes koordiniertes Syndrom aufgefaßt haben will.

Die Koordinierung von Erkrankungen der Hypophyse und Myxödem ist seit langem bekannt, auch weiß man durch die Untersuchungen von ABRIKOSOFF, daß beim Myxödem morphologisch faßbare Veränderungen an der Hypophyse nachweisbar sind. Die beim Myxödem in allen Fällen vorliegende Vergrößerung der Hypophyse ist durch eine Vergrößerung und Vermehrung der Hauptzellen bedingt. Die Beziehungen zwischen Hypophyse und Schilddrüse über das thyreotrope Hormon, das die Bildung und Ausschüttung des Thyroxins beherrscht, lassen solche koordinierten Syndrome unschwer deuten. Auf Einzelheiten soll weiter unten näher eingegangen werden. HOFF hat einen Patienten beobachtet, bei dem ein Hypophysentumor ein schweres Myxödem zur Folge hatte; die Obduktion ergab, daß der Hypophysentumor eine hochgradige Atrophie der Thyreoidea zur Folge hatte.

Einen besonders interessanten Einblick in die Genese des Myxödems wurde durch die Entdeckung der sog. thyreostatischen Stoffe möglich. Das Methylthiouracil und ähnliche Verbindungen blockieren durch Hemmung bestimmter Fermente die Überführung von Jodid in reaktionsfähiges Jod, den Einbau von Jod in den Phenylring des Tyrosins und ebenso die Umwandlung von Dijodtyrosin in Thyroxin. Das hat zur Folge, daß die Ausschüttung von thyreotropem Hormon aus dem Hypophysenvorderlappen außerordentlich stark aktiviert wird. Das thyreotrope Hormon führt zu einer Proliferation der Schilddrüse und damit klinisch zu einer Struma, die histologisch das Bild einer Struma diffusa parenchymatosa bietet. Unter einer genügend langdauernden Überdosierung von Methylthiouracil kommt es zur Entwicklung umschriebener Myxödemformen.

In einer Arbeit von Kuhlencordt über lokalisiertes Myxödem, Hyperthyreose und Jodstoffwechsel wird darauf hingewiesen, daß für das Vorhandensein eines Myxödems weder eine Struma noch eine Hyperthyreose noch ein Exophthalmus notwendig ist. Bei den von ihm untersuchten Patienten mit umschriebenen Myxödemen konnte dagegen mit der von W. Horst entwickelten Methodik zur Analyse des Jodumsatzes in der Schilddrüse regelmäßig eine Steigerung des interthyreoidalen Jodumsatzes, wie das bei einer erhöhten Aktivität der Hypophyse der Fall ist, nachgewiesen werden. Horst und Harnack weisen ferner darauf hin, daß bei Myxödemen von der Schilddrüse ein biologisch minderwertiges Hormon abgegeben wird.

Ganz allgemein können wir damit feststellen, daß der Zusammenhang zwischen Myxödem und dem Funktionskreis Hypophyse-Schilddrüse sichergestellt ist. Die erfolgreiche Therapie des Myxödems mit Thyroxin läßt meines Erachtens den Schluß zu, daß der Mangel an Thyroxin primär mit den Mucoidablagerungen in der Haut verknüpft ist. Welche Funktion dem thyreotropen Hormon, das bei allen Formen des Myxödems vermehrt ausgeschüttet wird, zukommt, läßt sich zur Zeit noch nicht übersehen. Über die chemischen Eigenschaften des thyreotropen Hormons (TTH) oder des Thyreotropins weiß man nur so viel, daß es ein Glucoproteid zu sein scheint, in dem sich Hexose und Glucosamin nachweisen läßt. Die Frage, ob es ein Thyreoproliferin und ein Thyreosecretin gibt, scheint noch nicht endgültig entschieden zu sein. Unter der Einwirkung von Thyreotropin wird im Follikel ein Ferment aktiviert, das aus Thyreoglobulin Thyroxin in Freiheit setzt. H. A. Gottron und G. W. Korting machen für das Myxoedema circumscriptum besondere Kreislaufverhältnisse verantwortlich. Es gelang ihnen der Nachweis von Sperrarterien im Krankheitsherd; diese Sperrarterien sollen die Ursache für eine Strömungsverlangsamung in der terminalen Strombahn sein, unter der es dann zur Ablagerung von Mucoid kommt. In dem von uns unter der Einwirkung von Thiouracil beobachteten Fall von umschriebenem Myxödem an den Unterschenkeln gelang es nicht, die von Gottron beobachteten Sperrarterien nachzuweisen.

Myxoedema tuberosum circumscriptum.

Ge., E. (Prot. Nr. 4622/1951), geb. 4. 8. 1906, Beruf: Hausgehilfin, hier stationär vom 13. 6. bis 6. 7. 1951.

F. A.: Mutter substernale Struma. 2 Töchter, sollen an M. Basedow leiden.

E. A.: Mit 16 Jahren angeblich Frost in beiden Unterschenkeln und Unterarmen. Seit dieser Zeit sollen die unteren Abschnitte der Unterschenkel bläulichrot verfärbt gewesen sein. Im Februar 1951 Auftreten vermehrten Haarwuchses und umschriebener Schwellungen von Kleinhandtellergröße über den Streckseiten im unteren Drittel beider Unterschenkel.

Spezielle Struma-Anamnese: 1928 Bestrahlung einer Struma. In den folgenden 10 Jahren ständig in ambulanter und stationärer Behandlung wegen hyperthyreotischer Beschwerden.

Diagnose: Myxoedema tuberosum bei einer Grundumsatzsteigerung um 45%. Geringfügiger Exophthalmus. Tachykardie.

Ta., H.: (ambulant 1951), geb. 31. 5. 1905, Beruf: Polizeibeamter.

F. A.: ohne Besonderheiten.

E. A.: Leidet seit 5—8 Jahren unter Erscheinungen einer Hyperthyreose. 1947 erstmalig M. Basedow festgestellt. 1948 Tithen-Kur (4-methylthiouracil, kombiniert mit L-Ascorbinsäure) im Sieveking-Krankenhaus. Am Ende der Kur Auftreten von zunächst roten Flecken über den Streckseiten beider Unterschenkel. Keine subjektiven Beschwerden. Im Laufe der Zeit Vorwölbung dieser zunächst fleckförmigen Veränderungen und Ausbildung eines typischen, knotenförmigen, über die unteren $^2/_3$ und insbesondere die Seitenflächen des Unterschenkels ausgebreiteten Myxoedema tuberosum circumscriptum. Auftreten weiterer Herde über der linken Hüfte und über beiden Großzehen.

Hiesige Behandlung mit Kinetin-Injektionen führt zu einer Verkleinerung und Verhärtung der Erscheinungen.

Lagophthalmus. Ulcus corneae.

Grundumsatzerhöhung $+$ 97%.

Der Nachweis von Hyaluronsäure im myxödematösen Gewebe wurde von ASBOE-HANSEN, GRAIS, WATSON und PEARCE erbracht. Unter der Einwirkung von Hayluronidase scheint es zur Rückbildung des Myxödems zu kommen, eine vollständige Ausheilung ist uns mit den handelsüblichen Hyaluronidase-Präparaten nicht gelungen. Nach dem Absetzen der lokalen Hyaluronidase-Gaben kam es zum Rezidiv.

Über die Herkunft und die Funktion der Mucoide können wir heute sagen, daß die Grundsubstanz aus Mucopolysacchariden und Proteinen besteht. Die Mucopolysaccharide bauen sich aus Hyaluronsäure, Chondroitin- und Mucoitinschwefelsäure auf. Über die wichtigen Beziehungen der Grundsubstanz zu den Androgenen, Oestrogenen und Gestagenen werden wir in dem Kapitel über die Wirkung dieser Hormone auf das Bindegewebe noch näher eingehen.

Die Thyreotropinbildung im Hypophysenvorderlappen und die Abgabe an das Blut scheint weitgehend von der Thyroxinkonzentration im Blut reguliert zu werden. Daneben ist es aber erwiesen, daß der Hypothalamus auf dem Nervenwege über den Hypophysenstiel zu einer vermehrten Produktion von Thyreotropin führen kann.

Werden Ratten starker Kälteeinwirkung ausgesetzt, so kommt es über Thyreotropin zur Thyroxinausschüttung, ein Vorgang, der nicht mehr ausgelöst werden kann, wenn die Verbindung zwischen Hypophyse und Hypothalamus unterbrochen ist.

Diese Befunde sind im Hinblick auf Erkrankungen des Zwischenhirns, unter denen es zur Entwicklung eines Myxödems kommen kann, besonders wichtig. Nach HOFF läßt sich beim Myxödem häufig Parkinsonismus und damit eine sichere Beziehung zum Hirnstamm nachweisen!

Parathyreoidea (Nebenschilddrüse).

Das Parathormon (Parathyrin) beherrscht den Calcium-Phosphatstoffwechsel des Organismus. Eine Verschiebung der Parathormon-Konzentration im Blut hat tiefgreifende Veränderungen im Calcium-Phosphathaushalt zur Folge. So führt eine Verminderung des Parathormons zur sofortigen Phosphat-Retention im Serum und Phosphat-Verminderung im Urin. Das Calcium wird vermehrt im Urin ausgeschieden und der Calciumspiegel im Serum sinkt. Die Ursache für die Verschiebung der Calcium-Konzentration im Serum ist die Änderung des Phosphatgehaltes. Eine Zufuhr von Parathormon bzw. Ansteigen der Parathormon-Konzentration im Serum hat einen Calcium-Anstieg im Serum zur Folge; die Phosphat-Konzentration im Blut sinkt, die

Phosphat-Ausscheidung im Urin nimmt zu. Das Calcium wird aus den Knochen mobilisiert. Eine andauernde vermehrte Calcium-Konzentration unter gesteigerter Parathormon-Ausschüttung hat eine Ablagerung von Calciumsalzen in den Organen zur Folge. In der Haut kann es durch Ablagerung von Calciumsalzen im Bindegewebe zur Kalkpanzerhaut kommen. Ein solcher Casus wurde von HOFF bei einer Ostitis fibrosa generalisata beschrieben! Klinisch kommt es bei fehlendem Parathormon zur Tetanie. Unmittelbare Ursache für die Tetanie ist das Absinken des Calciumspiegels im Blut und in den Geweben. Ein Zusammenhang zwischen dem Parathormon bzw. der Nebenschilddrüse und dem von HEBRA in der Wiener Klinischen Wochenschrift 1872 in klassischer Form beschriebenen Krankheitsbild der Impetigo herpetiformis wurde 1921 von E. SCHARDORN zum ersten Male vermutet. E. SCHARDORN beobachtete die Dermatose bei zwei Patienten, die thyreoidektomiert worden waren und bei denen offenbar die Nebenschilddrüsen mit herausgenommen worden waren. Die Impetigo herpetiformis wird zwar oft bei Graviden beobachtet, sie kommt aber auch bei Nichtgraviden und bei Männern vor! Wir selbst konnten eine Impetigo herpetiformis bei einer Patientin während zweier Graviditäten beobachten.

Zu., H.: geb. 7. 11. 1926 — Ehefrau.

E. A.: 1949 Salvarsan-Dermatitis, hier stationär. Zur Zeit der 2. Aufnahme — 30. 7. bis 9. 10. 1953 — Graviditas mens IV/V (2. Gravidität). Etwa 14 Tage vor der Aufnahme vom Hals ausgehend Exanthem mit geringem Juckreiz. Schuppung. Da Patientin angeblich früher an Psoriasis gelitten hat, wurde außerhalb der Klinik eine Schuppenflechte angenommen und Sal. Vaseline verordnet. Veränderungen des Krankheitsbildes unmittelbar nach der Salbenapplikation mit Entwicklung von peripher wandernden, scharf begrenzten, mit Eiter gefüllten Bläschen, welche insbesondere am Oberschenkel das typische Bild einer Impetigo herpetiformis abgeben. Hypocalcämie von 8,2 mg-%. Nach Behandlung mit Cortison, 1950 mg insgesamt, und AT 10, täglich 3—4mal 5 Tropfen, sowie Calcium gluconicum Abheilung der Erscheinungen. Entbindung am 10. 9. 1953, lebensfrisches Kind. Wiederaufnahme in die Klinik am 1. 2. 1954 mit einem Rezidiv bei Graviditas mens II. Calciumwerte mit 9,1 mg-% noch regelrecht. Verlegung in die Frauenklinik zu einer von dort für richtig gehaltenen Interruptio.

Während der Gravidität im Jahre 1950 konnten die Hauterscheinungen zwar nicht mit Parathormon, aber mit dem ähnlich wirksamen Dihydrotachysterin (AT 10) zur Abheilung gebracht werden. Das Rezidiv während der Schwangerschaft 1953 wurde mit einer kombinierten AT 10-Cortisonkur ausgeheilt! Da man über den Angriffspunkt des Parathormons noch keine gesicherte Vorstellung hat, ist der Entstehungsmechanismus der Hauterscheinungen äußerst schwierig zu erklären. Nach ALBRIGHT und REIFENSTEIN reguliert das Parathormon die Phosphat-Ausscheidung durch die Nieren dadurch, daß es die Rückresorption von Phosphat aus den Nierentubuli hemmt. Das Ansteigen des Phosphatgehaltes im Serum führt zu einer verminderten Calciummobilisierung aus den Knochen. Wie man das Auftreten der Pusteln auf einem entzündlichen Infiltrat mit der verminderten Calcium-Ionen-Konzentration und dem erhöhten Phosphatgehalt in Zusammenhang bringen soll, ist ungeklärt. In jüngster Zeit (1950) hat HALTER das Verhalten von Hautfunktionen unter der Verabreichung von Parathormon experimentell untersucht. Seine Befunde lassen sich nicht aus den Wirkungen von Calcium und Parathormon allein deuten. HALTER denkt an eine mesencephale Steuerung der sekretorischen Ausfallphänomene in Ekzemherden. In diesem Zusammenhang ist es wichtig, wie bereits oben erwähnt, daß es kein übergeordnetes Parathormon gibt, es müßte sich also um einen direkten neuralen Einfluß handeln!

Oestrogene, Androgene, Gestagene und Corticoide. *Wirkungen der Steroidhormone auf den Eiweißstoffwechsel, Fettstoffwechsel, Kohlehydratstoffwechsel und den Mineral- und Wasserhaushalt!*

Bevor wir die Wirkung der Steroidhormone bei einzelnen Hautkrankheiten näher untersuchen, halten wir es für zweckmäßig, das, was über die anabole Wirkung dieser Hormone bisher bekannt geworden ist, kurz zu referieren[1].

Eine experimentell nachweisbare stimulierende Wirkung auf die Synthese von Organeiweiß haben Androgene, Mineralo-Corticoide und Gestagene; die Oestrogene scheinen diese Eigenschaft nur noch sehr wenig ausgeprägt zu besitzen, wogegen die Glucocorticoide den Eiweißstoffwechsel hemmen. Unter der Wirkung von Androgenen kommt es zu einer echten Gewichtszunahme als Ausdruck vermehrter Eiweißsynthese und Eiweißspeicherung. Bei konstant gehaltener Diät läßt sich eine Verminderung der N-Ausscheidung, also N-Retention, nachweisen. Die verminderte N-Ausscheidung erweist sich als eine verminderte Ausscheidung von Harnstoff, gleichzeitig sinkt der Rest- und Harnstoff-N im Blut ab. Bei vermehrtem Eiweißabbau erscheint der Stickstoff der Aminogruppen über die von KREBS abgeklärte Synthese-Anlagerung von $NH_3 + CO_2$ an Ornithin, Bildung von Citrullin, Citrullin $+ NH_3 =$ Arginin, Arginase, Harnstoff und Ornithin, — als Harnstoff. Interessant ist die Tatsache, daß die Stimulierung des Eiweißstoffwechsels vollständig unabhängig von anderen innersekretorischen Vorgängen verläuft, jedenfalls sind Hypophysektomie und Thyreoidektomie ohne Einfluß. Das Maximum der Eiweißstoffwechselwirkung wird beim Menschen bei Tagesdosen von 25 mg Testosteron (JUNKMANN) erreicht, 5 mg bewirken etwa die Hälfte der Maximalwirkung! Die Gesamtgewichtszunahme unter Androgenen ist nur zu etwa 8% auf die „Eiweißspeicherung" zurückzuführen, der Rest erklärt sich durch eine gleichzeitige Retention von Wasser! Die Geschlechtsorgane, Leber, Herz und Niere sind an der Gewichtszunahme bevorzugt beteiligt. Besonders das Gewicht der Niere nimmt außerordentlich stark zu. Neben der Zunahme von Plasma und Intercellulareiweiß kommt es zu einer Vermehrung der Intercellularsubstanzen vom Typus der Glucoproteide.

Die Glucocorticoide wirken hemmend auf die Eiweißsynthese, die N-Ausscheidung im Harn nimmt zu, ganz allgemein kommt also den Glucocorticoiden eine ausgeprägte katabole Wirkung auf den Eiweißstoffwechsel

---

[1] Das Thema wurde von JUNKMANN und LANGECKER auf der letzten Tagung der endokrinologischen Gesellschaft in Goslar ausführlich dargestellt. Die folgenden Ausführungen beziehen sich im wesentlichen auf die Vorträge dieser beiden Autoren, die mir für mein Referat liebenswürdigerweise zur Verfügung gestellt wurden, wofür ich hiermit danken möchte.

zu! Wichtig ist, daß Glucocorticoide die Bildung von Granulationsgewebe hemmen und damit die Wundheilung verzögern. Cortison hat
eine geradezu spezifisch hemmende Wirkung auf die Fibroblasten.

Die Wirkung der Glucocorticoide, insbesondere des Cortisons (Compound E) auf den Kohlenhydratstoffwechsel sind dem Insulin entgegengesetzt. Die Kohlenhydrattoleranz wird unter Cortison herabgesetzt, die
Gluconeogenie, also die Bildung von Zucker aus Eiweiß über Brenz-
traubensäure Milchsäure, dagegen gefördert. Der Cortisondiabetes ist
eine bekannte Erscheinung bei länger dauernder Cortisontherapie! Ein
Teil der Nebennierenrindenhormone sind damit sichere Antagonisten des
Inselapparates! Die Wirkung des adrenocorticotropen Hormons ACTH
ist ähnlich, jedenfalls gelingt es mit ihm, einen Diabetes zu erzeugen. Die
dem Desoxycorticosteronacetat zukommende synergistische Wirkung
gegenüber dem Insulin ist nicht ohne weiteres zu erklären. Hausberger
nimmt an, daß es unter hohen Dosen von Desoxycorticosteronacetat
vielleicht zu einer Hemmung der ACTH-Ausschüttung kommt, die dann
eine verminderte Produktion von Glucocorticoiden zur Folge haben wird,
wodurch die Insulin-Antagonistische Wirkung der Rinde vorübergehend
verringert würde. Die günstige Wirkung des Desoxycorticosteronacetats
beim *Addison* scheint durch seine Wirkung auf den Mineralhaushalt zustande zu kommen, außerdem scheint es über die Katalyse von Phos-
phorilierungsprozessen die Resorption von Zucker und Fett aus dem
Intestinaltractus zu beschleunigen.

Über die diabetogene Wirkung der Androgene, Oestrogene und Gestagene weiß man bisher nur aus Experimenten an partiell pankreatekto-
mierten Tieren, wonach allen drei Hormonen eine schwach diabetogene
Wirkung zukommen soll. Von Lopis und Mitarbeitern wurde bei einem
Tumor der Leydig*schen Zellen* ein Diabetes beobachtet, der nach Junkmann auf diabetogene Wirkung der Androgene zurückgeführt werden
könnte! Das ACTH und die Glucocorticoide hemmen die Umwandlung
der Kohlenhydrate in Fett, ein Mechanismus, der für die Erklärung der
diabetogenen Wirkung der Glucocorticoide von Bedeutung zu sein
scheint.

Wirkung der Steroidhormone auf den Mineralhaushalt. Die Ausscheidung und der dadurch bedingte Verlust an Natrium, das Unvermögen, die
Isosmie im Blut aufrechtzuerhalten, verbunden mit dem Wasserverlust,
und der schnelle Anstieg der Kaliumkonzentrationen nach Adrenalekto-
mien und beim Morbus Addison beweisen uns die beherrschende Stellung
der Corticoide im Wasser- und Mineral-Gleichgewicht des gesamten Organismus. Das Natrium hält normalerweise die Isotonie der extracellulären
Flüssigkeit aufrecht. Wird das Natrium durch die Niere ausgeschieden,
so kommt es zu einem Verlust an extracellulärem Wasser. Das Wasser
wandert teilweise in die kaliumreichen Zellen ab. Das Gewebe verarmt
an Wasser. Ein anderer Wasseranteil wird über die Niere ausgeschieden.
Die Zellen selbst quellen an. Da kein Wasser aus den Geweben an die
Capillaren abgegeben wird, kommt es zur Eindickung des Blutes. Das
Blutvolumen sinkt ab, der Hämatokrit steigt an. Daß unter diesen
Bedingungen schwere Schockzustände die Folge sein können, ist leicht

verständlich. Die Aufrechterhaltung der physikalischen und chemischen Zellkonstanten, die *Homeostasis*, wie das CANNON bereits im Jahre 1929 bezeichnet hat, scheint durch die Corticoide ganz wesentlich beeinflußt zu werden. In Gramm-Äquivalenten ausgedrückt, ist das Verhältnis von Natrium : Kalium : Calcium = 300 : 20 : 10. Der intracelluläre Wassergehalt des Organismus beträgt 50%, der extracelluläre 20%. Mit Corticoiden und Desoxycorticosteronacetat kann der Natrium-Wasserverlust blockiert werden. Über welche Vorgänge Verschiebungen in Elektrolyt- und Wasserhaushalt durch Corticoide zustande kommen, ob es sich um eine direkte Wirkung handelt oder ob die Wirkung sekundär über den Stoffwechsel erfolgt, ist noch vollkommen unbekannt.

Bisher war das Desoxycorticosteronacetat das wichtigste Mineralcorticoid; durch die Entdeckung des Aldosterons von REICHSTEIN ist ein Corticoid bekannt geworden, das eine 25mal stärkere Natrium-Retention und eine 5mal stärkere Mehrausscheidung an Kalium als Desoxycorticosteron zur Folge hat. Die Wasserausscheidung wird dagegen nicht beeinflußt. Wie und auf welche Corticoide die Regulierung des Wasser- und Elektrolyt-Gleichgewichtes in der Nebenniere verteilt ist, ist alles noch unbekannt. Es soll hier auch nur kurz angedeutet werden, welche Verschiebungen durch Ausfall und Verabreichung von Corticoiden eintreten können. Auf einen ganz wichtigen Befund, der durch das Studium des Verhaltens der Mucopolysaccharide gesichert werden konnte, soll noch kurz eingegangen werden. Die Molekülgröße bzw. der Polymerisationszustand der Mucolpolysaccharide (z. B. Hyaluronsäure) ist abhängig von dem Funktionszustand endokriner Drüsen. Die Änderung der Viscosität der hyaluronsäurehaltigen Gewebskittsubstanz, die über das Ferment Hyaluronidase erfolgt, kann durch Cortison und Desoxycorticosteronacetat gehemmt werden. Eine Hemmung der Hyaluronidase bedeutet aber eine Verminderung der Permeabilität durch Erhöhung der Viscosität. Das Desoxycorticosteronacetat kann zwar das Ferment Hyaluronidase auch hemmen, aber durch Verschiebung des Ionengleichgewichtes kann es als Mineralocorticoid die Viscosität der Hyaluronsäure vermindern und dadurch den umgekehrten Effekt erzeugen, nämlich die Permeabilität steigern. Die Verhältnisse sind außerordentlich kompliziert und jeweils abhängig von dem gerade vorhandenen Zustand des Elektrolyt-Wasserhaushaltes. Bei den Oestrogenen scheint es so zu sein, daß sie auf Natrium-Ionen retinierend wirken, es kommt ihnen keine renotrope und keine diuretische Wirkung zu. Das Verhältnis von Natrium zu Kalium im Harn kann von den Oestrogenen nicht beeinflußt werden. Werden Oestrogene über lange Zeit verabreicht, so kommt es zu einer Verringerung von Kalium im Muskel (Haut ?), ohne daß sich der Gehalt an Wasser verändert, woraus sich schließen läßt, daß extracelluläres Natrium retiniert wird. Ein ähnlicher Effekt, wenn auch schwächer, läßt sich mit Progesteron (Gestagenen) erreichen! Den Gestagenen, insbesondere dem Progesteron, kommt eine corticoidartige Wirkung zu, jedenfalls kann man mit ihm eine lebensverlängernde Wirkung beim Nebennierenkranken Tier erreichen. Bei lang andauernder Verabreichung fördert es die Diurese, wirkt Na-retinierend und macht eine leichte Nierenhypertrophie!

Ganz anders verhalten sich die Androgene: Nach LANGECKER bewirken sie eine Hypertrophie der Niere, wirken aber nicht diuretisch, sondern Wasser-retinierend. Der Elektrolyt-Haushalt im Serum bleibt unbeeinflußt, ebenso bleibt das Na + K-Verhältnis im Harn unbeeinflußt. Unter gewissen Bedingungen kann es unter Androgenen zu einem Übergang von Kalium in die Zelle kommen. Eine Beeinflussung der Mucopolysaccharide unter Androgenen ist möglich, und zwar im Sinne einer Vermehrung der Hyaluronsäure, Oestrogen scheint eine gewisse antagonistische Wirkung zu haben. Die sehr interessanten Beziehungen zur Knochenproliferation und dem damit verbundenen Calcium-PO$_4$-Stoffwechsel können hier nur angedeutet werden. Der Elektrolythaushalt der Haut unter dem Einfluß von Androgenen, Gestagenen und Oestrogenen ist noch nicht bearbeitet. Wir halten ein Studium dieses wichtigen Neulandes für dringend notwendig, schon um den klinisch-therapeutischen Befunden eine sichere Unterlage zu geben.

Wirkung von Corticoiden auf allergische Reaktionen. Bevor wir den theoretischen Teil über die Corticoide zum Abschluß bringen, ist es wichtig, daß wir noch auf die in der Literatur oft angesprochene antiallergische Wirkung der Glucocorticoide und des adrenocorticotropen Hormons eingehen. Es ist mit Sicherheit anzunehmen, daß eine direkte Wirkung des Cortisons auf den Ablauf einer Antigen-Antikörper-Reaktion nicht möglich ist. Dagegen scheint eine Aktivierung von Anti-Proteinasen durch Cortison nach Untersuchungen von UNGAR doch sehr wahrscheinlich zu sein. Nach dem Ablauf von Antigen-Antikörper-Reaktionen tritt im Serum eine hochaktive Proteinase, das Plasmin (Tritoinolysin), auf, die die Eigenschaften hat, Proteine bis auf die Stufe von Polypeptiden und Aminosäuren abzubauen. Unter den hierbei entstehenden Polypeptiden treten solche auf, die ähnliche Eigenschaften haben wie das von MENKIN bei entzündlichen Reaktionen nachgewiesene Leukotaxin usw., sowie Substanzen mit histaminähnlichen Eigenschaften. Der Organismus reagiert auf solche Belastungen mit einer Ausschüttung von Cortison, von dem man weiß, daß es Fermente, die ihrerseits die Proteinasen inaktivieren, zu katalysieren vermag. In diesem Sinne scheint dem adrenocorticotropen Hormon über das Cortison eine gewisse antiallergische Wirkung zuzukommen.

Die Anwendung der Steroidhormone bei Dermatosen, bei denen ein Zusammenhang mit hormonellen Störungen vermutet wird. Ein Krankheitsbild, das in seinem gesamten Verhalten, Ablauf und Ausklingen einen Zusammenhang mit der im Rahmen der Pubertät auftretenden Umstellung der inneren Sekretion vermuten läßt, ist die Acne vulgaris.

Nach KYRLE ist die für die Acne charakteristische Comedonenbildung ein Teilsymptom der zur Zeit der Pubertät im ganzen Epidermisbereich, besonders aber ihres Follikelabschnittes, einsetzenden Hyperfunktion des Gewebes. Die wachstumsfördernde Wirkung der Androgene, Oestrogene und Gestagene über die Stimulierung des Eiweißstoffwechsels haben wir im theoretischen Teil ausführlich diskutiert. Über die Wirkung dieser Hormone auf den Fettstoffwechsel ist aber so wenig bekannt, daß wir Zusammenhänge vermuten, aber noch nicht beweisen können. Daß geringfügige Änderungen in der Zusammensetzung des Talgs zur schwersten Comedonenbildung führen können, wissen wir zur Genüge aus der Wirkung von perchlorierten Kohlenwasserstoffen (z. B. Naphthalinen), die auch beim Gesunden obligat zur Comedonenacne führen. So wichtig die Comedonenbildung für die Acne als solche ist, so darf doch nicht übersehen werden, daß zum Bilde der Acne nicht nur die Comedonenbildung gehört, sondern die Folliculitis und die Perifolliculitis im Bild der akuten Acne vulgaris eine entscheidende Stellung einnimmt.   Besonders beachtenswert ist die Tatsache, daß die Seborrhoe mit einer gesteigerten Comedonenbildung sehr häufig gleichzeitig vorkommt. Bei der Acne und bei der Seborrhoe müssen wir deshalb mit Kyrle eine Hyperfunktion im Epithel der Follikel und der Talgdrüsen annehmen. Endlich wäre das Gesamtbild der Acne vulgaris nicht deutbar ohne die stets nachweisbare bakterielle Infektion. Eine ausschließlich hormonelle Behandlung ist deshalb niemals möglich.

Die gute Wirkung der Oestrogene und Androgene bei der Acne vulgaris konnten wir nicht bestätigen, dagegen glauben wir eine gute Wirkung gesehen zu haben von Desoxycorticosteronacetat. Allerdings ist es notwendig, daß Desoxycorticosteronacetat in Dosen von 2 mal 5 mg i.m. pro Woche über mindestens 6 Wochen verabreicht wird. Die Kur kann 2—3 mal wiederholt werden. Der Einfluß von Hormonen auf das Volumen der Talgdrüsen von ovarioektomierten Ratten konnte mit aller

Tabelle 1. *Prozentuale Größenänderung der Talgdrüsen bei ovarioektomierten Ratten nach Hormonbehandlung.*

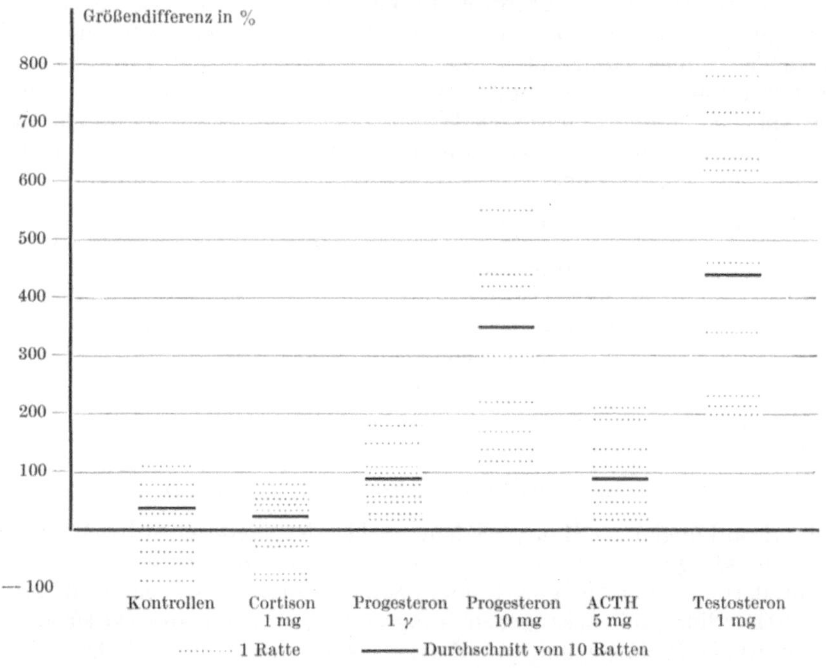

Tabelle aus "Physiology and Biochemistry of the Skin" von St. Rothman, 1954, S. 299

Sicherheit nachgewiesen werden. Danach kommt es unter Progesteron und Testosteron zu einer Vergrößerung der Talgdrüsen um das 8fache. Unter Cortison und ACTH scheint es zu einer leichten Atrophie der Talgdrüsen zu kommen!

Hypertrophien, wie sie im Alter unter dem Bild der seborrhoischen Warzen und der filiformen Papillome aufzutreten pflegen, verschwinden unter Verabreichung von Oestrogenen und Androgenen (Dosierung 2mal 5 mg i.m. pro Woche bzw. täglich 1 mg buccal!). Die im Klimakterium auftretenden umschriebenen Hyperkeratosen (Keratoderma Klimakterii — Haxthausen) sollen sich unter der Verabreichung von Oestrogenen ebenfalls zurückbilden. Da aber die lokale Behandlung — Abtragung mit dem scharfen Löffel — sehr viel schneller und erfolgreicher durchgeführt werden kann, halten wir die hormonelle Therapie nur für die Nachbehandlung für zweckmäßig.

Rosacea.

Die verschiedenen Formen der *Rosacea* — insbesondere der erythematös-papulöse Typus — sollten nach unseren Erfahrungen neben der lokalen Behandlung gleichzeitig mit Desoxycorticosteronacetat 2mal 5 mg i.m./Woche behandelt werden. Die Behandlung mit Oestrogenen und Androgenen halten wir nicht für so sicher, in der Literatur wird aber immer wieder darauf hingewiesen, daß insbesondere bei Frauen mit Dysmenorrhoen und Rosacea gute Erfolge durch die perorale bzw. intramuskuläre Verabreichung von Oestrogenen zu erzielen sind. Bereits nach 6 Injektionen Desoxycorticosteronacetat sahen wir ausgezeichnete Erfolge. Für die gleichzeitige lokale Behandlung hat sich uns das folgende Liniment sehr gut bewährt. Nebenerscheinungen des Desoxycorticosteronacetats bei dieser Dosierung haben wir nicht gesehen. Bekanntlich kommt es unter der Wirkung dieses Hormons zur Retention von Natrium und bei Überdosierung zur Ausbildung von Ödemen (Unterschenkel, Knöchel).

Rezept für die Lokalbehandlung:

Hydrarg. sulf.	1,2
Sulf. praec.	7,5
Ol. olivar.	40,0
Eucerin anhydr.	10,0
Zinc. oxyd./Talcum $\overline{aa}$.	35,0
Ichthyol	10,0

Neurodermitis und Fox-Fordyce*sche Erkrankung.*

Erkrankungen der Haut, bei denen neben der allergischen Reaktionsbereitschaft gleichzeitig neurovegetative Störungen vorliegen, wie die Neurodermitis und die Fox-Fordycesche Krankheit, sprechen oft auf die Behandlung mit Gestagenen (Progesteron) sehr gut an. Dosierung: 2mal 10 mg Proluton i.m. pro Woche, Gesamtdosis 100 mg! Die Anwendung von Testosteron bei Frauen mit chronisch rezidivierenden

Neurodermitiden — 2mal 25 mg pro Woche, Gesamtdosis 250 mg — hat in vielen Fällen ein sofortiges Abklingen der exsudativen Reaktion zur Folge! Die Behandlung der Fox-Fordyceschen Erkrankung muß höher dosiert werden, und zwar möglichst 3mal 10 mg Progesteron/Woche über 6 Wochen, Gesamtdosis 180 mg.

Pruritus vulvae.

Der Pruritus vulvae ist im Hinblick auf die Therapie eine besonders schwierig zu behandelnde Dermatose. Unter der Voraussetzung, daß die Ursache geklärt ist und Diabetes, Trichomonaden, Oxyuren usw. ausgeschlossen werden können, möchten wir bei dieser Erkrankung eine kombinierte Progynon-Proluton-Behandlung empfehlen. Ein Teil der Patienten mit Pruritus vulvae verliert den Juckreiz bereits nach wenigen Injektionen. Am zweckmäßigsten schaltet man sich mit der kombinierten Verabreichung von Progynon-Proluton in den Cyclus ein. Eine Dosierung nach dem folgenden Schema führt schon nach 2—3 Monaten zu einem recht guten Erfolg:

I. Bei gleichzeitigen Cyclusstörungen:

1. und 2. Woche i.m. je 10 mg Progynon B oleosum; 3. Woche i.m. 10 mg Proluton.

II. Bei älteren Patientinnen:

An 5 aufeinanderfolgenden Tagen je 10 mg Proluton. Tritt Besserung ein, so kann die Kur um weitere 5 Tage verlängert werden.

Kraurosis vulvae.

Die beginnende *Kraurosis vulvae,* die in vielen Fällen mit heftigstem Juckreiz vereinigt ist, ist nur hormonell mit einiger Aussicht auf Erfolg zu behandeln. Da es sich bei dieser Erkrankung mit Sicherheit um die Folge eines Oestrogen-Ausfalls, bzw. einer verminderten Ausschüttung von Oestrogenen handelt, ist hierbei die i.m.-Behandlung mit Oestrogenen, und zwar über viele Monate, die Methode der Wahl.

Psoriasis vulgaris.

Die Behandlung der *Psoriasis* mit Hormonen ist immer wieder versucht worden. Die im Schrifttum vorliegenden Erfolge mit Androgenen, Oestrogenen und Gestagenen mögen für einzelne Fälle ihre Gültigkeit haben, eine allgemein gültige Behandlung auf hormoneller Grundlage läßt sich aus dieser Kasuistik von Einzelerfolgen mit Bestimmtheit nicht ableiten. Etwas anders liegen dagegen die Verhältnisse bei den Erfolgen, die mit der Verabreichung von Corticoiden (Desoxycorticosteronacetat) erreicht wurden. Die gleichzeitige Behandlung jener Psoriasisformen, bei der die Psoriasis mit Veränderungen an den kleinen Gelenken im Sinne einer Psoriasis arthropathica einhergeht, insbesondere jener Fälle, bei denen die Psoriasis arthropathica sich im Initialstadium befindet, sprechen sehr oft auf eine kombinierte Vitamin C-Desoxycorticosteron-acetat-Behandlung ebenso gut an wie auf Cortison. Die Behandlung mit

Cortison soll nur für die schwierigsten Fälle vorbehalten werden. Die
Therapie mit Vitamin C-Desoxycorticosteronacetat hat den großen Vorteil, daß Nebenerscheinungen kaum zu erwarten sind und man im allgemeinen mit zwei Kuren, die 4—6 Wochen in Anspruch nehmen,
auskommt. Auch für die Behandlungsweise gilt, daß sie rein empirisch
aufgefunden wurde und daß wir ihr trotz häufig feststellbaren recht
guten Erfolges keine Allgemeingültigkeit zusprechen können!

*Die hormonelle Behandlung der Alopecia areata sowie
der Alopecia areata fere totalis.*

Diese in ihrer Ätiologie noch völlig ungeklärte Erkrankung ist mit
fast allen bisher bekannt gewordenen Hormonen behandelt worden.
Die eindrucksvollsten Wirkungen haben wir gesehen nach der Behandlung mit den übergeordneten Sexualhormonen aus dem Hypophysenvorderlappen, also mit Gonadotropin bzw. Prolan A sowie mit Chorion-
gonadotropin. In zwei Fällen kam es zu einem vollkommen normalen
Wachstum des Kopfhaares und der Körperbehaarung. Die öfters beobachteten Erfolge mit Oestrogenen können vielleicht auf einer ähnlichen
Wirkung beruhen. Eine beweisbare Deutung für die Wirkung der
gonadotropen Hormone und der Oestrogene ist z. Z. nicht möglich.
Es ist nicht mit Sicherheit auszuschließen, daß es sich bei der Wirkung
dieser Hormone gar nicht um eine Wirkung der übergeordneten Sexual-
hormone handelt; vielleicht beruht die Wirkung einer Komponente der
HVL-Hormone, die das Haarwachstum stimuliert und die bisher unbekannt ist; mit dieser Hypothese ließe sich die Wirkung nach der
Verabreichung von Oestrogenen ohne Schwierigkeit in Einklang bringen.
Über den Einfluß der Nebennierenrindenhormone auf das Haarwachstum
läßt sich nur soviel mit Sicherheit aussagen, daß eine Hypersekretion
der Nebennierenrinde zum Hirsutismus führen kann. Dieser Hirsutismus
als Folgeerscheinung einer Nebennierenhyperplasie ist bedingt durch die
Sekretion von Androgenen durch die erkrankten Nebennieren. Bei
Frauen kommt es nicht selten nach parenteraler Verabreichung von
hohen Cortisondosen zum Hirsutismus! Die normale Behaarung der
Axilla und des Mons pubis bei der Frau ist eng verknüpft mit der normalen Funktion der Nebennierenrinde. Die lokale Verabreichung von
corticoiden Hormonen hat mit Sicherheit keinerlei Wirkung auf das
Haarwachstum oder den Haarausfall! Die langdauernde Verabreichung
von adrenocorticotropem Hormon führt zur Hypertrichosis, ein Befund,
der vom CUSHINGschen Syndrom her seit langem bekannt ist. Eine Unterfunktion des HVL, wie das bei der SIMMONDSschen Erkrankung der
Fall ist, bewirkt einen nur sehr spärlichen Haarwuchs, das Haar ist
trocken, außerdem kommt es zum Ausfall der Geschlechtsbehaarung!
Alle diese Beobachtungen reichen nicht aus für die Entwicklung einer
wirklich brauchbaren Therapie der Alopecia totalis. Die Ursachen der
totalen Alopecie sind zweifellos so komplexer Natur, daß eine Deutung
dieser Erscheinung unter dem ausschließlichen Aspekt von hormonellen
Ausfällen sicher dem gesamten Geschehen nicht gerecht wird!

Über den Einfluß der Hormone auf die Durchblutungsstörungen der Haut.

Der Einfluß von Oestrogenen, Androgenen und Gestagenen auf die terminale Strombahn, auf die Capillaren, Arteriolen und Venen ist noch nicht genügend bekannt, als daß man hieraus Schlüsse auf eine hormonelle Behandlung ziehen könnte. Unter der Wirkung von Oestrogenen und Androgenen scheint es zu einer Weitstellung der Gefäße zu kommen, Änderungen der Hauttemperatur unter der Wirkung dieser Hormone sind jedoch nicht exakt reproduzierbar. Die Wirkung der Oestrogene und Androgene auf die Unterschenkelgeschwüre im Sinne einer beschleunigten Abheilung ist eine rein klinische Beobachtung, deren Deutung sehr viele Möglichkeiten zuläßt. Der Einfluß von Corticoiden dürfte dagegen bewiesen sein, zumal wir wissen, daß das Cortison Stoffe, denen bei der Entstehung von Entzündungsvorgängen eine wichtige Rolle zukommt, zu inaktivieren vermag.

Über die Funktion des Acetylcholins und Adrenalins bei der Durchblutung der Haut sind wir ebenfalls noch außerordentlich wenig unterrichtet. Daß es unter der Wirkung des Acetylcholins zu einer Weitstellung der Gefäße kommt, kann jederzeit nachgewiesen werden. Die außerordentlich schnelle Inaktivierung des Acetylcholins durch Cholinesterasen macht eine rein therapeutische Anwendung des Acetylcholins ziemlich illusorisch. Wesentlich wirksamer scheinen Derivate des Acetylcholins zu sein, von denen wir wissen, daß sie durch Cholinesterasen nicht abgebaut werden können oder wenigstens nicht so schnell abgebaut werden („Medolyl").

Die gleichzeitige Anwendung des Acetylcholins mit Verbindungen, die die Cholinesterase spezifisch hemmen, wie z. B. Prostigmin, muß — wenn diese Therapie wirksam sein soll — unbedingt gefordert werden. Die noch wirksameren Cholinesterase-Antagonisten vom Typus der Fluorphosphorsäureester (Diisopropylfluorphosphat) sind in Kombination mit Acetylcholin bei den Indikationen der Dermatologie noch wenig klinisch erprobt.

Die kurze Übersicht, die das, was sich einigermaßen in bezug auf die hormonelle Behandlung von Dermatosen beweisen läßt, zusammenfaßt, hat uns gezeigt, wie weit entfernt wir von einer wirklichen Kenntnis der hormonellen Steuerung, der Biologie und der chemischen Physiologie der Haut noch sind. Ich glaube nicht, daß es ein Gewinn sein dürfte, wenn wir unsere Unkenntnis zu verdecken versuchen, indem wir den Regulator des Wasser-, Mineral-, Fett-, Eiweiß- und Kohlenhydrathaushaltes der Haut und deren Durchblutung in den Hypothalamus verlegen, obwohl wir überzeugt sind, daß diesem Zentrum des vegetativen Geschehens auch für die Haut eine große Bedeutung zukommt. Wichtig ist aber die Tatsache, daß das, was wir wissen über die Zusammenhänge zwischen Haut und Hormonen, ausreicht, um eine kritiklose hormonelle Therapie der verschiedensten Dermatosen vermeiden zu können.

New York University Post Graduate Medical School,
Skin and Cancer Unit and Bellevue Hospital.

Über die Anwendung von ACTH und Cortison in der Dermatologie.

Von

Marion B. Sulzberger.

Wenn ich mich berechtigt fühle, in diesem Rahmen etwas über unsere Erfahrungen mit ACTH und Cortison in der Anwendung bei Dermatosen auszusagen, so nur deshalb, weil wir in den Vereinigten Staaten von Amerika eher und in größeren Mengen mit diesen nützlichen und wertvollen Hormonen arbeiten konnten. Je länger wir uns mit diesen Hormonen des Hypophysenvorderlappens und der Nebennierenrinde beschäftigt haben, um so interessanter und vielseitiger sind sie uns geworden und um so größere therapeutische Anwendungsmöglichkeiten haben sich ergeben.

Für die Dermatologie sind ACTH und Cortison deshalb von besonderer Bedeutung, weil es sich bei ihnen um echte „Schutzhormone" handelt, die besonders schnell und nachhaltig auf das Hautorgan einwirken und es in seiner Schutzfunktion für den Organismus unterstützen können; denn die Haut ist in exquisiter Weise ein Organ des Schutzes und der Adaptation. Ich brauche hier nur an die Schutzfärbung, die Hitze- und Kälteregulierung der Haut zu erinnern sowie alle jene Eigenschaften unseres Hautorgans anzuführen, die den Körper vor dem Eindringen von lebenden und unbelebten Schädlichkeiten der Außenwelt wie eine sichere und zuverlässige Barriere schützen.

Die großen Besserungen, die wir bisher in der Therapie mit diesen Hormonen erzielen konnten, dürfen nicht zu einer kritiklosen Anwendung führen. In falscher Indikation gegeben vermögen sie ebenso großen Schaden anzurichten, wie sie bei kritischer Anwendung oft dramatische Wendungen selbst schwerster Krankheitsbilder herbeiführen können.

So ist die Anwendung von ihnen bei Tuberkulose, Magengeschwüren, Morbus *Cushing*, Osteoporose, Osteomalacie, dekompensierter Herzinsuffizienz und akuten Psychosen streng kontraindiziert, während sie bei Diabetes mellitus, bei hochgradiger Hypertonie und bei Morbus *Addison* möglichst vermieden werden soll.

Auch die Schäden, die während der Behandlung auftreten können, und die weniger im Sinne einer Nebenwirkung oder toxischen Schädigung als vielmehr als Folge der biologischen oder obligaten — aber übermäßigen — Wirkung der Hormone aufzufassen sind, dürfen nicht unterschätzt werden. Die Widerstandsfähigkeit gegenüber Infektionen vieler Art kann deutlich herabgesetzt sein, so daß diese oft unter der Behandlung mit ACTH und Cortison progredient werden können, wobei noch erschwerend hinzukommt, daß diese Progredienz häufig weder vom Patient noch vom Arzt rechtzeitig bemerkt wird. Die Fibroblasten-Proliferation ist deutlich gehemmt; ebenfalls die Regenerationsfähigkeit von Knochen- und Knorpelgewebe. Bei längerer Behandlung mit hohen Dosen kann es bei Frauen zu schweren Cyclusstörungen kommen, bei jüngeren Patienten können manchmal Potenz und Libido abnehmen. Desgleichen muß bei lang anhaltender hoher Dosierung mit der Möglichkeit eines dem Morbus *Cushing* ähnlichen Syndroms mit Vollmondgesicht, Acne, Striae und Hirsutismus gerechnet werden.

Aus diesen Gründen sollte man eine Behandlung mit ACTH und Cortison nur wirklich dann durchführen, wenn diese *unbedingt* erforderlich ist und das Krankheitsbild so schwer ist, daß keine anderen Maßnahmen mehr zum Ziele führen. Bei der Festsetzung der Dosishöhe ist zu bedenken, daß man nicht in jedem Falle versuchen soll, mit enorm hohen Dosen die Krankheit sofort 100%ig zu bändigen. Gerade die überhöhte Dosis steigert die Gefahren dieser Therapie beträchtlich. Uns genügt es bei manchen schweren Krankheitsbildern vollauf, wenn wir mit einer gut vertragenen Dosis die Krankheit zu 75% unterdrücken können, wie es z. B. beim Pemphigus vulgaris häufig der Fall ist. Mit Fortsetzung dieser Dosis halten wir den Patienten nicht nur lebensfähig, sondern er kann seinem Beruf und seinem Privatleben wieder nachgehen, selbst wenn er noch einige Resterscheinungen aufweist. Falls möglich, senken wir die Dosis laufend, bis wir entweder bei der Erhaltungsdosis angelangt sind oder der Patient keiner weiteren Behandlung mehr bedarf.

Bei unseren Patienten, die über längere Zeit unter dieser Hormonbehandlung, die zumeist ambulant durchgeführt wird, stehen, führen wir laufend Kontrollen des Blutdrucks, des Körpergewichtes, der Nierenfunktion und des psychischen Verhaltens wie überhaupt der allgemeinen Gemütsverfassung durch. Neuerdings kontrollieren wir auch wiederholt den Blutcalciumspiegel. Bei älteren Personen darf die Gefahr einer hochgradigen Knochenentkalkung nicht unterschätzt werden, so daß gelegentliche Knochenkontrollen unbedingt zu empfehlen sind.

Die laufende Bestimmung und Überprüfung der Steroidhormonausscheidung im Urin halten wir ebensowenig für erforderlich wie eine häufige Kontrolle der Eosinophilen im Blut. Wichtig aber ist eine kochsalzarme Diät, die hingegen besonders kaliumreich gehalten werden muß, so daß es evtl. zweckmäßig ist, dem Patienten zusätzlich Kaliumchlorid per os zu geben. Droht eine Infektion, so sparen wir nicht mit Antibioticis.

Bei wirklich schweren Krankheitsbildern darf man vor evtl. unerwünschten Erscheinungen infolge hoher Dosierung nicht zurückschrecken. Es erscheint mir sinnvoller, einen Patienten mit einem schweren Pemphigus vulgaris am Leben zu erhalten, selbst auf die Gefahr eines therapeutisch provozierten Diabetes mellitus hin, als ihn aus Furcht vor diesem möglichen Diabetes ohne Behandlung an seinem Pemphigus ad exitum gehen zu lassen.

Bei schweren Psychosen als Nebenerscheinung der ACTH- oder Cortisontherapie hat sich uns in vielen Fällen der Elektroschock gut bewährt.

Ein Patient von mir, ein Advokat, litt an einem sehr schweren *Pemphigus*. Wir mußten ihm heroische Dosen von ACTH und Cortison verabreichen, um sein Leben zu retten. Wir gaben pro Tag 1000 bis 1200 mg Cortison und zusätzlich 150 i E ACTH. Der Pemphigus reagierte gut, der Allgemeinzustand besserte sich wesentlich, aber der Patient bekam eine schwere Psychose, bedrohte Ärzte und Pflegepersonal tätlich, so daß wir ihn auf eine geschlossene Abteilung verlegen mußten. Wegen des Pemphigus durfte die Therapie unter keinen Umständen unterbrochen werden, sondern mußte in alter Höhe weitergeführt werden. Wir behandelten den Patienten deshalb mit einem Elektroschock. Darauf verschwand die Psychose sehr rasch, und der Patient bekommt heute seit 4 Jahren täglich nur noch 40 mg Cortison. Er ist ein angesehener, erfolgreicher Advokat und lebt sehr glücklich mit seiner Familie. Das ist ein einzelner Fall, aber wir konnten mehrere dieser Art beobachten, wenngleich auch nicht alle so schön und gut reagierten.

Der Arzt steht bei *schweren, keineswegs aber lebensbedrohlichen* Krankheiten oft vor der schweren Entscheidung, ob er ACTH und Cortison geben soll, von denen er weiß, daß sie dem Patienten nur helfen, so lange sie gegeben werden, wo die Wirkung aber aufhört, sobald das Medikament wieder abgesetzt wird. Ich denke hier z. B. an jene unglücklichen Fälle von ausgedehnter *atopic dermatitis* (spätexsudatives Ekzematoid Rost), die jeder Therapie trotzen und bei denen viele Patienten sich den Luxus einer Höhenklimakur oder Wüstenklimakur nicht ohne weiteres auf die Dauer leisten können. Hier gelingt es oft, durch ACTH oder Cortison den Hautzustand wieder so zu bessern. daß die gewöhnlichen Lokaltherapeutica vertragen werden und die Haut wieder normal auf diese reagiert. Ich glaube, in ausgewählten Fällen dieser Krankheit kann man die Anwendung dieser Hormone verantworten, und ich möchte hier ein Wort meines Freundes Stephan Rothman anführen, das der Situation vielleicht am ehesten gerecht wird: „Wir dürfen nicht vergessen, daß viele Krankheiten zwar das Leben nicht nehmen, es aber vollständig ruinieren!“ Hier also sollte der Arzt eingreifen und versuchen, das Leben wieder lebenswert zu machen.

Bei der Besprechung der Dosishöhe muß ausdrücklich darauf hingewiesen werden, daß es von eminenter Bedeutung ist, auf welchem Wege die Hormone dem Patienten zugeführt werden. Beim ACTH ist die sparsamste Medikation die Dauertropfinfusion über 6—8 Std. pro Tag. Man benötigt nur etwa $^1/_5$—$^1/_3$ der intramuskulär erforderlichen Dosis. Will man den gleichen Effekt mit peroral verabreichtem Cortison erzielen, so sind manchmal etwa 20—40 mg Cortison pro 1 mg (1 i E) ACTH erforderlich. Unter Berücksichtigung dieser Verhältnisse kann man die Kosten dieser Hormonbehandlung erheblich variieren. Ein Nachteil der Dauertropfinfusionsbehandlung mit ACTH liegt nur darin, daß diese stationär durchgeführt werden muß.

Es ist selbstverständlich, daß die ACTH-Behandlung nur bei ansprechungsfähiger Nebennierenrinde in Betracht kommt. Hier gibt der vor Beginn der Behandlung durchgeführte *Thorn*-Test (25 iE ACTH i.m., Kontrolle der Eosinophilen nach 4 Std.) genauen Aufschluß.

Die größten Erfahrungen haben wir selbst bisher mit Cortison sammeln können. Auf Grund unserer Erkenntnisse möchte ich betonen, daß die Frage des Erfolges oft lediglich eine Frage der Dosishöhe ist. Diese ist wiederum individuell außerordentlich wechselnd und darüber hinaus bei jedem Krankheitsbild verschieden. Während man die *atopic dermatitis* (spätexsudatives Ekzematoid) und *Erythrodermien* verschiedener Genese oft schon mit 50—100 mg pro Tag gut beeinflussen kann, gelingt dieses bei schweren Pemphigusfällen gelegentlich erst nach 1000 mg oder mehr. Diese hohe Anfangsdosis muß selbstverständlich bald reduziert und in die Erhaltungsdosis übergeführt werden. Diese läuft dann evtl. über viele Monate oder Jahre, selbstverständlich unter laufender Durchführung aller erforderlichen Kontrollen. In dieser Zeit der lang andauernden Erhaltungsdosis kann es immer wieder einmal zu oft unerklärlichen Rückfällen kommen. Dann muß die Dosis sofort erhöht werden, um schließlich wieder bis auf die Erhaltungsdosis abzufallen.

Ich glaube, daß man sich klar vor Augen halten muß, *daß weder Cortison noch ACTH wirklich heilen können.* Beide Hormone können lediglich die Symptome der Krankheit unterdrücken und geben während dieser Zeit dem Organismus Gelegenheit, mit der Krankheit selbst fertig zu werden. Am glücklichsten erscheint mir daher für die Wirkungsweise von ACTH und Cortison die Bezeichnung „Morbostase" oder „Nosostase".

Nach unseren Erfahrungen vertragen sich beide Hormone mit allen anderen Medikamenten unserer bisherigen Therapie. Trotz dieser Hormonbehandlung verlieren wir auch heute noch immer wieder Patienten mit Pemphigus, aber wir selbst überblicken schon eine größere Anzahl von Fällen, deren Leben durch ACTH oder Cortison erhalten wurde und die ohne diese Hormone bereits seit vielen Jahren nicht mehr am Leben wären.

Unsere Erfolge bei der *Alopecia areata* sind leider wenig ermutigend. Zahlreiche Patienten bekamen zunächst ihren vollständigen Haarwuchs wieder, aber dieser blieb stets nur so lange, wie wir die Therapie fortsetzten. Anscheinend nützt es auch nichts, wenn man diese Therapie über Jahre hin durchführt.

Es tauchte schon früh der Gedanke einer Lokalapplikation von Cortison auf. Diese hat vollständig versagt. Hingegen erwies sich später das Hydrocortison, auch als Compound F bekannt, als wirksam. In umfangreichen Selbstversuchen an uns und unseren Patienten fanden wir, daß man praktisch beliebig hohe Dosen von Hydrocortison in die Haut einreiben kann, ohne daß es zu einer Erhöhung der Steroidausscheidung im Urin kommt. *Wir können also mit diesem Hormon eine wirklich gezielte Hauttherapie betreiben, und ich möchte sagen, wir besitzen in ihm eines der brauchbarsten lokal und extern anwendbaren Medikamente, das wir je besaßen.* Leider sind die bisher vorhandenen Mengen sehr gering und der Preis entsprechend hoch. Wir sahen bei keinem Fall Reizungen oder Sensibilisierung. In der lokalen Anwendung des Hydrocortisons sahen wir gute Erfolge bei der *atopic dermatitis, Neurodermitis*, beim *Ekzem*, besonders beim *Kinderekzem, Augenlidekzem* und *Gehörgangsekzem* beim *Pruritus ano-genitalis*, hingegen keinerlei Beeinflussung der *Alopecia areata* oder des *Pemphigus vulgaris*.

Das Studium dieser Hormone wird unserem Fach auch in der Zukunft viel Interessantes und Fruchtbares bringen, denn wir sind erst am Anfang und wissen im Grunde noch recht wenig. *Bei der weiteren Erforschung muß die Dermatologie der Schrittmacher sein, denn es handelt sich bei ACTH und Cortison um ein Schutzhormon, und das von uns ärztlich betreute Organ ist das Schutzorgan par excellence.*

Aus der Dermatologischen Klinik der Harvard-Universität,
Massachusetts General Hospital, Boston, Massachusetts, USA.
(Direktor: CHESTER N. FRAZIER, M. D.)

Fortschritte in der Diagnose und Behandlung des Pemphigus.

Von

WALTER F. LEVER.

In den letzten Jahren sind beachtliche Fortschritte in der Diagnostik und Behandlung des Pemphigus gemacht worden. Die Beobachtung von CIVATTE — seither von vielen bestätigt — , daß die Pemphigusblase ein charakteristisches histologisches Aussehen besitzt, hat es zum ersten Male möglich gemacht, objektiv zu bestimmen, ob bei einem Patienten ein Pemphigus vorliegt. Die Einführung des ACTH und des Cortisons in die Behandlung des Pemphigus hat die Prognose dieser ernsten Krankheit sehr verbessert.

I. Klinisches und histologisches Bild des Pemphigus.

Vier Arten des Pemphigus kommen vor: *Pemphigus vulgaris, Pemphigus vegetans, Pemphigus foliaceus*, und *Pemphigus erythematosus*. Alle vier Arten des Pemphigus zeigen das charakteristische histologische Bild für Pemphigus, nämlich *Akantholyse*.

In Wirklichkeit gibt es aber nur zwei Arten des Pemphigus, nämlich Pemphigus vulgaris und Pemphigus foliaceus; denn der Pemphigus vegetans ist eine Variante des Pemphigus vulgaris, die bei Patienten mit erhöhtem Widerstand gegen die Krankheit vorkommt. Der Pemphigus erythematosus stellt entweder eine Anfangsform oder eine abgeschwächte Form des Pemphigus foliaceus dar. Das Überwechseln eines Pemphigus vulgaris in einen Pemphigus foliaceus habe ich nie gesehen und glaube auch nicht, daß es vorkommt.

Neben dem wahren Pemphigus gibt es noch zwei Krankheiten, die früher allgemein als Formen des Pemphigus angesehen wurden und selbst heute noch von manchen so betrachtet werden. Diese zwei Krankheiten zeigen aber keine Akantholyse und unterscheiden sich auch in anderen Gesichtspunkten vom wahren Pemphigus. Ich habe sie daher als Pemphigoide bezeichnet. Es handelt sich um das bullöse Pemphigoid und das gutartige Schleimhaut-Pemphigoid, das auch als Pemphigus conjunctivae bekannt ist.

1. Phempigus vulgaris. Beim Pemphigus vulgaris sind die Blasen auf der Haut gewöhnlich von Anfang an schlaff. Gelegentlich sind sie im Beginn prall, aber sie werden schlaff, sobald sie sich vergrößern. Die Blasen platzen leicht und werden daher nie sehr groß. Die Erosionen, die dann entstehen, vergrößern sich durch fortschreitende Ablösung der Epidermis an der Peripherie der Erosionen. Im fortgeschrittenen Stadium der Krankheit sieht man daher ausgedehnte Erosionen und nur wenige Blasen.

Der Pemphigus vulgaris beginnt oft mit Blasen und Erosionen an der Mundschleimhaut und kann für viele Monate auf die Mundhöhle beschränkt bleiben. Im vorgeschrittenen Stadium der Krankheit sind der Mund und das Lippenrot gewöhnlich schwer befallen. Bevor ACTH und Cortison bekannt waren, endete der Pemphigus vulgaris fast immer tödlich.

Die histologische Untersuchung macht es verständlich, warum die Blasen des Pemphigus vulgaris so leicht platzen und zur Bildung ausgedehnter Erosionen führen. Die Blasen bilden sich innerhalb der Epidermis, gewöhnlich direkt über der Basalzellenschicht, auf Grund einer Degeneration der epidermalen Zellen. Die Zellen in den befallenen Stellen der Epidermis verlieren ihre intercellulären Brücken und somit ihren Zusammenhang. Dieser Verlust des Zusammenhanges zwischen den epidermalen Zellen, welcher mit dem Worte Akantholyse bezeichnet wird, führt zur Bildung von Spalten und weiterhin zu Blasen. Der Grund, daß die Blasen sich in suprabasaler Schicht und nicht zwischen der Epidermis und der Dermis bilden, mag darin liegen, daß der Zusammenhalt zwischen der Basalzellenschicht und der Dermis nicht durch intercelluläre Brücken gebildet wird, sondern durch ein Verflechten von Wurzelfüßchen der Basalzellen mit einem Netzwerk von Gitterfasern. Die Epidermiszellen, die die Blasenhöhle umgeben, haben gewöhnlich ihre intercellulären Brücken und somit ihren Zusammenhang untereinander verloren. So sieht man dann einzelne Epidermiszellen und auch Gruppen von Epidermiszellen innerhalb der Blase liegen. Die Anwesenheit solcher Zellen in den Blasen des Pemphigus ist die Grundlage von Tzancks cytologischem Test. Dieser Test besteht in der Anfertigung eines Abstrichs von dem Boden der Blase, der dann mikroskopisch untersucht wird. Tzancks Test ist nützlich für eine schnelle, vorläufige Diagnose des Pemphigus; aber das Resultat sollte in allen Fällen durch die Probeexcision einer Blase bestätigt werden.

2. Pemphigus vegetans. Der Pemphigus vegetans beginnt und endet meistenteils als Pemphigus vulgaris und unterscheidet sich vom Pemphigus vulgaris nur dadurch, daß manche Erosionen mit papillomatösen Vegetationen heilen. In seltenen Fällen zeigt der Pemphigus vegetans in seinem Frühstadium Pusteln statt schlaffer Blasen. Diese Variante, zuerst von Hallopeau als *pyodermite végétante* beschrieben, kann einen chronischen und gutartigen Verlauf nehmen.

Histologisch zeigen die Blasen des Pemphigus vegetans und die Pusteln der *pyodermite végétante* genau so wie die Blasen des Pemphigus vulgaris Akantholyse in den unteren Lagen der Epidermis. Eosinophile Zellen sind besonders in den

Pusteln der *pyodermite végétante* zahlreich. Die Vegetationen zeigen sowohl beim Pemphigus vegetans als auch bei der *pyodermite végétante* beträchtliche Hyperplasie der Epidermis mit intraepidermalen Abscessen, die fast ausschließlich aus Eosinophilen bestehen.

3. Pemphigus foliaceus. Beim Pemphigus foliaceus sieht man im Frühstadium gewöhnlich Blasen. Manchmal fehlen sie aber. Die Blasen sind klein und schlaff. Sie sind oberflächlicher gelegen als beim Pemphigus vulgaris und führen daher nicht zu Erosionen, sondern nur zu einer Exfoliation der oberen Epidermis. Man sieht von Anfang an nicht nur Blasen, sondern auch erythematöse Flächen mit Schuppen, serösem Exsudat und Krusten. Die erythematösen Flächen vergrößern sich durch periphere Ausdehnung und können schließlich die ganze Hautoberfläche einnehmen. Die Mundschleimhaut ist nur sehr selten befallen. Der Verlauf des Pemphigus foliaceus ist gewöhnlich sehr chronisch. Die Mortalität war, selbst bevor ACTH und Cortison angewandt wurden, nicht so hoch wie beim Pemphigus vulgaris und belief sich in unserer Serie von 30 Fällen auf 60%. Es waren besonders die älteren Patienten, die starben, während jüngere Patienten gewöhnlich am Leben blieben.

Die histologische Untersuchung ergibt, daß die Akantholyse nicht wie beim Pemphigus vulgaris in den unteren Lagen der Epidermis stattfindet, sondern in den oberen Lagen, hauptsächlich unterhalb der Hornschicht. Dort führt die Akantholyse entweder zur Bildung von subcornealen Blasen oder, was häufiger ist, zur Abhebung der obersten Epidermisschichten ohne Blasenbildung. Abgelöste akantholytische Epidermiszellen kann man in den Epidermisspalten vielerorts sehen.

4. Pemphigus erythematosus. Pemphigus erythematosus oder *Senear-Usher*-Pemphigus ist meiner Ansicht nach entweder ein Frühstadium oder eine abgeschwächte Form des Pemphigus foliaceus. Die Mitte des Gesichtes ist oft befallen.

Histologisch besteht kein Unterschied zwischen dem Pemphigus erythematosus und dem Pemphigus foliaceus.

5. Bullöses Pemphigoid. Die Krankheit, die vom Pemphigus vulgaris vor allem unterschieden werden muß, ist das bullöse Pemphigoid. Dieses wird von der französischen Schule als eine Variante der Dermatitis herpetiformis angesehen, während viele Dermatologen, besonders in Mitteleuropa, es als identisch mit dem Pemphigus vulgaris betrachten, obwohl das klinische und histologische Aussehen sowie die Prognose vom Pemphigus vulgaris recht verschieden sind. Meiner Ansicht nach stellt das bullöse Pemphigoid weder eine Dermatitis herpetiformis noch einen Pemphigus dar, sondern eine Krankheit ganz für sich.

Frisch eruptierte Blasen sind beim bullösen Pemphigoid nicht schlaff wie beim Pemphigus vulgaris, sondern prall und können ziemlich groß werden. Wenn sie platzen, vergrößern sich die resultierenden Erosionen nicht, sondern heilen recht schnell ab. So kommt es, daß während des ganzen Krankheitsverlaufes Blasen das klinische Bild beherrschen und die Erosionen, im Gegensatz zum Pemphigus vulgaris, selten ausgedehnt sind. Die Mundschleimhaut ist oft gar nicht befallen; wenn sie befallen ist, sind die Blasen klein und spärlich. Viele Patienten sind in vorgerücktem Alter, und manche sind Kinder, was besonders betonenswert ist, da der Pemphigus vulgaris nie im Kindesalter vorkommt. Der allgemeine Gesundheitszustand ist gewöhnlich nicht sehr beeinträchtigt, und die Prognose ist gut mit der Ausnahme von alten Patienten, bei denen es durch allgemeine Schwäche zum Tode kommen kann. Die Dauer der Krankheit beträgt gewöhnlich mehrere Jahre, während dieser Zeit kann es zu Verbesserungen und Verschlimmerungen kommen. Im Gegensatz zur Dermatitis herpetiformis findet man keine charakteristische Verteilung der Efflorescenzen, keine Gruppierung und außerdem keine Beeinflussung durch Sulfapyridin.

Die histologische Untersuchung ergibt, daß die Blasen sich subepidermal durch Ablösung der Epidermis von der Dermis ohne Akantholyse bilden. Während frische Blasen immer subepidermal gelegen sind, können ältere Blasen durch Regeneration der Epidermis am Boden der Blase entweder teilweise oder vollständig innerhalb der Epidermis gelegen sein.

6. Gutartiges Schleimhaut-Pemphigoid.

Das gutartige Schleimhaut-Pemphigoid, als Pemphigus conjunctivae bekannt, zeichnet sich durch Blasen und Erosionen an den hautnahen Schleimhäuten aus. Die Bindehaut und die Schleimhäute des Mundes, der Kehle, der Speiseröhre, des Anus, der Vulva und des Penis können befallen sein. In der Hälfte der Fälle ist auch die Haut in den Krankheitsprozeß einbezogen. Wenn die Bindehaut ergriffen ist, was nicht immer der Fall ist, resultieren stets Narben. Manchmal findet man Vernarbung auch an anderen Schleimhäuten und auf der Haut. Vernarbung gibt also dieser Krankheit ihr eigenes Gepräge.

Histologisch bilden sich die Blasen subepidermal ohne Akantholyse.

So ist also der sog. Pemphigus conjunctivae kein wahrer Pemphigus, sondern ein Pemphigoid.

II. Behandlung des Pemphigus.

Alle Formen des Pemphigus wie auch die beiden Pemphigoide sprechen auf ACTH oder Cortison gut an, vorausgesetzt, daß man hinreichende Mengen gibt. In schweren Fällen muß die Dosis hoch sein. Wenn hoch genug dosiert wird, findet man, daß gewöhnlich nach drei bis vier Tagen keine neuen Blasen mehr erscheinen. Die Behandlung muß über mehrere Wochen fortgesetzt werden, um die bestehenden Efflorescenzen zur Abheilung zu bringen. Die Wirkung des ACTH oder Cortisons ist nur von kurzer Dauer. Um einen Rückfall zu vermeiden, muß man daher ACTH oder Cortison entweder ununterbrochen oder in Kuren in gewissen Abständen geben.

Resultate.

Von April 1950 bis März 1953 wurden insgesamt 19 Patienten mit Pemphigus in die Hautabteilung der Harvard-Universität aufgenommen. Die Diagnose wurde bei allen Patienten histologisch bestätigt. Alle wurden mit ACTH oder Cortison behandelt.

Ich werde erst kurz über unsere Resultate berichten und dann unsere Schlußfolgerungen über die Wahl zwischen ACTH und Cortison, die Dosierung und die Vermeidung von Nebenwirkungen geben.

Unter unseren 19 Patienten waren 10 Patienten mit Pemphigus vulgaris, 1 Patient mit Pemphigus vegetans und 8 Patienten mit Pemphigus foliaceus (s. Tab. 1).

Tabelle 1. *Resultate der Behandlung.*

Diagnose	Patient	Klinischer Zustand zu Beginn der Behandlung[1]	Dauer der Behandlung (einschl. Perioden ohne Behandlung) Monate	Zeit seit dem letzten Krankenhausaufenthalt Monate	Zeit seit der letzten Behandlung Monate	Jetziger klinischer Zustand[1] (15. Juni 1954)	Zeit seit der letzten Krankheitserscheinung Monate	Nebenwirkungen[2]	Bemerkungen
P. vulgaris	B. A.	+++	44	9	5	0	6	U.d., Tbc., Ps., Wb.	
	E. S.	+++	8	42	38	0	37	—	
	C. C.	+++	42	2	unt. Behandl.	(+)		—	
	A. M.	++++	42	1	unt. Behandl.	+		Ps.	
	M. G.	++	28	2	unt. Behandl.	+		—	
	E. C.	+++	20	Gestorben				Wb. Seps.s	Tod durch Sepsis
	M. M.	++	23	20	unt. Behandl.	(+)		—	
	E. M.	+	1,5	22	22	0	22	—	
	M. S.	+	12	20	12	0		—	
	M. N.	+	5	11	9	0	11	—	
P. vegetans	H. S.	++	45	7	2	0	2	—	
P. foliaceus	H. C.	++++	17	31	31	0	32	—	
	W. K.	++++	20	23	23	(+)		—	
	J. M.	+++	19	Gestorben				—	Tod durch Coronarthrombose
	F. A.	++	12	Gestorben					Tod durch Pemphigus, n. Aussetzen d. Behdlg.
	M. W.	++	36	21	unt. Behandl.	(+)		—	
	J. F.	++++	25	Stationär	unt. Behandl.	++		Wb.	
	E. R.	++++	20	9	6	0	9	Wb. Ps.	
	M. J.	++	16	10	unt. Behandl.	+		—	

[1] *Zustand des Patienten.*
++++ sehr weite Ausbreitung　　+ wenig Ausbreitung
+++ weite Ausbreitung　　(+) sehr wenig Ausbreitung
++ mäßige Ausbreitung　　0 erscheinungsfrei

[2] *Nebenwirkungen.*
U.d. Ulcus duodeni　　Ps. Psychose
Tbc. Lungentuberkulose　　Wb. Wirbelbruch

Von unseren 10 Patienten mit Pemphigus vulgaris waren bei der letzten Untersuchung, am 15. Juni 1954, 5 Patienten erscheinungsfrei und bedurften keiner Behandlung, während 4 einige Efflorescenzen hatten und ambulatorisch kleine Dosen entweder von ACTH oder Cortison erhielten. Ein Patient war leider, obwohl der Pemphigus gut auf die Behandlung angesprochen hatte, an einer Staphylokokken-Sepsis verstorben, die während der Behandlung mit ACTH-Gel auftrat und zweifellos damit im Zusammenhang stand.

Es hat den Anschein, daß, je früher die Behandlung eingeleitet wird, desto weniger Zeit erforderlich ist, den Pemphigus zu einer länger anhaltenden Abheilung zu bringen. Drei Patienten, die im Frühstadium der Krankheit zur Behandlung kamen, brauchten im Durchschnitt nur über sechs Monate behandelt zu werden und sind durchschnittlich seit 14 Monaten ohne Behandlung erscheinungsfrei. Dagegen mußten die 6 Patienten, die bereits einen schweren Pemphigus vulgaris hatten, als die Behandlung einsetzte, bisher im Durchschnitt schon über 31 Monate behandelt werden — worin allerdings die behandlungsfreien Intervalle eingerechnet sind. Von den 6 Patienten, die einen schweren Pemphigus vulgaris hatten, sind 4 Patienten noch in ambulanter Behandlung. Nur 2 sind ohne Behandlung erscheinungsfrei, einer seit 5 Monaten und der andere seit 38 Monaten.

Der eine Patient mit Pemphigus vegetans wurde während den vergangenen vier Jahren mehrmals mit gutem Erfolge behandelt und ist in den letzten zwei Monaten ohne Behandlung erscheinungsfrei geblieben.

Unter unseren 8 Patienten mit Pemphigus foliaceus war die Krankheit bei 4 Patienten über die ganze Haut ausgebreitet und bei 4 Patienten von begrenzter Ausdehnung. Von den 4 Patienten mit generalisierter Ausbreitung hatten 3 die Krankheit über weniger als ein Jahr und einer über zwölf Jahre. Das Resultat war bei den ersteren 3 Patienten gut, obwohl erst nach langer Behandlung. Im Durchschnitt waren die drei Patienten einschließlich der behandlungsfreien Intervalle 19 Monate unter Behandlung. Sie sind nun schon im Durchschnitt seit 21 Monaten ohne Behandlung erscheinungsfrei, mit Ausnahme von einem Patienten, der einige hyperkeratotische Efflorescenzen hat. Bei dem Patienten, bei dem die ganze Haut seit zwölf Jahren befallen war, war das Resultat unbefriedigend. Hohe Dosen von ACTH brachten zwar recht gute Besserung, aber jedesmal, wenn die Dosis reduziert wurde, erfolgte ein Rückfall. Dieser ist der einzige unserer 19 Patienten mit Pemphigus, der z. Z. stationär ist. Bei 4 Patienten mit Pemphigus foliaceus mit begrenzter Ausbreitung haben zwei noch einige Hauterscheinungen und werden z. Z. ambulant behandelt. Ein Patient erlag einem Herzschlag zu einer Zeit, als er keine Behandlung benötigte und nur wenige Efflorescenzen hatte. Ein Patient verblieb für ein Jahr, währenddessen er intermittierend behandelt wurde, in gutem Zustand. Als er einen Rückfall erlitt, gab er sich einem Kurpfuscher in die Hände und starb an seiner Krankheit.

Zusammenfassung.

Von unseren 19 Patienten mit Pemphigus ist gegenwärtig ein Patient in stationärer Behandlung; 6 Patienten haben einige Erscheinungen und sind in ambulanter Behandlung; 1 Patient hat sehr wenige Hauterscheinungen, die eine Behandlung nicht notwendig machen; 8 Patienten sind erscheinungsfrei und ohne Behandlung; 1 Patient starb an einer anderen Krankheit; 1 Patient starb an den Folgen der Behandlung; und 1 Patient starb an Pemphigus, aber zu einer Zeit, als er keine Behandlung erhielt.

Wahl zwischen ACTH und Cortison.

Es ist kein Unterschied, ob man ACTH oder Cortison verabreicht, denn beim Pemphigus sind die Nebennieren völlig imstande, auf die Stimulierung durch ACTH anzusprechen. In den zwei letzten Jahren ist es in unserer Klinik üblich gewesen, allen Patienten mit Pemphigus anfänglich ACTH i.v. zu geben. Wir haben den Eindruck gewonnen, daß bei hohen Dosen die intravenöse Verabreichung von wasserlöslichem

ACTH gefahrloser ist als die intramuskuläre Verabreichung von ACTH-Gel. Hohe Dosen von ACTH-Gel haben eine protrahierte und akkumulierende Wirkung, die eine ununterbrochene Stimulierung der Nebenniere zur Folge hat. Das führt leichter zu gefährlichen Nebenerscheinungen als die achtstündige i.v.-Verabreichung von ACTH, bei der die Wirkung größtenteils binnen weiterer 8 Std. abgeklungen ist, so daß die Nebennieren für ungefähr 8 Std. innerhalb 24 Std. Ruhe haben.

Ein Vergleich der Wirksamkeit zwischen i.v. gegebenem ACTH, i.m. gegebenem ACTH-Gel und peroral gegebenem Cortison hat uns zu dem Schluß geführt, daß das Verhältnis ungefähr 1:6:15 ist. Eine tägliche Gabe von 20 mg ACTH als Dauertropfinfusion für 8 Std. entspricht also ungefähr 120 klinischen Einheiten i.m. gegebenem ACTH-Gel oder 300 mg peroral verabreichtem Cortison.

Dosierung.

Bei der Wahl der Dosis soll man vor allem die klinische Wirkung im Auge haben. ACTH und Cortison wirken schnell. Wenn binnen fünf bis sieben Tagen keine Besserung eingetreten ist, soll man die Dosis erhöhen.

Als Laboratoriumskontrollen dienen die Zählung der eosinophilen Zellen im Blut und, falls man mit ACTH behandelt, auch die Bestimmung der Menge von 17-Ketosteroiden, die pro 24 Std. im Urin ausgeschieden werden. Aber diese Laboratoriumsergebnisse sind bei weitem für die Wahl der Dosis nicht so wichtig wie der klinische Verlauf. Die Zählung der eosinophilen Zellen braucht nicht häufig ausgeführt zu werden. Am besten führt man sie vor Beginn der Behandlung aus, am Tage nach der ersten Behandlung und dann vielleicht einmal die Woche. Diese Zählungen sollen zu dem Zeitpunkt ausgeführt werden, wo das ACTH oder Cortison seine stärkste Wirkung ausübt, nämlich vier Stunden nach einer peroralen oder intramuskulären Verabreichung oder eine Stunde nach Beendigung einer intravenösen Infusion. In den meisten Fällen tritt klinische Besserung erst ein, wenn die Zahl der eosinophilen Zellen unter 50 pro cm³ gefallen ist. Die tägliche Ausscheidung der 17-Ketosteroide im Urin ist bei Patienten mit schwerem Pemphigus stark verringert. Es ist ein Zeichen, daß die Nebennieren gut auf die Stimulierung durch ACTH ansprechen, wenn die Ausscheidung der 17-Ketosteroide beträchtlich ansteigt.

Die Menge von ACTH, die man beim Pemphigus geben muß, ist größer als bei den meisten anderen Krankheiten. Wohl alle Fehlschläge in der Behandlung des Pemphigus mit ACTH oder Cortison können auf unzulängliche Dosierung zurückgeführt werden. In der Hautklinik der Harvard-Universität geben wir die folgenden Anfangsdosen von ACTH: Für leichte Fälle 20 mg i.v. täglich für 8 Std.; für aktive, aber nicht zu sehr fortgeschrittene Fälle 30 mg. und für schwerkranke Fälle 40 bis 60 mg. Es muß darauf hingewiesen werden, daß eine Dosis von 40 mg ACTH i.v. einer Dosis von 600 mg Cortison entspricht. In schweren Fällen kann man wertvolle Zeit verlieren, wenn man weniger als 40 mg im Anfang gibt. Falls Patienten, die 20 oder 30 mg ACTH erhalten, binnen fünf Tagen keine Besserung zeigen, soll man die Dosis erhöhen.

Bei Patienten, die mehr als 20 mg erhalten, kann man die Dosis auf 20 mg verringern, sobald sich für mehrere Tage keine neuen Blasen gebildet haben. Es ist ratsam, mit einer täglichen Dosis von 20 mg für ein bis zwei Wochen fortzufahren, selbst wenn die Hauterscheinungen abgeheilt sind; je kürzer die Behandlungszeit ist, um so wahrscheinlicher ist ein Rückfall. Da jedoch Nebenerscheinungen mit größerer Wahrscheinlichkeit bei über lange Zeiten verabreichten großen Dosen vorkommen, soll man bei einem Patienten, der schon lange behandelt worden ist — z. B. für sechs Wochen —, nicht auf vollständiger Abheilung aller Erscheinungen bestehen und große Dosen für zu lange Zeit fortsetzen. Es ist dann besser, die Dosis zu reduzieren oder temporär die Behandlung einzustellen. Zum Beispiel sind beim Pemphigus vulgaris manchmal die Mundschleimhauteruptionen und beim Pemphigus foliaceus die Erscheinungen im Gesicht sehr hartnäckig. Man soll in solchen Fällen nicht zu lange mit hohen Dosen fortfahren. Es ist oft möglich, diese Erscheinungen mit einer späteren Kur von hohen Dosen zur Abheilung zu bringen.

Die erste Kur erfordert im allgemeinen, abhängig von der Schwere des Falles, drei bis sechs Wochen. Nach Beendigung der ersten Kur hat man die Wahl: entweder hört man mit der Behandlung auf und wartet auf die Reaktivierung der Krankheit, oder man fährt mit kleinen Dosen von ACTH oder Cortison fort. Bei älteren Patienten oder bei solchen, die Nebenerscheinungen gezeigt haben, hört man am besten mit der Behandlung auf, um dem Patienten die Gelegenheit zu bieten, sich von den Wirkungen des Hormons zu erholen. Bei allen anderen Patienten war es während der letzten Jahre unsere Gewohnheit, nicht mit der Behandlung aufzuhören, sondern dieselbe mit allmählich verringerten Dosen von ACTH-Gel oder Cortison fortzusetzen. Gewöhnlich geben wir drei Injektionen von ACTH-Gel pro Woche. Die größte Dosis von ACTH-Gel, die wir im allgemeinen für die ambulante Behandlung als sicher erachten, sind 160 klinische Einheiten dreimal die Woche.

Wenn der Patient vom Krankenhaus entlassen wird, erhält er also 160 klinische Einheiten von ACTH-Gel dreimal die Woche. Er wird mindestens alle zwei Wochen ärztlich untersucht. Die Dosis wird allmählich reduziert, bis der Patient keine Behandlung mehr erhält. Wenn die Krankheit sich wieder aktiviert, erhöht man die Dosis, aber nicht höher als 160 klinische Einheiten dreimal die Woche. Falls diese Dosis nicht genügt, die Krankheit zu beherschen, wird der Patient für eine Wiederbehandlung mit i. v. ACTH ins Krankenhaus aufgenommen.

Natürlich kann man statt ACTH-Gel Cortison peroral geben. In leichten Fällen mag sogar, nachdem man die erste Kur mit i. v. verabreichtem ACTH beendet hat, das Cortison bevorzugbar sein, weil es peroral gegeben werden kann. Man beginnt dann gewöhnlich mit 150 mg Cortison pro Tag und reduziert die Dosis allmählich. Es ist aber nicht ratsam, bei solchen Patienten zum Cortison überzuwechseln, bei denen die Krankheit so aktiv ist, daß i.v.-Infusionen mit ACTH in Bälde wieder notwendig sind. Der Grund dafür ist, daß Cortison eine temporäre Atrophie der Nebennieren hervorruft und diese ein sofortiges Ansprechen auf ACTH verhindert. Gewöhnlich vergehen sieben bis zehn Tage nach der Behandlung mit Cortison, bis sich die Nebennieren unter der Behandlung mit ACTH genügend regeneriert haben, um auf die Stimulierung durch ACTH voll anzusprechen. Bei einem schwerkranken Patienten kann wertvolle Zeit verloren werden, wenn man von Cortison auf ACTH überwechselt. Wenn der Pemphigus bei einem Patienten, der Cortison erhält, sich rasch verschlechtert, soll man weiterhin mit Cortison behandeln. Cortison ist genau so wirksam wie ACTH.

Nebenwirkungen.

Es ist unvermeidlich, daß Nebenwirkungen vorkommen, wenn solch große Dosen von ACTH oder Cortison verabreicht werden, wie sie für die erfolgreiche Behandlung von schweren Fällen von Pemphigus nötig sind. Manche Nebenwirkungen sind ernst und sogar gefährlich. Aber wenn man mit der Verhütung von Nebenwirkungen vertraut ist, kann man gewöhnlich tödliche Nebenwirkungen vermeiden. Einige Nebenwirkungen sind leicht vermeidbar. Anasarka, die evtl. zur Dekompensation des Herzens führen mag, können durch Verminderung der Kochsalzeinnahme vermieden werden. Hypokalämische Alkalose kann man durch tägliche perorale Verabreichung von 2—6 g Kaliumchlorid verhindern. Eine schwere Sepsis, die besonders bei schwerkranken oder geschwächten Patienten zu erwarten ist, wenn man mit großen Dosen behandelt, kann oft durch vorbeugende Verabreichung von Penicillin, Terramycin oder Gantrisin vermieden werden. Entmineralisierung der Knochen, welche zu multiplen Wirbelbrüchen führt, kann z. T. durch Verabreichung von Testosteron verhindert werden. Man gibt entweder 25 mg Methyl-Testosteron täglich peroral oder 25 mg Testosteron i.m. dreimal wöchentlich. Erhöhung des Blutzuckers, die manchmal vorkommt, ist keine Kontraindikation für weitere Behandlung, sondern verlangt nur die Anwendung von Insulin. Leider gibt es einige Nebenwirkungen, die nicht vermieden werden können. Diese sind Reaktivierung einer alten Lungentuberkulose oder eines Duodenalgeschwürs und die Entwicklung einer Psychose.

Hohe Dosen von ACTH-Gel, i.m. verabreicht, verursachen wegen ihrer protahierten, akkumulierenden Wirkung verhältnismäßig oft Nebenerscheinungen. Darum warnen wir vor der Anwendung von höheren Dosen als 160 klinische Einheiten dreimal die Woche für längere Zeit. Wenn große Dosen notwendig sind, ist es sicherer, ACTH i.v. oder Cortison peroral zu verabreichen.

Der einzige Todesfall durch ACTH oder Cortison unter mehreren hundert Hautkranken, die damit in unserer Klinik behandelt wurden, betraf einen Patienten mit Pemphigus vulgaris, der tägliche Dosen von 180—240 mg ACTH-Gel erhielt. Der Tod trat durch eine Staphylokokken-Sepsis ein, die allen Antibioticis widerstand. Ferner entwickelten sich multiple Wirbelbrüche bei 4 Patienten mit Pemphigus, die täglich große Dosen von ACTH-Gel erhielten. Wir haben diese Komplikation niemals mit intravenös verabreichtem ACTH oder mit Cortison beobachtet. Glücklicherweise heilten die Wirbelbrüche alle ohne dauernden Schaden ab. Unter anderen Nebenwirkungen beobachteten wir bei einem Patienten die Reaktivierung einer Lungentuberkulose. Die Behandlung mit ACTH mußte wegen der Schwere des Pemphigus fortgesetzt werden. Trotzdem heilte die Tuberkulose unter Behandlung mit Streptomycin, Para-aminosalicylsäure und Isonicotinsäurehydrazid ab. Ferner entwickelte sich bei 3 Patienten eine schwere Psychose, die aber in jedem Fall temporär war und auch nicht wiederkehrte, als die Behandlung mit ACTH wegen einer Reaktivierung des Pemphigus wiederholt werden mußte.

Zusätzliche Behandlung.

Von besonderer Wichtigkeit ist gute Pflege und gute Ernährung. Wenn Anämie oder Hypoalbuminämie besteht, soll man Bluttransfusionen geben. Anämie und Hypoalbuminämie entwickeln sich zwar nicht bei Patienten, die mit genügenden Mengen von ACTH oder Cortison behandelt werden, sind aber oft vorhanden, wenn diese Behandlung verzögert wurde oder mit ungenügenden Dosen ausgeführt wurde. Sulfonamide und Antibiotica sind insofern von Wert, weil sie sekundäre Infektionen beseitigen und verhüten.

Blutchemische Veränderungen.

Der beim Pemphigus oft sehr erniedrigte Wert für das Gesamtprotein im Serum steigt allmählich an und die Werte für die einzelnen Proteinanteile normalisieren sich. Der niedrige Wert für Albumin steigt an, und die erhöhten Werte für die α-Globuline, das β-2-Globulin, das das Fibrinogen einschließt, und das γ-Globulin fallen ab. Zur gleichen Zeit erniedrigt sich die erhöhte Senkungsgeschwindigkeit der Erythrocyten. Diese Normalisierung der Proteinwerte und der Senkungsgeschwindigkeit erfolgt langsam, so daß diese gewöhnlich noch abnorm sind, wenn der Pemphigus abgeheilt ist und ACTH oder Cortison abgesetzt wurden. Bleibt der Patient aber gesund, kehren diese Werte allmählich zur Norm zurück.

Schlußfolgerung. Unsere Resultate in der Behandlung des Pemphigus sind recht ermutigend. Zur Zeit ist es noch nicht gewiß, ob der Pemphigus vulgaris bei den meisten Patienten eine Krankheit von begrenzter Dauer ist. Daß das vielleicht der Fall ist, ist darin angedeutet, daß 5 von unseren 10 Patienten mit Pemphigus vulgaris nun schon von 5—38 Monaten ohne Behandlung rezidivfrei geblieben sind. Sollte es sich herausstellen, daß der Pemphigus vulgaris bei den meisten Patienten eine zeitbegrenzte Krankheit ist, dann würde die Behandlung mit ACTH oder Cortison nicht nur eine lindernde, sondern eine lebensrettende Behandlung darstellen.

Aus der Hautklinik der Westfälischen Wilhelms-Universität Münster
und dem Krankenhaus „Haus Hornheide" des Westfälischen Vereins
für Krebs- und Lupusbekämpfung.
(Direktor: Prof. Dr. P. Jordan.)

Erfassung und Behandlung der Hauttuberkulose.

Von

Paul Jordan und Franz Ehring.

Die Erfassung der Hauttuberkulose beginnt bei der **Diagnose,** die bei fast allen Hauttuberkuloseformen im wesentlichen eine morphologische ist. Um mögliche Fehldiagnosen zu vermeiden, sollte im Zweifelsfalle der Facharzt nicht erst spät zu Rate gezogen werden. Die diagnostische

Sicherheit des praktischen Arztes kann nicht immer ausreichen, dazu tritt die Hauttuberkulose in viel zu mannigfachen Erscheinungsformen auf. Gelegentlich stehen aber auch Fachärzte vor differentialdiagnostischen Schwierigkeiten. Aus spezieller Beschäftigung damit seien folgende *typische Situationen für Fehldiagnosen* genannt: Die verhängnisvollste, altbekannte Verwechslungsmöglichkeit ist die zwischen Lupus und *tertiärer Syphilis*, wobei in der Regel Lues für Lupus gehalten wird. Bei der bekannten Erscheinungsähnlichkeit beider Krankheitsbilder ist in solchen Fällen wohl meist der serpiginöse Charakter der Effloreszenzenanordnung (beispielsweise erschwert durch Lokalisation teilweise an der Haut, teilweise verdeckt an der Mundschleimhaut) nicht ausreichend klar erkannt worden.

Immer wieder mal wird ein Lupus längere Zeit für ein *Ekzem* oder eine *Psoriasis* gehalten: Wenn Pyodermisation und Ekzematisation des Lupus vorgelegen hat und die Therapieresistenz des vermeintlichen Ekzems irrtümlich für etwas dem Ekzem Eigenes angesehen worden ist (bei diesem ist aber bei „Ruhigstellung", d. h. Ausschalten akuter ekzemerzeugender Ursachen, der Schub als solcher niemals therapieresistent). Oder stärker schuppende umschriebene Plaques an Prädilektionsstellen der Psoriasis (z. B. den Ellbogen, aber auch Händen und Unterarmen und Knien) bestanden. Häufiger, als man glaubt, werden Lupus und Naevi (nicht allein *Hämangiome*) miteinander verwechselt. Nicht nur, daß Laien, auch medizinisches Hilfspersonal, in vermeintlicher Urteilsfähigkeit Lupus für einen „Blutschwamm" halten, weil der Herd seit früher Jugend bestehen soll und sich angeblich nicht geändert hat, sondern bisweilen auch, weil ein Pigmentnaevus überhaupt, insbesondere aber der sog. *wachsende Pigmentnaevus der Kinder*, diaskopisch auch dem Zweifelnden lupoide Infiltrate vortäuschen kann; bisweilen sind sogar — fast entschuldbar! — histologisch Naevuszellen, die histiocytenähnlich aussehen können, für Epitheloidzellen gehalten worden.

Auch der Fachdermatologe kann bekanntlich — nicht zuletzt, weil beide Krankheiten auch diaskopisch „lupoid" sind — leicht ein BOECKsches *Sarkoid* mit einem Lupus und umgekehrt verwechseln; ebenso wie der Lungenarzt Lungentuberkulose und Morbus BOECK der Lunge häufig nicht gleich voneinander unterscheiden kann. Die (SCHAUMANN-BESNIER-)BOECKsche Krankheit kann ja mit einiger Sicherheit oft erst aus dem Zusammentreffen verschiedener Befunde diagnostiziert werden. Dermatologen wissen natürlich, wie sehr ein Lupus und ein *Erythematodes* sich ähnlich sehen können und daß die *lupoide Rosacea* kein Lupus miliaris ist. Eine theoretisch erstaunliche, aber nicht nur mögliche, sondern gelegentlich offenbar klinisch kaum zu vermeidende Fehldiagnose ist die zwischen Lupus und bestimmten *Basalzellencarcinomen im Gesicht!*

Besser als noch vor einer Reihe von Jahren kann der Facharzt heute unterscheiden: Die Tbc. verrucosa cutis und die *chronisch-vegetierende Pyodermie*, oder die colliquative Tuberkulose gegenüber der sog. *äußeren Zahnfistel* bzw. der rezidivierenden vereiterten *Kiemengangsfistel*. Auch bei der Differentialdiagnose in solchen Fällen werden die oft einfachen Unterscheidungsmöglichkeiten aus der jeweils gesetzmäßigen, für die einzelnen genannten Krankheitsbilder aber verschiedenen Ortsgebundenheit nicht ausreichend gekannt oder gesehen. Die von HELLIER kürzlich unter der Bezeichnung „*akneiforme Eruptionen*" der Kleinkinder näher geschilderten charakteristischen Befunde werden fast immer zunächst für einen Lupus gehalten. Erst seit den letzten Jahren wird, in selteneren Fällen, etwa das *eosinophile Granulom* vom M. BOECK, oder das *Lymphocytom* vom Lupus trotz großer klinischer und diaskopischer Ähnlichkeit sicherer getrennt. Auch die „*gummenbildenden tiefen Mykosen*" können nicht immer von vornherein in ihrer wirklichen Natur erkannt werden.

Von besonderer Bedeutung ist die Differentialdiagnose der *Lymphadenitiden:* Grundsätzlich liegt eine Tuberkulose dann vor, wenn klinisch im Befund und Verlauf keine Atypien bestehen und die Laboratoriumsmethoden die Diagnose bestätigen bzw. mögliche andere ausschließen.

Schwierigkeiten, auch für den Facharzt, können bei Verdacht auf Erythema induratum bestehen: Damit, wie mit dem Granuloma anulare, wird insbesondere die *Nekrobiosis lipoidica* (mit und ohne Diabetes) verwechselt.

Alle diese Fälle klären sich bei aufmerksamer längerer Beobachtung auf. Bei der Verwendung der diagnostischen *Hilfsmethoden* wird zum Tuberkelbacillennachweis das Gewebsmaterial bei der Diagnose der Tuberculosis miliaris ulcerosa nicht tief genug entnommen, bei den, allerdings auch nicht häufigen, fungösen Tuberkuloformen nicht immer nach Tuberkelbacillen *gesucht.* Verkannt wird immer wieder, daß man weder einen Lupus noch einen M. BOECK *allein histologisch* mit ausreichender Sicherheit diagnostizieren kann. Schließlich kann auch der Glasspatel einmal zu selten gezückt werden[1].

Die Hauttuberkulose-**Behandlung** im heutigen Sinne ist jetzt etwa 10 Jahre alt. Nach ihrem Typ ist sie in der Hauptsache eine wirksame perorale, mit Ausnahme des Vitamins D chemotherapeutisch-tuberkulostatische *Lupus*behandlung. *Vor 10 Jahren* war die beste Behandlungsmethode des Lupus die Totalexcision; sie ist es auch heute. Die Diathermieschlingenoperation ohne oder, besser, *mit* Pyrogallolnachkur war für Herde am Stamm und an den Extremitäten in geübter Hand eine Methode mit hervorragenden Ergebnissen (endgültiger Ausheilung) in fast 100%, sofern die Herde nicht zu ausgedehnt, zu alt, die Widerstandskraft eines Kranken nicht zu sehr herabgesetzt war oder ungünstige äußere Umstände die Behandlung beeinträchtigten. Für das Gesicht war bei größeren oder schwierig lokalisierten Herden die Finsenbehandlung nach FINSEN-LOMHOLT das beste. Allerdings konnte auch sie, in Situationen wie den angegebenen, nicht immer den gewünschten Erfolg bringen. — Unbefriedigend blieb recht oft die Schleimhautbehandlung des Lupus der oberen Atemwege. Nicht gebannt war die Möglichkeit der Entstehung von Mutilationen, besonders an der Nase. Finsen-Lomholt-Lampen standen nur wenigen Behandlungsstellen zur Verfügung. Auch andere, z. T. äußere Umstände (Dauer und Umständlichkeit der Finsenbehandlung, Schmerzhaftigkeit der Ätzkuren u. a.) blieben für eine radikale Lupusbehandlung ungünstige Faktoren.

Die *Behandlung mit den neuen Mitteln* hat demgegenüber das Problem der schwereren Lupusfälle, besonders derjenigen im Gesicht, weitgehend gelöst. In Facharzthand brauchen sie nicht mehr zu entstehen. Für die perorale Lupustherapie gibt es keinen nicht zugänglichen Sitz der Herde mehr. Solange keine Verstümmelungen vorliegen, ist auch bei verzögertem Behandlungsbeginn ohne allzu große Schwierigkeiten doch noch Sanierung mit auch kosmetisch günstigem Ergebnis möglich. Mannigfacher, andersartig, z. T. schwieriger sind demgegenüber die Probleme der Nebenwirkungen geworden, nicht ausreichend gelöst bleiben Fragen der Rückfallneigung in einem Teil der Fälle und auch der Behandlungsdauer; nicht recht die der Behandlung auch anderer Formen der Hauttuberkulose, etwa der colliquativen Tuberkulose der Haut und der Lymphknoten und des der colliquativen Tuberkulose in manchem nahestehenden Erythema induratum.

Es erscheint recht bemerkenswert, daß in dem Vortrag von RIEHL über die „Behandlung der Hauttuberkulose" beim I. Fortbildungskurs der

---

[1] Die neueste Darstellung der Hauttuberkulose (von GOTTRON) findet sich im Tuberkulose-Lehrbuch von DEIST-KRAUSS, Stuttgart: Enke 1951.

Dermatologischen Univ.-Klinik München 1951 hervorgehoben wurde, es sei „die wichtigere Aufgabe, mit den Gefahren der neuen Methode vertraut zu machen". Die damals besprochenen Mittel waren, neben Vitamin D und Conteben, PAS und Streptomycin. Das heute wichtigste Mittel, das Isonicotinsäurehydrazid stand noch nicht zur Diskussion. PAS ist, von heute aus gesehen, überschätzt worden, Dihydro-Streptomycin wird in der Dermatologie im allgemeinen nur bei Kombination mit Lungentuberkulose angewandt, Conteben nicht mehr gebraucht. Die *Anwendung des INH* ist, etwa von der Totalexcision abgesehen, heute, seitdem von Grütz darauf aufmerksam gemacht worden ist, *das führende Verfahren*. Das Vitamin D ist auch in der Hauttuberkulosebehandlung wertvoll geblieben, wurde jedoch oft auf eine unterstützende Funktion zurückgedrängt. Ebenso gelten nur noch als Nebenmittel die altbewährten allgemeinroborierenden Maßnahmen, die Finsen-Lomholt- bzw. Kromayer-Bestrahlungen, für gelegentliche Fälle auch die Schlingenoperation. — Nach wie vor sind jedoch die Aussichten auf rasche und endgültige Heilung um so größer, je früher der Lupus in Behandlung kommt und je endgültiger die Frühbehandlung sein kann. Nach wie vor gelten für die Lupusbehandlung folgende *Grundsätze:* Stets hat zuerst eine Durchuntersuchung des Kranken auf eine aktive oder möglicherweise aktive Tuberkulose anderer Organe als nur der Haut zu erfolgen. Besteht eine solche, so ist sie bei der Behandlung ausreichend zu berücksichtigen. In allen Fällen, in denen eine Totalexcision mit Wundnaht nicht mehr möglich ist, ist die Behandlungsmethode bzw., nach alter Regel, die Kombination bewährter Methoden der Lage des einzelnen Falles anzupassen.

Bei dem INH sollten im einzelnen, z. B. was die Dosierung dieses Mittels oder die Behandlungsdauer betrifft, die Ratschläge des jeweiligen Bezirksbeauftragten für die Bekämpfung der Tuberkulose der Haut und der hautnahen Schleimhäute und Lymphknoten beherzigt werden. Im Bezirk Westfalen-Lippe mit seinen in Behandlung bzw. Beobachtung befindlichen 2306 Lupuskranken für 1953 ist man in der bevorzugten Lage, die Stühmersche Gründung, das Krankenhaus des Westfälischen Vereins für Krebs- und Lupusbekämpfung „Haus Hornheide", mit den besonderen Möglichkeiten einer Heilstättenbehandlung einzuschalten. Die in der Heilstätte, aber auch anderenorts übliche INH-Grunddosierung beträgt 5—10 mg pro kg, insgesamt höchstens 800 mg (0,8 g) am Tag. Die stationären Kuren von durchschnittlich 6—8 Wochen Dauer werden ambulant (mit INH oder Vitamin D) fortgesetzt und so lange jährlich einmal fortgeführt, bis der Kranke 1 Jahr erscheinungsfrei bleibt.

Die *Nebenwirkungen* betreffen einerseits Paraesthesien, Psychosen und Krampfanfälle, andererseits Hautveränderungen.

1. Die *Paraesthesien* äußern sich zunächst in einem taubigen, pelzigen Gefühl in den Extremitätenenden. Setzt man das Medikament nicht gleich ab, so können sie sich zu recht unangenehmen und auch hartnäckigen polyneuritischen Zustandsbildern steigern. Die *Psychosen* haben nach Ehring[1] drei Stadien:

---

[1] Für die Beratung wird auch an dieser Stelle dem Direktor der Psychiatrischen und Nervenklinik der Universität Münster, Prof. Dr. Mauz, gedankt.

Das erste macht sich in Euphorie sowie gesteigerter körperlicher und geistiger Leistungsfähigkeit bemerkbar. Diese Wirkung ist so häufig, daß man das Medikament (z. B. in den USA) versuchsweise zur Auflockerung endogen Deprimierter und Katatoner verwendet hat. In einigen Fällen geht dieses Stadium über in ein zweites, wo die Kranken über Zerfahrenheit, Ideenflucht, vor allem über wirklich krankhafte Vergeßlichkeit, auch über zeitliche und örtliche Desorientierung klagen. Dabei sind anscheinend geistig differenzierte und labile Menschen anfälliger als andere. Reduziert man jetzt die Dosis immer noch nicht, so kann sich ein *schizoides Zustandsbild* entwickeln, wie es in schwerer Form schon etwa 10 mal in der Literatur beschrieben wurde. In „Haus Hornheide" wurde es einmal in leichter, einmal aber in wirklich beängstigend schwerer Form bei einem Patienten mit akademischem Beruf bei einer INH-Dosierung von 12 mg/kg INH (Tagesdosis von 1 g) gesehen.

Die Psychosen sind durch Absetzen des Medikamentes in allen Stadien reversibel: In der Literatur ist bisher über eine einzige Kranke berichtet worden, die einen Dauerschaden in Form eines KORSAKOFFschen Syndroms davontrug (sie hatte allerdings im schizophrenieartigen Stadium das Mittel noch über eine Woche in unverminderter Dosis erhalten).

Wohl ebenfalls in dieses Gebiet der Psychosen gehört die wichtige Beobachtung, daß unter INH-Behandlung *Alkohol oft schlecht vertragen* wird mit der Entwicklung einer Neigung zu krankhaftem Rausch bereits bei Einnahme kleinerer Alkoholmengen. Auch bei einem bekanntgewordenen Todesfall nach Einnahme von 15 g INH in einer Dosis soll der Umstand eine Rolle gespielt haben, daß der Kranke betrunken war. Ein weiterer Todesfall war unter INH + Irgapyrin eingetreten. Die Autoren nahmen an, daß, da beide Mittel sog. *Krampfgifte* sind, es hier durch Kumulationswirkung zu dem Krampfanfall mit tödlichem Ausgang gekommen ist.

2. *Hautveränderungen.* Schon die ersten Arbeiten über INH berichteten von flüchtigen Exanthemen und *urticariellen* Eruptionen. BRENN und RÖCKL haben als erste bei einer Urticaria, die 19 Tage nach Beginn der Behandlung aufgetreten war, durch passive Übertragung der Antikörper das peroral verabfolgte INH als auslösende Ursache gesichert. Auf einer anderen Basis stehen die Beobachtungen von RADENBACH, ROSENOW und EISENBLÄTTER.

Sie fanden unter etwa 1400 mit INH behandelten Kranken 72 (etwa 5%), bei denen breite *Striae* an den Nates, Hüften und Oberschenkeln, selten auch an anderen Körperstellen aufgetreten waren. Besonders bei diesen Kranken, aber auch bei solchen ohne Striae sahen sie außerdem wiederholt eine *Acne vulgaris* entstehen oder, falls sie schon vorher bestand, sich verstärken. Die Autoren beobachteten weiter Tüpfelbildung an den Fingernägeln, Haarausfall am Kopf, aber auch Hypertrichose; nicht selten wurde über Nachlassen der Libido und über *Potenzverlust* geklagt. Alle Störungen klangen nach Wochen oder Monaten wieder ab. Die Striae heilten mit hellen zarten Narben ab, gleichgültig, ob die INH-Therapie fortgesetzt oder abgebrochen worden war. Alle diese Erscheinungen wurden nur bei Tuberkulosekranken beobachtet. Die Autoren deuten sie nach klinischen Stoffwechseluntersuchungen als eine dem CUSHING-Syndrom entsprechende Störung, wie sie auch bei Behandlung mit überphysiologischen Cortison- und ACTH-Dosen beobachtet werden.

Was die *praktische Bedeutung der Nebenwirkungen* des INH betrifft, so stehen die allergischen Symptome der Weitergabe des Medikaments oft im Wege. Auf die ersten Symptome der Akroparaesthesien und der Psychosen muß besonders sorgfältig geachtet und die Behandlung meist sofort unterbrochen werden. Alkohol ist immer zu verbieten. Auch mit den sog. Krampfgiften Irgapyrin, Pyramidon, Cardiazol und Coramin wird man vorsichtig sein müssen, obwohl der geschilderte Todesfall sicher eine Ausnahme darstellt. Rückblickend konnte festgestellt werden, daß in „Haus Hornheide" wiederholt derartige Mittel, auch Irgapyrin gemeinsam mit INH, angewendet worden waren, ohne daß Nebenwirkungen auftraten. Wichtig könnte auch sein, daß die Verträglichkeit von *Novocain* durch INH abnehmen soll.

In der Heilstätte hat es sich bewährt, in stationärer Kontrolle die individuelle Empfindlichkeit des einzelnen Kranken mit einer relativ hohen Dosis INH gewissermaßen auszutesten: Treten z. B. unter 10 mg/kg INH während der Kur keine Beschwerden auf, so kann man bei entsprechender Kontrolle ohne Bedenken 6 mg/kg INH ambulant verordnen. Nur in Berufen, die mit Gefahren verbunden sind, z. B. bei Kraftfahrern oder Bergleuten, sind wir mit Rücksicht darauf, daß INH euphorisch machen kann und die Alkoholtoleranz herabsetzt, bei ambulanter Behandlung im allgemeinen beim Vitamin D geblieben. Selbstverständlich ist aber zu beachten, daß alle geschilderten Nebenwirkungen selten sind: In „Haus Hornheide" wurden bei bisher etwa 700 mit INH behandelten Hauttuberkulosekranken 2mal Psychosen gesehen. Akroparaesthesien sind schon häufiger, doch lassen sich dabei die ernsten Stadien vermeiden.

Zur Durchführung der Behandlung in der Praxis. Vergleicht man die medikamentöse Behandlung des Lupus mit der anderer Tuberkuloseformen, z. B. der Lungentuberkulose, so fällt auf, daß der Lungenarzt z. B. durch kombinierte Anwendung und Abwechseln der verschiedenen Mittel zu verhindern bemüht ist, daß der Tuberkelbacillus allzu schnell gegen die verwandten Medikamente resistent wird. Bei Hauttuberkulose, insbesondere beim Lupus, spielt eine Resistenz des Mycobacteriums diese Rolle nicht. Bei einem in vitro primär gegen ein Tuberkulostaticum resistenten Bacillus braucht der Lupusherd nicht therapieresistent zu sein. So haben MARCHIONINI, SPIER und RÖCKL über 5 Kranke mit primär resistenten Tuberkelbacillen vom Typus bovinus berichtet, die auf INH trotzdem gut ansprachen. Man hat auch bisher in vitro keine Zunahme der Resistenz des Bacillus unter der Behandlung des Lupus nachweisen können (VELTMANN)[1]. Man sollte aber das Resistenzproblem gerade beim Lupus nicht nur vom bakteriologischen, sondern auch vom klinischen Standpunkt aus sehen. Über klinische Therapieresistenz beim Lupus hat die Heilstätte Erfahrungen bei Streptomycin, Conteben, Vitamin D gewonnen. Man muß sich immer wieder davon überzeugen, daß das jeweils gegebene Mittel tatsächlich noch wirkt, bzw. durch wiederholten Wechsel zwischen INH und Vitamin D ist einer etwaigen Unwirksamkeit dieser Mittel vorzubeugen.

Bei der Lungentuberkulose kann, wenn mit dem Medikament ein Teilerfolg, eine Konsolidierung des Prozesses erreicht wurde, die Heilung spontan fortschreiten. Der Lupus soll demgegenüber meist, ähnlich wie bei einem bösartigen Tumor, bis auf den Grund behandelt werden.

---

[1] Auch nach eigenen Beobachtungen in Zusammenarbeit mit Frl. Dr. MEISSNER vom Tuberkulose-Forschungsinstitut Borstel.

Andernfalls ist mit Rückfällen zu rechnen. Erfahrungsgemäß genügt es oft nicht, nur bis zum sicheren Verschwinden der letzten makroskopisch sichtbaren lupösen Hautveränderungen zu behandeln (zu diesem Zeitpunkt kann man bei feingeweblicher Untersuchung in der Regel noch Infiltrate finden; auch hat VELTMANN z. B. aus derartigen Herden virulente Tuberkelbacillen züchten können).

Die Autoren sind sich darüber einig, daß nach dem klinischen Verschwinden der lupösen Hautveränderungen noch eine *Nachbehandlung* anzuschließen ist. Bei der Frage, wie lange und wie intensiv diese Nachbehandlung durchgeführt werden muß, gehen die Meinungen verständlicherweise noch auseinander. In „Haus Hornheide“ wurde in der ersten Zeit das vorher benutzte Medikament einige Wochen in verminderter Dosis weitergegeben. Später wurden — nach mancher schlechten Erfahrung an einem Teil der damals insgesamt etwa 300 durch Chemotherapie erscheinungsfrei gewordenen Kranken — Zeit und Dosis bei der Nachbehandlung immer weiter, bis auf 1 Jahr, gesteigert. Weitere Erfahrungen müssen abgewartet werden. Variieren kann man wohl nach Alter, Vorbehandlung, Sitz und Wachstumsneigung des Lupus; gewiß wird man auch bei Fällen der ambulanten Praxis häufiger eine Ausnahme machen können, als in einer Heilstätte, in der sich die schweren und therapieresistenten Krankheitsfälle konzentrieren.

An der Heilstätte wird dem Kranken gerade während der Zeit, wo seine Hautherde eben abgeheilt sind, gerne noch zu einer stationären Behandlung geraten, um die medikamentöse Therapie auf jeden Fall ausreichend hoch dosiert durchführen und sogar durch Finsenbestrahlungen unterstützen zu können.

Die Tagesdosis bei der Nachbehandlung sollte nach eigenen Erfahrungen die gleiche wie bei der ersten Kur, als der Lupus noch sichtbar war, sein. —

Für die *anderen Formen der Hauttuberkulose*, interessanterweise (vgl. oben) insbesondere sowohl die Tbc. colliquativa wie das Erythema induratum, brachten die tuberkulostatischen Medikamente, ebenso wie das Vitamin D, keine so auffälligen Fortschritte wie beim Lupus. Man verwendet sie dabei und bei den hier nicht weiter angeführten Formen im Rahmen alter Verfahren. Bei der *Tbc. cutis colliquativa*, vor allem bei Lymphknotentuberkulose des Halses, steht heute wieder, allerdings neben chemotherapeutischer und allgemeiner Behandlung, vor allem in der Heilstätte, die radikale Operation im Vordergrund. Beim *Erythema induratum* ist man bei der Wirksamkeit der alten Mittel, Bettruhe und Bettwärme immer wieder vom Einfluß von Durchblutungsstörungen (vgl. hierzu KALKOFF) auf das Erythema induratum beeindruckt. Nach der stationären Behandlung kommt es allerdings, wie bekannt, leicht wieder zu Verschlechterungen des Entlassungsbefundes oder zu einem Rückfall. In Zusammenarbeit mit der Orthopädischen Klinik empfiehlt die Heilstätte daher, die verbesserte Durchblutung nach Möglichkeit über die Zeit des Klinikaufenthaltes hinaus zu erhalten: durch Behandlung der bei wohl allen diesen Kranken vorhandenen Senkfüße, nicht allein durch gutsitzende Einlagen, sondern auch durch Fußgymnastik. Beim

Erythema induratum steht das Vitamin D hinter INH nicht zurück.
Wirksam sind zusätzliche Gaben von INH, Vitamin D, Vitamin C in
Kombination, oder auch Vitamin D und Dihydrostreptomycin. Von allgemeinen Maßnahmen seien z. B. die altbewährten UV-Bestrahlungen
und Solbäder genannt.

Die planmäßige **Erfassung** des Kranken war schon immer eine der drei
klassischen Forderungen STÜHMERs zur Lupusbekämpfung. Die Sicherheit der fachärztlichen Diagnose dem Lupus gegenüber beruht in erster
Linie auf dem Aussehen des Herdes; die Erkennungsmöglichkeiten aus
dem Sitz — aus der Pathogenese gegenüber der Morphologie — pflegen
nicht so allgemein ausgenutzt zu werden. Und doch ist es gerade dieser
Umstand gewesen, der führende Lupusärzte von jeher, in Deutschland
besonders WICHMANN und MONCORPS, veranlaßt hat, die Entstehungs-
wege des Lupus auch *prophylaktisch* zu bewerten. Die Hinweise von
MONCORPS auf die Drüsentuberkulose als Vorreiter des Lupus sind dafür
das bekannteste Beispiel. Die Erfassung der Tuberkulose der Haut und
der hautnahen Schleimhäute und Lymphknoten ist zentralisiert: Sie ist
in erster Linie Sache des „Beauftragten" des jeweiligen Gebietes. Bisweilen sieht es so aus, als ob die Lupusbekämpfung an Aktualität verloren hätte. Als Tatsache ist die Notwendigkeit der Bekämpfung der
Hauttuberkulose nicht mehr neu. Im Mittelpunkt des sog. öffentlichen
medizinischen Interesses steht zur Zeit mehr der Krebs. An die Sensa-
tion neuer, früher ungeahnter Behandlungsmöglichkeiten (mit Vitamin D
und Conteben eröffnet), welche die Jahre etwa nach 1946 beherrschte,
hat man sich ebenfalls schon gewöhnt. Doch allmählich hat sich auch
wieder der Eindruck der Notwendigkeit verstärkt, sich über das Erreichte
klarzuwerden. Nicht zuletzt, weil nach STÜHMER, dem Vorsitzenden des
Arbeitsausschusses für Hauttuberkulose des deutschen Zentralkommitees
zur Behandlung der Tuberkulose, „an allen möglichen Stellen die Neigung bestünde, die Dinge wieder wie früher versanden zu lassen".

Welche Bedeutung hat die systematische Erfassung heute ? Für eine
Überprüfung dürfte der Bezirk Westfalen-Lippe, das Geburtsland der
modernen Lupusbekämpfung, mit die zweckmäßigste Gelegenheit für
eine „Probe aufs Exempel" bieten. Wie steht es mit der Erfassung dort,
wo dafür stets — es brauchen nur die Namen STÜHMER, MONCORPS,
KALKOFF genannt zu werden — besonderes Interesse bestanden hat ?

Um den wirklichen Durchseuchungsgrad einer Bevölkerung mit Lupus
zu errechnen, ist — bisher nicht immer und nicht überall gleichmäßig
durchgeführt — die Zahl aller zum Zeitpunkt der Untersuchung bekannten
lebenden Lupuskranken in Beziehung zur Bevölkerungszahl zu setzen,
gleichgültig, in welchem Zustand sich der Lupus bei dem einzelnen Lupuskranken gerade befindet (es sind also z. B. auch ausgeheilte und aus der
Beobachtung entlassene Kranke mitzuzählen).

Eine solche Bestimmung der *Lupusdichte* war für Westfalen-Lippe für
den 31. 12. 1951 schon seit längerer Zeit in Arbeit genommen worden[1]. An

---

[1] Durch die statistische Arbeitsgemeinschaft an der Veterinär-Hochschule
Hannover.

den Ergebnissen ist (Dissertation von BARBARA TIGGES) die Verschiedenheit und der sprunghafte Wechsel der festgestellten Lupusdichte in den einzelnen Kreisen das Hervorstechendste. „Weder die Kreise mit der größten, noch die mit der kleinsten Lupusdichte liegen geschlossen zusammen. Benachbarte Kreise zeigen bisweilen ganz extreme Werte." Nach TIGGES ist die wahrscheinlichste Erklärung dafür die wechselnde Intensität der Erfassung.

STÜHMER hat auf die Bedeutung der Erfassung für die festgestellte Lupusdichte schon immer hingewiesen. Aus dem Mitgeteilten kann nur ein Schluß gezogen werden: Die Lupuserfassung ist noch zu intensivieren! Daraus, daß bereits Bezirke hoher Lupusdichte vorhanden sind, ergibt sich. daß die bisherigen Erfassungsverfahren an sich wirksam sind. Eine Verbesserung mag besonders auch durch Ausbau der „gezielten Erfassung nach Lupustypen" möglich sein. Von mancher Seite mögen gewiß mehr Lupuskranke behandelt als gemeldet werden. Wenn aber auf etwa 8,4 Lupuskranke in einem Kreis von Westfalen-Lippe etwa 3,1 in einem anderen kommen, so kann wohl mit Sicherheit gesagt werden, daß es teilweise noch immer etwa *doppelt soviel Lupuskranke* gibt, *als* solche *bekannt* sind. Die Erfassung auch dieser ist aber im Sinne der Lupusbekämpfung erforderlich, um den Kranken die volle Ausnutzung der heute so sehr verbesserten Behandlungsmöglichkeiten zu ermöglichen und besonders die *systematische Durchbehandlung* zu erreichen. Eine rasche und verhältnismäßig einfach erreichte Besserung birgt die Gefahr des Scheinerfolges. Auch die alte Forderung der *Nachbeobachtung* bleibt deshalb bestehen. Es wird erst nach Ablauf längerer Zeit Sicheres über die Häufigkeit der Lupusrückfälle bei der modernen Therapie gesagt werden können; daß es sie gibt, ist bekannt. Auch die heutige Therapie der Hauttuberkulose erlaubt also kein Nachlassen der Aufmerksamkeit bei der Nachbeobachtung. Die Nachbeobachtungszeit ist in alter Weise auf 5 Jahre begrenzt. In Westfalen-Lippe werden die Kranken des ganzen Landes mindestens einmal im Jahr durch den Lupusbeauftragten bzw. seinen Vertreter auf Lupus-Sprechtagen nachuntersucht bzw. zur Nachuntersuchung bestellt. Bei der Nachuntersuchung liegen die höchsten erreichten Zahlen bei 72% der erfaßten Kranken, im Durchschnitt bei 50%. Auch diese Zahlen sollten, an den guten Bezirken gemessen, verbessert werden können. Erfreulicherweise nehmen die Feststellungen guter Ergebnisse bei den Nachuntersuchungen offenbar zu.

Die Bekämpfung der Hauttuberkulose ist nicht beendet: Erfassung und Nachbeobachtung müssen zielbewußt weitergetrieben werden. Auch die Möglichkeiten der Behandlung, die einen höheren Stand erreicht haben als früher erträumt, wären noch zu verbessern.

Aus der Univ.-Hautklinik Frankfurt a. M. (Direktor: Prof. Dr. Dr. O. Gans.)

Gutartige Tumoren der Haut.

Von

Gerd Klaus Steigleder.

Mit welchen Gebilden wir es bei den benignen Tumoren der Haut im wesentlichen zu tun haben, zeigt das Inhaltsverzeichnis von Band II der Histologie von Gans. Es sind die *Naevi* und die *gutartigen Bindegewebsgeschwülste*. Abgesehen von der Erweiterung durch einige neu beschriebene oder benannte Krankheitsbilder hat diese Aufstellung, die nichts Unerlaubtes vorwegnimmt, den Charakter der Vorläufigkeit betont und die Willkürlichkeit der Abgrenzung anerkennt, ihre Gültigkeit bewahrt. Naevi sind dabei alle jene (tumorartigen) Mißbildungen der Haut, die stets auf kongenitaler Grundlage beruhen, aber durchaus nicht bei der Geburt vorhanden sein müssen, sondern sich in jedem Lebensalter entwickeln können (Gans). Die Aufstellung umfaßt Hamartome und Choristome im Sinne von E. Albrecht, die Mißbildungen infolge falscher Gewebsmischung und durch Gewebsversprengung. Es ist selbstverständlich, daß hier keine umfassende Besprechung der gutartigen Tumoren der Haut erfolgen kann. Wir müssen uns vielmehr auf einige Krankheitsbilder beschränken und von ihrem klinischen und histologischen Aufbau ausgehend auch die für den in der Praxis tätigen Dermatologen wichtigen allgemeinen biologischen und klinischen Tatsachen herausstellen.

Wir können uns diesen Fragen aber nur nähern, wenn wir die neuen Erkenntnisse der Entwicklungsphysiologie wenigstens kurz streifen. Diese sind wahrhaft revolutionierend und auch für die Klinik von großer Bedeutung; wird doch z. B. durch sie eine andere Herkunft der Zellen der Pigmentnaevi als von der Neuralleiste, und damit eine andere als die vor allem von Masson vertretene Auffassung der neuralen Genese, sehr unwahrscheinlich.

Die Untersuchungen von Spemann haben die Biologie auf neue Wege geleitet, andere haben seine Erkenntnisse weiter entwickelt. Wir wissen heute, daß weniger die Lage in einem bestimmten Keimblatt als das Verhältnis zu bestimmten übergeordneten Strukturen, so der dorsalen Blastoporuslippe, und die Anordnung der Gewebe zueinander für die spätere Ausdifferenzierung entscheidend ist. Wird z. B. bei Amphibien der Einstülpungsvorgang zur Gastrula gerade in entgegengesetzter Richtung, also zu einem Ausstülpungsvorgang, gelenkt, so sind Ektoderm und Entoderm nicht fähig, geordnete Epithelien auszubilden. Es handelt sich hier also um Probleme, die für die Genese z. B. der Basaliome außerordentlich aktuell sind (Hueck u. a.).

Wie werden nun Zellen zu einer bestimmten Entwicklung determiniert? Scheinbar ganz indifferente und unterschiedliche Substanzen vermögen die Entwicklung zu beeinflussen. Spezifisch ist die Reizantwort, nicht der Reiz (Starck). Andererseits hat man für bestimmte Regionen spezifische Induktoren gefunden (Chuang, Toivonen). Bei Viren glaubt man zu wissen, wie der Befehl zu einer bestimmten Entwicklung erteilt wird. Die Anordnung der Ribonucleinsäureglieder auf den Ribonucleinsäureketten bilden nach Watson und Crick (zit. nach Delbrück) gleichsam den Morsekode, der den Befehl enthält. Schließlich hat, wie Gans in seiner Histologie schon hervorhob, das Milieu, in dem sich eine Zelle befindet, einen formenden Einfluß. Wie auch P. Weiss erkennt, ist die Zellmorphe, die bisher unsere Ansichten weitgehend beeinflussen mußte, ein zu grober Maßstab.

Diese kurzen Hinweise können weder zu einer neuen Entstehungstheorie der benignen Tumoren der Haut noch zu einer neuen Einteilung Anlaß geben, sie sollen anschaulich machen, daß unsere bisherigen Vorstellungen wahrscheinlich viel zu primitiv sind und daß manche Streitfragen nicht im Sinne eines Entweder-Oder, sondern im Sinne beider Anschauungen entschieden werden können.

Wenden wir uns zunächst einigen epithelialen Tumoren zu: Um *Syringome* finden wir häufig Bindegewebsverdichtungen, die, schon lange bekannt, früher als einfache Verdrängungserscheinungen aufgefaßt wurden. Es gibt aber Fälle, bei denen, gegenüber den wenigen Syringomcysten, die Massierung des Bindegewebes so ausgesprochen ist, daß ein direkter Einfluß des epithelialen Gewebes auf das Bindegewebe oder eine gemeinsame Fehlanlage angenommen werden kann. Auch die Elastica zeigt Zusammenballungen. Kollagen- und Elasticaveränderungen stellen eine zu dem Tumor gehörige Fehlentwicklung dar. Nicht nur diese Veränderung können wir häufig beobachten, auch die Epidermis ist zu einer akanthotischen Wucherung mit Hyperpigmentierung veranlaßt, ohne daß diese hier etwa durch Hypoxämie bedingt wäre: dafür sind die Cysten meist nicht genügend zahlreich. Epitheliale und bindegewebige Naevi können Fehlentwicklungen der Umgebung nach sich ziehen, vielleicht „induzieren‟. In diesem Sinne spricht auch die manchmal an ein Carcinoma spinocellulare erinnernde Wucherung des Epithels über einem Granularzellmyoblastom, ganz besonders der Mundschleimhaut (MONTGOMERY u. a.). Dieses letzte wird von manchen Autoren als neuraler Herkunft betrachtet (FEYRTER, FUST und CUSTER, RATZENHOFER u. a.). MONTGOMERY denkt sogar an einen endothelialen Ursprung. Die gemeinsame Beeinflussung verschiedener Gewebe bei Fehlbildungen ist bekannt, besonders auch von Epidermoid- und Dermoidcysten.

Die Syringome werden von den apokrinen Schweißdrüsen hergeleitet, dafür spricht das gemeinsame Vorkommen oder sogar der Zusammenhang mit diesen, das gleichzeitige Auftreten von anderen Mißbildungen des primären Epithelkeims von MARKS, das Auftreten im Zusammenhang mit hormonellen Umstellungen (Pubertät, seltener Gravidität), die Ausbildung von Talgdrüsenzellen in einzelnen Syringomycsten und die beobachtete apokrine Sekretion. TAPPEINER hat darauf hingewiesen, daß die Ausbildung der apokrinen Drüsen unterschiedlich bei den einzelnen Rassen ist. Einer ursprünglich viel ausgedehnteren Anlage folgt eine weitgehende Rückbildung. Syringome können entgegen früherer Auffassung an den dauernden und zeitweiligen Prädilektionsstellen apokriner Drüsen und Drüsenanlagen entstehen (ZEISSLER, YOSIKAWA, RIEHL u. a.), sie können aber auch in einer Kette von ekkrinen Schweißdrüsen da liegen, wo man die letzten erwartet (GANS). Syringome können mit dem Epithelioma adenoides cysticum, dem Trichoepitheliom, gemeinsam in ein und derselben Lokalisation (FISCHER, LEVER u. a.), aber auch getrennt bei einem Patienten, etwa im Gesicht die ersten, im Schulterbereich die letzten (WEIDMAN und BESANÇON), vorkommen. Schon H. FISCHER führte die Trichoepitheliome auf den primären Epithelkeim zurück. Die Zellen des Trichoepithelioms können eine Differenzierung zu

Stachelzellen erfahren (SCHUERMANN und WEBER), meistens haben sie jedoch auch um die Hornkugeln keine Stacheln (LEVER). Eine solche Weiterentwicklung kann — wenigstens scheinbar — im normalen Ablauf, d. h. ohne Einfluß von Röntgenstrahlen, Durchblutungsstörungen usw. erfolgen, eine wichtige Tatsache für die Genese der Basaliome. Es ist nicht nachgewiesen, daß bei diesen innerhalb eines Zapfens eine Ausdifferenzierung in Richtung der Spinalzellen die Prognose verschlechtert (WELTON und Mitarbeiter). AISU berichtet über einen Naevus mit Differenzierung im Sinne eines Trichoepithelioms, eines Naevus sebaceus und Syringoms zugleich mit Knorpelbildung und proliferativem Granulationsgewebe. Einzigartig ist der Fall von LAUSECKER, bei dem das Epithelioma adenoides cysticum systematisiert auftrat zugleich mit Vergrößerung der Knochen, nach den eingangs gemachten biologischen Bemerkungen durchaus verständlich. Kombinationen des Trichoepithelioms mit Cylindromen sind so häufig, daß sie in unserem Material die reinen Fälle überwiegen. LEVER hat in letzter Zeit besonders auf das Vorkommen drüsiger Strukturen in den Cylindromen hingewiesen. Die Cylindrome der Pathologen, meist von den Nebenhöhlen des Schädels ausgehend, sind von denen der Haut abzutrennen, sie verhalten sich wesentlich maligner (GREITHER). Gelegentlich wird jedoch auf maligne verlaufende Fälle in der Haut verwiesen. Der von WIEDMANN ist wohl, wie auch GREITHER meint, nicht als echtes Cylindrom der Haut anzusprechen, der von LUGER war vorher röntgenbestrahlt worden, der von LAUSECKER führte zu Metastasen, bei denen die Kombination des Primärtumors mit einem Trichoepitheliom erhalten blieb, der aber in Anbetracht der Metastasen sehr benigne verlief. Die Erfahrung von GRAUL, daß Trichoepitheliome und Cylindrome auf Röntgen-Bestrahlung reagieren (Chaoulsche Nahbestrahlung, 60 kV, 5 cm Focus-Hautabstand mit Tubus, 300—500 r pro Dosis, bis insgesamt 6000 r) können wir bestätigen. Doch darf man nicht zu niedrig bestrahlen, da sonst die Gefahr der malignen Entartung, wie im Falle LUGER oder im Falle ZINK bei Syringomen besteht. Bei der Dosis darf man also nicht allein vom kosmetischen Erfolg, sondern muß von der Vernichtung des bestrahlten Tumors ausgehen.

Der *Talgdrüsennaevus* kann ebenfalls systematisiert auftreten und schon bei der Geburt vorhanden sein.

Das histologische Bild stellt nichts anderes als eine Massierung von Talgdrüsen dar, die ganz normal sind bis auf den manchmal ausbleibenden holokrinen Zelluntergang. Besonders an der Stirn älterer Männer besteht der Naevus oft nur in einer Hyperfunktion von sonst ganz normalen Talgdrüsen. 1932 erwähnt ROBINSON apokrine Talgdrüsen beim Naevus sebaceus, 1936 wurde ihr Vorkommen von F. KOCH in seiner Bedeutung für die gemeinsame Herkunft der Talgdrüsennaevi und apokrinen Drüsen aus dem primären Epithelkeim dargestellt, wenig später im gleichen Jahr von PAUTRIER. Diesem verdanken wir folgenden einzigartigen Befund: In ein und demselben histologischen Schnitt waren ein Naevus sebaceus, ein Adenoma sebaceum — nach LEVER ein Gebilde, bei dem die Zellen überwiegen, aus denen sich die Talgdrüsenzellen regenerieren (GRYNFELT) — und ein Carcinoma basocellulare zu sehen. Es scheint also ein

Übergang möglich. Neben den in Richtung von Talgdrüsenzellen diffe-
renzierten Carcinomata basocellularia kommen auch echte Krebse der
Talgdrüsen vor (Loos), die demnach neben den bisher bekannten Formen
des Hautcarcinoms stehen würden. Beim Talgdrüsennaevus ist das
Bindegewebe zusammengepreßt, derartige Veränderungen wie bei den
Syringomen fanden wir nicht. Die Fehlbildungen apokriner und ekkriner
Drüsen scheinen das Bindegewebe in besonderem Maße zu beeinflussen,
wie auch die Fälle von Schweißdrüsentumoren von Dupont zeigen.

Erwähnenswert ist auch das Vorkommen reifen lymphoreticulären
Gewebes beim Talgdrüsennaevus (Hübner-Richter). Der Fall hat sein
Analogon in einer entsprechenden Beobachtung beim Naevus syringoadenomatosus papilliferus von Cardenal. Eine Erklärung fehlt hier
ebenso wie für die Plasmazellenansammlung bei dem letzten (Hoffmann-
Friboes), die von Pinkus als diagnostisches Charakteristikum gewertet
wird. Bei dem verwandten Schweißdrüsenadenom der Schamlippen sah
Prakken Verhornungen des Ausführungsganges, eine Beobachtung, die
ebenso wie die bei den Hidradenomen bekannte Mucinansammlung auf
den einzigartigen Fall von Metaplasie des Schweißdrüsenausführungs-
gangs von M. Walther und Montgomery hinweist. Echte Carcinome,
die von dem Naevus syringoadenomatosus papilliferus ausgehen oder
wenigstens ähnlich aussehen, kommen vor. Sie werden von manchen als
Schweißdrüsencarcinome bezeichnet. Ihre Carcinomnatur kann man
auch ohne Metastasen (Kay und Hall) sicher erkennen, so bei einem
eigenen Fall, bei dem rasches Wachstum, Ulceration und histologisches
Bild eindeutig die wahre carcinomatöse Natur der Veränderung erkennen
ließen. Eine Verwechslung mit dem M. Darier, wie dies Beerman
erwägt, möchten wir beim Naevus syringoadenomatosus papilliferus für
unwahrscheinlich halten. Dagegen kann die Plasmazellenansammlung,
bei der im übrigen Veränderungen des Blutes nicht beobachtet werden,
so im Vordergrund stehen, daß die wahre Natur der Veränderung übersehen wird. Lever sieht in dem Hidradenom der Schamlippen mehr eine
den Endstücken, in dem Naevus syringoadenomatosus papilliferus mehr
eine den Ausführungsgängen apokriner Drüsen entsprechende Fehlbildung. Das Epithel der letzten ist in seiner Grundstruktur zweischichtig,
mit äußerer Schicht von Myoepithel und innerer Schicht von Zylinder-
zellen. Diese kann jedoch mehrschichtig sein, apokrin sezernieren und an
die Magenschleimhaut erinnernde Becherzellen mit und ohne Schleim
bzw. Glykogen (I. Mayer, Korpassy, Lennox und Mayer) sowie auch
pflanzenähnliche Zellen mit Glykogen und mit Thioninweinsteinsäure
(Feyrter) tingierbaren Lipoiden enthalten (I. Mayer). Apokrine und
ekkrine Sekretion werden beobachtet, ebenso Schlußleistennetz, Bürsten-
saum, im Naevus selbst auch Horn-, Eisen- und Knochenbildung.

Die Tumoren vom Bau der sog. *Speicheldrüsenmischtumoren* sind nach
Lever vielleicht alle myoepitheliale, d. h. praktisch Cylindrome, bei
denen die hellen sekretorischen Zellen in der Minderzahl gegenüber den
dunklen myoepithelialen sind. Sicher sind es Cylindrome im wörtlichen
Sinne; d. h. Tumoren, die hyaline oder schleimige Zylinder enthalten.
Lennox, Pearse und Richards sahen einen Übergangsfall zwischen der

vorher erwähnten Tumorform und den „echten“ Mischtumoren. 18 verschiedene Arten von Mucin, verschieden in den einzelnen Tumoren, verschieden in den einzelnen Lokalisationen, ließen sich nachweisen. Das Mucin kann ebensowenig wie Kollagenveränderungen eine Zusammenfassung ermöglichen, weil es sich um von anderen Strukturen und Funktionen abhängige Substanzen handelt, um den Ausdruck leblos zu vermeiden, denn wer könnte Leben definieren (P. Weiss). Die genannten absonderlichen Tumoren sind vielleicht also Hidradenome mit übermäßiger Schleimbildung oder Phanerose.

Erwähnt sei der von Friboes beschriebene, von Gans (1. Aufl., Bd. II, S. 281, Abb. 135) abgebildete Fall von *Adenomyxom*. Nach Randerath handelt es sich in Anlehnung an Befunde bei der Endometriose (Lauche) um ein periglanduläres Ödem der Schweißdrüsen in der Umgebung eines Tumors. Keller beschreibt dieses Ödem auch in der Nähe anderer Veränderungen. Es handelt sich nicht um Mucin (Nikolowski und E. Gottron), sondern um ein Ödem des periglandulären kollagenen Gewebes, ganz unverbindlich um eine Basophilie.

Die eigenartigen Veränderungen beim *Morbus Pringle* machen mehr dem Histologen als dem Kliniker Kopfzerbrechen. Eigentümliche Bindegewebsverdichtungen, jedoch keine Fibrome, kennzeichnen das Bild. Die Talgdrüsen sind im Gesicht sehr groß und zahlreich, Excisionen in diesem Gebiet seltener. Daraus erklären sich Fehldeutungen als Talgdrüsenadenom. Auch die als Fibrome beschriebenen Gebilde sind keine echten. Sie entsprechen mehr dem „Fibroma“ pendulans mit lockeren, teils etwas homogenen und verbreiterten Kollagenfaserbündeln.

Der Übergang *Epithel — Bindegewebe* ist kein so schroffer, wie man allgemein annimmt. Der Unterschied liegt weniger in der Herkunft von verschiedenen Keimblättern als in der Definition: Geschlossene Zellverbände, deren Elemente nicht durch nennenswerte Mengen von Intercellularsubstanz voneinander getrennt werden, sondern sich mit ihren Oberflächen berühren, bezeichnet man als Epithelgewebe (Bargmann). Bindegewebe entstammt meistens, aber nicht immer, dem Mesoderm. Epithel entsteht aus allen drei Keimblättern. Die Endothelien der Gefäße und Körperhöhlen sind demnach zweifellos als Epithel anzusprechen. Wir verstehen daher, daß nicht nur z. B. Spiegler die Cylindrome für Endotheliome hielt, sondern daß auch uns heutigen die Abtrennung Epithel — Bindegewebe sehr schwer werden kann. Wandern Epithelzellen in die Cutis aus, etwa nach Röntgen-Bestrahlung, sind sie nicht mehr von histiocytären Elementen sicher abzutrennen. Hier genügt der Hinweis, daß Marchand, G. Herzog u. a. von den Endothelien der Gefäße Zellen herleiten, die andere als undifferenzierte pluripotente Bindegewebselemente ansehen. Hieraus erklärt sich vielleicht auch das Vorkommen von Glomustumoren mit den „Allüren eines Cylindroms“ (Dupont).

Das *Histiocytom* tritt klinisch meist in der Form des Fibroma simplex (Unna) auf, das später auch als Fibroma lenticulare bezeichnet wurde. Rentiers und Montgomery sprechen von einer subepidermalen nodulären Fibrosis, die sie in das Dermatofibrom, das Histiocytom und das

sklerosierende Angiom unterteilen. Wenn auch die letzte Form von
GROS und WOLBACH auf Grund vielleicht nicht hierher gehöriger Fälle aufgestellt worden ist, so gibt es Formen des Histiocytoms, denen man mehr
den Charakter eines Angioms zuschreiben möchte. Der Begriff des
Histiocytoms als solcher wurde von WORINGER, PAUTRIER, WORINGER
und Mitarbeitern aufgestellt. Es handelt sich um gutartige Tumoren —
MONTGOMERY sieht sie als Granulationen an —, deren Zellen im Gegensatz zu dem Fibrom speichern, und zwar Fett und Eisen. CIVATTE,
WEISSENBACH u. a. betrachten die Histiocyten als Vorläufer der Fibroblasten. Damit würde — unter der Annahme, daß es sich um einen Tumor
handelt — hier ein solcher aus weniger differenzierten Zellen nicht bösartiger sein als das mehr ausgereifte Fibrom. Da wir in Dermatofibro-
sarkomen Abschnitte sahen, die durchaus einem Histiocytom ent-
sprachen, möchten wir annehmen, daß ein Histiocytom auch ein echter
Tumor und kein Granulationsgewebe sein kann. Andererseits handelt es
sich bei manchen Histiocytomen um den Endausgang von Granulations-
geweben. Eine Abgrenzung ist gegenüber in Rückbildung befindlichen Xanthomen besonders schwierig. Dies hat vielleicht ARNOLD und TILDEN
dazu geführt, die Histiocytome zu den Xanthomen zu rechnen. Einzelne
Formen der Xanthome können jedoch auch als Tumoren angesehen werden. Das sog. *Naevoxanthoendotheliom*, eine Form des Xanthoma juvenile,
ist in seinem Aufbau den Histiocytomen besonders ähnlich. Bei starker
Eisenspeicherung kann ein Histiocytom mit einem malignen Melanomver-
wechselt werden, wenn keine Eisenreaktion angestellt wird. Auch kann
das Histiocytom dann verkannt werden, wenn es klinisch als prominenter
halbkugeliger braunroter Tumor imponiert. Schließlich sei das Auftreten von Fibromen als Fibromatosis, z. B. bei der Dupuytrenschen
Kontraktur, erwähnt. Eigenartig ist auch die Kombination der Akro-
dermatis atrophicans Herxheimer mit verschiedenen Tumoren, darunter
Fibromen.

Ein bemerkenswertes Bild vom Rücken einer 48 Jahre alten Frau sei erwähnt:
In einem am ehesten als Histiocytom anzusprechenden Tumor fanden sich talg-
drüsenartige Zellen, teils angehäuft und eingekapselt, teils zwischen den anderen
Zellen verteilt. Durch die nachgewiesene Fett- und Eisenspeicherung konnte ein
Granularzellenmyoblastom ausgeschlossen werden. Das Fett war deutlich doppel-
brechend im Gegensatz zu dem einer benachbarten Talgdrüse. Nur im Inneren
der letzten waren einige Zellen mit doppelbrechenden Lipoiden. Nirgends war in
den Tumorzellen eine holokrine Sekretion erkennbar. Manche Kerne lagen nicht
in der Mitte, sondern am Rande. Wir möchten daher am ehesten an ein Histiocytom mit zu Schaumzellen ausdifferenzierten Elementen denken. Ein Hibernom,
ein dem Fettgewebe der sog. Winterschlafdrüse entsprechender Tiere ähnliches
Lipom wohl aus jugendlichen Fettzellen (SUTHERLAND und Mitarbeiter), war.
auf Grund der Lokalisation sowie des Aufbaues der übrigen Zellen auszuschließen.

Die Therapie beim Histiocytom und Dermatofibrosarkom ist die
totale Excision.

Von dem *Leiomyom* soll hier nur erwähnt werden, daß auf Pinselung
mit Thorium X (1000 es E in 1 cm³) zwar nicht die Tumoren, wohl
aber die Schmerzen zurückgingen.

Glomustumoren können multipel auftreten und durch ihren bläulichen
Farbton Melanome oder ihre Metastasen vortäuschen (MONTGOMERY).

Dies war auch der Fall bei einem Bindegewebsnaevus, an dessen einem
unteren Rand ein „blauer Naevus“ gleichzeitig vorhanden war. Dabei
handelte es sich sicher nicht um die bindegewebige Rückbildung eines
solchen.

Zwei Formen von Haut-„Tumoren“ seien noch erwähnt: Zunächst
das *echte Myxom* (Myxoblastom). Dieser Tumor ist außerordentlich
selten. Abgesehen von schleimig degenerierten anderen Geschwülsten,
z. B. Myxofibrosarkomen, die hier natürlich ausscheiden, finden sich vielleicht nur 2 Fälle in der Literatur, die den Namen Myxom verdienen.
Es sind dies der von COVISA und BEJARANO, der von NIKOLOWSKI und E.
GOTTRON. Wir sahen außerdem einen eigenen.

Der Fall von NIKOLOWSKI und E. GOTTRON unterschied sich von
unserem im histologischen Aufbau der Knoten, war aber sonst ähnlich.
Die übrigen Fälle sind zum großen Teil atypische Myxödeme, die bekanntlich auch ohne Schilddrüsenstörungen auftreten können oder auch mit
einer Hyperthyreose verbunden sind.

In unserem Fall handelte es sich klinisch um einen erbsgroßen, gut auf der
Unterlage verschiebbaren Tumor über dem Interphalangealgelenk des Daumens.
Im Gegensatz zu dem Fall der GOTTRONschen Klinik war die Oberfläche glatt.
Histologisch ist der in Nähe eines Schweißdrüsenganges lokalisierte Tumor scharf
abgekapselt, was beim Myxödem nicht der Fall ist, außerdem diesem letzten
gegenüber relativ zellreich. Der Tumor setzt sich aus eigentümlichen kugelartigen
Gebilden zusammen, an deren Berührungspunkten die Kerne sitzen. Eine Entwicklung zu Cysten findet sich nicht, die etwa an Schleimcysten hätte denken
lassen können. Die erwähnten Kugeln enthielten wohl nach der Excision heraus-
gelösten Schleim. Das verbliebene Gerüst färbt sich metachromatisch. Auch in einer
deutlich verbreiterten Papille findet sich um den Ausführungsgang Schleim in
unscharfer Abgrenzung.

Schließlich seien noch die *Lymphocytome* erwähnt. Sie kommen als
Granulome z. B. im Anschluß an Insektenstiche, andererseits auch ohne
erkennbare Ursache vor. Zuerst wurden sie wohl von JADASSOHN 1906
als Pseudoleukämie beschrieben. Nach BÄVFERSTEDT waren nicht 10 der
später als SPIEGLER-FENDT-Sarkoide beschriebenen Fälle der ursprünglichen Definition entsprechend, weswegen dieser Ausdruck ganz fallen-
gelassen werden sollte. BÄVFERSTEDT sieht im Lymphocytom ein Syndrom, eine mehr oder weniger ausgedehnte, platten- oder auch knötchen-
artige Manifestation einer eigenartigen Gewebsreaktion gegenüber Reizen
verschiedener Art, auch bösartigen Tumoren. Die Abgrenzung gegenüber
der maligne verlaufenden Lymphadenosis cutis circumscripta kann sehr
schwierig sein. Manchmal ist sie nur durch den Verlauf möglich
(KALKOFF). Keimzentren können auch bei Untersuchung mittels Serienschnitten fehlen. Die Abgrenzung gegen die Sarkoidosis und gegen das
Granuloma faciale eosinophilicum ist wohl nur klinisch schwierig, auch histologisch nicht immer leicht gegen bestimmte Formen des Lupus erythematodes chronicus. In einem kürzlich beobachteten klinisch und
auch histologisch sonst typischen Fall von Lupus erythematodes bot
ein Herd an der Brust histologisch ein dem Granuloma faciale eosinophilicum sehr ähnliches Bild und heilte auch unter Resochin ab.

5 Jahre beobachten wir an unserer Klinik jetzt einen Fall, der klinisch einer
exanthematischen Lymphadenosis cutis benigna entspricht, histologisch stellenweise

zwar an ein Lymphocytom erinnert, überwiegend aber aus jugendlichen Bindegewebselementen untermischt mit Eosinophilen besteht und auch einzelne Riesenzellen ähnlich STERNBERGschen aufweist. Bisher hat die Erkrankung durchaus die Bezeichnung benigna verdient, vielleicht handelt es sich aber doch um ein Paragranulom der PALTAUF-STERNBERGschen Erkrankung. Ebenso war die Diagnose Lymphocytom klinisch bei einem 89 Jahre alten Patienten gestellt, histologisch jedoch ein ungewöhnlicher Befund erhoben worden, tatsächlich handelte es sich um die Metastasen eines Reticulumzellsarkoms des Hodens.

In einem anderen Fall war ein sklerodermieartiger Herd in der rechten Achsel als Sklerodermia circumscripta, später als Lymphocytom wegen eines zum Teil entfernt ähnlichen histologischen Aufbaues angesehen worden. Bisher hat sich dieser Tumor gutartig verhalten, endgültig klassifiziert ist er nicht, am ehesten könnte man ihn noch als Hämangioperitheliom ansprechen.

Die gutartigen Tumoren lassen Übergänge zwischen den Granulomen und den bösartigen Tumoren erkennen. Jeder Tumor ist gleichsam ein Experiment der Natur. Es wird ein Leben lang fortgesetzt und kann manchmal fehlgehen, es kann den Untersucher belehren, den Patienten bedrohen. Daher ist in jedem Fall eine Entfernung angezeigt. Die sichere Diagnose wird in den meisten Fällen erst histologisch gestellt werden. Nur die Zusammenarbeit mit dem praktisch tätigen Dermatologen, ihr klinischer Befund, ihre sorgfältige Excision und Fixation kann den Histologen erfolgreich unterstützen. Aus den gutartigen Tumoren können wir wertvolle Erkenntnisse auch für andere Gebiete unseres Faches gewinnen.

Der Vortrag wurde durch entsprechende Photographien ergänzt.

Aus der Dermatologischen Klinik und Poliklinik der Universität München.
(Direktor: Prof. Dr. A. MARCHIONINI.)

Zur Klinik und Differentialdiagnose der Epitheliome und atypischen Epithelwucherungen.

Von

HANS WOLFGANG SPIER.

Aus dem unerschöpflichen Formenreichtum der Epitheliome und atypischen, d. h. pseudocarcinomatösen Epithelwucherungen sowie dem Schrifttum über die heutige Sicht der als solche meist schon längst gestellten diagnostischen und prognostischen Probleme kann nur, zwangsläufig nicht ohne Willkür, wesentlich Erscheinendes besprochen werden, wobei zum Verständnis die Heranziehung der Histologie unbedingt erforderlich erscheint, ermöglichen doch erst makroskopischer *und* mikroskopischer Aspekt die bestmögliche Tumorbeurteilung. Histologie allein ist ebenfalls nicht selten nur ein unvollkommenes Rüstzeug zur Erkennung von dem, was jeden Arzt am meisten interessiert: des aktuellen und/oder potentiellen *Malignitätsgrades,* eine Fragestellung, die im Mittelpunkt unserer Betrachtungen stehen soll.

Die Nomenklatur wird sehr unterschiedlich gehandhabt. Besprochen werden sollen Klinik und Differentialdiagnose der Epitheliome — übrigens ein histologischer Begriff (J. Jadassohn) — mit Ausschluß der sog. benignen Naevobasaliome, mit Ausschluß ferner der sog. infektiösen Epithelvermehrungen wie Mollusca contagiosa, Verrucae vulgares, aber auch mit Ausnahme der bösartigsten Neubildung, die wir kennen, des Melanomalignoms, das ja auf der letzten Tagung der D. D. G. in Frankfurt von berufenen Forschern eingehend abgehandelt wurde.

Zur Veranschaulichung werden ausgewählte Beispiele aus etwa 880 histologisch untersuchten Einzeltumoren und einer weiteren beträchtlichen Zahl nur klinisch bekannter Fälle gezeigt, von denen etwa $^1/_4$ der Hautklinik Hamburg 1947—1950 (Leitung: Dr. Jordan bzw. Prof. Marchionini), der Rest dem Münchener Patientengut ab Oktober 1950 entstammt[1].

Man pflegt die Epithelgeschwülste bekanntlich einzuteilen in *Basaliome* (Ba.), d. h. in solche des Stratum basale im weitesten Sinne, und *Spinalzellkrebse* [hier kurz, wenn auch sprachlich beanstandbar, „*Spinaliome*" (Sp.) genannt]; die Trennlinie wird von einigen Autoren durch Betonung der naevoiden Morphologie bzw. genetischen Auffassung der Ba. allgemein als Hamartome vertieft. Als Begründung: Die vulgären Ba. leiten sich nicht, wie Krompecher seinerzeit (1903) — übrigens keineswegs in doktrinäre Allgemeingültigkeit beanspruchender Art — angab, von besonderen Zellen der Basalschicht der Epidermis ab, sondern wahrscheinlicher von den sog. primären Epithelkeimen und deren Differenzierungsprodukten; sie sind mithin in formalgenetischer Hinsicht offenbar den Naevo-Basaliomen an die Seite zu stellen (Lever bzw. E. Hoffmann). Man glaubt insbesondere, mit dieser Auffassung die vikariierende Differenzierung in Richtung mehr oder weniger rudimentärer Haar- und Schweißdrüsen-artiger Zellformationen, gelegentlich in ein und demselben Ba. erklären zu können, ebenso das fast durchweg beim Ba. zu beobachtende Fehlen der sog. Tonofibrillen, ein in der Tat auffallender Befund, werden doch auch die Zellen der Basaltapete durch Tonofibrillen miteinander verbunden, die zwar im Routine-H.E.-Präparat schlecht zu sehen sind, neuerdings aber auch elektronenoptisch sichergestellt sind.

Hueck weist andererseits auf die Absprossung endokriner Drüsen als einen der Basaliomgenese analogen Vorgang hin (Feyrter), eine Theorie, die naturgemäß keineswegs die Absonderung hormoneller Stoffe als Postulat beinhaltet.

Rechnet man noch die Neigung vieler vulgärer Ba. zu exo- und endophytischen, organoid persistierenden Strukturbildungen dazu, so bestehen in der Tat wichtige Momente, auch die vulgären Ba. in ihrer Gesamtheit als Naevushomologe aufzufassen. — Da andererseits die Ba. in ihrer sog. verwilderten Form aber ebenfalls wie echte Krebse, wenn auch selten genug, metastasieren können, besteht darüber hinaus eine gewisse Tendenz, die Ba. in ihrer Allgemeinheit von „Basalzellcarcinomen" abzugrenzen. Dieser Versuch einer Abgrenzung der Ba. von echten Carcinomen erscheint uns nun aus folgenden Gründen nicht besonders glücklich:

---

[1] Vorführung von 120 Makro- und Mikrofoto-Diapositiven, darunter 6 Keratoakanthome usw.

1. Die Trennlinie zwischen den *vulgären Basaliomen* einerseits und zum anderen den sog. *naevoiden Basaliomen*, die evident als Naevi tardi bzw. Hamartome aufgefaßt werden können, ist in klinischer Hinsicht entscheidend wichtiger und tiefer: Wenn Naevobasaliome (Syringome, Naevis syringo-cystadenomatosus papilliferus, Cylindrome, Trichoepitheliome im Sinne BROOKEs u. a.) entarten, was z. B. bei multiplen Cylindromen selten (LAUSECKER), bei den papilliferen Cystadenomen etwas häufiger geschieht, tun sie dieses mehr oder weniger *dis*kontinuierlich unter Aufgabe ihres an sich organoiden Wachstums, d. h. sie stellen, wenn auch nicht häufig, erststufige Präcancerosen für zweitstufige, morphologisch eindeutig andersartige Basocarcinome dar.

2. Klinisch kann die *lokale* Bösartigkeit der vulgären Ba. bekanntlich in Form weitflächig und tiefgreifend verwüstender Ulcera terebrantia die der Sp. nicht nur erreichen, sondern sogar im Endeffekt überschreiten.

3. Vor allem aber erscheint wichtig, daß allgemein anerkannte Krebsnoxen, wie z. B. Arsen oder insbesondere Sonnenlicht, mit und ohne Zwischenstadium von Hyperkeratosen bzw. Keratoma senile, das Entstehen *sowohl von Baso- wie auch Spinalkrebsen* zu induzieren vermögen. Gerade *die* allfällige, völlig eindeutig im Vordergrund stehende Krebsnoxe schlechthin, das Sonnenlicht, haben vulgäre Ba. wie Sp. gemeinsam, gewissermaßen als Conditio sine qua non, sind doch über 90% beider Epitheliomformen am Gesicht und Handrücken, d. h. auf Sonnenlicht-exponierten Flächen lokalisiert.

Als sinnfälliges Beispiel eine Beobachtung von MIESCHER: Entstehung multipler Basaliome auf *einer* Wange einer Schneiderin, die etwa 20 Jahre lang beim Nähen ausschließlich diese Wange dem Sonnenlicht zuwendete.

Wir möchten mithin die Trennlinie zwischen den hier nicht zur Diskussion stehenden Naevo-Basaliomen im engeren Sinne einerseits und den vulgären Ba. einschließlich ihren verwilderten Formen plus Sp. andererseits für klinisch wichtiger halten als eine solche zwischen den Ba. in ihrer Gesamtheit und den Sp.

Die erfahrungsgemäß oft unnötig einer heroischen Therapie unterworfenen sog. „multiplen Rumpfhautbasaliome" dürften den Naevo-Ba. viel näher als den vulgären B. stehen, mehr aus klinischen, als aus histologischen Gründen. — Hier sei erwähnt, daß an der Berechtigung der Ausgliederung der (exo- wie endophytischen) seborrhoischen Warze aus dem ganzen Geschwulstkomplex niemals ernsthafte Zweifel bestanden haben, obwohl die Trennlinie — jetzt allerdings meist histologisch — zu den Basaliomen oft unscharf ist.

1. Basaliome.

Dem klinischen Aspekt nach kann man unterscheiden:

a) Das *oberflächliche, zentral vernarbende* Ba. (oft nur mit der Lupe feststellbarer Perlchensaum wichtiges differentialdiagnostisches Kennzeichen gegenüber L III), dessen träge, über Jahre hin weiterglimmende aktive Randpartien jedoch ohne faßbare Ursache plötzlich zu destruierendem Wachstum aufflammen können. — b) Die *(papulös)knotige* Form, wohl die häufigste Art, mit allerdings unterschiedlicher Ausprägung (rein perlig, perlig-papulös, papulo-ulcerös, seltener rein papulös). — c) Die „*morphea-like*", oder *sklerodermiform* genannte Varietät, u.E. besser als „*keloidiformes Basaliom*" zu bezeichnen (KNIERER). — d) *Pilzartig-exophytische Formen.* — e) *Ulcus rodens* mit und ohne Perlchensaum. — f) Tief zerstörendes *Ulcus terebrans.*

Wenn man will, kann man noch weiterhin die mit Pigment-Zellnaevi, Melano-malignomen und endophytischen seborrhoischen Warzen nicht selten verwechselten, bisweilen *cystischen Pigmentbasaliome* abgrenzen; eine gewisse Pigment-Komponente können jedoch auch mehr oder weniger exophytische Formen wie auch Perlchensäume der 1. Gruppe zeigen. Übergänge und Kombinationen all dieser Typen kommen vor.

Klinisch mit sozusagen absoluter Eindeutigkeit zu *diagnostizieren* sind eigentlich nur die ganz oder randständig *perligen Ba.*, die auch moscheen-kuppelartige, gelegentlich weich-cystische Glomerate bilden können (gern im Augen-Nasen-Winkel). Eine gewisse Täuschungsmöglichkeit besteht wohl nur bei kleinstperligen, inzipienten Geschwülstchen seitens umschriebener Bindegewebs-Degenerationsherde.

Grau- bis milchglasartiges, immer irgendwie opakes Kolorit von mattem Glanz in Verbindung mit mehr oder weniger kugeligen Umrissen zumindest der Elementar-knötchen gestattet die sichere Diagnose eines Ba. Diese ganz spezifische Perlé-Form (DARIER) ist durch die Ansiedlung solider oder solid-cystischer Parenchym-massen unmittelbar unter der Epidermis bedingt, wodurch die glasig-graue Eigen-farbe des Basaliomparenchyms durchschimmern kann.

Nicht ganz so sicher, aber doch noch oft genug sind die „*keloidi-formen Ba.*" klinisch an ihrer seichten Konvexität, der nach Konsistenz und Farbe keloidartigen, gelegentlich genabelten und mit Teleangiekta-sien durchzogenen Oberfläche zu erkennen. — Die rein in die Tiefe wachsenden Ba. wie auch die papulös-ulcerösen Formen sind dagegen auch für den Geübten von Sp. meist nicht zu unterscheiden.

Die Beachtung dieser morphologischen Kriterien ist wichtig, geben sie dem Arzt doch ein ruhiges Gewissen, wo man zur Sicherstellung der Diagnose nicht zu excidieren braucht (Perlenform), wo man besser excidiert (z. B. chronische, einer antipyodermischen Behandlung nicht zugängliche Ulceration ohne Perlchenrand) und wo (Total-)Excision angebracht ist (rein papulöse Formen). In Anbetracht der Auffassung, daß Spinaliome nicht gesetzmäßig höhere Rö-Dosen als Ba. erfordern (s. SCHIRREN, diese Vortragsreihe), bedarf die Frage, wann überhaupt zur Sicherstellung der Diagnose excidiert werden soll, einer gewissen Überprüfung. Abgesehen davon, daß sich Schwierigkeiten der Differentialdiagnose gegenüber Naevi usw. auch für den Geübteren nicht immer vermeiden lassen, ist mit Nach-druck auf die erforderliche, gegenüber den Ba.-Katamnesen wichtigere sorgfältige Nachbeobachtung bestrahlter Spinaliom-Patienten hinzuweisen (regionäres Drüsen-gebiet usw.). Richtige Rö-Technik bei keloidiformen Ba. dürfte ferner die Erfolgs-quote der Rö-Bestrahlung von (nicht falsch anbehandelten, bzw. schon terebrieren-den) Ba. an 100% heranbringen lassen. Eine routinemäßige Nachbestrahlung weit-totalexcidierter Ba. halten wir für nicht erforderlich, Kontrolle vorausgesetzt.

Man kann *im allgemeinen* weder klinisch noch histologisch einem Ba. ansehen, ob es *örtliche Malignität* entwickeln wird oder nicht (s. unten). Hiermit im Zusammenhang steht, daß auch unabhängig von der Frage klinischer Malignität eine Zuordnung bestimmter histologischer Typen zu bestimmten klinischen Bildern nur bedingt möglich ist, wie man mit einer gewissen Resignation mit und seit UNNA sagen muß. Dies gilt ins-besondere in bezug 1. auf die *Morphologie* der Basaliom*zellen*, wie auch 2. auf den *histologischen Stil des Parenchym*-Verbandes. Kann doch z. B. das Ulcus rodens, wie GANS als Beispiel bringt, histologisch als sog. hyalinisierendes Ba. auftreten, andererseits in einem hohen Prozentsatz intermediäre Strukturen aufweisen (HALTER). Etwas bestimmtere Aus-sagen gestattet 3. das Studium der *Gesamtarchitektonik*, die bei allen Hautkrebsen unbedingt beachtet werden sollte.

Zur histologischen *Stilkunde* nur so viel, daß sich solide Parenchymhaufen von traubenförmigen, retikulierten, spongoiden, gyrierten, tubulär-adenoiden usw. Ba.-Zellverbänden unterscheiden lassen, jedoch finden diese sich oft nebeneinander in ein und demselben Excisat. Das Substrat der interessanten und keineswegs seltenen *keloidiformen Ba.* kann, wenn auch seltener, solide Zapfen darstellen; meist handelt es sich um geweihartig sich verzweigende, schmale Basaliomstränge von meist intermediärer Zellstruktur. Charakteristisch für diese Form ist ein fibromartig gewuchertes, zumindest strukturiertes Bindegewebsstroma, wobei wir KNIERER beipflichten, wenn er diese keloidartige Stroma-Reaktion als Ba.-induziert auffaßt, da man zwanglos hier von einem Tumor-Reiz zur Keloidbildung in Analogie zu dem traumatischen Reiz bei den üblichen Keloiden sprechen kann.

Hier einige Hinweise auf das neuerdings wieder aufgegriffene „*Stroma-Problem*" (HUECK, NÖDL u. a.).

Man kann das Verhalten des cutanen Stroma (nicht gegebenenfalls des Idio-Stroma) bei Epitheliomen in 5 Gruppen gliedern.

1. Keine Reaktion: abgeschnürt-exophytische, organoide Wucherungen.

2. Homogenisierende (hyalinartige) *Sinterung* bei rein verdrängend wachsenden, vorzugsweise naevoiden Ba., aber auch ihrem Gesamtbauplan nach sphaeroid wachsenden vulgären Ba. (Übergänge zum muralen wie auch intraparenchymatösen „Hyalin" der Cylindrome).

3. Konkomittierende *Bindegewebsproliferation* (HUECK), ihrerseits vom mesenchymal-reticulären Granulom über zellreich-feinfaserige bis zur reifen, zellarm reichfaserigen Reaktion reichend. Diese Reaktionsform in ihrer Gesamtheit kann mit HUECK als *die* Stromareaktion des vulgären Ba. schlechthin bezeichnet werden.

4. Polymorph-*celluläre Stromareaktion*, vorzugsweise bei Spinaliomen geringer bis mittlerer Malignität, aber auch bei pseudocarcinomatösen Epithelwucherungen; daher kein Unterscheidungskriterium, im übrigen eher Form einer „Abwehr mit bedenklichen Mitteln", fühlen sich doch Epithelverbände in solchen, oft erstaunlich dichten Zellgranulomen offenbar gar nicht unwohl (s. u.).

5. Fehlende Reaktion bei bösartigen Sp., aber auch bisweilen bei verwilderten Ba. (negative Stroma-Anergie), wiederum Malignitätszeichen nur allgemeiner, im Einzelfall nicht ganz eindeutiger prognostischer Bedeutung.

Der für Basaliome histologisch bekanntlich fast spezifische „freie Spalt" zwischen Parenchym und Stroma dürfte kaum histolytischen Effekten des Tumorparenchyms zuzuschreiben sein, sondern auf einem durch Fixierung, aber auch Wärme (!), Maceration usw. aufhebbaren Adhäsionskontakt beruhen.

Naturgemäß wird man selbst in Fällen, bei denen die Ba.-Zelle ungezwungen als das Primum movens der Stroma-Reaktion aufgefaßt werden darf, wie eben bei keloidiformen Ba., Rückwirkungen letzterer auf die Tumorgestaltung nicht ablehnen. Immerhin gewannen wir doch beim Studium zahlreicher Epitheliome den Eindruck, daß man den Stroma-Faktor nicht überschätzen sollte, d. h. die autonome, wenn auch histologisch kaum abschätzbare individuelle Wachstumspotenz der Epitheliom-Zelle selbst scheint im weitesten Sinne das mehr Entscheidende zu sein. Zumindest weiß man nie, was primär und was sekundär ist. Bestehen z. B. eindeutige Anhaltspunkte dafür, beim Ulcus terebrans Faktoren des Krebslagers die Hauptschuld an dem verheerenden destruktiven Prozeß geben zu dürfen ? —

Wie ersichtlich: die allgemein-pathologisch für Krebse wohl gültige Regel „wenig Stroma-Reaktion = schlechte Abwehrmöglichkeit, bzw.

-Lage = signum malum; heftige (celluläre) Stroma-Reaktion = (ceteris paribus) gute Abwehrlage" gilt für Ba. nicht, was damit zusammenhängen mag, daß das Stroma an Nachbarschaft zu *Basal*zellverbänden ja physiologischerweise adaptiert ist.

Die *Lupen-Architektonik* ist bei Epithelwucherungen von besonderer Bedeutung (ALBRECHT: ab 300facher Vergrößerung stellt sich oft genug eine Art „cellulärer Kurzsichtigkeit" ein). Man kann mit schwacher, d. h. die ganze Morphe erfassender Vergrößerung doch *gewisse* Schlüsse auf Gutartigkeit bzw. relative Bösartigkeit ziehen.

a) Die (allerdings nicht allzu häufigen) exophytisch-pilzartigen Ba. zeigen ihre Benignität in einer so gut wie völligen organoiden Geschlossenheit und können sich in langen Jahren mehr oder weniger kärglicher Bradytrophie gewissermaßen selbst den Zugang zu dem ernährenden Säftestrom des Stromas vermauern. Dasselbe gilt, wenn auch schon bedeutend weniger sicher, von entsprechenden, aber unter das Niveau der Haut versenkten Formen.

b) Bei den in ihrem Gesamt-Bauplan eindeutig sphäroiden, aber vielzapfig aufgelockerten Ba. brechen nicht selten aus der eigentlichen Ba.-Sphäre radiäre, zentrifugale Vegetationskegel hervor. Das heißt, diese ihrem Gesamtbauplan nach primär verdrängend wachsenden Ba. können in eine infiltrative Phase (histologischer Definition) übergehen, für die das keloidiforme Ba. ein reines Beispiel abgibt.

Der histologische Terminus technicus „infiltrierendes Ba." besagt aber wenig hinsichtlich des Malignitätsgrades (selbst hinsichtlich der örtlichen Malignität).

Bei den *keloidiformen Ba.* bedingt zwar das infarktartige Auswuchern schmaler Zellstränge eine dem Röntgentherapeuten oft unerwartet weite, unterirdische Ausdehnung des Ba., die zu echten Randrezidiven prädisponiert, andererseits aber haben auch diese „*scirrhösen Ba.*" (VILANOVA, CARO und HOWELL u. a.) doch nur beschränkte Wucherungspotenz, da sie andernfalls ja die Bösartigkeit scirrhöser Krebse innerer Organe hätten, was de facto nicht der Fall ist.

Sowohl Parenchym wie Idio-Stroma der Ba. können verschiedenartigen sekundären, oft degenerativ-hypotrophen Veränderungen anheimfallen, wie *Hyalinisierung, echte* oder *Pseudo-Cystenbildung, Verschleimung, Verkalkung* und *Hornbildung,* wobei auf die histo-chemische Zuverlässigkeit der klassischen Färbemethoden nicht eingegangen werden kann. Die Hornbildung — früher für Ba. bestritten — kann entweder großperlig sein, wodurch an seborrhoische Warzen erinnernde Bilder entstehen, oder kleinperlig wie insbesondere bei dem sog. Typ mixte der metatypischen Epitheliome. Diese sekundären Umwandlungen geben den schon in ihrer Grundstruktur so variablen Basaliomen eine unerschöpfliche Fülle oft ästhetisch ansprechender, erstaunlich zergliederter Individualformen: als Einteilungskriterien sind erstere nicht verwertbar, da sie sich in mannigfaltigen Kombinationen in ein und demselben Basaliom-Individuum finden, ferner nichts über die Prognose des Einzelfalles auszusagen vermögen.

Das typische *Zellbild* der Ba. ist das dichtgepackter Zellen mit chromatinreichen, wenig strukturierten, d. h. in toto farbaffinen Kernen, die von nur spärlichem Cytoplasma umgeben sind. Im Zentrum solider Zapfen, aber insbesondere in der Tumor-Peripherie oder in Ausläufern, können die Tumorzellen streifig-strähnig gerichtet sein, andererseits eine eigentümliche Vergrößerung und Chromatinverarmung der Kerne, verbunden mit abundanter werdendem Cytoplasma zeigen. Es entstehen so Bilder, die denen der Sp.-Cytologie nahekommen können, wenn auch Tonofibrillen im H.E.-Präparat nach unseren Erfahrungen fehlen.

Es ist das Verdienst von DARIER und FERRAND, später JUON, FOLL-MANN, diese von KROMPECHER als Baso-spino-Krebse bzw. Carcinoma cubocellulare benannten Formen als „metatypische Epitheliome" vom „Type intermediaire" sowie dem (selteneren) „Type mixte" bekanntgemacht zu haben. GOTTRON, NÖDL, MIESCHER, LEVER u. a. sehen jedoch in der Metatypie Stigmata einer Verwilderung, d. h. diese Autoren bereichern den Formenreichtum der Ba. „auf Kosten der Übergangsepitheliome" (NÖDL). Hierfür spricht nicht so sehr die Beobachtbarkeit solcher Strukturen im Zentrum plump solider Ba. — es mag sich hier um eine Bradytrophie-induzierte Pseudometatypie handeln—, vielmehr nicht zu seltene, gleitende Übergänge von vulgärem Parenchym zu Verbänden mit derartigen Intermediärformen innerhalb ein und desselben Ba.; d. h. Metatypie ist häufiges, aber nicht etwa ausschließliches Kennzeichen einer ungefähr 15% aller Epitheliome umfassenden Klasse (DARIER, JUON), eben der metatypischen Epitheliome, sondern daneben auch Ausdruck einer individuellen, gewissermaßen vertikalen Entartungspotenz, die, wie insbesondere HALTER an einer umfangreichen Kasuistik (75 Fälle) und NÖDL zeigen, bis zur Metastasierungsfähigkeit, und zwar wahrscheinlich nicht nur einer solchen regionärer Art, reichen kann. Allerdings weisen die Metastasen mitunter den Charakter verhornender Sp. auf, und zwar sogar bei Primärtumoren baso-intermediärer Art (HALTER).

Es dürfte demnach den betreffenden Epitheliomen eine beträchtliche Zell-Labilität zukommen, was auch der Variationsbreite der histologischen Bilder bei mehrfachen Excisionen aus ein und demselben Tumor entspricht. Immerhin machen reine spinocelluläre Metastasen auch dann nachdenklich, wenn man mit MIESCHER in der Spinalzelldifferenzierung eine der Basalzelle, ja sogar der Schweiß-drüsengangzelle grundsätzlich inhärente Eigenschaft sieht. — Warum differenziert sich die Mehrzahl der vulgären Ba. nicht? — Man könnte den (selteneren) Typ mixte als echte Chimäre auffassen, oder als Ausdrucksform einer Entartung der auf die Basalzelle folgenden jüngsten Spinalzellschicht mit oscillierender Manifestation — Spekulation.

Bei den metatypischen Epitheliomen wird im Schnitt nicht selten ein offenbar echter genetischer Zusammenhang der Tumorzellverbände mit der Epidermis sichtbar, jedenfalls wohl etwas häufiger als bei den vulgären Ba., die ihn öfters durch sekundäre Verschmelzung epidermiswärts vordringender Parenchymmassen lediglich vortäuschen. Sieht man hierin einen grundsätzlich richtigen Befund, so liegt die paradoxe Theorie nicht fern — unter Umkehrung der üblichen Auffassung —, in den *metatypischen Epitheliomen die wahrhaft „echten" Basalzellepitheliome schlechthin* zu sehen. Optisch noch eklatanter ist die Abstammung der multiplen Rumpfhautbasaliome von der Basalzellreihe, die jedoch in etwa mehr die histologischen Bilder embryonaler Haar- bzw. primärer Epithelkeime nachahmen.

Für die Auffassung des metatypischen Epithelioms als verwildertes Ba. spricht ferner, daß es nicht nur einer selbständigen Morphologie bzw. individuellen Prognose entbehrt, sondern darüber hinaus seine Lokalisation auch ungefähr der der Ba. entspricht.

Die schon erwähnte, früher überbewertete schwere Ansprechbarkeit auf Röntgenstrahlen ist z. T. vorgetäuscht (nicht erfaßte Rand- bzw. Tiefenausläufer), mag aber auch durch eine Sondersituation des Stroma-Parenchym-Wechselspiels und die Bedeutung letzteres für die Röntgenwirkung bedingt sein (NÖDL), jedenfalls soweit es sich um scirrhös-keloidiforme intermediär-metatypische Ba. handelt.

2. Spinaliome.

Morphologie und Malignitätsprobleme des Sp. haben gewisse Analogie zu denen des Ba., jedoch sind hier die histologischen Kriterien der Bösartigkeit — jetzt im allgemein-pathologischen Sinn — zwar schwierig genug, aber in vielen Fällen etwas leichter faßbar, womit allerdings eine erhöhte Verantwortlichkeit des Histologen parallelläuft. Ohne Histologie ist die Diagnose eines Sp. *selbst an der Unterlippe* nicht immer sicher genug, da das Sp. keine spezifische Morphologie im eigentlichen Sinne hat, sondern z. B. papulöse oder krateriforme Ba. vortäuschen kann.

Andererseits tauchen jetzt neue histologische Schwierigkeiten auf, und zwar bei der Abgrenzung von pseudocarcinomatösen, noch dazu bisweilen gleichzeitig präcancerösen Epithelwucherungen (psc. Ew.), demgegenüber z. B. die Abgrenzung seborrhoischer Warzen von Ba. eine harmlose Angelegenheit ist. Schwierigkeiten, die bisweilen nicht oder nur scheinbar ohne Willkür überwunden werden können. Das sei vorausgeschickt, um schon jetzt Verständnis für die erstaunliche Tatsache zu wecken, daß erst jüngst eine klinisch durchaus markante psc. Ew., das sog. Keratoakanthom als selbständige Morphe erkannt wurde. Ungemein kompliziert die Sachlage, daß der Übergang von Präcancerosen, und zwar insbesondere solcher von der Art der psc. Ew., in echte Sp. nicht abrupt zu sein braucht, sondern gewissermaßen gleitend sein kann, womit die Notwendigkeit inniger kontinuierlicher Zusammenarbeit zwischen Kliniker und Histologen sich klar erhellt. Das Sp. ist in höherem Maße als das Ba. Gegenstand der allgemeinen Krebsforschung (s. K. H. BAUER).

Zur Prognose der Spinaliom-Formen:

5jährige, symptomenfreie Überlebenszeit [ABEL (1948) zit. nach K. H. BAUER):

Mundhöhle . .	20%	Unterlippe . .	58%
Zunge	20%	„Haut" . . .	65%
Penis	40%		

Diese und andere Angaben nähren den Verdacht, *daß Sp. in Nicht-Schleimhaut- bzw. Übergangsregionen, insbesondere im Gesicht, zu häufig diagnostiziert werden,* d. h. daß psc. Ew. und anderes unter dem Etikett „Spinaliome" laufen; liegt der Prozentsatz an regionären usw. Metastasen von Gesichts- und auch Hand-Sp. in praxi doch wohl erheblich niedriger, was man nicht kurzerhand ohne weiteres mit der Annahme einer höheren Malignität der Schleimhaut- bzw. Übergangs-ständigen Spinal-Carcinome abtun sollte.

Pozzo registriert bei 268 *regionären Drüsenschwellungen* unter 1127 Epitheliomen Sp.-Metastasen und Lymphdrüsenhyperplasien ungefähr zu gleichen prozentualen Anteilen; MAKOON und KENNEDY konnten bei 95 histologisch untersuchten Unterlippen-Sp. von insgesamt 119 Fällen 18mal Metastasen sicherstellen. Selbst in Anbetracht der verbreiteten allzu optimistischen Einschätzung der Prognose bereits metastasierender Sp. erscheint allerdings der Vorschlag einer Entfernung der regionären Lymphdrüsen bei *jedem* Lippen-Ca reichlich weitgehend.

Es ist schon vor über 30 Jahren versucht worden, eine Ordnung in die mannigfaltigen histologischen Typen im Sinne einer *Malignitäts-Skala* zu bringen; Versuche, die von der allgemeinen Krebslehre zwar als grundsätzlich unzulänglich bezeichnet werden (s. BAUER, vgl. GANS) aber doch — faut de mieux — mehr oder weniger Anklang zu finden scheinen. BRODERS (s. LEVER) teilt die Sp. in 4 Grade ein, wobei Grad 1 mehr als 75%, Grad 2 mehr als 50%, Grad 3 mehr als 25% und Grad 4 weniger als 25% der ausgezählten Spinalzellen normal differenziert sind. Differenzierung bedeutet bei Spinal-Zellen Keratinisierung, d. h. der Keratinisierungs-Grad ist eine brauchbare Hilfe bei der Einteilung (LEVER). Dieses Kriterium ist jedoch nur in Zusammenhang mit anderen Faktoren verwertbar:

Grad 1: Keine Penetration des Tumors in die Cutis (siehe unter psc. Ew.)- Basalschicht intakt oder auch von Stroma-Infiltratzellen abgenagt. Tumorzellen definitionsgemäß überwiegend reif. Tonofibrillen normal entwickelt. Hornperlen mehr oder wenigerreichlich; meist, aber nichtimmer, umgeben von typisch zwiebelschalenartig angeordneten, allmähliche Übergänge der Verhornung zeigenden Zellen. Corium zeigt bedeutende entzündliche Reaktion, jedoch gelegentlich geringere als bei Präcancerosen. Sp. von Grad 1 metastasieren in der Regel nicht!

Grad 2: Schlecht definierbare Grenzlinie zwischen Tumormassen und Stroma, d. h., z. T. tiefere Invasion. Geringere Zahl zudem oft inkompletter Verhornungszentren. Zellatypien häufiger.

Grad 3: Nur noch minimale Verhornung, vorwiegend in kleinen Zellgruppen oder als sog. zellindividuelle Keratinisierung, Mehrzahl der Zellen atypisch, mit oft atypischen Mitosen.

Grad 4: Verhornt praktisch nicht mehr. Tonofibrillen fehlen, sozusagen alle Zellen atypisch (nach LEVER).

Diese Einteilung ist in der Praxis oft schwer durchführbar, da nicht allzu selten gewisse Kennzeichen des Grades 2—3 (z. B. individuelle Verhornung) schon bei im übrigen den Grad 1 zuzuordnenden Bildern vorkommen können. Auch ist die Heftigkeit der Stroma-Reaktion sehr wechselnd und bisweilen invers. Oft genug unterscheiden sich einzelne Partien sehr in ihrem Malignitäts-Grad, wobei naturgemäß der am meisten entartete Teilbezirk der Gesamtbeurteilung zugrunde zu legen ist. Schwierig ist auch oft zu entscheiden, was man unter Zellatypie verstehen soll sowie die Abtrennung normaler von atypischen Mitosen. Letztere kommen übrigens auch bei psc. Ew. vor (s. K. H. BAUER).

Als Beleg für die praktische Brauchbarkeit Statistik über 59 *Augenlid-Sp.* (BIRGE, zit. nach TRAUB):

Grad 1: kein Todesfall oder Verlust des Auges;
Grad 2: 15% ex. let. 25% Verlust des Auges, 30% Orbita-Invasion;
Grad 3:   6% ex. let. 53% Verlust des Auges, 60% Orbita-Invasion;
Grad 4: 100% ex. let. innerhalb 5 Jahre. — Größte Gruppe: Grad 2 + 3.

Meist leicht ist die Erkennung eines Sp. vom Grad 1 (das in der Regel nicht metastasieren soll!) sowie vom Grad 3—4. Interessanterweise scheint die Prognose von Sp. Grad 4 bisweilen besser zu sein als die des Sp. Grad 3. Offenbar interferiert maximale degenerative Krebszell*kata*plasie [nicht (embryonale) *Ana*plasie; Degenerierte sind keine Kinder] mit der Lebensfähigkeit der betreffenden Krebszelle schlechthin. Dieser Grad 4, d. h. die höchste Enddifferenzierung, weist oft *sarkom*artige Bilder auf (Underwood sowie Montgomery und Broders). Der Diagnose von primär ulcerierenden, nicht selten eine Vorgeschichte von 1 bis mehrere Jahre aufweisenden solitären Haut-,,Sarkomen", dürfte demgemäß Mißtrauen entgegenzubringen sein; Sp. von Grad 4 liegen andererseits auch beim Lupus- und Röntgen-,,Sarkom" wahrscheinlich in einem nicht unerheblichen Prozentsatz der Fälle vor (s. Kalkoff). Die bisweilen durch Untersuchung genügend großzügiger Excision doch zu entscheidende Frage ist von erheblicher praktischer Bedeutung, da die histologische Diagnose oft genug richtunggebend für Art und Umfang der Therapie ist.

3. Atypische = pseudocarcinomatöse Epithelwucherungen (psc. Ew.).

Die histologische Abgrenzung der Sp. von psc. Ew. ist oft schwierig und immer sehr verantwortlich. Beim Studium klinisch sicher nicht carcinomverdächtiger, chronisch-entzündlicher, granulomatös-produktiver Prozesse (Tbc. cutis verrucosa und Lupus vulgaris verrucosus, L.III, Mycosis fungoides, Jodo- und Bromoderm, tiefe Mykosen), aber auch klinisch völlig banaler Erosionen und Ulcerationen sowie von Ba. wie Sp. und psc. Ew. ist man erstaunt über die Häufigkeit bizarrer Konfigurationen von sicher nicht malignen Spinalzellverbänden.

Beachtung folgender Momente erleichtert bisweilen die histologische Differentialdiagnose:

Bei einer — *immer erforderlichen* — Erfassung der Randpartien erweist die scheinbare Wucherung in der Tiefe des Granuloms sich oft als scharf mit der im Granulom verlorengegangenen, aber rekonstruierbaren Epidermis-Cutis-Grenze abschneidend. Der Eindruck einer ,,Wucherung" ist in diesem Falle oft nur die Folge der Relativität des Blickpunktes; in Wirklichkeit liegen durch den entzündlichen Grundprozeß bis zur Unkenntlichkeit geblähte und deformierte Papillenzapfen und damit in die Länge gezerrte, oder auch primär regelmäßig oder unregelmäßig acanthotisch proliferierte Retezapfen vor.

Es ist bisweilen erstaunlich, wie lange Rete-Zapfen oder verworfene Leistenfragmente als Leitfossilien primärer Epidermis-Strukturen in Granulomen persistieren können. Diese Überlebensfähigkeit mag mit der physiologischen Fähigkeit des Epithels zusammenhängen, keiner Blutcapillaren zu bedürfen, sondern durch diffundierende Gewebsflüssigkeit bzw. Transsudat ernährt zu werden.

Dieser in reiner Form meist als solcher erkennbare Typ der psc. Ew. wird oft durch periphere Usur sowie katabiotische Aufquellung der gesamten Strukturelemente (Cytoplasma, Kerne, Differenzierungsprodukte, d. h. im wesentlichen Horn), zumal beim Vorliegen primär ungeordneter Acanthose, bis zur Unkenntlichkeit verändert. Arrosion der ursprünglichen Basalzelltapete und der darauffolgenden Spinalzellschichten führt z. B. zu *konkav-figurierten Abschmelzfiguren*, die mit wuchernden Spinalzellverbänden verwechselt werden können; ödematöse Aufquellung andererseits der Spinalzellkerne zu pseudomitotischgeblähten Kernbildern, denen gequollenes, oft schlecht tingierbares Cytoplasma entspricht, bei teilweise erstaunlich lange erhaltenen Tonofibrillen. Maceration horniger Massen kann mit atypischen Verhornungen der Sp. Grad 2—3 verwechselt werden. Der Gesamteindruck konkav abschmelzender Spinalzellverbände im Wechsel, bzw. bizarr verbunden mit unförmig gedunsenen Plaques plumper Rete-Acanthose gibt Bildern von diesem (vorwiegend bzw. sekundär) „macerativ-regressiven Typ (I)" der psc. Ew. einen oft recht carcinomartigen Aspekt, zumal die Randarrosion gerade bei kleinen Zapfen mehr im Vordergrund steht, als die Maceration. Meist noch schwieriger ist jedoch der „proliferierende Typ (II)" der psc. Ew. von Carcinomen abzugrenzen, der sich ebenfalls nicht selten, aber offenbar nicht so bevorzugt auf dem Boden primärer zellig-produktiver Entzündungen findet und häufig *Tendenz zur echten Morphe* zeigt. Schwieriger in 2 Hinsichten: Abgrenzung von Verrucae, Condylomen, Papillomen, Sp. Grad 1 einerseits, ferner aber von malignen Sp., denen sie offenbar bisweilen als oft ungenügend klassifizierbare Präcancerosen dienen.

„Das spinocelluläre Epitheliom beginnt meistens als Papillom. Für dieses hat D. den Namen verhorntes papilläres Epitheliom vorgeschlagen, der andeuten sollte, daß der papillomatöse Zustand nur die 1. Etappe der malignen Entwicklung darstellt." (DARIER-CIVATTE-TZANCK, Dermatologie, Dtsch. Übersetzung der 5. Or.-Auflage von SCHWARZ, Bern 1949.)

Als Kriterien dieses 2., proliferierenden Typs der psc. Ew. können genannt werden: Nichtüberschreiten einer meist eindeutig ziehbaren Grenzlinie seitens *konvex* figurierter Vegetationskegel, die in etwa der Epithel-Cutis-Grenze gesunder Randpartien entspricht. Fehlende Kern- und Zellatypie, regelrechte Mitosen (vgl. jedoch K. H. BAUER) als Wachstumszeichen; geordnete Lagerung der Zellen, die jedoch bei lebhafter Proliferation wegen gegenseitiger Verdrängung unkenntlich werden kann. Starke Neigung zur Verhornung, und zwar wohl weniger in Form zentral im Spinalparenchym liegender Verhornungszentren (Zwiebeltyp), als im Sinne von seiten acanthotischer Spinal-Wucherung sukzessive in die Tiefe gedrückter, unterschiedlich starker Hyperkeratose. Bei entsprechender Schnittführung und unregelmäßiger Anordnung der Proliferationszentren kann die Grenzlinie gestört erscheinen, andererseits können Hornpfröpfe als Hornkugeln imponieren, wodurch das Bild ununterscheidbar von dem eines Sp. Grad 1 wird. — Hiermit mag zusammenhängen, daß das „Keratoacanthom", eine offenbar häufige psc. Ew. vom Typ II, erst in den letzten 2 Jahrzehnten als selbständige Morphe herausgearbeitet werden konnte, was histologisch geschulten, aber unbeirrten klinischen Blick voraussetzte.

Das Keratoacanthom (K.A.).

Das K.A. (ROOK und WHIMSTER; ZOON, JANSEN, v. BAAK u. a.) = Molluscum sebaceum [MACCORMACK und SCARFF (1936)] ist eine Morphe *klinischer* Selbständigkeit, definiert durch *obligat schnelles Wachstum* (3—8 Wochen) zunächst flachkugeliger oder fäßchenförmiger, später oft gedellter, meist fleischfarbener, palpatorisch mäßig bis deutlich derber Gebilde mit einer charakteristischen Sprenkelung der Kuppe infolge multipler, durch die verdünnte, gespannte Oberhaut durchschimmernder, etwa stecknadelkopfgroßer Hornpfröpfe. Der Durchmesser beträgt meist einige Millimeter, maximal etwa 2 cm. Es *heilt* nach etwa 2—4 weiteren

Monaten *meist spontan* ab, soll aber auch — immerhin selten — spinaliomatös entarten sowie bei nicht radikaler Abtragung — wohl ebenfalls selten — rezidivieren können [CIVATTE (?), fragliche eigene Beobachtung]. Histologisch erweist es sich bei geeigneter Schnittebene als eine überwiegend exophytisch-molluscoid in die sekundär emporgezerrte, gesunde Oberhaut eingesenkte psc. Ew. mit charakteristisch abundanter Verhornung, die letztlich wohl mit Druckatrophie zur Selbstverödung, allgemeiner zur Selbstheilung beiträgt (LAPIÈRE). Das klinische Bild kann identisch mit dem eines Sp. sein, das immer dann in erster Linie zu erwägen ist, wenn ein Krustendeckel (anstelle eines hornpfropfendurchsetzten, epidermidalen Operculums) eine schnellwachsende, klinisch sonst typische Efflorescenz bedeckt.

Auf die zahlreichen Probleme dieser interessanten und praktisch wichtigen K.A. kann nicht näher eingegangen werden (HAMPERL-KALKOFF). Sie finden sich ganz bevorzugt auf sonnenexponierten Hautgebieten, sollen aber an bedeckten Partien zu beobachten sein (LAPIÈRE). Zumindest histologisch können sog. sekundäre Milien (NIMPFER)[1], aber auch psc. Ew. auf Röntgenodermen identische Phasen zeigen.

Wir konnten unter 150 Sp. 7 K.A., z.T. angeblich nach Schnitt-Traumen entstanden, klinisch und histologisch diagnostizieren, d. h. in unserem Sp. Pat.-Gut fanden sich mindestens 5% K.A., immerhin beachtlich.

Es sei nochmals betont: Das Erstaunliche dieses „neuen" Krankheitsbildes, als solches schon früher wohl umkreist (!) (vgl. GOUGEROT: 5 „Verrukome" 1917—1931, DUPONT: Kystes sébacés végétant) liegt weniger im histologischen Gelegenheitsbefund, der letztlich nur quantitative Abweichungen von dem der Teerwarzen, verrukösen Keratomata senilia usw. zeigt, sondern in der *klinischen* Sonderheit des schnellen Wachsens und Vorgehens, offenbar in Zusammenhang mit überstürzt-excessiver Verhornung, d. h. in der Morphodynamik.

Mit großer Wahrscheinlichkeit sind u. E. auch breitbasige, gewissermaßen auseinandergelaufene Keratoacanthopapillome des Handrückens, z. B. POTHs "Tumor-like Keratosis" (s. FLIEGELMAN u. LOVEMANN) zumindest nahe verwandt; auf den Fall MEINICKE (breitbasiges, in etwa 7 Wochen ausgewachsenes Fingerrücken-K.A.) sei hingewiesen.

4. Präcancerosen.

Unter Präcancerosen (Pr.) gelten hier, wie üblich, nur Pr. im engeren Sinne, d. h. solche individueller Morphologie. Zu den Pr. im weiteren Sinne gehören bekanntlich Seemanns- bzw. Landmannshaut, Xeroderma pigmentosum, Röntgenoderme, Arsenhyperkeratosen usw., ferner als unspezifische, ihrerseits sehr heterogene Pr. chronische, oft granulomatöse Entzündungen, wie Lupus vulgaris, L. III, hier und da auch Erythematodes [Cave pseudocarcinomatöse perifollikuläre Epithelwucherungen (JORDAN)] usw. Abgesehen von der *Leukoplakie*, deren verruköse Form viel gefährlicher als die glatte (d. h. namengerechte) Form sein soll, werden bekanntlich *Keratoma senile, M. Bowen, Erythroplasie* sowie (leider) M. Paget als Pr. bezeichnet. Es wären ferner auch Teerwarzen, Röntgen-Verrukome usw. zu nennen.

---

[1] Den Hinweis verdanken wir Prof. JORDAN und Dr. REICH (Münster).

Die hohe Entartungsquote von „Leukoplakien bei positivem Wa.R." ist bekannt. GOTTRON konnte bei 48 von 50 Zungen-Ca eine präcanceröse Leukoplakie *auf dem Boden einer interstitiellen L. III* feststellen.

Das *Keratoma senile* (K. s.), dessen uns selbstverständlich erscheinende Abgrenzung von der seborrhoischen Warze (Verruca senilis, seborrhoica, Basazellpapillom) noch vor wenigen Jahrzehnten hart umkämpft war, erscheint bekanntlich oft multipel in Form unscheinbarer, kleiner, umschriebener, härtlicher, oft leicht eingesunkener, graubräunlicher, gelegentlich sekundär erosiv-verkrusteter Platten wohl ausnahmslos auf den Boden einer Altershaut (Sonnenhaut). Histologisch imponiert eine oft (im Vergleich zum klinischen Bild) erstaunliche Hyper-Ortho- in Wechsel mit suprapapillärer Hyper-Parakeratose über Acanthose mit Zellunruhe; meist (aber nicht immer) beträchtliche Stromainfiltration. Mit und ohne intercurrentem Hauthorn, das seinerseits oft einem schwer nachweisbaren Sp. aufsitzt, entwickeln sich auf dem K. s. Carcinome, nach unseren Erfahrungen Sp., angeblich aber auch Ba. Das differentialdiagnostisch wichtige *verruköse* K. s. wird nur hier und da erwähnt (MIESCHER), verdient aber im Hinblick auf das Keratoakanthom besondere Beachtung. Histologisch ist zu beachten, daß das K. s. mit Naevi keratodes den Wechsel von Ortho- und Parahyperkeratose gemeinsam haben kann; auch das (jugendliche) Hauthorn als Excrescenz harter Naevi ist abzugrenzen. Die von MONTGOMERY und DÖRFFEL angegebene *Entartungsquote* (25 %) erscheint reichlich hochgegriffen. Eine (Rö)-Behandlung aller anfallender K. s. ist praktisch sozusagen unmöglich. Meist wird abwartende, aber sorgfältige Kontrolle ausreichen, falls Entfernung nicht ausdrücklich gewünscht wird.

Morbus Bowen und Erythroplasie.

Im Gegensatz zum Keratoma senile, histologisch vom Morbus Bowen (M. B.) bisweilen kaum unterscheidbar, bevorzugt der M. B. keineswegs sonnenexponiertes Terrain, d. h. er findet sich ubiquitär, gern sogar an intertriginösen Orten. Der M. B. ist ein Gegenargument gegen die Auffassung der Kernatypie als Differentialkriterium der Krebszelle schlechthin, zumindest gegen die Parallelsetzung von Kernatypie- und Malignitätsgrad. Das histologische Bild fesselt durch die Buntheit der Kernbilder mit Hyperchromasie und oft bizarrer Polymorphie; im Gegensatz dazu ist das Cytoplasma sozusagen noch normal und bildet infolge ungeschädigten Tonofibrillenapparates eine mechanisch festgefügte, wenn auch meist acanthotische Oberhaut (MIESCHER). Bekanntlich kann es Jahrzehnte dauern bis zur Entwicklung meist exophytischer carcinomatöser Tumoren aus klinisch oft psoriasiformen, durch eigentümliche Figurierung auffallenden Bowen-Herden. Der M. B. ist insofern eine eindeutige „erste Stufe", d. h. eine echte Pr. — und das ist in Anbetracht des höchstgradig Malignom-verdächtigen Kernbildes wiederum ein Hinweis für das Primat der Gesamt-Architektonik eines Epithelioms gegenüber dem Zellbild. Wir vermögen der in den USA vertretenen Auffassung des M. B. („intraepitheliales Spinaliom") nicht ohne weiteres beizupflichten, da der M. B. nicht identisch ist mit anderweitigen intraepithelialen Epitheliomen, allerdings wohl vorwiegend basaliomatösen Charakters, andererseits dem M. B., gelegentlich auch seinem Folgecarcinom, klinische bzw. histologische Sonderheiten gegenüber dem Sp. zukommen.

REICH bezieht den sog. papillomatös-hyperplastischen Typ („hyperplasie pure") bei 5 eigenen Beobachtungen von Schleimhaut-M. B. mit ein. Immerhin sieht nicht nur CIVATTE den Schleimhaut-Bowen als weitgehend identisch mit der *Erythroplasie* an (s. FREUND), die bekanntlich in Form lackartig glänzender, hochroter, scharf umschriebener, persistierender Flecke die wichtigste Präcancerose der Glans penis darstellt, besser: die wegen ihrer hohen Ca-Quote gefürchtete Genitalpräcancerose. Andererseits erscheint Abgrenzung des papillomatösen Schleimhaut-M. B.-Typs von der (ebenfalls hohe Rö-Dosen erfordernden!) (papillomatös-)verrukösen Leukoplakie zumindest schwierig.

Die *Erythroplasie* [charakteristisch: „blockartige" Epithelverbreitung (Gottron)] entspricht histologisch oft einem „M. B. ohne Hornschicht", allerdings muß das Kernbild nicht so auffallend polymorph sein, auch kommen an Schleimhautepithel erinnernde, wabige Cytoplasmaaufquellungen zur Beobachtung. Die Stromareaktion ist bei der Erythroplasie heftiger als beim M. B. Ihr Vorkommen ist nicht unbedingt auf die Genitalschleim- bzw. Übergangshäute beschränkt (Freund, Balabanow, Gartmann). — Histologisch dürften intraepitheliale Epitheliome sich oft lediglich durch Ausbildung wirbeliger Zentren von der Erythroplasie abheben.

5. Morbus Paget.

Diese, meist nicht zu Recht unter die Pr. eingereihte „zelltypische" Wucherung, wird jetzt überwiegend im Sinne einer schon alten, viel diskutierten Auffassung als sekundäre Manifestation primärer Milchgangsepitheliome aufgefaßt, wobei die Verfechter dieser Theorie (z. B. v. Albertini) sich auf das sog. *Comedo-Ca*, ein durch saprophytär-langsames Wachstum gekennzeichnetes relativ gutartiges Milchgangs-Carcinom (Bloodgood), berufen können, dessen Abgrenzung von den sonstigen, vor, während oder nach einem Morbus Paget auftretenden, malignen Mamma-Carcinomen nicht Sache des Dermatologen ist. Im Gegensatz zur Bowen-Zelle haben die vacuoligen, sich reihen- und nesterartig wie ein *Pfropfbastard* in der Epidermis ausbreitenden Pagetzellen keine Tonofibrillen, womit sich die klinische und histologische Morschheit des Epithels erklärt (Miescher). Ein großer Teil der an sich seltenen extramammären Paget-Fälle kann zweifellos ebenfalls mit *apokrinen Schweißdrüsen* in Zusammenhang und damit in eine gewisse, aber nicht vollständige Analogie zu dem üblichen Morbus Paget der Brustwarze gebracht werden. Die Analogie ist deshalb nicht immer vollkommen, weil der extramammäre Morbus Paget in der Wand der apokrinen Drüse stecken bleibt, bzw. die intramuralen Veränderungen Paget-isomorph sind, zumindest apokrine tumoröse, extramammäre Adeno-Ca in Verbindung mit Morbus Paget zwar bekannt, aber selten sein dürften. Ob bei den ganz wenigen verbleibenden restlichen Fällen atopische apokrine Drüsenlager jeweils mit Sicherheit ausgeschlossen worden sind, sei dahingestellt.

Für die Praxis eminent wichtiges Problem: wie soll man sich bei einem, übrigens unbedingt histologisch sicherzustellenden, Morbus Paget der Brustwarze ohne klinisch nachweisbaren Mamma-Tumor verhalten? Radikales Vorgehen, d. h. Ablatio mammae wird vielerseits angeraten, u. a. von Konjetzny. Dem stehen sichere Fälle mit einer Latenz des zuzuordnenden Mamma-Carcinoms bis zu 30 Jahren scheinbar entgegen. Arzt und Kren sahen bekanntlich Drüsenkrebse in 12 von 16 Fällen, auch sonst sind wiederholt in palpatorisch einwandfreien Paget-Mammae nach der Ablatio Krebse im Serienschnitt nachgewiesen worden. Dementsprechend scheint grundsätzlich radikales Vorgehen angebracht, falls nicht hohes Alter der Patienten dagegen spricht.

Von großem histologischen Interesse sind Beobachtungen von sekundärem Einwachsen via cutaner Lymphbahninfarkte die Epidermis erreichender Sprossen tiefer Mamma-Carcinome, die in loco Pagetbilder, allerdings ohne die für den M. Paget obligate Stromareaktion, hervorrufen können (MIESCHER); ein durchaus ·eigentümlicher Kreis der Pagetzelle! — Insbesondere bei extramammärem Sitz sind M. Bowen sowie Rumpfhautbasaliome und intraepitheliale Ba. wie Sp. eigens auszuschließen. —

Hinweise für Einsendung histologischen Materials:

1. *Gewebsentnahme:* Das Gewebsstück soll Anteile von allen augenscheinlich unterschiedlichen Partien des betreffenden erkrankten Hautbezirkes enthalten, unbedingt einschließlich einiger mm des gesunden Randes. Es sollte grundsätzlich bis zum subcutanen Fett bzw. bis zur unveränderten Unterlage excidiert werden. Dementsprechend sind tiefe, tortenstückartige Excisionen zweckmäßig. Die Schlingenabtragung liefert erfahrungsgemäß meist viel zu oberflächliches, noch dazu verkohltes Material, das bei warzigen Gebilden meist völlig unverwertbar ist.

2. *Versand:* Für die Praxis ist *Formalin* als Konservierungs-, Versand- und Fixierungsflüssigkeit weitaus am einfachsten und besten (falls keine Sonderwünsche des Untersuchers): 1 Teil Formalin 40% (DAB 6, Apotheke) + ungefähr 10 Teile Leitungs- oder Brunnenwasser. Als Versandgefäße solche *in der Art* von Stuhluntersuchungsröhrchen zweckmäßig.

3. Begleitzettel mit Angaben über Sitz, Größe, Alter, Aussehen, Palpationsbefund usw. und Diagnose seitens des einsendenden Arztes einschließlich Differentialdiagnose sowie Alter usw. des Patienten unbedingt erforderlich. Beim Fehlen dieser Angaben können meist nur sehr vage Auskünfte seitens verantwortungsbewußter Histologen erwartet werden, was *allen* Beteiligten unnötigen Ärger bereitet, bzw. es wird Fehldiagnosen, insbesondere seitens mit der klinischen und histologischen Dermatologie nicht genügend vertrauter Untersucher Vorschub geleistet.

4. Falls Befund *eilig*, entsprechender Vermerk, da bei Routineverfahren je nach Größe des Gewebsstückes, Zahl der erforderlichen Weiterschnitte usw. mit 5—10 Tagen, evtl. auch längerer Verweildauer beim Untersucher zu rechnen ist.

Aus der Dermatologischen Klinik und Poliklinik der Universität München.
(Direktor: Prof. Dr. A. MARCHIONINI.)

Röntgentherapie von Hautkrankheiten bei Anwendung von Weichstrahlgeräten.

Von

CARL GEORG SCHIRREN.

Die Ausübung einer ökonomischen, auf die jeweils erkrankte Schicht des Hautorgans bezogenen Röntgentherapie ist weitgehend davon abhängig, ob es gelingt, den zwischen 13 und 50 kV gelegenen Spannungsbereich für die praktische Therapie nutzbar zu machen. Dieser Entwicklung standen bisher zwar elektrotechnisch keine Schwierigkeiten im Wege, es war jedoch im Hinblick auf die hohe Eigenfilterung der üblichen

Therapieröhren sinnlos, mit der Spannung wesentlich unter 50 kV herunterzugehen, da die Eigenfilterung der Röhre eine Ausnutzung der in der Röhre entstehenden Weichstrahlung infolge der hohen Absorption schon im Strahlenaustrittsfenster unmöglich machte.

Die übliche Grenzstrahlröhre mit einem Lindemannfenster erlaubt andererseits gewöhnlich nur Spannungen bis maximal 13 kV. Der Dosisabfall einer solchen mit niedriger Spannung erzeugten Grenzstrahlung ist im Gewebe jedoch so steil, daß sie nur bei vorwiegend epidermal gelegenen Krankheitsprozessen sinnvoll Verwendung finden kann. Veränderungen, die in den mittleren Schichten des Coriums gelegen sind, können praktisch von Grenzstrahlen ebenso wenig direkt beeinflußt werden, wie die Anwendung von Strahlungen über 50 kV sinnvoll wäre, da der Dosisabfall im Gewebe bei dieser Strahlenqualität viel zu gering ist und somit unökonomisch viel der eingestrahlten Dosis auch in die tiefer gelegenen Schichten der Haut gelangt.

Die Neuerschließung des Spannungsbereiches zwischen 13 und 50 kV war also davon abhängig, ob ein entsprechend widerstandsfähiges, d. h. spannungsunabhängiges und zugleich auch genügend vakuumfestes Strahlenaustrittsfenstermaterial zur Verfügung stand. In jahrelangen Bemühungen ist es amerikanischen Wissenschaftlern gelungen, diesen Anforderungen gerecht werdende Berylliumfenster zu entwickeln. Das duktile Beryllium vermag auf Grund seiner niedrigen Ordnungszahl auch die weichsten Strahlenqualitäten passieren zu lassen, ist dabei ausgesprochen widerstandsfähig und kann auch mit höheren Spannungen — nach neueren Untersuchungen bis ıu 1000 kV(!) — belastet werden.

Mit Einführung der *Weichstrahltherapie* wurde eine wertvolle Voraussetzung für eine optimale Strahlentherapie der Haut in all ihren Schichten geschaffen, wobei es jetzt dem strahlentherapeutisch tätigen Dermatologen möglich ist, sich der jeweiligen Tiefenausdehnung des Krankheitsprozesses in der einzelnen Schicht der Haut anzupassen. Die Ausnutzung der weichen Strahlenqualitäten im kontinuierlichen Röntgenspektrum, die zwar vorher bei älteren Röhrentypen *in* der Röhre selbstverständlich auch vorhanden waren, infolge zu hoher Eigenfilterung für die Therapie jedoch nicht genutzt werden konnten, vermag die eingestrahlte Dosis in wesentlich höherem Maße im Hautorgan bis zur erkrankten Schicht zur Absorption zu bringen, als das mit den bisherigen Oberflächentherapieröhren möglich war.

Die Hautröntgentherapie hat sich damit in einem hohen Maß unter das *Gesetz der relativen Herdraumdosis* (Wachsmann) bzw. des für sie zutreffenderen Begriffes eines günstigen *Dosenquotienten* gestellt, wie es im Hautbereich praktisch nur noch durch die Anwendung von schnellen Elektronen übertroffen werden kann.

Die Erschließung neuer strahlentherapeutischer Möglichkeiten für den Dermatologen mußte zwangsläufig eine Beeinflussung der bisher üblichen Methodik in der Strahlenbehandlung von Hautkrankheiten mit sich bringen.

Die heute zu dieser Frage bereits vorliegenden Untersuchungen und Veröffentlichungen rechtfertigen einen umfassenden Überblick dieses für den Dermatologen neu erschlossenen und so außerordentlich wichtigen Gebietes.

Die Behandlung mit Weichstrahlgeräten bedeutet einen wesentlichen Gewinn für die gesamte Strahlentherapie von Hautkrankheiten, der jedoch nur dann wirklich genutzt werden kann, wenn der strahlentherapeutisch tätige Dermatologe auf Grund seiner Kenntnisse über die physikalischen Grundlagen und Gesetzmäßigkeiten der Weichstrahlung wirklich in der Lage ist, alle Möglichkeiten der Therapie mit diesem neuen Gerätetyp auszunützen.

A. Physikalische Grundlagen.

Berylliumröhren unterscheiden sich im wesentlichen von anderen Röntgenröhren nur dadurch, daß ihr Strahlenaustrittsfenster aus 1,0—1,5 mm starkem Beryllium besteht, das fest in den Metallkopf der Röhre eingeschmolzen ist und dessen Eigenfilterung mit etwa 0,02 mm Al noch unterhalb derjenigen des Lindemannglases liegt.

Die Röhre ist in Öl gebettet, ihre massive Anode wird direkt durch einen Wasserumlauf gekühlt, so daß eine Belastung von 50 kV und maximal 50 mA, für den Dauerbetrieb 25 mA, möglich ist. Diese Röhre, deren Anode geerdet ist, wird im allgemeinen unipolar gebaut.

Emissionsspektrum.

Die Strahlenemission einer Röntgenröhre stellt eine inhomogene Mischung von Wellenlängen unterschiedlicher Größe und Intensität dar. Diese Wellenlängen liegen dicht nebeneinander und bilden insgesamt ein kontinuierliches Spektrum. Das Maximum der Intensität ist spannungsabhängig, sein Abfall zur kurzwelligen Seite erfolgt sehr steil, während dieser zur langwelligen Seite hin weniger steil verläuft.

Das *Emissionsspektrum einer Weichstrahlröhre* ist gekennzeichnet durch eine Verschiebung der mittleren Wellenlänge zum langwelligen Schenkel hin, so daß diese Seite des Spektrums wesentlich ausgeprägter ist als bei sonstigen Therapieröhren im gleichen Spannungsbereich.

Während z. B. eine mit 50 kV, 25 mA betriebene Therapieröhre bei entsprechender Vorfilterung (HWS:1,0 mm Al) ein Spektrum zwischen 0,25 Å und maximal 1,1 Å besitzt, wobei die Wellenlänge höchster Intensität etwa bei 0,31 Å liegt, erstreckt sich das Spektrum einer mit 50 kV, 25 mA ohne Vorfilter betriebenen Berylliumröhre von 0,25 Å bis über 4,0 Å mit einem Intensitätsmaximum bei einer Wellenlänge von 1,7 Å (nach Messungen von ROGERS).

Aus dieser Tatsache erklärt sich das unterschiedliche röntgenphysikalische Verhalten der Weichstrahlung gegenüber härteren Strahlungen.

Es ist daher nicht angängig, daß die für die bisher üblichen Strahlenqualitäten gültigen Regeln und Gesetzmäßigkeiten ohne weiteres auch auf die Weichstrahlen übertragen werden.

Homogenitätsgrad und „reversal effect".

Neben der Angabe von Spannung (kV), Vorfilterung (mm Al bzw. Cu) und Metallhalbwertschicht (in Al bzw. Cu) ist zur genauen Charakterisierung der Qualität einer Strahlung die Angabe des Homogenitätsgrades unerläßlich. Dieser gibt das Verhältnis der gemessenen 1. zur 2. Halbwertschicht in Metall an (WACHSMANN) und würde bei einer vollständig homogenen Strahlung gerade den Wert $H = 1,0$ betragen. Je inhomogener eine Strahlung ist, um so kleiner ist der Wert des Homogenitätsgrades.

Während der *Homogenitätsgrad* sonst mit Zunahme der Vorfilterung in seinem Wert ansteigt, d. h. sich der Zahl 1,0 nähert, tritt bei der ungefilterten Weichstrahlung der umgekehrte Effekt ein; der Homogenitätsgrad fällt bei geringer Vorfilterung zunächst paradoxerweise ab.

Dieses als „reversal effect" bezeichnete Verhalten erregte zunächst großes Aufsehen, konnte aber in letzter Zeit durch entsprechende Untersuchungen aufgeklärt werden. Nach diesen ist die charakteristische Eigenstrahlung der Wolframanode (L-Serie), die zunächst bei der ungefilterten Weichstrahlung das gesamte 50 kV-Spektrum mit einer „Grenzstrahlen"qualität sehr hoher Intensität überlagert, für den „reversal effect" verantwortlich (Zieler, Schirren).

Dosisleistung.

Berylliumgefensterte Weichstrahlröhren zeichnen sich durch eine *sehr hohe Dosisleistung* aus. Der r/min-Zufluß einer mit 50 kV, 25 mA betriebenen Weichstrahlröhre beträgt ohne Vorfilter bei einem FHA von 30 cm über 3000 r. Aus diesem Grunde empfiehlt sich im praktischen Bestrahlungsbetrieb die im *Dermopan-Weichstrahlgerät* erstmals entwickelte vollautomatische Filtersicherung (Schreus), ohne die es zu schwerwiegenden Filterfehlern sehr leicht kommen kann. Selbst bei einem FHA von 2 m beträgt die Dosisleistung bei 50 kV, 25 mA, ohne Filter noch 20 r/min, womit erstmals der Gedanke zu Fernbestrahlungen der gesamten Hautoberfläche aus großem FHA in *einem* Feld bei sehr geringer Strahlenqualität (HWS 0,1 mm Al) auftauchte und von uns verwirklicht wurde.

Dosisabfall.

Genaue Messungen über den *Dosisabfall in gewebsäquivalenter Phantommasse* lassen erkennen, daß das Weichstrahlgerät über den gesamten Spannungsbereich von 5—50 kV Gewebshalbwerttiefen zwischen 0,2 und 19 mm ermöglicht.

Während die gefilterte Weichstrahlung in ihrem Dosisabfall je nach Spannung und Vorfilterung durchaus zu erwartende Werte aufweist, erfolgt derselbe bei *ungefilterter* Weichstrahlung in weiten Grenzen zwischen 20—100 kV nahezu vollständig spannungsunabhängig. Ihre Dosisabfallkurven liegen unmittelbar benachbart zu denselben der Grenzstrahlen.

Die Gewebshalbwerttiefe einer ungefilterten 50 kV-Weichstrahlung beträgt bei einem FHA von 40 cm etwa 1,0 mm. Erhöht man den FHA auf 2 m, so verdoppelt sich die Gewebshalbwerttiefe auf 1,9 mm infolge der hohen Absorption der weichen Strahlung durch die Luft.

Veränderungen des Dosisabfalls im Gewebe erfolgen auch im Bereich der Weichstrahlung nicht nur durch Wechsel von Hochspannung an der Röhre und Wechsel der Vorfilterung, sondern dieser ist auch abhängig von dem jeweils benutzten FHA. So beträgt z. B. bei einer Strahlung von 50 kV, 1,0 mm Al, HWS: 0,9 mm Al die Dosis in 20 mm Gewebstiefe bei einem FHA von 3,5 cm 18%, während sie bei FHA 30 cm mit 36% der Dosis an der Oberfläche genau doppelt so groß ist. Aus diesem Grunde ist die Angabe des jeweils verwendeten FHA bei den Strahlendaten zur Beurteilung unerläßlich.

Streuzusatz.

Neuere Messungen über die *Größe des Streuzusatzes* (SCHIRREN, sowie WACHSMANN, HECKEL und SCHIRREN) ließen erkennen, daß die meisten bisher in der Literatur vorliegenden Werte stark der Korrektur bedürftig sind. Dabei liegen die neuen Werte z. T. *wesentlich* höher. Sie erreichen auch im Bereich der Grenzstrahlen noch durchaus meßbare Werte und sind im Weichstrahlbereich nicht ohne weiteres zu vernachlässigen.

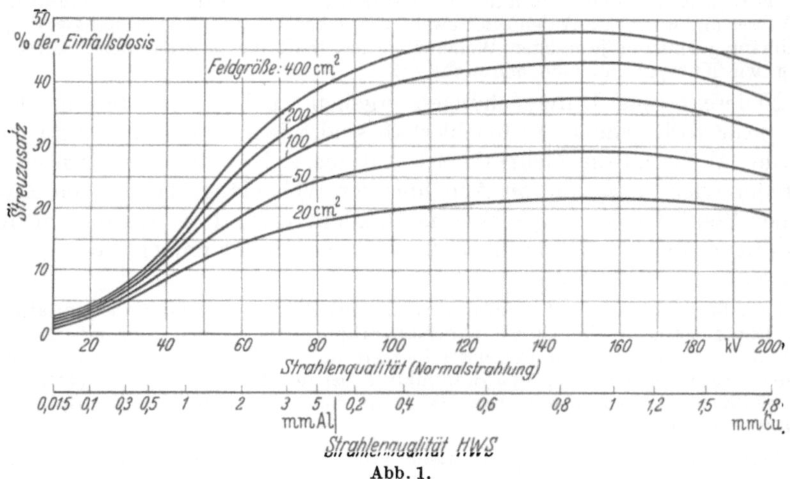

Abb. 1.

Ihre Werte sind in Einzelheiten aus Abb. 1 für alle in Betracht kommenden Feldgrößen abzulesen. Als Abszissenmaßstab wurde die verwendete Hochspannung an der Röhre in kV gewählt. Da Normalstrahlungen (WACHSMANN) benutzt wurden, kann als Vergleichsmaßstab auch die HWS in Al bzw. Cu angegeben werden.

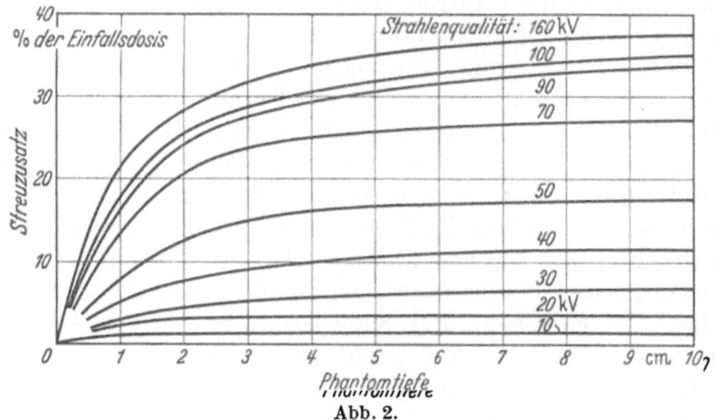

Abb. 2.

Daß die Phantomtiefe darüber hinaus auch im Weichstrahlbereich für die Größe der Rückstreuung noch einen Einfluß besitzt, deutet Abb. 2 an. Bekanntlich wurde dieser Faktor bisher sogar im Bereich der Tiefentherapie vernachlässigt (Feldgröße in Abb. 2 100 cm²).

Aus diesem allen resultiert, wie wichtig genaue Dosismessungen sind und daß es unerläßlich ist, in den Dosisangaben jeweils zum Ausdruck zu bringen, ob es sich um die Einfallsdosis frei Luft (ED) oder um die bereits mit dem Rückstreufaktor errechnete Oberflächenwirkungsdosis (OD) handelt.

Ionisation in Abhängigkeit von dem durchstrahlten Gewebe.

Die internationale Einheit für quantitative Dosisangaben der Röntgenstrahlung ist das r. Dieses bezieht sich auf die Ionisation in Luft. Während die Ionisation in Wasser und wasseräquivalentem Gewebe weitgehend spannungsunabhängig, d. h. unabhängig von der jeweiligen Wellenlänge ist, trifft dieses für andere Gewebsarten wie Knorpel und Knochen nicht zu.

Neuere eigene Untersuchungen ergaben, daß die meisten in der Literatur vorliegenden Werte fehlerhaft sind, wie uns von BALZ bestätigt wurde. Während die Mehrzahl der Autoren z. B. bisher für Hirn eine Zunahme der Ionisation mit Abnahme der Wellenlänge bis zu den 2,5-fachen Werten gegenüber Wasser fand, konnten wir diese Angaben nicht bestätigen, sondern fanden in zahlreichen Kontrollen immer wieder dem Wasser analoge Werte.

Falls die bisher in der Literatur vorhandenen Zahlenwerte über die Ionisation von Röntgenstrahlen bei 50 kV (Normalstrahlung) im Gehirn zugrunde gelegt werden, so müßte die von PROPPE seinerzeit im Paraffin-Knochenphantom gefundene Dosis in der Nähe des Stammhirns bei der Röntgenepilation (4 stellig) des kindlichen Schädels von etwa 400 r mit dem 2,5 fachen Wert multipliziert = 1000 r werden.

Daß solche Überlegungen falsch sind, haben unsere Messungen ergeben, aus denen hervorgeht, daß Hirnsubstanz sich völlig analog dem wasseräquivalenten Gewebe verhält, die im Wasserphantom gefundene Dosis also auch für Hirn gilt.

Hingegen liegen die für den Weichstrahlbereich bis 50 kV entsprechenden Werte bei Knochen und Knorpel höher als bisher angegeben und im Tiefentherapiebereich niedriger als bisher bekannt. Diese Fragen sind deshalb auch für die Hautröntgentherapie durchaus von Bedeutung, weil es sich bei vielen strahlentherapeutischen Handlungen nicht vermeiden läßt, daß Knorpel- und Knochenzonen mit durchstrahlt werden. (Ausführliche Darstellung im Archiv für Dermatologie und Syphilis.)

Bei der Benutzung von Weichstrahlgeräten ist die unterschiedliche Schwächung in wasseräquivalentem Gewebe gegenüber Knochen und Knorpel unter allen Umständen in Betracht zu ziehen.

Während z. B. der Dosisabfall des Dermopan-Weichstrahlgerätes in seiner Anwendung zur Nahbestrahlung (FHA 15 cm) mit der Originalnahbestrahlungsröhre in wasseräquivalentem Gewebe gut übereinstimmt, stimmt dieser in Knochen- und Knorpelgewebe nicht mehr überein, da die Ionisation bei den weicheren Primärstrahlungen des Weichstrahlgerätes in diesen Geweben stärker ist.

Die sich nun aufdrängende Deutung einer infolge vermehrter Ionisation stärkeren Belastung des Knochens bei Benutzung von Weichstrahlgeräten ist nur bedingt richtig, weil der größte Teil der im Vergleich zur „Chaoul-Strahlung" wesentlich energieärmeren Weichstrahlung bereits im allerersten Abschnitt des Knochens absorbiert wird, wie eigene

Messungen erwartungsgemäß ergaben. Somit dürfte die Knochenbelastung sich bei der Nahbestrahlung mit Originalnahbestrahlungsröhre und Weichstrahlröhre in etwa entsprechen.

Optische Eigenschaften der Berylliumröhren.

Je größer die Dosisleistung und damit die Belastungsfähigkeit einer Röntgenröhre sein soll, um so größer muß der Brennfleck gehalten werden. Hieraus erwachsen auch gewisse *Nachteile in der optischen Eigenschaft* der Weichstrahlröhre. Aus diesem Grunde ist es unerläßlich, in jedem Fall Messungen über die Dosisleistung im verwendeten Nutzstrahlenkegel zu machen, da sowohl anoden- wie auch kathodenseitig vorzeitige Dosisabfälle möglich sind.

Strahlenschutz.

Untersuchungen über die Strahlengefährdung beim Umgang mit Weichstrahlgeräten lassen erkennen, daß bei Innehaltung gewisser Schutzvorschriften der vorhandene *Strahlenschutz bei Weichstrahlgeräten* im allgemeinen ausreichend ist. Bei Außerachtlassung dieser Vorschriften kann die Strahlengefährdung jedoch außerordentlich hoch sein und die Gen-Toleranzdosis bei weitem übertreffen.

Die wesentlichsten Fehler sind:

1. Anwesenheit im Bestrahlungsraum ohne Bleischutz.

Bei lotrechtem Zentralstrahl kann erst in einer Entfernung von 7 m(!) von der Röhre keine Dosisleistung oder Streustrahlung mehr gemessen werden.

Bei Benutzung von Bestrahlungstubussen ist die Strahlengefährdung wesentlich geringer.

2. Halten von Patienten während der Bestrahlung ohne Bleischutz, wie dieses bei der Hämangiombestrahlung von Kindern häufig gemacht wird.

3. Abweichen des Zentralstrahls in Richtung auf den Schalttisch.

Der hinter dem Schalttisch vorhandene Strahlenschutz ist nur gegenüber der Sekundärstrahlung ausreichend.

4. Röntgenfernbestrahlung mit horizontalem Strahlengang.

Der bei dieser Bestrahlungsmethode hinter dem Patienten gelegene Raum muß ausreichend geschützt sein. In freier Luft läßt sich bei dieser Bestrahlungsanordnung noch in 50 m Entfernung von der Röhre eine Dosisleistung von mehr als 1,0 μr/sec messen.

B. Praktische Anwendung.

In der praktischen Anwendung erweist sich der neugeschaffene Typ des Weichstrahlgerätes als außerordentlich vielseitig. Bei richtiger Ausnutzung, Kenntnis aller vorhandenen Möglichkeiten und Berücksichtigung entsprechender physikalischer Gesetzmäßigkeiten vermag dieses eine Gerät in hervorragender Weise alle röntgentherapeutischen Bedürfnisse des Dermatologen zu erfüllen.

Während früher zur Strahlentherapie von Hautkrankheiten 3 verschiedene Gerätetypen erforderlich waren, *vereint das Weichstrahlgerät in sich die Möglichkeiten des Grenzstrahlapparates, des normalen Oberflächentherapiegerätes und des Nahbestrahlungsgerätes.* Darüber hinaus wird dieses

Gerät erstmals den Erfordernissen einer bei generalisierten Dermatosen und Erythrodermien adäquaten *Körperganzbestrahlung aus 2 m Entfernung* gerecht, wobei die eingestrahlte Dosis im Hautorgan selbst vollständig zur Absorption gebracht wird.

Grenzstrahlentherapie.

Das Weichstrahlgerät erlaubt die Behandlung mit Grenzstrahlen ab 5 kV.

Nach unseren Erfahrungen empfiehlt es sich jedoch nicht, bei der Benutzung von Grenzstrahlen mit der Spannung wesentlich unter 10 kV zu gehen.

So finden sich in einer Hauttiefe von 0,3 mm bei einer Qualität von 4 kV noch 14%, bei 6 kV noch 17%, bei 8 kV noch 35% der auf die Hautoberfläche eingestrahlten Dosis. Außerdem macht sich mit Abfall der Spannung auch die Verlängerung der Bestrahlungszeiten sehr störend bemerkbar.

Die höhere Belastungsfähigkeit des Berylliumfensters gestattet im Gegensatz zum Lindemannfenster bei Grenzstrahlröhren auch die Benutzung von Spannungen zwischen 15—20 kV. Die Dosisleistung einer Weichstrahlröhre, die statt mit 10 kV mit 15 kV betrieben wird, steigt auf mehr als das Dreifache an, während die Gewebshalbwerttiefe von 0,35 mm auf 0,6 mm erhöht wird. Die Dosisleistung dieser Strahlung erlaubt auch die Verwendung größerer FHA bis zu 40 cm mit entsprechend größeren Bestrahlungsfeldern, wie sie z. B. für eine Spannung von 10 kV undenkbar wären.

Oberflächentherapie.

Schreus hat mit Recht darauf hingewiesen, daß die meisten Dermatosen sich bis zu einer Schichttiefe der Haut von maximal 3 mm abspielen. Entsprechend den strahlentherapeutischen Bedürfnissen erlaubt das Weichstrahlgerät Strahlenqualitäten mit Gewebshalbwerttiefen von 0,2—19 mm. Dabei gestattet die hohe Dosisleistung die Anwendung ökonomisch kurzer Bestrahlungszeiten.

Die bisherige praktische Erfahrung hat gezeigt, daß die Mehrzahl aller Ekzemfälle mit Strahlenqualitäten von 0,1—0,3 mm Al HWS bestrahlt werden sollten, soweit sie nicht schon durch Grenzstrahlen günstig zu beeinflussen sind. Diese Strahlenqualitäten erlauben eine wesentlich risikolosere Behandlung des Ekzems mit Röntgenstrahlen als das bisher mit höheren Strahlungen möglich war.

Die schon von den Grenzstrahlen her bekannte größere Neigung der Epidermis zu Pigmentierungen ist auch bei Weichstrahlungen geringerer Qualität zu verzeichnen. Auch die Erythemschwelle ist in diesem Bereich deutlich gegenüber härteren Strahlungen herabgesetzt.

a) Fernbestrahlungen.

Bei generalisierten Ekzemen und Erythrodermien, die eine Röntgenbestrahlung der gesamten Hautoberfläche erforderlich machen, war es lange üblich, eine Totalbestrahlung im Sinne von Holzknecht und Ritter mit zahlreichen sich überschneidenden Feldern aus einem FHA von 30 cm durchzuführen. Dieses Verfahren machte jedoch bei Erfassung der gesamten Hautoberfläche mehr als 70 verschiedene Einstellungen erforderlich und ist für Röhren moderner Bauart nicht geeignet.

Der in der dermatologischen Röntgentherapie schon früh aufgetauchte Gedanke einer Ganzbestrahlung, der immer wieder aufgegriffen wurde, hat sich letztlich nicht durchsetzen können, weil die Belastung des gesamten Organismus bei Verwendung kupferharter Strahlung infolge der unverhältnismäßig hohen Raumvolumendosis bzw. einer außerordentlich ungünstigen relativen Herdraumdosis nur kleine Dosen von 5—15 r an der Hautoberfläche zuließ. Bode warnte schließlich überhaupt vor dem Verfahren der Ganzbestrahlung bei Dermatosen, da nach seinen Untersuchungen die Gefahren einer Schädigung innerer Organe und der Blutbildungsstätten nicht unerheblich waren.

Die Weichstrahlröhre ließ uns die erneute Aufrollung dieses Problemes lohnenswert erscheinen. Die theoretischen Voruntersuchungen ergaben bei der ungefilterten Weichstrahlung, die von einer mit 50 kV bei 25 mA aus der Berylliumröhre emittiert wurde, selbst in einem FHA von 2 m mit einer Dosisleistung von 20 r/min noch durchaus günstige Dosisleistungen. Die Härte dieser Strahlung war so gering, daß die eingestrahlte Dosis bei einer Gewebshalbwerttiefe der Strahlung von nur 2 mm (bei einem FHA von 2 m!) nahezu vollständig im Hautorgan zur Absorption kam.

Die Verteilung der Dosisleistung im Nutzstrahlenkegel war zudem bei einem FHA von 2 m so, daß bei einem Zentralpunkt in der Körpermitte am Scheitel und an den Füßen noch über 70% der in der Körpermitte erreichten Dosis von 100% liegen.

In der praktischen Anwendung an einem Patientengut von bisher 30 Fällen bewährte sich uns diese neue Methode der Fernbestrahlung außerordentlich gut. Wir verabreichten im allgemeinen jeden 2. Tag auf die gesamte Körperoberfläche 30—50 r, bei größeren Zeitabständen auch Dosen bis zu 80 bzw. 100 r. Bei einer bei Ekzemen um 300—600 r liegenden Gesamtdosis sahen wir nahezu in allen Fällen eine gute Beeinflussung des Hautzustandes, wobei der Erfolg nicht wie bei der Ganzbestrahlung mit Tiefentherapiegeräten auf der Beeinflussung des ganzen Organismus beruht, sondern rein lokaleffektorisch ist.

Nach unseren bisherigen Erfahrungen eignen sich für Fernbestrahlungen besonders: Generalisierte Ekzeme, die lokaltherapeutisch schwer beeinflußbar; Lichen ruber gen.; Erythrodermien jeder Art; generalisierte flach-tumoröse, primär hautständige Reticulumzellsarkomatosen; generalisierte, flach-tumoröse Formen der Mycosis fungoides. Während wir für Ekzeme und Erythrodermien Einzeldosen um 50 r für am günstigsten halten, möchten wir für Reticulumzellsarkomatosen und Fälle von Mycosis fungoides solche von 80—100 r bevorzugt wissen.

Laufende Blutbildkontrollen, die wir in jedem Fall für erforderlich halten, bestätigten unsere Meßergebnisse am Phantom, nach denen die gesamte eingestrahlte Dosis bereits in den ersten Millimetern der Haut zur Absorption gebracht wird. Wir konnten in keinem Fall — auch nicht bei höherer Dosis — Blutbildveränderungen feststellen.

b) Epilation.

Die Weichstrahlröhre eignet sich nach unseren Erfahrungen an einem größeren Patientengut gut zur temporären Epilation im Bereich des behaarten Kopfes und des Bartes. Die Dosis bei der heute allgemein bevorzugten 4stelligen Epilationsbestrahlung im Bereich des Kopfhaares beträgt bei einer HWS von 0,9 mm Al (50 kV, 1,0 mm Al-Filter) 375 r ED. Dieser Strahlenqualität dürfte gegenüber noch weicheren Strahlungen der Vorzug gegeben werden, wenngleich wir auch in eigenen Untersuchungen bestätigen konnten, daß eine vollständige Epilation auch bei einer HWS von 0,6 mm Al (43 kV, 0,7 mm Al-Filter) erzielt werden kann, wobei eine Einfallsdosis frei Luft von 415 r gegeben werden muß. Damit dürften die von WUCHERPFENNIG geäußerten Bedenken, daß Weichstrahlgeräte bis 50 kV für Epilationsbestrahlungen unter allen Umständen ungeeignet seien, widerlegt sein.

Die Benutzung weicherer Strahlenqualitäten für die Epilationsbestrahlung am kindlichen Kopf bei der Mikrosporie bedeutet gegenüber den früher vielfach üblichen Strahlenbedingungen eine wesentlich geringere Gefahr für das wachsende Hirn. Immerhin konnten wir auch bei 50 kV, 1,0 mm Al-Filter, HWS: 0,9 mm Al im Elektroencephalogramm gemeinsam mit WEBER noch Veränderungen nach Epilationsbestrahlungen erfassen, die für das Auftreten rindennah gelegener Veränderungen über mehrere Wochen sprechen.

Röntgennahbestrahlung.

Alle bisher veröffentlichten Berichte über Erfahrungen im Umgang mit Weichstrahlröhren bestätigen im wesentlichen die Brauchbarkeit dieses Röhrentyps für die Röntgennahbestrahlung im Bereich des Hautorgans.

Während der steile Dosisabfall bei der Radiumkontaktbestrahlung und bei der Bestrahlung mit der Originalnahbestrahlungsröhre nach CHAOUL vorwiegend durch die Divergenz einer harten bzw. relativ harten Strahlung aus kurzem FHA erfolgt, läßt sich ein völlig analoger Dosisabfall mit der Weichstrahlröhre aus größerem Abstand fast ausschließlich durch die Absorption der Strahlung erreichen. Es ist gerade im Zusammenhang mit dieser Frage eigens hervorzuheben, daß CHAOUL gemeinsam mit ADAM seine ersten Versuche zur Realisierung eines steilen Dosisabfalles im Gewebe mit einer hochspannungsgeschützten Oberflächentherapieröhre aus größerem FHA durchgeführt hat.

Seit Einführung der verschiedenen Nahbestrahlungsgeräte (CHAOUL, v. D. PLAATS, SCHÄFER-WITTE), deren FHA stets nur wenige Zentimeter betrug, wurde häufig die Ansicht vertreten, daß zur Durchführung „Nah"bestrahlung das Entscheidende und Alleinausschlaggebende der kurze FHA sei.

Diese Ansichten, die besonders in strahlentherapeutischen Kreisen außerhalb der Hauttherapie erwogen wurden, sind falsch und in höchstem Grade irreführend. Während der kurze FHA bei der harten Strahlung für den steilen Dosisabfall eine conditio sine qua non darstellt, wird ein analoger Dosisabfall mit weicher Strahlung nur aus größerem FHA dargestellt werden können.

Um eine allgemein bestehende Begriffsverwirrung zu beseitigen, haben CHAOUL und WACHSMANN sich in ihrer neu erschienenen Monographie über die Nahbestrahlung dafür eingesetzt, daß allen beiden Verfahren die Bezeichnung „Nahbestrahlung" zukommt, da das Ziel beider Methoden gleich ist, auch wenn die physikalischen Voraussetzungen zur Erzielung eines steilen Dosisabfalles verschieden sind.

An mehr als 1500 Patienten, bei denen die Indikation zur Nahbestrahlung bestand, hat sich uns seit $2^1/_2$ Jahren die Weichstrahlröhre bewährt. Unter diesen Fällen fanden sich neben Carcinomen der Haut und der angrenzenden Schleimhäute Präcancerosen, Melanomalignome, Hämangiome, Keloide, Induratio penis plastica, Dupuytren u. a. mehr.

In wasseräquivalentem Gewebe sahen wir weder im Verlauf der Strahlenreaktion noch in der erforderlichen Einzel- oder Gesamtdosis Unterschiede gegenüber dem Bestrahlungsverfahren mit der Originalnahbestrahlungsröhre.

Dabei hat sich die Einrichtung einer „Hilfs"-Schaltstufe zu den 4 sonst für das „Dermopangerät" üblichen Bedingungen bewährt, indem wir die Originalschaltstufe IV bei Bedarf zusätzlich mit 1,0 mm Al filterten, so daß die Bedingung der „Schaltstufe V" lautete: 50 kV, 25 mA, 2,0 mm Al-Filt., HWS 1,4 mm Al.

Eine statistische Auswertung unserer Fälle ergab interessante Einblicke in die sich scheinbar vollziehende Wandlung in der Auswahl der Strahlenqualitäten bei der Behandlung von Carcinomen und Hämangiomen der Haut. Bei Benutzung von Weichstrahlröhren ist zweifellos eine deutliche Tendenz zu Strahlungen mit geringeren Gewebshalbwerttiefen zu verzeichnen, ohne daß dabei die Heilerfolge schlechter werden. Diese Feststellung stimmt mit den Erfahrungen von EBBEHØJ und PROPPE überein.

Die Neigung zu Strahlungen mit größeren Gewebshalbwerttiefen bei der Originalnahbestrahlungsröhre erklärt sich in erster Linie aus der geringen maximalen Feldgröße der CHAOUL-Tubusse bei einem FHA von 1,5 bzw. 3 cm. Allein aus optischen Gründen sind hier bereits bei einem Felddurchmesser von 2,0 bzw. 2,5 cm Grenzen gesetzt. Das Weichstrahlgerät erlaubt gleichbleibend bei allen Strahlenqualitäten ohne Schwierigkeiten Felddurchmesser von 1,0—20 cm. Hierdurch entfällt das von der Originalnahbestrahlungsmethode bisher bekannte Zusammensetzen zahlreicher kleiner Felder zu einem Großfeld, das infolge der nicht unerheblichen Gefahrenmomente wegen Überschneidungen unter allen Umständen abzulehnen ist.

Das gleiche gilt in analoger Weise für die Strahlenbehandlung großflächiger Angiome. Bei letzteren bietet das Weichstrahlgerät darüber hinaus noch insofern erhebliche Vorteile, als es Strahlungen mit so geringer Gewebshalbwerttiefe zuläßt, daß Schädigungen der Knochenwachstumszone sehr viel weniger zu erwarten sind, als das sonst mit der Nahbestrahlungsröhre nach CHAOUL der Fall sein kann (MONTAG, SCHREUS).

*

Auf Grund eigener $2^1/_2$jähriger Erfahrungen im Umgang mit zwei *Röntgenweichstrahlgeräten („Dermopan")*[1] möchten wir mit allem Nachdruck die Ansicht vertreten, daß dieser neu entwickelte Gerätetyp in sich die Möglichkeit einer rationellen und optimalen Röntgentherapie im Hautbereich birgt und allen dermatologischen Anforderungen in der Praxis vollauf gerecht wird, soweit sein Strahlenqualitätsbereich von Grenzstrahlen bis zu einer HWS von 1,4 mm Al reicht.

---

[1] Hersteller: Siemens-Reiniger-Werke, Erlangen.

Das Weichstrahlgerät erlaubt darüber hinaus in sinnvoller Weise eine einfache, diskutable und leicht definierbare Abtrennung der Hautröntgentherapie von der Therapie des Röntgenologen, da dieser in seinen Instituten über die für eine sinnvolle dermatologische Röntgentherapie erforderliche Strahlenqualität im allgemeinen nicht mehr verfügt.

Veränderungen, die über die praktische Reichweite des Weichstrahlgerätes hinausgehen, sollten wahlweise in Zusammenarbeit mit erfahrenen Röntgenologen oder mit entsprechend ausgerüsteten Strahlenabteilungen an größeren Hautkliniken erfolgen (SCHREUS).

———

Aus der Dermatologischen Klinik und Poliklinik der Universität München.
(Direktor: Prof. Dr. A. MARCHIONINI.)

Zur Behandlung benigner und maligner Hautgeschwülste unter besonderer Berücksichtigung der Strahlentherapie.

Von

CARL GEORG SCHIRREN.

Die im Folgenden niedergelegten Ausführungen über die Behandlung von an der Haut lokalisierten Geschwülsten gutartiger und bösartiger Natur richten sich an den praktisch tätigen Dermatologen und sollen diesem ein dem derzeitigen Stand der medizinischen Wissenschaft entsprechender Anhalt für dieses wichtige und verantwortungsvolle Teilgebiet in der Behandlung von Hautkrankheiten sein. Es wurden in erster Linie jene Geschwülste berücksichtigt, denen man in der täglichen Praxis gehäuft begegnet.

Es muß betont werden, daß unter der Bezeichnung „*Geschwülste*" eine Reihe von Krankheitsbildern zusammengefaßt wurde, die nicht alle dem pathologisch-anatomisch enggefaßten Begriff einer Geschwulst entsprechen. Jedoch stimmt diese Einteilung in der vorliegenden Form mit den Gepflogenheiten der meisten dermatologischen Autoren überein und wird den klinisch-therapeutischen Bedürfnissen am ehesten gerecht.

Die Angaben über die verschiedenen Behandlungsverfahren beziehen sich vorwiegend auf Erfahrungen, wie sie an der Dermatologischen Klinik der Universität München gesammelt wurden und dort in die Praxis umgesetzt werden. Wir haben diesen Weg bewußt gewählt, weil wir glauben, daß es sinnvoller ist, dem Praktiker bis in alle Einzelheiten eines Verfahrens Aufklärung zu geben, als ihm rezeptbuchähnlich alle nur möglichen Behandlungsmethoden stichwortartig aufzuzählen. So mußte aus Raummangel auf eine reine Aufzählung sonst noch üblicher Therapiemöglichkeiten verzichtet werden, bzw. konnten diese nur kurz gestreift werden.

Nahezu bei allen Geschwülsten der Haut, gleichgültig ob sie gutartig oder bösartig sind, treten zur Hauptsache 2 Methoden der Behandlung zueinander in Konkurrenz: Die *Strahlentherapie* und *das chirurgische Vorgehen.*

Bei der Besprechung der Strahlenbehandlung kommt es uns darauf an, jeweils die evtl. Eignung des neuentwickelten und auf die dermatologische Praxis zugeschnittenen *Weichstrahlgerätes* zu berücksichtigen, wobei uns eigene, über 2jährige Erfahrungen an einem Patientengut von nahezu 2500 Fällen, die wir mit *2 Weichstrahlgeräten vom Typ „Dermopan"* *(Siemens-Reiniger-Werke)* behandelten, zur Verfügung stehen.

Dieser Hinweis soll andeuten, wie sehr sich diese zunächst als reines „Oberflächentherapiegerät" gedachte Apparatur in vielseitigster Weise bei allen Geschwülsten der Haut zur Strahlenbehandlung eignet.

Unter Berücksichtigung des oben Gesagten ergibt sich folgende Disposition:

A. Benigne Tumoren und Hyperplasien.

1. Hämangiome
   a) Planes Angiom, Naevus flammeus
   b) Planotuberöses Angiom
   c) Subcutanes Angiom
2. Lymphangiome
3. Pigmentnaevi
   a) Unverdächtige Pigmentnaevi
   b) Verdächtige Pigmentnaevi
4. Keloide
5. Induratio penis plastica
6. Keratoakanthome

B. Maligne Tumoren.

1. Präcancerosen
   a) Morbus Bowen
   b) Morbus Paget
   c) Keratoma senile
   d) Leukoplakie
   e) Cornu cutaneum
   f) Erythroplasie
   g) Melanotische Präcancerose
2. Carcinome
   a) Kleinflächige Carcinome
   b) Großflächige Carcinome
3. Melanomalignome
4. Sarkome

A. Benigne Tumoren und Hyperplasien.

1. Hämangiome.

Unter den gutartigen Neubildungen der Haut, die zur Behandlung kommen, nehmen die Gefäßgeschwülste den weitaus größten Raum ein. Die von MIESCHER vorgeschlagene Einteilung in drei Gruppen wird den therapeutischen Bedürfnissen am ehesten gerecht:

1. Planes Angiom, Naevus flammeus, Angioma vinosum
2. Planotuberöses Angiom ⎱ Cavernome.
3. Subcutanes Angiom ⎰

Dabei kommen zwischen allen Gruppen fließende Übergänge vor.

Während die Gruppe der planen Angiome sich histologisch und klinisch in ihren Anfangsstadien durch eine reine Gefäßerweiterung auszeichnet (Miescher, Schnyder) und jeden blastomatösen Charakter vermissen läßt, kommt es bei planotuberösen bzw. subcutanen Angiomen zu einer echten Gefäßvermehrung im Sinne eines geschwulstmäßigen Wachstums. Diese Unterscheidung ist in therapeutisch-prognostischer Hinsicht von Bedeutung.

a) Planes Angiom, Naevus flammeus.

Unter den Hämangiomen stellt diese Gruppe die therapeutisch am schwierigsten zu beeinflussende dar. Es ist das Verdienst von Schnyder, im weiteren Verfolg der Voruntersuchungen von Miescher eingehende klinische und histologische Studien über das plane Angiom angestellt zu haben. Demnach unterscheiden wir 2 Formen des planen Angioms:

1. *Fakultativ mit Mißbildungen vergesellschafteter Naevus teleangiektaticus.*

Hier ist das Feuermal nur Symptom einer zumeist allgemeinen Entwicklungsstörung, die sich auf Weichteile, Knochen, Hirnhäute und Retina erstrecken kann. (Klippel-Trenaunay, Parkes-Weber, Sturge-Weber, Hippel-Lindau.) Es gelingt nicht in jedem Fall, die Mißbildungen alle zu erfassen. Die Erfolgsaussichten bei der Behandlung dieser Feuermäler sind im allgemeinen *wenig günstig.*

2. *Medianer oder symmetrischer Naevus teleangiektaticus.*

Diese Angiome, auf die Unna schon ausführlich einging, sitzen vorwiegend an der Nasenwurzel-Stirnmitte, an den Augenlidern, an der Nasen-Oberlippenregion, im Nacken und in der Sacralgegend. Im Gegensatz zu den mit Mißbildung vergesellschafteten Feuermälern weist diese Gruppe in der Mehrzahl der Fälle eine deutliche *Neigung zur Spontanrückbildung* auf.

Ist diese Unterteilung für die Ausführung der Therapie auch nicht weiter bedeutungsvoll, so weist sie bereits auf die nicht unwesentliche Tatsache hin, daß ein Teil der planen Angiome den therapeutischen Bemühungen gegenüber sich als wesentlich dankbarer erweist.

Unter den radiologischen Möglichkeiten konkurrieren zumeist Thorium X, Grenz- und Weichstrahlen. Dabei dürften sich in ihren Erfolgen diese Methoden bei den ganz flachen Formen entsprechen. Bei Säuglingen und Kleinkindern wird man wegen der technisch einfacheren Durchführung dem Thorium X den Vorzug geben.

Am besten bewährt sich Thorium X als α-Strahler in Lackform, das neuerdings mit einem Trägerlack (Arasol) geliefert wird, der im Gegensatz zum Acetonlack bei gleich guter Haftung auf der vorher evtl. mit Benzin entfetteten Haut beim Auftragen vollständig geruchlos ist und kein Augentränen hervorruft, was besonders bei Kindern eine sehr wesentliche Erleichterung ist.

Pro 100 cm² zu behandelnder Hautfläche benötigt man 1500 bis 2000 esE. Diese Behandlung wird in 6—8 wöchigen Abständen wiederholt, eine häufig auftretende stärkere Hyperpigmentierung ist stets nur passager. Die Gesamtdosis wird sich in erster Linie nach dem Erfolg richten. Eine in obiger Weise durchgeführte Behandlung mit maximal 6000—8000 esE pro 100 cm² wird im allgemeinen ohne jede später sichtbare Strahlenschädigung der Haut durchgeführt werden können. Es sei jedoch vor der bedenkenlosen Erhöhung dieser Dosis bis auf 20000 esE und mehr nachdrücklich gewarnt, da es hier mit Sicherheit zu oft nicht unerheblicher kosmetischer Beeinträchtigung in Form von Atrophie, Pigmentstörungen und Teleangiektasien kommt, die sich oft erst nach mehreren Jahren einstellen. Was mit 6000—8000 esE nicht erreicht wird, läßt sich auch mit der doppelten Dosis *auf die Dauer* (!) kosmetisch nicht erzwingen.

Bei tiefer reichenden planen Angiomen bevorzugen wir schwach gefilterte Weichstrahlen mit Gewebshalbwerttiefen (GHWT) von 0,6 bis 1,0 mm. Nach den bisherigen Erfahrungen eignet sich diese Strahlenqualität für die Behandlung planer Angiome *besser* als die reiner Grenzstrahlen von etwa 10 kV.

Die GHWT beträgt bei 10 kV nur 0,35 mm, die bei 14,5 kV aber 0,6 mm und die bei 14,5 kV mit 1,0 mm Cellon-Filter schließlich 1,0 mm.

Bei 14,5 kV verabreichen wir in der Regel in 8—12 wöchigen Intervallen an 2 aufeinanderfolgenden Tagen je 600 r OD und wiederholen diese Serie vorerst nur 2—3 mal.

Bei ungefilterter Grenzstrahlung von 10—12 kV hat sich die einmalige Applikation von 1200 r OD alle 6—8 Wochen bewährt, insgesamt 3—4 mal.

Auch hier ist es falsch, mit einer zu hohen Gesamtdosis einen Erfolg erzwingen zu wollen. Die anfänglich bessere Beeinflussung wird durch die nach einigen Jahren mit Sicherheit auftretenden und kosmetisch viel stärker ins Gewicht fallenden Spätschäden an der Haut ins Gegenteil verwandelt.

Die von der Behandlung mit Grenzstrahlröhren her vielfach übliche Aufteilung eines großen Herdes in zahlreiche kleinere Felder hat sich nicht bewährt, da die Feldgrenzen sehr häufig auch nach beendeter Bestrahlungsbehandlung deutlich erkennbar bleiben können. Das Weichstrahlgerät erlaubt bei 14,5 kV Einstellungen aus einem FHA von 20—30 cm, was gegenüber der Grenzstrahlröhre ein wesentlicher Gewinn ist, da der Felddurchmesser wesentlich größer gehalten werden kann.

Bei den mit Mißbildungen vergesellschafteten Feuermälern wird es in der Regel nicht gelingen, letztere vollständig zum Verschwinden zu bringen. Es empfiehlt sich daher, die Eltern vor der Behandlung dahin aufzuklären, daß wahrscheinlich nur ein Rückgang der Erscheinungen um etwa 50% erzielt werden kann. Trotzdem sollte deshalb eine Therapie nicht in jedem Fall abgelehnt werden. Diese Feuermäler neigen häufig in späterem Lebensalter zur Ektasie.

Die besten Erfolge werden ohne Frage in den ersten Lebenswochen und Lebensmonaten zu erzielen sein, jedoch sahen wir auch bei Erwachsenen unter Anwendung schwachgefilterter Weichstrahlen in vielen Fällen eine Besserung in Form deutlicher Abblassung.

Die sonst noch empfohlenen Behandlungsmethoden mit CO_2-Schnee, Schmirgelpapier und hochtourigem Schleifen enttäuschen stets dann, wenn sie bei größeren Flächenausdehnungen zur Anwendung kommen sollen. In der Hand des Erfahrenen werden sie gelegentlich zum Erfolg führen können, erreichen jedoch nie die Durchschnittserfolge der Strahlenbehandlung.

Abzulehnen ist unter allen Umständen die Verwendung von Radium und die immer wieder empfohlene Nahbestrahlungsröhre, die selbst bei einem FHA von 1,5 cm mit einer GHWT von 4 mm ungeeignet ist.

b) Planotuberöses Angiom.

Auf diese Gruppe von Hämangiomen beziehen sich die in letzter Zeit häufig geführten Debatten, nach denen Angiome in keiner Weise einer Behandlung bedürfen, da sie sich ohne jede Behandlung in 3—5 Jahren zurückbilden. Diese Feststellung ist für eine große Anzahl von planotuberösen Angiomen zweifellos richtig, und man wird an ihr nicht vorübergehen können. Ob man aus ihr nun die Folgerung zieht, grundsätzlich jedes planotuberöse Angiom nicht zu bestrahlen, ist nicht nur eine Frage des Temperamentes. Zwei Tatsachen sprechen dagegen:

1. Die Neigung zu plötzlichem Wachstum. In ihrer Folge kommt es zu kosmetisch oft sehr störenden Entstellungen, die durch die gleichzeitig vorhandene Neigung zur Exulceration mit späterer Narbenbildung noch ungünstiger beurteilt werden muß. Außerdem resultiert anstelle eines über mehrere Jahre bestandenen großen Angioms häufig eine irreversible Überdehnung des betreffenden Hautareals.

2. Nur in den wenigsten Fällen wird es gelingen, die Eltern zu überzeugen, daß eine Therapie nicht erforderlich ist. Die Folge einer solchen Ablehnung ist zumeist das Laufen von Arzt zu Arzt, bis schließlich doch eine Behandlung, und diese dann meist nicht in adäquater Weise, durchgeführt wird.

Aus diesem Grund glauben wir, daß es richtig ist, planotuberöse Angiome zu behandeln, in den Behandlungsplan aber die große Neigung zur Spontanrückbildung einzubeziehen. Man wird also vorwiegend kleinere Einzeldosen geben und längere Zwischenpausen einhalten. Ist durch eine Röntgenbestrahlung die Rückbildungstendenz einmal angeregt, so schreitet diese in vielen Fällen eigengesetzlich fort, ohne daß weitere Bestrahlungen erforderlich sind.

„Wer Hämangiome erfolgreich behandeln will, muß sich vor allem Zeit lassen" (Montag).

Radium und Nahbestrahlungsverfahren stehen in ihren Erfolgen gleichberechtigt nebeneinander. Trotzdem wird heute überwiegend von der Nahbestrahlung Gebrauch gemacht, da diese technisch wesentlich einfacher ist. Dabei kann die Nahbestrahlung ebensogut mit der Chaoul-Röhre wie auch mit dem Weichstrahlgerät durchgeführt werden, sofern ein übereinstimmender Dosisabfall in wasseräquivalentem Gewebe vorliegt.

Nach eigenen Erfahrungen an über 600 Angiomfällen der Haut und der Schleimhäute bietet das Weichstrahlgerät gegenüber der Chaoul-Röhre oft wesentliche Vorteile. Etwa $1/_4$ unserer Fälle erforderten einen Bestrahlungsfelddurchmesser von über 5 cm. Da der größte Felddurchmesser beim Chaoul-Gerät 4,5 cm beträgt, wird man in der Praxis darauf angewiesen sein, mehrere kleine Felder zu einem großen Feld zusammenzusetzen. Ein solches Vorgehen ist besonders über Knochenwachstumszonen nicht ungefährlich und kann zu schwerwiegenden Folgen führen (Schreus). Hinzu kommt noch, daß beim Chaoul-Gerät ein Felddurchmesser von 4,5 cm nur beim FHA von 5 cm, entsprechend einer GHWT von 12—13 mm, möglich ist, während bei geringerer GHWT im Maximum nur 2,5 cm möglich ist. Die Anwendung von Weichstrahlgeräten erlaubt hingegen durchgehend für alle Strahlenqualitäten Felddurchmesser von 1 bis 20 cm.

Eine Aufschlüsselung einer entsprechend großen Anzahl früher mit dem Chaoul-Gerät bestrahlter Fälle zeigte uns, daß 69% aller anfallenden Angiomfälle bei einer GHWT der Strahlung von 13 mm (also FHA 5 cm des Chaoul-Gerätes) bestrahlt wurden (1947—1949).

Dabei erfolgte die häufigere Verwendung des FHA von 5 cm sicher wegen der Möglichkeit größerer Felddurchmesser! Bei Anwendung des Weichstrahlgerätes, bei dem keine Korrelation zwischen GHWT und Felddurchmesser besteht, fiel die Benutzung einer an sich durchaus möglichen GHWT von 12—13 mm auf 3%, und liegt auch bei einer GHWT von 10 mm nur bei 31%.

Die Einzeldosis beträgt bei Angiomen bis zu 4 cm Durchmesser 400 r OD, bei größeren Feldern empfiehlt es sich, die Dosis kleiner zu halten. Wir wiederholen diese Dosis jeweils nach 6—8 Wochen im allgemeinen bis 1200 r OD, um dann 3—5 Monate abzuwarten. Eine Erhöhung der Einzeldosis über 400 r OD erscheint uns ebensowenig günstig, wie die von anderer Seite empfohlene Durchführung von Kurzserien. Bei letzteren wird die Dosis von 1200 r OD des ersten Abschnittes bereits in 5 Tagen erreicht, während wir zu dieser 4—6 Monate benötigen. Wir konnten bereits nach solchen Kurzserien von 1200 r OD leichte Spätveränderungen an der Haut beobachten, die jedoch erst im 3.—4. Jahr nach der Bestrahlung auftraten!

Eine genaue Nachbeobachtung über genügend lange Jahre zeigt, daß bei zu hoher Einzel- wie auch Gesamtdosis leicht unterschwellige Spätschäden an der Haut sichtbar werden, die sich bei entsprechend zurückhaltender Therapie durchaus vermeiden lassen.

Besondere Vorsicht wird man stets über *Knochenwachstumszonen* walten lassen. Eine *einmalig* verabreichte Herddosis in der Knochenwachstumszone von 420 r (MONTAG) führt dort bereits zu schweren Schädigungen. Daß die fraktionierte Behandlung (alle 6—8 Wochen) im Sinne der Entlastung der Knochenwachstumszone wirkt, ist allgemein bekannt, jedoch fehlen exakte Zahlenunterlagen über das Ausmaß derselben bis heute noch.

Es muß dringend vor der Bestrahlung von *zirkulären Angiomen an Gliedmaßen* aus mehreren Einstellungen wegen der Dosisüberschneidung in der Tiefe gewarnt werden.

Angiome in Augennähe sollten nur unter Einlegung von Bleischutzschalen bestrahlt werden. Die von KNIERER und uns in der Literatur angegebenen Bleischutzschalen mit doppelläufigem Halterungsfaden erlauben auch die gefahrlose und einfache Anwendung bei Säuglingen. Die Anwendung von Radiumträgern in Nähe der Augenlider muß trotz starker Bleischutzschalen als zu gefährlich abgelehnt werden.

Angiome im Bereich der Mamille sollten beim weiblichen Geschlecht niemals mit Röntgenstrahlen oder Radium behandelt werden, da die Gefahr einer irreversiblen Schädigung des Milchdrüsenkörpers mit späterer Unterentwicklung der Mamma größer als allgemein angenommen ist.

Es galt bisher als Regel, ein *ulceriertes Angiom* nicht zu bestrahlen. *Nach unseren Erfahrungen eignen sich diese jedoch ausgezeichnet zu einer vorsichtigen Entzündungsbestrahlung,* wobei wir Einzeldosen von 50—70 r OD jeden 2. Tag verabreichen und eine ungleich viel schnellere Rückbildung und Abheilung sehen als bei der rein exspektativen Behandlung. Im Beginn wird man mit der Gesamtdosis zunächst nicht über 200—300 r OD hinausgehen.

Angiome, die über noch nicht geschlossenen *Fontanellen* lokalisiert sind, sind nur mit äußerster Vorsicht zu bestrahlen. In der Regel ziehen wir hier eine vorsichtige CO_2-Schnee-Behandlung vor, und auch das nur bei deutlicher Wachstumstendenz.

c) Subcutanes Angiom.

Unter Kompression mit einem 2 mm starken Cellonfilter gelingt es, die meisten subcutan lokalisierten Angiome auch in den Wirkungsbereich der Nahbestrahlung zu bringen. Bei nicht zu tiefer Ausdehnung wird die GHWT der verwendeten Strahlung 10—15 mm betragen müssen.

Hier können Einzeldosen von 400 r OD in analoger Weise zur Behandlung der planotuberösen Angiome gegeben werden. Jedoch möchten wir bei ausgedehnten Fällen eher für eine Kurzserienbehandlung plädieren, bei der wir 3—4 mal an aufeinanderfolgenden Tagen 200 r OD einstrahlen, im übrigen aber die gleichen Intervallpausen wie bei den planotuberösen Angiomen einhalten. Wegen der erforderlichen Tiefenwirkung der verwendeten Strahlung ist auf die Knochenwachstumszone besonders zu achten.

Von der Injektionsbehandlung bzw. chirurgischen Eingriffen bei subcutanen Angiomen haben wir ebensowenig Überzeugendes gesehen, wie wir ein gleiches Vorgehen beim planotuberösen Angiom für die Methode der Wahl halten. Lediglich bei den häufig bei Erwachsenen zu findenden bis bohnengroßen, unter der Lippenschleimhaut gelegenen Angiomen möchten wir eine Sklerosierungstherapie der Strahlenbehandlung vorziehen, wobei wir Wert darauf legen, das Sklerosierungsmittel nicht in das Angiom, sondern jeweils 1 Tropfen links und rechts an die Basis zu geben. Bei der Sklerosierungstherapie im Bereich der *oberen* Gesichtshälfte und des Schädels sind in der Literatur Todesfälle bekannt geworden!

*

Für alle Angiome gilt die Regel, sie *so früh wie möglich* therapeutisch zu erfassen, da mit zunehmendem Alter die erforderlichen Dosen zur Rückbildung immer höher werden. Jedoch können auch Angiome beim Erwachsenen durchaus noch günstig beeinflußt werden, wenngleich die erforderliche Dosishöhe stets zu leichten Spätschäden an der Haut führen wird.

Die zweite Regel bei der Behandlung von Hämangiomen lautet: *Primum nil nocere!* Es nützt die beste Therapie, die rasch zum Verschwinden der Angiome führt, nichts, wenn sich später Knochenwachstumsschäden einstellen oder nach einigen Jahren kosmetische Entstellungen durch Teleangiektasien und Pigmentstörungen sichtbar werden!

2. Lymphangiome.

Im Vergleich zu den Hämangiomen spielen diese zahlenmäßig eine nur sehr untergeordnete Rolle. Die Behandlung der flachen Lymphangiome mit Röntgenstrahlen entspricht dem, was in vorhergehendem Abschnitt über die Hämangiome ausgeführt wurde. Die im Halsbereich lokalisierten Lymphangiome liegen zumeist so tief, daß sie für eine dermatologische Strahlentherapie nicht geeignet sind. Die Verwendung zwangsweise härterer Strahlung erlaubt im Hinblick auf die höhere Dosis in der

Tiefe oft nur so geringe Gesamtdosen, daß die Beeinflussung dieses Krankheitsbildes in der Regel außerordentlich schwierig ist. Auch der Versuch eines chirurgisch-plastischenVorgehens ist nur selten befriedigend.

3. Pigmentnaevi.

Pigmentnaevi kommen zumeist aus zweierlei Gründen in ärztliche Behandlung. Entweder soll ein solcher Naevus aus rein kosmetischen Gründen entfernt werden, oder die Therapie ist wegen Verdachtes auf maligne Entartung erforderlich, so daß auch deren Besprechung gesondert erfolgen muß.

a) Unverdächtige Pigmentnaevi.

Handelt es sich um einen Pigmentnaevus, bei dem klinisch und anamnestisch keinerlei Verdacht auf beginnende Entartung vorliegt, so bestehen keine Bedenken gegen eine *Excision weit im Gesunden*. Kontraindiziert sind hingegen alle halben Maßnahmen, besonders in Form chemischer oder thermokauterischer Eingriffe, da diese meist nicht zur sofortigen vollständigen Entfernung führen und die von dieser Behandlung ausgehenden Reize eine maligne Entartung zur Folge haben können.

Die strahlentherapeutische Behandlung von Pigmentnaevi aus kosmetischen Gründen, wie sie auch empfohlen wurde, ist abzulehnen, da die erforderlichen Dosen stets zu Röntgen-Spätveränderungen an der Haut führen, die kosmetisch wesentlich störender sind.

Besteht der geringste Verdacht auf Malignität, muß jede Excision mit dem Scalpell unter allen Umständen abgelehnt werden.

b) Verdächtige Pigmentnaevi.

Besondere Beachtung ist der *Entartung eines Pigmentnaevus* zu schenken. Als klinische Zeichen einer solchen gelten: plötzliches Wachstum, Auftreten eines entzündlichen Hofes, Bildung eines Pigmentsaumes, starke Zunahme der Pigmentierung, Blutung, Auftreten der Naevi in späterem Lebensalter. Subjektive Empfindungen des Patienten bei bösartiger Entwicklung können sein: Juckreiz bzw. Kribbeln im Naevus.

Die Behandlung eines solchen Pigmentnaevus gestaltet sich wesentlich anders. *Eine Excision hat in jedem Fall zu unterbleiben.* Ein Naevus mit dem geringsten Verdacht auf Malignität muß ohne weitere Bestätigung dieser Diagnose durch Biopsie *wie ein Melanomalignom* behandelt werden.

Die Methode der Wahl ist heute die Nahbestrahlung nach Chaoul, da diese am ehesten und vollkommensten die große Vulnerabilität der entarteten Melanoblasten und ihre Neigung zur Metastasierung berücksichtigt. Die erforderlichen Dosen werden im allgemeinen über denen bei Hautcarcinomen liegen. Es bestehen keine Bedenken, nach Durchführung einer Nahbestrahlungsserie mit insgesamt 8000—12000 r den Restherd elektrochirurgisch weit im Gesunden zu entfernen, nachdem diese Dosis zur „Paralysierung" der Geschwulstzellen ausreicht.

4. Keloide.

Bei Keloiden und Narbenwucherungen dürfte die Strahlenbehandlung die Methode der Wahl darstellen, die jedoch auch nur dort zum Erfolg führt, wo es sich um erst kurzbestehende Prozesse handelt. Für die Benutzung von Radium oder die Heranziehung des Nahbestrahlungsverfahrens gilt das gleiche wie bei den

Angiomen. Beide Verfahren sind sich gleichwertig. Die Nahbestrahlung ist in der technischen Durchführung und der nur sehr kurzen Bestrahlungszeit von wenigen Minuten wesentlich einfacher.

In der Mehrzahl der Fälle wird man mit der reinen Strahlenbehandlung zum Ziele kommen. Am zweckmäßigsten verabreicht man alle 4 Wochen 500 r OD bis zu einer Gesamtdosis zunächst von etwa 3000 r. Die verwendete Strahlenqualität sollte nicht zu weich sein und schon eine HWS von 1,0—1,5 mm Al betragen, was bei einer FHA von 15 cm einer GHWT von 10—14 mm entspricht. Bei Benutzung der Chaoul-Röhre entspricht dies etwa einem FHA von 5,0 cm.

Bei großflächigen Prozessen fällt auch hier der Vorteil des Weichstrahlgerätes ins Gewicht. Bei Zunahme der Feldgröße wird es zweckmäßig sein, die Höhe der Einzeldosis etwas herabzusetzen.

Bei diesem Vorgehen sahen wir bessere Ergebnisse als mit der von Chaoul und Wachsmann empfohlenen Methode einer Nahbestrahlungsserienbehandlung bis zur erosiven Reaktion.

Gelegentlich, besonders bei lange bestehendem Keloid, empfiehlt es sich, das Keloid zunächst *operativ zu entfernen*, dann aber die Operationsnarbe prophylaktisch *nachzubestrahlen*. Hierbei wird man mit Bleifolien die erforderliche Feldgröße genau begrenzen, wobei man 3—5 mm der gesunden Umgebung jeweils miterfassen sollte. Bei diesem Vorgehen verabreichen wir in 300 r-Einzelfraktionen insgesamt 2000—3000 r OD. Dabei soll die prophylaktische Bestrahlung nicht später als 5 Tage nach der Excision beginnen. Auch hier sind jedoch die Ergebnisse nicht immer befriedigend, und es muß mit leichten Spätveränderungen gerechnet werden.

Die Vielzahl der sonst noch angegebenen Methoden deutet bereits an, daß es eine für alle Fälle befriedigende Behandlung nicht gibt. Es wird stets ein nicht zu gering zu veranschlagender Prozentsatz übrigbleiben, der allen Therapieversuchen gegenüber refraktär bleibt.

Auch die Anwendung von Hyaluronidase verläuft häufig ergebnislos. Nach Braun-Falco und Weber infiltriert man das gesamte Keloid mit einer Lösung von 100—200 VE/cm³ Aq. dest. Die Behandlung muß häufig wiederholt werden, erstreckt sich über 6—8 Wochen und führt nur bei frischen Keloiden zum Ziel.

5. Induratio penis plastica.

Die auch heute vielfach noch geübte Behandlung mit Radiummoulagen möchten wir strikt ablehnen, da selbst bei stärkerer Bleiabdeckung die Testes nicht genügend geschützt sind (Wucherpfennig, Holthusen, Molineus). Das gleiche gilt für die Verwendung von radioaktivem Kobalt.

Aus diesem Grunde hat sich für die Behandlung der Induratio penis plastica (I. p. pl.) die Röntgennahbestrahlung durchgesetzt. Diese kann gleichlautend mit der Originalröhre nach Chaoul wie auch mit einem Weichstrahlgerät in seiner Anwendung zur Nahbestrahlung durchgeführt werden. Dabei ist es jedoch erforderlich, bei beiden Methoden den Penis über der Induration mit einem 2 mm starken Cellonfilter zu komprimieren.

Bei einem FHA von 5 cm mit dem Chaoul-Gerät bzw einer HWS von 1,4 mm Al (FHA 15 cm) mit dem Weichstrahlgerät verabreichen wir bei sorgfältiger Bleiabdeckung an 2 aufeinanderfolgenden Tagen je 400 r OD und wiederholen diese Serie alle 8—10 Wochen, jedoch selten häufiger als insgesamt 4—5 mal.

Uns bewährte sich dieses Verfahren besser als die Serienbehandlung, bei der man in 500 r-Fraktionen bis 3000 r Gesamtdosis gibt.

Mit diesen Methoden wird es in einem Teil der Fälle gelingen, die I. p. pl. zu heilen oder zumindest günstig zu beeinflussen. Jedoch können wir den von zahlreichen Autoren geäußerten Optimismus generell nicht teilen. Es gibt — ähnlich wie bei den Keloiden — auch hier eine prozentual nicht zu gering anzusetzende Anzahl von Patienten, die jeder Therapie, auch bei höherer Dosierung (!), trotzt. Für diese fehlt uns eine wirklich erfolgversprechende Behandlungsmöglichkeit. Nach einer persönlichen Mitteilung von CALLOMON hat sich die in Amerika in größerem Umfang geübte operative Behandlung der I. p. pl. letztlich auch nicht durchsetzen können, da bei dieser die Möglichkeit einer wesentlichen Verschlechterung durch operative Verletzung der Corpora cavernosa gegeben ist.

Nach unseren Erfahrungen vermag das Vitamin E die Induration nicht zu beeinflussen, ist jedoch gelegentlich in der Lage, die subjektiven Beschwerden und Schmerzen zu beeinflussen. — Wir konnten in einem Fall unter der Vitamin E-Therapie bei einer I. p. pl. das Auftreten einer vorher nicht bestandenen DUPUYTRENschen Kontraktur beobachten!

Bei der Beurteilung statistischer Unterlagen über die Erfolge verschiedener Behandlungsmethoden ist zu bedenken, daß Fälle der echten I. p. pl. seltener sind als Krankheitsvorgänge rein entzündlicher Art (Thrombosen, traumatische Indurationen usw.), die unter dem klinischen Bild einer I. p. pl. verlaufen können, therapeutisch in der Regel viel leichter zu beeinflussen sind, eine exakte statistische Auswertung wirklich geeigneter Behandlungsmethoden bei der I. p. pl. aber unmöglich machen.

Die gleichzeitig häufig bestehende *Dupuytrensche Kontraktur* spricht nach unseren bisherigen Erfahrungen im Frühstadium gelegentlich ausgezeichnet auf die Nahbestrahlung an, wobei wir die gleiche Strahlenqualität, Einzel- und Gesamtdosis wie bei der I. p. pl. benutzen. Seit vielen Jahren bestehende Gewebsverdichtungen sind jedoch für diese Therapie nicht geeignet.

6. Keratoakanthome.

Das Keratoakanthom ist seit den Mitteilungen von WHIMSTER und LAPIÈRE in den Blickpunkt des allgemeinen Interesses getreten. Es handelt sich um eine ausgesprochen gutartige Krankheit, dessen klinisches Bild aber häufig als spinocelluläres Carcinom imponiert. Die Diagnose muß daher stets durch die Biopsie gesichert werden.

Die zweckmäßigste Behandlung dieses fast immer an den unbedeckten Hautpartien lokalisierten Tumors besteht in der einfachen elektrochirurgischen Ausschälung.

Den klinisch und histologisch klassischen Fällen des Keratoakanthoms stehen gelegentlich nicht unbedingt eindeutige Fälle gegenüber. In nicht ganz eindeutigen Fällen wird es daher empfehlenswert sein, den Prozeß im Sinne eines Spinalioms zu behandeln.

B. Maligne Tumoren.

1. Präcancerosen.

Das Carcinom kann sui generis entstehen, es kann aber auch aus einem bestimmten Krankheitszustand der Haut oder Schleimhaut heraus sich entwickeln, den wir als Präcancerose bezeichnen. Dabei ist dieser Begriff der Präcancerose sehr weitgefaßt und bezieht sich auf eine uneinheitliche Gruppe verschiedenartiger Krankheiten. So gehört z. B. die senil-atrophische Haut des alternden Landmanns letztlich ebenso dazu wie z. B. der Morbus Paget. Während letzterer aber als Präcancerose ersten Grades (Miescher) einer sofortigen energischen Therapie bedarf, wird es in der Regel nicht üblich sein, eine solche bei der senil-atrophischen Landmannshaut durchzuführen.

Wir möchten daher den Schwerpunkt unserer Ausführungen auf jene Präcancerosen legen, von denen wir wissen, daß sie zumeist als umschriebene Veränderung an der Haut in so großer Häufigkeit zum Carcinom führen, daß sie in jedem Fall einer Behandlung bedürfen, deren Ziel die Zerstörung der Präcancerose vor der malignen Entartung sein muß.

Während die Behandlung der Präcancerose fast immer eine ausgezeichnete Prognose besitzt, gilt dieses bei bereits stattgefundener Entartung nur mit Vorbehalt.

a) Morbus Bowen.

Diese zu einer ausgesprochenen Chronizität neigende Präcancerose, die gar nicht selten zunächst über lange Zeit als squamöses Ekzem ergebnislos behandelt wird, bis schließlich eine Probeexcision auf die richtige Spur führt, kann überall lokalisiert sein. Sie bereitet besondere diagnostische Schwierigkeiten im Bereich der Schleimhaut, wo es unmöglich sein kann, sie von der Erythroplasie abzugrenzen.

Falls der Herd klein ist, bestehen keine Bedenken gegen eine Excision. Im allgemeinen wird man jedoch die Strahlenbehandlung vorziehen. Da der Prozeß rein epidermal lokalisiert ist, und es nur gelegentlich zu einer ausgeprägten Papillomatose kommt, wird man weiche Strahlenqualitäten benutzen.

Wir bedienen uns schwach gefilterter Weichstrahlen, die etwa eine GHWT von 0,6—1,0 mm haben sollen und verabreichen unter diesen Bedingungen 3—4mal 2000 r OD, bei Herden über 4 cm Durchmesser wird man in üblicher Weise mit der Einzel- und Gesamtdosis zurückhaltender sein. Auf jeden Fall muß es als Folge der Bestrahlung stets zu einer lebhaft erosiven Reaktion kommen, bei der die Bowensche Dermatose vollständig schwindet.

Hat bereits eine Umwandlung in ein Carcinom stattgefunden, so muß dieses nach den üblichen Gepflogenheiten der Hautcarcinomtherapie behandelt werden.

b) Morbus Paget.

Für diese „Präcancerose" ist die Lokalisation an der Brustwarze bzw. am Mamillenhof außerordentlich typisch. Jedoch sind Ausnahmen hiervon nicht so selten, daß man nicht doch differentialdiagnostisch auch an anderen Körperstellen an den Morbus Paget denken muß (Genitalregion, Achselhöhle, Nabel). Jedoch treten solche Befunde zurück gegenüber der Häufigkeit des mamillären Sitzes.

Die Behandlung dieses Krankheitsbildes fällt im allgemeinen nicht in den Bereich der Hauttherapie, da gleichartige Epithelveränderungen sich in einem großen Teil der Fälle auch in der Tiefe des Milchdrüsenkörpers finden, von denen es zumeist unbemerkt nach Abheilung des sichtbaren Herdes an der Haut zur Carcinomumwandlung in der Mamma kommt.

Im allgemeinen wird daher stets ein chirurgisches bzw. kombiniert radiologisch-chirurgisches Vorgehen am Platze sein, wobei die häufigste Behandlungsmethode die gesamte Ablatio der Mamma ist.

Es muß als *fahrlässig* bezeichnet werden, bei einem Morbus Paget an der Mamille nur den dortigen Herd im Sinne der Oberflächentherapie anzugehen, während die gleichartigen Veränderungen in der Tiefe der Brust unkontrolliert und unberücksichtigt bleiben.

c) Keratoma senile.

Dieses findet sich stets in einer alternden, atrophischen Haut, die häufig starken Lichteinwirkungen ausgesetzt war.

Es stellt für die Behandlung mit Röntgenstrahlen ein besonders dankbares Objekt dar. Am geeignetsten ist schwach gefilterte Weichstrahlung, deren GHWT 0,6—1,0 mm beträgt. Bei kleinen Herden kommt es unter diesen Strahlenbedingungen nach 2- bis 3mal 2000 r zur raschen Abheilung. Es ist jedoch erforderlich, vor der Bestrahlung alle Schuppen und Keratosen mit Salicylvaseline abzuweichen, da diese bei der Absorption einer so weichen Strahlung eine wichtige Rolle spielen.

Miescher hat gezeigt, wie selbst bei ausgedehnten Befunden an der gesamten Stirn durch großflächige Bestrahlung mit gefilterten Grenzstrahlen erstaunliche Erfolge zu erzielen sind, wobei seine Dosierung bei etwa 3mal 2000 r (12 kV, 1,0 mm Cellon-Filter) liegt.

Bei der gelegentlich empfohlenen Salbenbehandlung der senilen Keratome sollte bedacht werden, daß diese *stets nur vorübergehend* zu Erfolgen führt, der Patient zunächst erscheinungsfrei wird, um dann zu weiteren Kontrollen nicht mehr zu erscheinen und sich im allgemeinen erst wieder nach Umwandlung des Keratoma senile in ein Carcinom vorstellt. Bei der Umwandlung kann diese sowohl in ein Basaliom wie in ein Spinaliom erfolgen.

d) Leukoplakie.

Während die plane, diffuse Leukoplakie wohl nicht als Präcancerose ersten Grades aufzufassen ist, stellt die verruköse Form eine unbedingte Indikation zum therapeutischen Eingriff dar.

Die strahlentherapeutische Behandlung erfordert in den meisten Fällen sehr hohe Dosen, so daß man bevorzugt chirurgische bzw. elektrochirurgische Verfahren mit in Betracht ziehen wird. Ist es aber bereits zu einer Umwandlung in ein Carcinom gekommen, so möchten wir der Nahbestrahlung den Vorzug geben.

e) Cornu cutaneum.

Ein chirurgisch bzw. elektrochirurgisch entferntes Cornu cutaneum sollte stets histologisch nachuntersucht werden. Gar nicht so selten findet man an der Basis ein beginnendes Plattenepithelcarcinom, so daß eine Nachbestrahlung jeweils in Betracht gezogen werden muß.

Primär jedes Cornu cutaneum zu bestrahlen, möchten wir nicht empfehlen.

f) Erythroplasie.

Wenn die Lieblingslokalisation dieses Krankheitsbildes auch die Glans ist, so wird es daneben auch an der Vulva und der gesamten Mundschleimhaut einschließlich der Lippen gefunden.

Trotz gelegentlich gegenteiliger Äußerungen in der Literatur gelang es uns, in unseren Fällen stets mit der Strahlenbehandlung zum Ziele zu kommen. Im Hinblick auf den häufig ausgesprochen vegetierenden Charakter der Epithelveränderungen soll die Strahlenqualität eine HWS von 0,2—0,3 mm Al nicht unterschreiten.

Man wird auch hier in 500 r-Fraktionen bis zur stark erosiven Reaktion bestrahlen müssen, also Gesamtdosen von etwa 6000—8000 r benötigen und gegebenenfalls vor höheren Gesamtdosen nicht zurückschrecken.

g) Melanotische Präcancerose.

Dieses von Hutchinson und Dubreuilh zuerst beschriebene Krankheitsbild, das in wenig zutreffender Weise im deutschen Schrifttum vielfach unter der Bezeichnung *Lentigo maligna* geführt wird, spielt im Formenkreis des Melanomalignoms eine bedeutsame Rolle. Über 20% aller Melanomalignome entwickeln sich auf dem Boden einer melanotischen Präcancerose, wobei das Intervall gelegentlich sehr kurz sein und bisweilen über 40 Jahre betragen kann.

Wir stimmen mit jenen Autoren nicht überein, die eine Behandlung erst dann eingeleitet wissen wollen, wenn sichere Zeichen der Entartung vorhanden sind, möchten also für die unbedingte Indikation zur Behandlung plädieren. Die noch nicht entarteten Melanoblasten dieses rein epidermalen Prozesses sind therapeutisch unvergleichlich viel besser und sicherer zu beeinflussen als das Melanomalignom.

In der Behandlung stellt die Weichstrahlung die Methode der Wahl dar, deren GHWT 0,6—1,0 mm betragen soll. Dosierung: 5 mal 2000 r OD (14,5 kV, evtl. mit 1,0 mm Cellonfilter).

Nach Abklingen der stark exsudativen Reaktion noch zurückbleibendes Chromatophorenpigment wird häufig erst nach vielen Monaten abtransportiert und bedarf keiner weiteren Behandlung.

2. Carcinome.

Für die Therapie werden die Carcinome an der Haut mehr aus klinisch-prognostischen als aus primär-therapeutischen Gründen in die 2 Hauptgruppen der Basaliome und Spinaliome unterschieden. So wichtig diese Unterscheidung für die Prognose, besonders im Hinblick auf die Verhältnisse im regionären Lymphabflußgebiet ist, spielt sie für das primär-therapeutische Vorgehen nur eine untergeordnete Rolle. Die Höhe der zu verabreichenden Gesamtdosis ist in keiner Weise *gesetzmäßig* davon abhängig, ob ein Spinaliom oder ein Basaliom vorliegt.

Abgesehen von kleinen Tumoren, die man aus Gründen der Einfachheit und Verkürzung der Behandlungszeit ebensogut chirurgisch entfernen kann, muß die Strahlenbehandlung als Methode der Wahl bezeichnet werden.

Die hier beherrschende Methode stellt heute das Nahbestrahlungsverfahren dar. Die von Chaoul vor mehr als 20 Jahren inaugurierte Methode der Röntgennahbestrahlung, deren physikalische Gesetze sich weitgehend denen der Radiumkontaktbestrahlung anpassen, ermöglichte es, in kurzer Zeit die Fünfjahresheilung der Hautcarcinome von weniger als 40% mit der Tiefentherapie auf mehr als das Doppelte auf über 90% mit der Nahbestrahlung ansteigen zu lassen. Hierfür war in erster Linie die hohe Herddosis im Tumor bei weitgehender Schonung der gesunden Umgebung durch einen steilen Dosisabfall, das kleine Feld sowie die

Schaffung günstiger Verhältnisse in der Dosisverteilung durch Fraktionierung der Gesamtdosis verantwortlich zu machen.

Daß die Ausübung der Nahbestrahlung nicht unbedingt an das Vorhandensein eines CHAOUL-Gerätes gebunden ist, sondern genauso mit einem Weichstrahlgerät durchgeführt werden kann, gilt in gleicher Weise für die Carcinome wie für alle übrigen Nahbestrahlungsindikationen an der Haut. Wir hatten Gelegenheit, die absolute Gleichwertigkeit dieses Gerätes — analoge Dosisabfälle vorausgesetzt — an über 600 Hautcarcinomen zu bestätigen.

Die Besprechung der technischen Durchführung der Nahbestrahlung von Hautcarcinomen erfolgt zweckmäßigerweise in 2 Gruppen:

Gruppe 1: *Kleinflächige Hautcarcinome* (Bestrahlungsfelddurchmesser 1—4 cm).

Gruppe 2: *Großflächige Hautcarcinome* (Bestrahlungsfelddurchmesser 4—20 cm und darüber).

a) Kleinflächige Hautcarcinome.

Unabhängig von der Lokalisation wird man die GHWT der verwendeten Strahlung stets so auswählen, daß diese etwa mit der Tiefenausdehnung des Tumors übereinstimmt: d. h. ein Tumor, der 1 cm tief in die Haut hineingewachsen ist, erfordert eine Strahlung, deren GHWT etwa 1 cm beträgt, das entspricht z. B. 50 kV, 1,0 mm Al-Filter, 0,9 mm HWS, 15 cm FHA.

Bei der seitlichen Begrenzung wird die Feldgröße häufiger zu klein als zu groß bemessen; dabei wird man bei der Strahlenbehandlung im allgemeinen nichts so sehr wie ein zu kleines Feld bereuen. Kann man sich der Tumorgröße mit den zur Verfügung stehenden Tubussen nicht ausreichend anpassen, so empfiehlt sich die Anwendung von Bleiblenden. Bei mittlerer Tumorausdehnung sollte die Sicherheitszone um das Bestrahlungsfeld nicht unter 1 cm liegen.

Die Einzeldosen betragen im allgemeinen 500 r OD, die Gesamtdosis richtet sich weitgehend nach der Reaktion des Tumors und der Umgebung.

Handelt es sich um stark exophytische Tumoren, so wird man nach der halben Dosis, also etwa bei 3000—4000 r OD, eine 10—14tägige Intermission einschalten, um dem Tumor Gelegenheit zu geben, abzuflachen und zu schwinden. In der Regel wird die Gesamtdosis zwischen 5000—8000 r OD liegen, wobei bei unserem Material das Schwergewicht bei 6000 r OD liegt, falls die Einzeldosis 500 r OD beträgt. Mit der Einzeldosis bei unvorbestrahlten Prozessen wesentlich unter 500 r OD zu gehen, dürfte nicht erforderlich sein.

Bei flachen Tumoren bestehen auch keine Bedenken, falls die Feldgröße klein ist, die Einzeldosis auf 1000 r OD zu erhöhen, oder auch eine Einzeitbestrahlung mit 2000—3000 r OD durchzuführen. Letztere ist aber *nur für sehr kleine* Tumoren geeignet, die man dann auch ebensogut excidieren könnte.

Im übrigen richtet sich die Gesamtdosis sehr nach der Höhe der jeweiligen Einzeldosis. Ohne daß folgende Zahlenbeispiele für alle Fälle verbindlich sein sollen, möchten wir sagen, daß der Wirkung einer Gesamtdosis von 6000 r, die in 500 r-Fraktionen täglich erzielt wurde, bei 1000 r-Fraktionen etwa 4000 bis

5000 r Gesamtdosis entsprechen, während bei der Einzeitbestrahlung 2000 bis 3000 r anzusetzen wären. Es ist also falsch, die Gesamtdosis grundsätzlich auf etwa 6000 r festzusetzen, ohne die Höhe der Einzeldosis mit einzubeziehen,

Bei der Lokalisation muß bedacht werden, daß z. B. die Gesichtshaut höhere Dosen verträgt als der Rumpf, wo besonders die Haut über den Dornfortsätzen erfahrungsgemäß oft viel empfindlicher reagiert. Auch die Empfindlichkeit der Schleimhaut ist um 30—40% höher.

Besondere Lokalisationen: Carcinome im *medialen Augenwinkel* erfordern stets eine höhere Dosis, da die effektiv dort verabreichte Dosis wegen der Schwierigkeit der Einstellung dort stets etwas niedriger ist. Außerdem muß hier das Rezidiv besonders gefürchtet werden. Bei tief infiltrierten Carcinomen wird eine Vernarbung des Tränennasenkanals sich auch auf chirurgischem Wege nicht vermeiden lassen. Alle strahlentherapeutischen Eingriffe am Auge müssen unter Bleischutzschalen erfolgen.

Lidcarcinome ergeben bei richtiger Technik kosmetisch besonders gute Ergebnisse. Ektropiumbildung wird sich *stets nur dort* vermeiden lassen, wo die Ausdehnung des Prozesses nicht schon an sich zu dieser geführt hätte.

Bei *Carcinomen im Bereich der Ohrmuschel*, besonders wenn sie retroauriculär gelegen sind, möchten wir bei ausgedehnten Fällen stets zur kombinierten chirurgisch-strahlentherapeutischen Methode raten. Hier wird die chirurgische Eröffnung des sonst für die Nahbestrahlung schwer oder kaum zugängigen Gebietes sich stets bewähren. Spätschäden am Knorpel sind eigentlich nur dort zu erwarten, wo dieser bereits am Krankheitsprozeß beteiligt war, da der *intakte* Knorpel weniger strahlenempfindlich ist, als gemeinhin angenommen wird.

Bei *Lippencarcinomen* wird man stets für gute Abdeckung in der Mundhöhle sorgen. Die Feldgröße wird hier sehr häufig zu klein gehalten, besonders bei der flach infiltrierenden Form des Carcinoms an der Unterlippe, bei der häufig die Bestrahlung der gesamten Unterlippe unerläßlich ist.

Trotz guter Möglichkeiten mit der Nahbestrahlung wird das *Zungencarcinom* immer eine ernste Prognose behalten, da hier die Metastasierung sehr früh erfolgt.

Wangenschleimhautcarcinome müssen evtl. von innen und außen bestrahlt werden, jedoch sollten sie die Domäne gut ausgerüsteter Strahlenabteilungen bleiben.

Über der Schädelkalotte gelegene Carcinome verdienen besondere Beachtung, da bei ihnen nur wenig „Gegengewebe" vorhanden ist, von dem die Regeneration aus erfolgen kann. Dies gilt in besonderem Maße bei stark atrophischer Kopfhaut. Die Ansicht, daß diese Tumoren durch die Rückstreuung aus dem Knochen stärker belastet werden, ist nicht richtig, und konnte von uns in Phantommessungen widerlegt werden.

Das am *Handrücken* und an den *Fingern* lokalisierte Carcinom ist strahlentherapeutisch ebenfalls oft ein Problem, da auch hier das „Gegengewebe" fehlt. Man wird hier mit kleineren Einzeldosen und vorsichtig zu bemessender Gesamtdosis arbeiten müssen, falls man nicht irreparable Schäden setzen will. Das gleiche gilt analog für die Lokalisation an den Füßen.

Die Bestrahlung des *Peniscarcinoms* sollte berufenen Fachkliniken überlassen sein, da dieses, wie auch das Vulvacarcinom, zweckmäßig nur stationär zu behandeln ist. Die gerade beim Peniscarcinom zu erzielenden guten Resultate konnten wir, was den Primärherd anbetrifft, an einem größeren Patientengut bestätigen. Die große Neigung zur Frühmetastasierung verschlechtert aber auch hier die Prognose oft sehr.

b) Großflächige Carcinome.

Bei genauer Durchsicht der mit der Nahbestrahlungsmethode nicht geheilten Fälle von etwa 6—10% der Gesamtfälle ist bemerkenswert, daß ein großer Teil dieser Fälle Versager darstellt, bei denen die Größe der Hautcarcinome über das normale Maß des bei der Originalnahbestrahlungsmethode Üblichen hinausgeht. Diese großflächigen Hautcarcinome bereiten bei der Behandlung mit der Nahbestrahlungsröhre große Schwierigkeiten und werden in der Mehrzahl der Fälle nicht auf die Dauer geheilt.

Betrachten wir die technischen Möglichkeiten eines strahlentherapeutischen Vorgehens, so muß festgestellt werden, daß es in der Mehrzahl der Fälle üblich ist, bei Feldgrößen, die über den größten Tubusdurchmesser hinausgehen, bedenkenlos mehrere Felder aneinanderzusetzen. Wenn dieses Vorgehen unter Berücksichtigung entsprechender Vorsichtsmaßnahmen bei 2 Feldern noch angängig erscheinen mag, so möchten wir auf Grund eigener experimenteller Untersuchungen und Dosismessungen von einer zahlenmäßig größeren Aufteilung ausgedehnter Felder in Einzelfelder dringend abraten. Es lassen sich hierbei einerseits Überdosierungen von mehreren 100% ebensowenig wie erhebliche Unterdosierungen vermeiden. Unseres Erachtens ist die falsche Übertragung der von der Originalnahbestrahlungsmethode nach CHAOUL her gewohnten Grundsätze und Richtlinien die Ursache für die schlechten Therapieerfolge bei großflächigen Carcinomen.

In diesen Fällen bewährt sich die Anwendung des Weichstrahlgerätes in hervorragender Weise, da dieses statt der vom CHAOUL-Gerät her maximalen Feldgröße von 4,5 cm Felddurchmesser bis zu 20 cm Durchmesser bei einer Einstellung aus einem FHA von 30—40 cm erlaubt. Einzeldosen wie auch Gesamtdosen werden bei großen Feldern unter allen Umständen hinter den von der Originalnahbestrahlung her gewohnten zurückbleiben, da die von CHAOUL und unzähligen Nachuntersuchern immer wieder festgestellte, enorm hohe Belastungsfähigkeit der Haut mit Röntgenstrahlen zu einem wesentlichen Teil auf Konto des kleinen Feldes geht. Die Belastungsfähigkeit nimmt aber mit der Vergrößerung des Feldes sehr rasch ab. Je nach der Feldgröße verabreichen wir Einzeldosen zwischen 200—350 r OD, die Gesamtdosis wird vorwiegend von der Stärke der exsudativen Reaktion und der Vollständigkeit des Tumorschwundes bestimmt. Von besonderer Wichtigkeit scheint bei diesem Vorgehen die Einschaltung genügend langer Bestrahlungspausen zu sein.

Unter Berücksichtigung dieser Gesichtspunkte wird die Röntgentherapie großflächiger Hautcarcinome bei Anwendung von Weichstrahlgeräten und unter Vermeidung der Zusammensetzung zahlreicher Kleinfelder zu einem Großfeld wesentlich bessere Ergebnisse erwarten lassen.

c) Carcinomrezidive.

Die Behandlung von Carcinomrezidiven ist besonders verantwortungsvoll, weil das Gelingen einer im allgemeinen noch durchführbaren zweiten Nachbestrahlungsserie häufig nicht nur über den Tumor selbst, sondern auch über die Gesamtprognose des Patienten entscheidet. Aus diesem Grunde ist es falsch, die Rezidivserie, wenn auch selbstverständlich mit kleineren Einzeldosen, in der Gesamtdosis zu niedrig zu halten, wobei es im allgemeinen von Vorteil ist, während dieser Serie 1—2 längere Intermissionen einzuschieben.

Bei kleineren Randrezidiven sollte man immer erwägen, ob es nicht nöglich ist, diesen Prozeß auf nichtstrahlen-therapeutischem Wege zu zerstören, wobei man sich entweder der rein chirurgischen oder der elektrochirurgischen Möglichkeiten bedienen wird.

Bei Rezidiven des basocellulären Carcinoms hat sich die *chemochirurgische Chlorzinkätzung* nach Schreus ausgezeichnet bewährt. Jedoch darf diese *nur bei Basaliomen* zur Anwendung kommen.

Falls man sie primär der Strahlenbehandlung vorziehen will, muß bedacht werden, daß Rezidive selbst bei guter Beherrschung der Methode in etwa 20% aller Fälle zu erwarten sind. Außerdem konnten wir gehäuft bei tiefergreifenden Prozessen eine Keloidbildung im Narbenbereich beobachten. Immerhin hat diese Methode den großen Vorteil, im Gegensatz zur Strahlenbehandlung, oft wiederholt werden zu können.

d) Metastasen.

Bei Vorliegen von regionären Metastasen wird in allen Fällen zunächst unter Tiefentherapiebedingungen eine Bestrahlung indiziert sein, der sich die exakte chirurgische Ausräumung anschließt und die wiederum von einer 2. Tiefentherapieserie gefolgt sein muß. Trotz aller Bemühungen bleibt die Prognose schlecht.

Es ist falsch, im regionären Lymphabflußgebiet zu operieren, ohne daß vorbestrahlt worden ist, da dieses einer weiteren Metastasierung erheblich Vorschub leistet.

Die in Deutschland in den meisten Instituten nicht übliche prophylaktische Bestrahlung des Lymphabflußgebietes ohne klinischen Befund kann bei ihrer Durchführung neben Vorteilen auch große Nachteile mit sich führen.

3. Melanomalignome.

Die Diagnose eines Melanomalignoms wird stets klinisch gestellt. Probeexcisionen sind aus hinreichend bekannten Gründen abzulehnen.

Unter den verschiedenen Behandlungsverfahren müssen jene am geeignetsten erscheinen, die die große Verletzbarkeit der entarteten Melanoblasten berücksichtigen. Miescher hat erneut in seinem großen Übersichtsreferat auf dem letzten Deutschen Dermatologenkongreß in Frankfurt 1953 auf das histologische Substrat der großen Metastasierungsneigung beim Melanomalignom hingewiesen. Die Inkohärenz sowie die häufig sehr engen Beziehungen der Tumorzellen zum Endothel des gefäßreichen Melanomalignoms leisten einer frühzeitigen hämatogenen Streuung bei allen blutigen Eingriffen weitgehend Vorschub.

Es muß hervorgehoben werden, daß schon eine brüske palpatorische Untersuchung in manchen Fällen den gleichen Effekt erzielen kann. So wichtig sicher die palpatorische Untersuchung für den Strahlentherapeuten im Hinblick auf Verschieblichkeit, Konsistenz usw. zur Auswahl der Strahlenbedingungen sein kann, wird diese für die Diagnose in der Praxis nicht von gleich großer Bedeutung sein.

In den meisten Ländern hat sich heute die Nahbestrahlung als Methode der Wahl eingeführt. Für die Auswahl des FHA bei Benutzung der CHAOUL-Röhre bzw. für die Auswahl der Strahlenqualität bei der Benutzung eines Weichstrahlgerätes zur Nahbestrahlung gelten die gleichen Grundsätze wie bei den Carcinomen. Auch die Durchführung der Bestrahlungsserie in täglichen 500 r-Fraktionen entspricht diesen weitgehend. Die gelegentlich empfohlene Methode mit einer Schlagdosis von 2000 bis 3000 r OD zu beginnen, um dann in üblichem 500 r-Rhythmus fortzubestrahlen, möchten wir nur mit allem Vorbehalt weitergeben. Wir sahen bei einer Anzahl von Fällen in der Folge eines solchen Vorgehens nichtheilende, tiefe Ulcerationen, die auch in jahrelanger Nachbehandlung nicht abheilten, eine Tatsache, auf die auch schon WISKEMANN hingewiesen hat.

Bei nicht zu großen Tumoren bestehen nach unseren Erfahrungen jedoch keine Bedenken, die ersten 2—3 Tage 1000 r-Einzelfraktionen zu verabreichen, falls die GHWT der verwendeten Strahlung nicht über 10—12 mm liegt.

Die erforderliche Gesamtdosis liegt höher als bei Carcinomen der Haut. Wir behandelten die Mehrzahl unserer Patienten mit Dosen zwischen 8000—12000 r OD. Höhere Dosen halten wir nur selten für erforderlich, da wir in Anlehnung an MIESCHER beim Rückgang der Bestrahlungsreaktion den Restherd *weit im Gesunden* elektrochirurgisch entfernen. Nach einer so hohen Röntgenvorbelastung bestehen gegen diese Methode keine Bedenken, da die entarteten Melanoblasten durch die Vorbestrahlung auf gewisse Zeit ausreichend „paralysiert" sind. Eine weitere Erhöhung dieser Dosis hätte nur noch Bedeutung im Sinne einer reinen Kaustik, die sich einfacher und risikoloser, was die spätere Defektheilung anbetrifft, auf elektrochirurgischem Wege erzielen läßt.

Beim Auftreten von Metastasen muß die Prognose als infaust bezeichnet werden. Trotzdem führen wir bei alleinigem Befall des regionären Lymphabflußgebietes doch eine Tiefenbestrahlung dort durch, da es in einer Anzahl von Fällen gelingt, hiermit das Ende oft um längere Zeit hinauszuschieben.

4. Sarkome.

Echte primäre Sarkome der Haut sollten ausschließlich der Strahlenbehandlung zugeführt werden. Die mit dem Nahbestrahlungsverfahren erforderlichen Dosen entsprechen der vom Carcinom her gewohnten Gesamtdosis, bzw. können gelegentlich auch unter dieser liegen. Für Einzelheiten der technischen Durchführung kann auf die ausführliche Darstellung bei Carcinomen und Melanomalignomen verwiesen werden.

Der *Morbus Kaposi* wird trotz vereinzelt in der Literatur berichteter Erfolge nach hoher Penicillinbehandlung vorwiegend der Röntgenbehandlung zuzuführen sein. Die Auswahl der Strahlenqualität wird von der Tiefenausdehnung des Prozesses abhängig sein. Bei großflächigen Prozessen gehen wir über 200 r OD in der Einzelfraktion nicht gerne hinaus. Im Hinblick auf die Lokalisation zumeist an den Extremitäten wird man auch in der Bemessung der Gesamtdosis zurückhaltend sein. Es empfiehlt sich, zunächst bis 2000 r OD, maximal 3000 r OD zu bestrahlen. Gewöhnlich wird diese Dosis ausreichen und den Prozeß um viele Jahre aufhalten. Mit der Beurteilung von Dauerheilungen wird man zurückhaltend sein, wenn man weiß, daß Rückfälle nach erfolgreicher Strahlenbehandlung noch nach 8—10 Jahren aufgetreten sind. Erfahrungsgemäß nützt auch die frühzeitige Amputation gegen eine spätere Metastasierung wenig.

Geschwülste aus der Gruppe der *Retothelsarkome* bzw. *Reticulumzellsarkome*, soweit sie primär hautständig sind, lassen sich schon mit sehr geringen Dosen vorübergehend günstig beeinflussen:

So konnten wir bei zwei Patienten mit einer über den ganzen Körper gehenden Aussaat von flachtumorösen Veränderungen mit Röntgenfernbestrahlungen aus Weichstrahlröhren (HWS 0,1 mm Al) einen vollständigen Rückgang aller Veränderungen nach 5mal 100 r OD auf die gesamte Rück- und Vorderseite des Körpers erzielen, wobei weitere Schübe über längere Zeit zunächst ausblieben. Dabei wurde im Hinblick auf die vollständige Absorption der Strahlung im Hautorgan keinerlei Blutbildveränderungen beobachtet, obwohl die Dosis, verglichen mit jenen Fernbestrahlungen, die mit Tiefentherapiegeräten bisher ausgeführt wurden, unglaublich hoch bezeichnet werden muß.

Aus der Dermatologischen Klinik der Harvard-Universität,
Massachusetts General Hospital, Boston, Massachusetts, USA.
(Direktor: CHESTER N. FRAZIER, M. D.)

Primäre hypercholesterinämische Xanthomatose und idiopathische Hyperlipämie.

Von

WALTER F. LEVER.

Bei zwei Krankheiten findet man im Blutserum ohne ersichtlichen Grund eine bedeutende Erhöhung des Cholesterin- und des Phosphorlipoidspiegels: bei der primären hypercholesterinämischen Xanthomatose und bei der idiopathischen Hyperlipämie.

Diese beiden Krankheiten unterscheiden sich darin, daß man nur bei der idiopathischen Hyperlipämie eine Vermehrung des Neutralfettes im Serum findet. Diese Vermehrung des Neutralfettes verursacht ein milchiges Aussehen des Serums. Da bei der primären hypercholesterinämischen Xanthomatose das Serum klar ist, ist es möglich, diese beiden Krankheiten einfach durch Betrachtung des Serums zu unterscheiden.

Daß eine solch einfache Unterscheidung möglich ist, ist wichtig, denn die zwei Krankheiten können sich in ihrem klinischen Aussehen sehr ähneln, insofern als bei beiden Haut- und Sehnenxanthome vorkommen.

Ich werde zunächst über die klinischen und dann die chemischen Untersuchungsergebnisse berichten, die meine Mitarbeiter und ich bei

10 Patienten mit primärer hypercholesterinämischer Xanthomatose und 11 Patienten mit idiopathischer Hyperlipämie erhoben haben. Zum Schluß werde ich noch einige Worte über unsere Resultate bei der Behandlung der idiopathischen Hyperlipämie mit Heparin sagen.

I. Klinisches Bild.

Primäre hypercholesterinämische Xanthomatose. Bei 7 von unseren 10 Patienten mit hypercholesterinämischer Xanthomatose konnte ein familiäres Vorkommen von Hautxanthomen festgestellt werden. Die Hautxanthome erschienen bei 2 Patienten schon in der Kindheit, während bei den 8 anderen klinische Zeichen der Krankheit erst im Erwachsenenalter auftraten.

Hautxanthome waren bei 9 von den 10 Patienten vorhanden. 8 Patienten hatten Xanthelasmata der Augenlider und 3 tuberöse Hautxanthome. Die tuberösen Hautxanthome waren bei 2 Patienten auf die Streckseiten der Ellbogen beschränkt, während sie bei dem 3. Patienten auch in den Kniekehlen, an den Waden und an den Fersen vorhanden waren. Sehnenxanthome fanden sich bei 9 der 10 Patienten, nämlich an den Fersensehnen, den Extensorsehnen der Finger, den Patellarsehnen und den Tricepssehnen in der Nähe des Olecranon. Fünf Patienten hatten eine Sklerose der Coronararterien.

Idiopathische Hyperlipämie. Bei keinem der 11 Patienten mit idiopathischer Hyperlipämie wurde ein familiäres Vorkommen dieser Krankheit gefunden. Mit einer Ausnahme trat die Krankheit erst im Erwachsenenalter in Erscheinung.

Tabelle 1. *Häufigkeit der verschiedenen klinischen Zeichen und Symptome bei primärer hypercholesterinämischer Xanthomatose und idiopathischer Hyperlipämie.*

	Primäre hypercholesterinämische Xanthomatose	Idiopathische Hyperlipämie
Tuberöse Xanthome	+ +	+ +
Eruptive Xanthome	—	+ + +
Xanthelasmata	+ + +	—
Sehnenxanthome	+ + +	+
Oberbauchschmerzen	—	+
Sklerose der Koronararterien .	+ +	+
Familiäres Auftreten	+ + +	+

— abwesend   + + häufig zugegen
+ gelegentlich zugegen   + + + fast immer zugegen

Hautxanthome fanden wir bei 9 der 11 Patienten. Bei allen 9 Patienten waren papulöse, eruptive Xanthome vorhanden, die bei einem Patienten weit verstreut waren, bei den anderen auf einige Gegenden wie Gesäß und Ellbogen beschränkt waren. Bei 7 Patienten waren auch große tuberöse Hautxanthome vorhanden. Diese fanden sich hauptsächlich an den Ellbogen, aber bei mehreren Patienten auch an den Knien, Füßen und Händen. Keiner der Patienten mit idiopathischer Hyperlipämie hatte Xanthelasmata der Augenlider. Sehnenxanthome waren bei 4 Patienten vorhanden, und zwar an denselben Stellen wie bei der primären hypercholesterinämischen Xanthomatose. Das Vorhandensein von tuberösen Xanthomen bei 7 Patienten und von Sehnenxanthomen bei 4 Patienten ist von großem Interesse, da deren Vorkommen bei idiopathischer Hyperlipämie, so weit ich weiß, noch nie in der Literatur berichtet worden ist.

Bei 2 der 11 Patienten mit idiopathischer Hyperlipämie fanden sich Anfälle von Oberbauchkrämpfen. Bei einem der beiden Patienten waren die Anfälle zeitweise sehr heftig. Solche Anfälle sind wohlbekannt bei Patienten mit idiopathischer Hyperlipämie. Deren Ursache ist nicht völlig erkannt, aber es ist wahrscheinlich, daß sie auf eine periodisch wiederkehrende Pankreatitis zurückzuführen sind.

Arteriosklerose der Coronargefäße wurde bei 5 der 11 Patienten mit idiopathischer Hyperlipämie gefunden. Das ist wohl kaum ein Zufall, zumal bei 2 Patienten die ersten klinischen und elektrokardiographischen Anzeichen schon im Alter von 31 und 32 Jahren auftraten. Bisher ist das Vorkommen von Coronarsklerose bei Patienten mit idiopathischer Hyperlipämie noch nicht berichtet worden.

Wenn man die klinischen Befunde bei unseren 10 Patienten mit Xanthomatose mit denen der 11 Hyperlipämie-Patienten vergleicht, findet man, daß Xanthelasmata der Augenlider nur bei der Xanthomatose vorkommen, während papulöse, eruptive Xanthome und Anfälle von Oberbauchschmerzen nur bei der Hyperlipämie beobachtet werden, tuberöse Xanthome, Sehnenxanthome und Coronarsklerose kommen bei beiden Krankheiten vor, obwohl Sehnenxanthome und Coronarsklerose häufiger bei der Xanthomatose als bei der Hyperlipämie angetroffen werden. Auch ist eine familiäre Häufung bei der Xanthomatose zu finden.

II. Analyse der Serumlipoide.

Primäre hypercholesterinämische Xanthomatose. Der Blutspiegel des Cholesterins und der Phospholipoide war bei allen 10 Patienten mit primärer hypercholesterinämischer Xanthomatose erhöht, aber mit einer Ausnahme war die Erhöhung nur mäßig. Der Durchschnittswert des Cholesterins bei den 10 Patienten betrug 495 mg/100 cm³ (während 160—290 mg Normalwerte darstellen). Der Durchschnittswert der Phospholipoide betrug 396 mg/100 cm³ (während 160—310 mg Normalwerte darstellen). Dagegen waren die Werte für das Neutralfett bei allen Patienten normal mit einem Durchschnittswert von 161 mg/100 cm³ (Normalwerte variieren von 0—300 mg). Das Plasma war bei allen Patienten klar, die Messung der Trübungsintensität ergab einen Durchschnittswert von 3,3 Einheiten (wobei von 1—5 Einheiten normal ist).

Idiopathische Hyperlipämie. Bei allen 11 Patienten mit idiopathischer Hyperlipämie fand sich eine mäßige bis erhebliche Vermehrung des Cholesterins und der Phospholipoide und eine sehr erhebliche Vermehrung des Neutralfettes. Die Durchschnittswerte für das Cholesterin und die

Phospholipoide lagen höher als bei der Xanthomatose. Sie betrugen für das Cholesterin 727 mg/100 cm³ und die Phospholipoide 584 mg pro 100 cm³. Der Durchschnittswert für das Neutralfett war 2065 mg/100 cm³. Das Serum hatte in allen Fällen ein milchiges Aussehen, die Messung der Trübungsintensität ergab einen Durchschnittswert von 28,3 Einheiten (wobei von 1—5 Einheiten normal ist). Bei einem Vergleich der Intensität der Trübung mit den Mengen der einzelnen Lipoide konnten wir ein ziemlich gutes Übereinstimmen zwischen dem Grade der Trübung und der Menge des Neutralfettes feststellen.

III. Elektrophoretische Analysen.

Primäre hypercholesterinämische Xanthomatose. Elektrophoretische Analysen mit einem *Tiselius-Apparat* zeigten bei allen 10 Patienten mit primärer hypercholesterinämischer Xanthomatose eine mäßige und manchmal sogar eine beträchtliche Erhöhung des β_1-Globulins im elektrophoretischen Diagramm, so daß sich die Werte für das β_1-Globulin im Durchschnitt auf 18,3% des Gesamtproteins beliefen, während der Normalwert 13% ist. In jeder anderen Hinsicht war das elektrophoretische Diagramm normal.

Idiopathische Hyperlipämie. Das elektrophoretische Diagramm bei den Patienten mit idiopathischer Hyperlipämie war wegen der Trübung des Serums gelegentlich so verschwommen, daß das Diagramm nicht ausgewertet werden konnte. Von 6 Patienten, bei denen die Diagramme auswertbar waren, zeigten 3 Patienten eine beträchtliche Erhöhung des α_2-Globulins und 2 Patienten eine Erhöhung des α_2- sowie des β_1-Globulins, während ein Patient in seinem Diagramm eine einzige untrennbare Erhöhung des α_2- und β_1-Globulins zeigte. Wir fanden also bei der idiopathischen Hyperlipämie immer eine Vermehrung des α_2-Globulins, welches in der primären hypercholesterinämischen Xanthomatose niemals vermehrt ist. Im Durchschnitt belief sich der Wert des α_2-Globulins auf 19,4% des Gesamtproteins, während der normale Durchschnittswert 9% ist.

IV. Fraktionierung der Serumproteine.

Die Fraktionierung der Serumproteine wurde nach einer Modifizierung der CoHNschen *Methode* 10 durchgeführt, die als Mikromethode nur 5 cm³ Serum verlangt. Die Bestimmung des Cholesterins und der Phospholipoide in den einzelnen Fraktionen ergab sowohl bei der primären hypercholesterinämischen Xanthomatose als auch bei der idiopathischen Hyperlipämie normale Mengen in der α_1-Lipoprotein-Fraktion. Dagegen waren die Mengen des Cholesterins und der Phospholipoide in der β_1-Lipoprotein-Fraktion sehr vermehrt. Man kann daraus den Schluß ziehen, daß die im elektrophoretischen Diagramm sichtbaren Erhöhungen des β_1-Globulins bei der Xanthomatose und der α_2- und β_1-Globuline bei Hyperlipämie durch ein Lipoprotein hervorgerufen sind, das die Löslichkeitseigenschaften des β_1-Lipoproteins hat.

V. Hochtouriges Zentrifugieren.

Primäre hypercholesterinämische Xanthomatose. Hochtouriges Zentrifugieren mit 18000 U/min für eine Stunde verursachte keine Änderungen im klaren Plasma der Patienten mit primärer hypercholesterinämischer Xanthomatose. Die Mengen des Cholesterins und der Phospholipoide sowohl im Serum als auch in den α_1- und β_1-Lipoproteinfraktionen blieben unverändert. Auch im elektrophoretischen Diagramm traten keine Änderungen ein.

Idiopathische Hyperlipämie. Dagegen traten in dem milchigen Serum der idiopathischen Hyperlipämie beträchtliche Veränderungen ein: Die Trübungsintensität verminderte sich sehr: Bei 4 von 7 Patienten wurde das Serum völlig klar mit Trübungswerten zwischen 2,5 und 4,7 Einheiten, während bei 3 anderen Patienten das Serum mit Trübungswerten zwischen 5,6 und 7,5 Einheiten noch etwas trübe blieb. Bei allen 7 Patienten sammelte sich während der Schnellzentrifugierung im obersten Teil des Serums eine dicke Rahmschicht an. In dem untenliegenden entweder völlig oder teilweise klaren Serum fand sich eine bedeutende Abnahme des Neutralfettes, des Cholesterins und der Phospholipoide bis zu fast normalen Werten. Im Durchschnitt fielen die Werte für Neutralfette von 1856 auf 534 mg/100 cm³, für Cholesterin von 600 auf 286 mg/100 cm³ und für die Phospholipoide von 561 auf 354 mg/100 cm³. Im Gegensatz zu den Werten für die Lipoide fielen die Werte für Stickstoff nicht. Elektrophoretische Analyse des Serums nach der Schnellzentrifugierung zeigte eine Abnahme der erhöhten α_2-und β_1-Globuline zu fast normaler Größe.

Einige Worte sind vielleicht angebracht, um die Resultate der Schnellzentrifugierung zu erklären. Wahrscheinlich sind alle Lipoide im Serum mit Proteinen verbunden. Diese Verbindung hält die Lipoide in Lösung oder Suspension. In dem Mengenverhältnis, in dem Lipoide und Proteine miteinander verbunden sind, finden sich aber große Unterschiede. An dem einen Ende der Skala befinden sich die Chylomikra. Diese sind recht große Aggregate mit einem Durchmesser von mehr als einem halben Mikron. Sie bestehen hauptsächlich aus Neutralfett und enthalten nur wenig Cholesterin, Phospholipoide und Protein. Dann kommen die Lipomikra, die weniger als ein halbes Mikron messen. Diese enthalten beträchtliche Mengen von Neutralfett, Cholesterin und Phospholipoiden und nur wenig Protein. An dem anderen Ende der Skala finden sich die Lipoproteine, die Cholesterin, Phospholipoide und beträchtliche Mengen von Protein aber kein Neutralfett enthalten. Die Chylomikra und Lipomikra zerstreuen wegen ihrer Größe auffallendes Licht und verursachen auf diese Weise Trübung des Serums. Die Lipoproteine dagen sind zu klein, um Licht zu zerstreuen. Die Chylomikra und Lipomikra haben ein verhältnismäßig geringes spezifisches Gewicht, so daß die Chylomikra und der größte Teil der Lipomikra bei der Schnellzentrifugierung zur Oberfläche wandern. Das spezifische Gewicht der Lipoproteine dagegen ist verhältnismäßig hoch: Sie wandern daher bei einer Zentrifugierungsgeschwindigkeit von 18000 U/min nicht zur Oberfläche.

Im Serum von nüchternen Normalpersonen und von Patienten mit primärer hypercholesterinämischer Xanthomatose findet man nur sehr wenige Chylomikra und Lipomikra und fast alles Fett ist in Lipoproteinen vorhanden. Darum ist das Serum klar, und die chemischen Werte ändern sich nach der Schnellzentrifugierung nicht. Das Serum bei idiopathischer Hyperlipämie dagegen enthält große Mengen von

Chylomikra und Lipomikra. Diese verursachen die Trübung des Serums. Bei der Schnellzentrifugierung sammeln sie sich als eine Rahmschicht an der Oberfläche an. Bei manchen Patienten mit idiopathischer Hyperlipämie bleibt ein Teil der Lipomikra im Serum zurück, und dann ist das Serum selbst nach der Schnellzentrifugierung noch etwas trübe.

VI. Ultrazentrifugieren.

Daß die Verhältnisse so liegen, wie ich es gerade beschrieben habe, konnte einschlägig durch unsere Studien mit der Ultrazentrifuge bewiesen werden. In der Ultrazentrifuge, die 52000 U/min hat, wandern die Chylomikra, Lipomikra und Lipoproteine mit verschiedenen Geschwindigkeiten zur Oberfläche. Man macht photographische Aufnahmen zu bestimmten Zeiten und kann dann die Mengen der einzelnen Lipoidklassen recht genau bestimmen. Die Lipoide werden in der ultrazentrifugalen Analyse gemäß der Geschwindigkeit ihres Aufwärtswanderns oder Flotierens eingeteilt. Die Schnelligkeit des Wanderns oder Flotierens wird in Svedberg-Einheiten des Flotierens, oder S_f-Einheiten, ausgedrückt. Die Lipoproteine wandern oder flotieren wegen ihres recht großen spezifischen Gewichtes am langsamsten zur Oberfläche, und machen die S_f-Klassen 1—10 und 12—20 aus. Lipomikra wandern etwas schneller und machen hauptsächlich die S_f-Klasse 30—70 aus, und die Chylomikra, die am schnellsten zur Oberfläche wandern, machen die Klassen über S_f 100 aus. Bei nüchternen Normalpersonen sind die Lipoide größtenteils und manchmal ausnahmslos in der S_f-Klasse 1—10 vorhanden. Gewöhnlich findet man aber kleine Mengen von Lipoiden auch in der S_f-Klasse 12—20 und gelegentlich auch in der S_f-Klasse 30—70. Die Menge in den letzteren beiden Klassen S_f-12—20 und 30—70 ist besonders in Personen vorgeschrittenen Alters etwas erhöht.

Primäre hypercholesterinämische Xanthomatose. Von den 10 Patienten mit primärer hypercholesterinämischer Xanthomatose hatten 9 Patienten ein normales Ultrazentrifugen-Diagramm. Nur ein Patient hatte einen ziemlich erhöhten Gehalt von Lipoproteinen in der S_f-Klasse 12—20.

Idiopathische Hyperlipämie. Dagegen hatten alle 7 Patienten mit idiopathischer Hyperlipämie, die wir mit der Ultrazentrifuge untersuchten, ein sehr abnormes Diagramm. Die Mengen der Chylomikra in den S_f-Klassen über 100 und der Lipomikra in der S_f-Klasse 30—70 waren stark vermehrt. Die Menge der Lipoproteine in den S_f-Klassen 12—20 war gewöhnlich etwas vermehrt, während die Menge der Lipoproteine in der S_f-Klasse 1—10 erheblich vermindert war.

VII. Effekt von intravenös injiziertem Heparin.

Der Effekt von Heparin auf die Lipoide wurde untersucht, indem chemische und elektrophoretische Analysen sowohl vor als auch 60 min nach einer Injektion von 100 mg Heparin ausgeführt wurden.

Bei normalen nüchternen Versuchspersonen verursachte das Heparin keine Änderungen im Cholesterin- und Phospholipoidspiegel. Wohl aber nahm bei einigen Versuchspersonen die Menge des Neutralfettes ab. Das elektrophoretische Diagramm veränderte sich nicht.

Primäre hypercholesterinämische Xanthomatose. Bei den Patienten mit primärer hypercholesterinämischer Xanthomatose verursachte die Injektion des Heparins eine geringe Verminderung der erhöhten Werte für das Cholesterin und die Phospholipoide. Auch sanken die Werte für Neutralfett, die an und für sich normal waren, etwas. Im elektrophoretischen Diagramm sah man eine beträchtliche Verkleinerung des erhöhten β_1-Globulins und als Kompensation eine Vergrößerung entweder des α_2-Globulins oder des Albumins oder beider Anteile.

Idiopathische Hyperlipämie. Bei den Patienten mit idiopathischer Hyperlipämie fand sich nach der Injektion des Heparins eine manchmal recht beträchtliche Verminderung der erhöhten Werte für Cholesterin, Phospholipoide und Neutralfett. Im Durchschnitt fielen die Werte bei 7 Patienten für das Cholesterin von 645 auf 533 mg/100 cm³, für die Phospholipoide von 650 auf 571 mg/100 cm³ und für das Neutralfett von 2302 auf 1793 mg/100 cm³. Auch nahm der Grad der Trübung ab. Im elektrophoretischen Diagramm fand eine interessante Verschiebung statt. Während vor der Injektion entweder das α_2-Globulin allein oder das α_2- und β_1-Globulin zusammen erhöht waren, fanden wir nach der Injektion, daß diese Anteile zur Norm abgefallen waren und daß sich stattdessen ein neuer Anteil vor dem Albumin gebildet hatte. Da dieser neue Anteil nicht mehr vorhanden war, wenn das Serum vorher mit Äther geschüttelt wurde, konnten wir annehmen, daß dieser neue Anteil aus Lipoprotein bestand. So fanden wir also, daß Heparin sowohl bei der Xanthomatose als auch bei der Hyperlipämie die elektrophoretische Wanderungsgeschwindigkeit der Lipoproteine erhöhte.

VIII. Behandlung der idiopathischen Hyperlipämie.

Die oft beträchtliche Verminderung des Neutralfettes, des Cholesterins und der Phospholipoide, die eine einzige intravenöse Injektion von Heparin bei der idiopathischen Hyperlipämie hervorrief, veranlaßte uns, zu untersuchen, ob das Heparin vielleicht für die Behandlung dieser Krankheit von Nutzen war. Es ist zwar schon seit langem bekannt, daß eine fettlose Diät in vielen Fällen imstande ist, die erhöhten Fettwerte im Serum herabzusetzen — aber nach unseren Erfahrungen nur in den verhältnismäßig leichten Fällen von idiopathischer Hyperlipämie. Bei schweren Fällen fanden wir eine fettlose Diät von wenig oder keinem Nutzen. Um den Wert des Heparins objektiv zu beurteilen, gaben wir 5 Patienten mit idiopathischer Hyperlipämie tägliche Injektionen von Heparin während sie eine normale Kost einnahmen. Bei allen 5 Patienten trat eine eindrucksvolle Verminderung der Lipoidwerte ein. Bei den 3 leichteren Fällen konnten wir eine Abnahme bis fast zu Normalwerten erreichen, aber bei den zwei schweren Fällen, bei denen das Neutralfett im Serum vor der Behandlung über 3000 mg/100 cm³ betrug, konnte ein Abfallen zu Normalwerten nicht erreicht werden, obwohl wir große Dosen über mehrere Monate gaben. Sobald die Injektion anstatt täglich jeden zweiten Tag gegeben wurde, stiegen die Lipoidwerte wieder an.

So besteht die bedauerliche Tatsache, daß die schweren Fälle von idiopathischer Hyperlipämie, die auf Diät nicht ansprechen, auch mit Heparin nur teilweise gebessert werden können. Wir haben allerdings bisher die Heparinbehandlung noch nicht mit der Diätbehandlung kombiniert. Man kann hoffen, daß solche Kombination erfolgreicher sein wird.

Zuerst gaben wir 3 Patienten täglich 100 mg wasserlöslichen Heparins intramuskulär. Bei dem ersten Patienten verursachte dies binnen zwei Monaten einen nennenswerten Abfall der Lipoidwerte, aber bei den beiden anderen trat innerhalb von drei Monaten keine Änderung ein (Tab. 2). Daraufhin gaben wir diesen 3 Patienten langwirkendes Depot-Heparin in einer Dosis von 200 mg täglich. Diese Behandlungsweise erwies sich als wirksamer als die mit wasserlöslichem Heparin. Ein weiterer Abfall der Lipoidwerte trat binnen drei Wochen bei dem ersten Patienten auf; und die zwei anderen Patienten, die unter der Behandlung mit wasserlöslichem Heparin keine Besserung gezeigt hatten, zeigten eine bedeutende Verringerung der Trübung und der Lipoidwerte binnen ein bis zwei Monaten. Danach untersuchten wir die Wirksamkeit von intravenös verabreichtem Heparin. Für diesen Zweck gaben wir 200 mg von wasserlöslichem Heparin in 600 cm³ 5%iger Glucoselösung als Dauertropfinfusion für sechzehn Stunden täglich. Wir gaben dies einem Patienten (3), der schon unter der Behandlung mit Depot-Heparin Besserung gezeigt hatte, und zwei vorher noch nicht behandelten Patienten (Nr. 4 und Nr. 5). Bei dem ersten Patienten erfolgte nur eine kleine weitere Erniedrigung der Lipoidwerte, aber bei den beiden vorher unbehandelten Patienten trat binnen zwei bis vier Wochen ein bedeutender Abfall der Lipoidwerte ein.

So kamen wir zu dem Schluß, daß die idiopathische Hyperlipämie am besten für ein bis drei Wochen stationär mit Heparin intravenös als Dauertropfinfusion behandelt wird. Ambulant wird die Behandlung mit intramuskulären Injektionen von Depot-Heparin täglich oder jeden zweiten Tag fortgesetzt.

Irgendwelche Zwischenfälle in der Heparinbehandlung haben wir nicht gesehen. Da aber Heparin die Blutungszeit verlängert, haben wir als Vorsichtsmaßnahme jeden Patienten veranlaßt, immer eine Ampulle Protamin-Sulfat mit sich zu tragen zur intravenösen Injektion im Falle einer Blutung. Protamin neutralisiert den anticoagulierenden Effekt von Heparin unmittelbar.

Tabelle 2. *Ergebnisse der Heparinbehandlung bei idiopathischer Hyperlipämie.*

Pat. Nr.	Tägliche Dosis	Datum	Cholesterin	Phospho-lipoide	Neutral Fett	Trübung
			mg/100 cm³			Einheiten
1.	100 mg wass. i.m.	1. 10. 53	847	559	849	12
	200 mg Dep. i.m.	8. 2. 54	442	403	480	6
		1. 3. 54	449	342	355	4
2.	100 mg wass. i.m.	10. 7. 53	1080	906	3096	43
	200 mg Dep. i.m.	12. 1. 54	1045	891	4583	66
		29. 3. 54	630	587	2462	23
3.	100 mg wass. i.m.	12. 11. 53	895	690	6952	120
	200 mg Dep. i.m.	8. 2. 54	620	505	6776	160
	200 mg wass. i.v.	8. 3. 54	505	395	2227	82
		29. 3. 54	656	453	1877	40
4.	200 mg wass. i.v.	15. 3. 54	915	638	2201	31
		29. 3. 54	355	355	1071	6
5.	200 mg wass. i.v.	8. 3. 54	855	495	1755	41
		5. 4. 54	485	415	988	12

wass. = wasserlösliches Heparin;   Dep. = Depot-Heparin.

Zum Abschluß möchte ich noch einige Worte über die Pathogenese dieser beiden Krankheiten sagen. Es hat den Anschein, als ob wir es bei der idiopathischen Hyperlipämie mit einer Verlangsamung der

Lipoidausscheidung aus dem Blute zu tun haben. Darauf weisen die Untersuchungen von THANNHAUSER und STANLEY hin.

Diese Bostoner Kollegen fanden, daß peroral verabreichtes Fett, dem Jod[131] beigemischt war, bei normalen Versuchspersonen bedeutend schneller aus dem Blutstrom ausgeschieden wurde als bei Patienten mit idiopathischer Hyperlipämie. Im Gegensatz dazu haben wir es bei der primären hypercholesterinämischen Xanthomatose mit einer angeborenen Stoffwechselstörung zu tun, die in einer endogenen Überproduktion von Cholesterin und Phospholipoiden besteht.

Aus der Universitätsklinik für Geschlechts- und Hautkrankheiten in Wien.
(Direktor: Prof. Dr. A. WIEDMANN.)

Neuere Behandlungsmethoden in der Dermatologie.

Von

ALBERT WIEDMANN.

Um das Thema einigermaßen abzurunden, möchte ich nicht so sehr über neuere Behandlungsmethoden in der Dermatologie im allgemeinen sprechen, sondern vor allem über jene Methoden, die teils an der von mir geleiteten Klinik entwickelt, teils von uns übernommen wurden und welche sich uns während einer längeren Zeit der Beobachtung bzw. Nachbeobachtung als brauchbar und daher empfehlenswert erwiesen haben.

Vor allem darf ich das Augenmerk auf die Behandlung solcher Veränderungen richten, welche wegen ihres häufigen Vorkommens und ihrer schlechten therapeutischen Beeinflußbarkeit in vielen Fällen eine Crux medicorum darstellen.

Zu diesen Erkrankungen wird man wohl mit Berechtigung das *Ekzem* rechnen können, bei welchem therapeutische Erfolge zwar nicht in allen, aber doch in vielen Fällen eher einem glücklichen Zufall zugeschrieben werden können, weil es zu jener großen Zahl von Dermatosen gehört, deren Ursache wir nicht kennen und bei denen daher eine ätiologische Behandlung nur in relativ wenigen Fällen durchführbar ist.

Seit vielen Jahren hat sich uns nun eine Therapiemaßnahme in wirklich ausgezeichneter Weise bewährt, welche nicht nur erfolgversprechend ist, sondern — und das scheint mir von besonderer Wichtigkeit zu sein — ein relativ kleines Gefahrenmoment für den Patienten in sich birgt. Ausgehend von der Beobachtung, daß der Carbaminsäure-Äthylester (Urethan) in der Mehrzahl der Fälle bei Prurigo lymphogranulomatosa nicht nur den überaus quälenden Juckreiz, sondern auch die klinischen Veränderungen an der Haut zur Rückbildung zu bringen vermag, haben wir seinerzeit gemeinsam mit WOLFRAM versucht, dieses Medikament auch bei anderen juckenden Erkrankungen der Haut anzuwenden. So konnten wir bei Fällen von Scabies beobachten, daß schon nach einer 2—3 tägigen Urethanmedikation nicht nur der Juckreiz verschwand, sondern sich auch die Knötchen rückbildeten. Diese Beobachtung, ebenso wie die schon vorher erwähnte Tatsache, daß auch bei der Prurigo lymphogranulomatosa die anatomischen Veränderungen an der Haut zurückgingen, worüber REIMER und WOLFRAM berichteten, legten den Gedanken nahe, bei entzündlichen Dermatosen überhaupt die Urethanbehandlung zu versuchen. Es ist verständlich, daß wir dabei in erster Linie an das Ekzem dachten, wobei eine überraschend gute Beeinflussung der Veränderungen zu sehen war.

Bevor ich jedoch auf die Behandlung des Ekzems mit Urethan und über die dabei erzielten Erfolge eingehe, sei es mir noch gestattet, einige Worte über den vermuteten Wirkungsmechanismus dieses Medikamentes zu sagen:

H. KÖNIGSTEIN nimmt ein Juckzentrum an, das er in den unteren Teil der Medulla oblongata verlegt, eine Hypothese, die er durch Tierversuche weitgehend erhärten konnte. Außerdem ist in diesem Zusammenhang von Interesse, daß Mittel, welche auf den Hirnstamm wirken, wie z. B. Barbitursäurepräparate, gleichzeitig juckreizlindernd wirken. Man wird nicht fehlgehen, wenn man den Einfluß der Antihistaminica auf das Jucken teilweise auf ihre zentral dämpfende Wirkung zurückführt.

Wenn wir vom Blickpunkt dieser Beobachtungen aus das Urethan im besonderen betrachten, darf ich Ihnen in Erinnerung rufen, daß diese Substanz schon seit längerer Zeit als unschädliches Schlafmittel in der Kinderpraxis verwendet wird, die schlafmachende Wirkung beim Erwachsenen aber zu schwach und unsicher ist, weshalb es sich hier nicht einbürgern konnte. Der einschläfernde Effekt aller Hypnotica beruht auf einer Dämpfung der Funktion des Großhirns bei gleichzeitiger Beeinflussung des Mittelhirns und der Medulla oblongata. Hypnotica mit guter schlafmachender Wirkung werden daher in erster Linie die Tätigkeit des Großhirns lähmen müssen. Je geringer die Beeinflussung dieses Teiles des Zentralnervensystems ist, desto schwächer ist auch die Schlaf erzeugende Wirkung. Damit ist jedoch nicht gesagt, daß eine so beschaffene Substanz das verlängerte Mark in ebenso geringem Maße beeinflußt; d. h. wenn auch die dämpfende Wirkung des Carbaminsäure-Äthylesters auf das Großhirn relativ schwach ist, kann doch der beruhigende Einfluß auf einzelne Zentren im verlängerten Mark unvermindert bestehen.

Während man mit diesem Erklärungsversuch den dämpfenden Effekt des Urethans auf das hypothetische Juckzentrum im verlängerten Mark bei gleichzeitig geringer schlafmachender Wirkung dem Verständnis näherbringen kann, erscheint die Beeinflussung der anatomisch faßbaren Veränderungen an der Haut durch dieses Medikament schwerer erklärbar. Es ist aber bekannt, daß der Carbaminsäure-Äthylester auch als Cytostaticum Verwendung findet, und man könnte sich das relativ rasche Schwinden der entzündlichen Erscheinungen, vor allem der Infiltration in der Haut, dadurch erklären, daß die das Infiltrat aufbauenden Zellen dieser Wirkung des Urethans zum Opfer fallen.

Mit Rücksicht auf die geringe Toxicität des Mittels können wir relativ hohe Dosen verabreichen, ohne den Kranken zu gefährden. Wir geben im allgemeinen 4mal täglich 1 g durch 10 Tage. Dabei ist allerdings die eben erwähnte cytostatische Wirkung des Medikamentes im Auge zu behalten, welche sich, wenn auch nicht sehr häufig, so doch immerhin bei einem geringen Prozentsatz der behandelten Fälle in einer Markschädigung äußert. Es ist deshalb erforderlich, während der Urethanbehandlung in Abständen von 3—5 Tagen die Zahl der weißen Blutzellen zu kontrollieren, eine Untersuchung, die für den Patienten mit keinerlei Belästigung, für den Arzt mit einem kaum nennenswerten Zeitaufwand verbunden ist. Sinken die Leukocyten unter 4000 ab, wird es erforderlich sein, die Behandlung abzubrechen. Bei guter Verträglichkeit und wenn die Hauterscheinungen nur langsam zurückgehen, ist es ausnahmsweise gestattet, die Therapie über einen längeren Zeitraum bis zu 20 Tagen fortzusetzen. Mehr als 80 g Urethan in einem Stoß sollen nicht verabreicht werden. Wir haben auch, insbesondere bei guter Verträglichkeit, die Tagesmenge von 4 auf 6 g erhöht, ohne eine wesentliche Beeinflussung der Leukocytenzahl gesehen zu haben.

In manchen Fällen stößt die Urethanmedikation deshalb auf Schwierigkeiten, weil das Mittel Übelkeit, Brechreiz, gesteigert bis zum Erbrechen, hervorrufen kann. Bei Patienten in Spitalbehandlung kann man in diesen Fällen das Medikament rectal nach einem Reinigungsklysma als Mikroklysma, gelöst in 50 g Wasser, verabreichen. In der ambulanten Praxis wird diese Applikationsart Schwierigkeiten bereiten. Die Erfahrung hat uns jedoch gezeigt, daß sowohl die intravenöse wie die intramuskuläre Injektion anstandslos vertragen wird. Wir geben bei parenteraler Medikation statt 4mal 1 g, 2mal $^1/_2$ bis maximal 2mal 1 g täglich. Man kann manchmal, allerdings in sehr seltenen Fällen, nach Absetzen der Urethanmedikation Rückfälle beobachten. Bei solchen Patienten geben wir nach einer 8- bis 10tägigen Pause und wenn die Zahl der Leukocyten eine normale Höhe hat, einen zweiten Urethanstoß, den wir in der gleichen Weise durchführen. Eine kumulierende Wirkung des Mittels konnte niemals mit Sicherheit festgestellt werden.

Ob, wie WOLFRAM und LINDEMAYR meinen, die Wirkung des Carbaminsäure-Äthylesters eine rein symptomatische ist, bleibe dahingestellt. Es ist nicht möglich, in dem Zusammenhang auf diese Frage näher einzugehen, und ich darf hier auf das einleitend Gesagte hinweisen; ich möchte nur kurz auf folgende Tatsache aufmerksam machen, die meiner Meinung nach doch ein bezeichnendes Licht auf die Urethanwirkung wirft. Wenn man ein akutes Ekzem mit Cortison behandelt, so werden die Entzündungserscheinungen im allgemeinen relativ rasch zurückgehen, um in der überwiegenden Mehrzahl der Fälle und wenn die Ursache der Erkrankung in der Zwischenzeit nicht beseitigt wurde, nach Absetzen der Medikation in kürzester Zeit, häufig sogar in verstärktem Maße, wieder aufzuflammen. Solche Rückfälle sind im Gegensatz zur Cortisonbehandlung nach Urethan nur ausnahmsweise zu sehen. In diesem Zusammenhang muß weiterhin eine Beobachtung erwähnt werden, die wir bei einigen Fällen machen konnten. Es hat sich uns nämlich gezeigt, daß das Urethan imstande ist, den durch das Cortison erzielten günstigen Erfolg aufrechtzuerhalten, wenn man das Medikament direkt im Anschluß an die Hormontherapie verabreicht. Vielleicht gestattet es diese Beobachtung doch, mit aller Vorsicht einen Schluß auf die kausale Wirkung des Carbaminsäure-Äthylesters zu ziehen. Man muß allerdings gleichzeitig hervorheben, daß es natürlich auch vereinzelte Fälle von akutem Ekzem gibt, die nach Absetzen der Cortisonbehandlung ohne Urethan keinen Rückfall zeigen. Ich möchte aber nicht den Anschein erwecken, als ob ich der Cortisonbehandlung des akuten Ekzems das Wort reden wollte, sondern diese Beobachtung nur mitteilen, um deutlich zu machen, daß das Urethan wahrscheinlich nicht nur eine rein symptomatische Wirkung ausübt, wie sie dem Cortison zukommen dürfte. Diese kurzen Bemerkungen mögen genügen, um auf die sehr interessante und keineswegs geklärte Problematik der Urethanwirkung hinzuweisen.

Es ist selbstverständlich, daß neben der eben geschilderten Allgemeinbehandlung die übliche lokale Therapie durchgeführt werden muß. Zum Abschluß darf ich Ihnen noch einige Zahlen nennen, welche Ihnen vielleicht deutlicher als Worte die günstige Wirkung des Carbaminsäure-Äthylesters vor Augen führen. Wir haben bisher etwa 290 Kranke mit akutem, subakutem und chronischem Ekzem der geschilderten Behandlung zugeführt. Dabei konnten wir in 57% der Fälle wesentliche Besserungen bzw. Heilungen feststellen, in 33,5% wurden die ekzematösen Veränderungen nur in mäßigem Grade gebessert, in 9,5% blieben sie unbeeinflußt. Es zeigte sich auch, daß besonders das akute Ekzem auf diese Behandlung gut anspricht, denn wir sahen unter 125 Fällen 90mal, also in 72,5%, eine wesentliche Besserung bzw. Heilung.

An Zwischenfällen beobachteten wir 23mal Somnolenz und nur 8mal ein Absinken der Leukocytenzahl unter 4000, davon einmal auf 2950, wobei es sich allerdings nicht um ein Ekzem, sondern um einen Patienten mit einer Mycosis fungoides handelte. Neuerliche Versuche nach Ansteigen der Zahl der weißen Blutkörperchen mit Urethan weiterzubehandeln, haben zu demselben Effekt geführt. Während die Somnolenz sofort nach dem Aussetzen der Medikation verschwindet und uns in keinem Fall zum vorzeitigen Abbrechen der Behandlung zwang, bedeutet das Absinken der Leukocytenzahl einen ernst zu nehmenden Hinweis auf die Markschädigung, welche eine strikte Kontraindikation gegen weitere Urethangaben darstellt. Unter Folsäure und Vitamin B-Komplex kommt es wohl in allen Fällen zu einer raschen Erholung, auch wird man bei einem neuerlichen Versuch Urethan zu geben, vorsichtig mit kleinen Dosen unter ständiger Kontrolle der Zahl der weißen Blutzellen beginnen. Der relativ häufig zu beobachtenden schlechten Verträglichkeit vom Magen kann dadurch begegnet werden, daß man das Mittel, wie erwähnt, rectal oder parenteral gibt.

Eine weitere Erkrankung, die uns häufig vor schwierige therapeutische Probleme stellt, ist der *Pruritus ani* bzw. *vulvae*. Es braucht hier nicht besonders hervorgehoben zu werden, daß es sich dabei um keine Erkrankung sui generis handelt, sondern daß eine Reihe verschiedenster Ursachen den Juckreiz auslösen können, der die Kranken oft bis zum Irrsinn quält. In diesem Zusammenhang auf die verschiedenen ätiologischen Momente näher einzugehen, ist natürlich unmöglich. Jedes therapeutische Handeln beim Pruritus ani seu vulvae muß daher in erster Linie eingeleitet werden mit dem Versuch, die Ursache festzustellen. Neben den bekannten ätiologischen Momenten darf ich auf einen Anlaß für das Auftreten des Analjuckens hinweisen, der, wie ich glaube beobachtet zu haben, viel zu häufig übersehen wird: das ist die mangelhafte Reinigung der Hautpartien perianal im Anschluß an die Defäkation. Die dort zurückbleibenden Stuhlreste lösen nach meiner Erfahrung in der überwiegenden Mehrzahl der Fälle das Jucken bzw. das perianale Ekzem aus. Mit dieser Beobachtung, auf die schon von anderen Autoren hingewiesen wurde, stimmt eine Mitteilung MARCHIONINIs überein, der während seines Aufenthaltes in der Türkei, also unter muselmanischer Bevölkerung, das Analekzem auffallend selten sah und das, sicherlich völlig richtig, mit der exakten rituellen Reinigung dieser Körpergegend erklärt.

In einer Anzahl von Fällen, vor allem bei länger bestehendem analem bzw. perivulvärem Ekzem wird der Juckreiz auch nach Rückgang der entzündlichen Erscheinungen an der Haut trotz Ausschaltung der ursächlichen Momente weiter bestehen, den Kranken zum Kratzen veranlassen und so die entzündlichen Erscheinungen unterhalten bzw. ihr Auftreten begünstigen. Die Untersuchungen gerade der letzten Zeit zeigen immer deutlicher die Abhängigkeit der Haut und ihrer Funktionen vom vegetativen Nervensystem, wobei kein Zweifel darüber bestehen kann, daß die die Juckempfindung vermittelnden neuralen Fasern über das hypothetische Juckzentrum, auf das schon eingangs hingewiesen wurde, die vegetativen Zentren beeinflussen und umgekehrt. Es erschien daher von Anfang an aussichtsreich, diesen Circulus vitiosus zu unterbrechen. Auf die Möglichkeit, durch wiederholte Novocaininfiltrationen langdauernde juckende Erkrankungen günstig zu beeinflussen, wurde schon vor mehr als 20 Jahren aufmerksam gemacht. Erst die Einführung von anaesthesierenden Mitteln mit protrahierter Wirkung hat uns die Möglichkeit in die Hand gegeben, diesen in sich geschlossenen Kreis für längere Zeit zu unterbrechen und so nicht nur der Haut, sondern auch dem Nervensystem Zeit zu Erholung zu geben.

Wir haben unsere ersten therapeutischen Versuche mit dem in Deutschland hergestellten Symprocain vorgenommen und sind dann übergegangen zur Verwendung des in Österreich erzeugten Rhaetocains, welches ein p-Aminobenzoesäure-Äthylester mit Pyrazolon ist, und zu dem in Tel-Aviv entwickelten Prolongal-Benzocain, welches eine 2%ige Lösung von Anaesthesin und Urethan darstellt. Wir glauben bei den beiden letztgenannten Präparaten eine länger dauernde Anaesthesie beobachtet zu haben. Die Depotwirkung dieser Mittel beruht darauf, daß bei Berührung mit Wasser oder mit wäßriger Gewebsflüssigkeit der anaesthesierende Anteil in Form schwer löslicher Kristalle ausfällt, daher nur langsam resorbiert werden kann und eine länger anhaltende örtliche Betäubung gewährleistet.

Über die Technik der lokalen Blockade mit Depot-Anaesthetica ist vor allem zu sagen, daß die Regeln der Infiltrations-Anaesthesie hierbei genauestens einzuhalten sind. Man sticht mit einer langen dünnen und biegsamen Nadel weit im Gesunden ein und infiltriert möglichst von einer Stelle aus die Perianal- bzw. Perivulvärgegend mit einer $^1/_2$%igen Novocainlösung. Diese Vorinfiltration ist deshalb erforderlich, weil die Depot-Anaesthetica nur in relativ kleinen Mengen verabreicht werden dürfen. Nach völliger Betäubung des erkrankten Hautbezirkes bleibt die Nadel liegen und man injiziert durch dieselbe Kanüle das Depot-Anaestheticum, welches möglichst auf alle Stellen des zu behandelnden Hautbezirkes in kleinsten Mengen verteilt werden soll. Gut hat sich uns hierbei eine von BLOND zur Hämorrhoidenverödung angegebene 1 cm³ fassende Spritze bewährt, mit welcher es möglich ist, das Anaestheticum tropfenweise einzuspritzen. Da, wie schon früher erwähnt wurde, beim Zusammentreffen mit Wasser der anaesthesierende Anteil des Mittels ausfällt, muß die verwendete Spritze trocken sterilisiert werden.

Es ist weiterhin strengstens darauf zu achten, daß das Depot-Anaestheticum niemals intravasal oder intradermal verabreicht wird, sondern stets in das Bindegewebe der Subcutis gelangt.

Das von uns verwendete Rhaetocain kommt in Lösungen von 6%, 3% und $^1/_2$% in den Handel. Im allgemeinen haben wir mit der $^1/_2$%igen und 3%igen Lösung das Auslangen gefunden. Nur bei ganz umschriebenen und sehr intensiv juckenden Herden war es nötig, zur 6%igen Lösung zu greifen. Von der 3%igen Lösung sollen nicht mehr als 5 cm³ auf einmal injiziert werden, während von der $^1/_2$%igen Lösung 10 cm³ verabreicht werden dürfen. Es hat sich uns in allen Fällen gezeigt, daß bei Verwendung der Tropfenspritze nach BLOND mit diesen Mengen leicht das Auslangen gefunden werden kann. Das Prolongal-Benzocain steht in Ampullen zu 2 und 5 cm³ zur Verfügung. Von diesem Mittel dürfen maximal 10 cm³ in einer Sitzung verabreicht werden. Müssen größere Flächen, für welche die genannten Mengen nicht ausreichen, infiltriert werden, so empfiehlt es sich, die Behandlung auf mehrere aufeinanderfolgende Tage zu verteilen. Es hat sich uns schließlich als zweckmäßig erwiesen, sofort nach der Behandlung den anaesthesierten Bezirk mit 200000 OE wasserlöslichen Penicillins zu infiltrieren, um eine Sekundärinfektion zu vermeiden.

Im Anschluß an die Injektion kann es zu einer meist sehr geringfügigen, nur wenige Tage anhaltenden entzündlichen Reaktion kommen. Wir konnten dabei die Beobachtung machen, daß die anaesthesierende Wirkung im Anschluß an die erste Injektion meist nur relativ kurze Zeit, 4—6 Tage, anhält. Sobald die ersten subjektiven Sensationen wieder auftreten, also etwa nach 4—6 Tagen, wird man die Behandlung wiederholen, wobei es sich zeigt, daß nun der anaesthesierende Effekt weitaus länger, 2—3 Wochen, bestehen bleibt. Nur in seltenen Fällen ist eine dritte Infiltration erforderlich. Mit dieser Behandlung konnten wir in etwa 65% der von uns behandelten Kranken mit Pruritus ano-genitalis einen durchschlagenden Erfolg erzielen. Dabei muß nochmals hervorgehoben werden, daß vor Einleitung dieser Behandlung eine genaue Untersuchung des Kranken erforderlich ist, um alle faßbaren ätiologischen Faktoren zu beseitigen. Erst wenn diese Behandlung, die sich also gegen die Ursache des Leidens richtet, fruchtlos ist, soll man die lokale Blockade mit Depot-Anaesthetica durchführen. Vor einer wahllosen Anwendung dieser Therapie kann nicht genug gewarnt werden. Jede andere Lokalbehandlung mit Ausnahme des Einfettens mit indifferenten Salben oder Pasten wird während der Behandlung mit Depot-Anaesthetica besser unterbleiben.

Ich darf nun zur Besprechung eines Leidens übergehen, welches den Kranken wohl nicht in dem Maße quält, wie der Pruritus ano-genitalis, ihn aber doch weitgehend, vor allem auch in der Ausübung seines Berufes, behindern kann. Die *Plantarclavi* sind, wie Sie wissen, Veränderungen, welche in der Regel frustran vom Chirurgen excidiert oder auch nur excochleiert werden, manchmal sogar zu wiederholten Malen, um dann schließlich beim Dermatologen zu landen. Meist werden uns diese Fälle mit dem Ersuchen überwiesen, die Patienten mit Radium zu bestrahlen. Ich müßte nicht ein Schüler der Wiener Hautklinik sein, wenn ich die Radiumbehandlung der Dermatosen, die ja von RIEHL in Wien gemeinsam mit meinem Lehrer KERL angegeben wurde, ablehnen würde; ich glaube aber, und damit erscheine ich sicherlich vor meinen großen Vorgängern nicht pietätlos, daß diese keineswegs indifferente Therapie doch nur auf jene Fälle beschränkt bleiben soll, welche durch keine andere Behandlungsmethode beeinflußt werden können.

Wenn man nun die Patienten mit Plantarclavi mit entblößtem Fuß stehen läßt, so sieht man in nahezu allen Fällen, daß ein Querplattfuß besteht und der Clavus gerade an jener Stelle der Sohle lokalisiert ist, an der das Köpfchen des 3. Metatarsalknochens die Sohlenhaut gegen die Unterlage preßt. Es ist selbstverständlich, daß sich an dieser Stelle eine Schwiele bzw. ein Clavus entwickeln muß. Wenn man durch einen richtig liegenden Metatarsalpolster das Herabsinken des Köpfchens des 3. Metatarsalknochens verhindert, also die gedrückte Stelle entlastet, heilt der Clavus ohne jede weitere Therapie ab. Ich lege den Patienten zu diesem Zweck und um die meist schon sehr skeptisch gewordenen Kranken von der Richtigkeit der Maßnahme zu überzeugen, einen kleinen Zellstoffpolster knapp hinter den Clavus und fixiere ihn mit einem $1^1/_2$ cm breiten, über den medialen und lateralen Fußrand reichenden Heftpflasterstreifen. Alle Patienten teilen mir bereits nach wenigen Stunden mit, daß sie völlig schmerzfrei gehen und stehen können. Um die Erweichung des Clavus zu beschleunigen, lasse ich denselben gleichzeitig mit einem 20%igen Salicylseifenpflaster bekleben, weise den Patienten an, täglich abends ein warmes Fußbad zu nehmen, in dem man ein etwa haselnußgroßes Stück Schmierseife auflöst und empfehle dem Kranken, mit einem stumpfen Instrument die unter dem Seifenpflaster erweichten Hornmassen im Bad abzuschaben. In kurzer Zeit ist auf diese Weise der Clavus entfernt.

Von den dieser Behandlungsmethode bisher zugeführten Patienten haben wir etwa 250 nachkontrollieren können; bei etwa 30 Fällen sahen wir Rezidive, doch gaben die Kranken zu, daß sie die Entlastungsbehandlung vernachlässigten. Bei einem Drittel dieser Kranken führte die neuerliche Anwendung eines Metatarsalpolsters zu vollem Erfolg. Es ist notwendig, die Patienten darauf aufmerksam zu machen, daß das Tragen der orthopädischen Einlage in den ersten Tagen Schmerzen verursacht, da die Behandlung oft aus diesem Grunde abgebrochen wird. Schließlich muß hervorgehoben werden, daß die eben mitgeteilten Zahlen um so bemerkenswerter sind, als wir nur solche Fälle der Entlastungstherapie zuführten, bei denen andere Methoden vorher versagt haben.

Vor einigen Monaten erschien im Journal der Amer. Med. Assoc. eine kurze Arbeit, in welcher der Autor über gute Erfolge bei Plantarclavi berichtet, welche nach seiner Erfahrung dadurch entstehen, daß das Köpfchen des 3. Metatarsalknochens die Sohlenhaut gegen die Unterlage drückt. Er behandelte nun dieses Leiden dadurch, daß er das Köpfchen des Mittelfußknochens wegmeißelte. Ich glaube, daß diese Behandlung doch zu eingreifend ist, um so mehr, als sich das Leiden, wie ich eben geschildert habe, relativ leicht durch eine entsprechende Einlage beheben läßt.

Die Behandlung der Clavi an den Fußsohlen führt zwanglos zur Besprechung einer weiteren, keineswegs gefährlichen, jedoch sehr belästigenden Veränderung über, die sich auch nicht selten an den Plantae lokalisiert und manchmal mit dem Clavus verwechselt wird. Die *Verrucae vulgares* unterscheiden sich vom Leichdorn schon durch die Multiplizität ihres Auftretens, weiter durch die Lokalisation, schließlich durch die verruköse Oberfläche der Knötchen. Zu ihrer Entfernung wurden eine Reihe von teils chirurgischen, teils konservativen Maßnahmen angegeben, welche teilweise zum Erfolg führen. Die Excochleation und nachfolgende Verschorfung des Grundes, sei es mit dem Lapisstift oder mit dem Kauter, führen wir schon seit langer Zeit an der Klinik nicht mehr durch, weil sie zu häufig zu Rezidiven führt. Die Zerstörung der Verrucae mit der Kaltkaustik oder dem Thermokauter verursacht, ähnlich wie die Excochleation, lang bestehende Substanzverluste, die meist eine schlechte Heilungstendenz zeigen, besonders bei Befallensein der Fußsohlen. Wir haben weiterhin versucht, durch Kombination der chirurgischen mit strahlentherapeutischen Maßnahmen zu einem Erfolg zu kommen. Auch diese Methode der primären Entfernung der Warzen mit dem Kauter und Nachbestrahlung mit Radium oder Röntgenkontakt hat uns enttäuscht. Ebenso konnten wir mit der Strahlenbehandlung allein keine durchschlagenden Erfolge erzielen. Dazu kommt noch, daß diese Behandlungsmethode doch mit gewissen Gefahren verbunden ist, die in keinem Verhältnis stehen zu der Schwere des Leidens und daher schon aus diesem Grunde nach Möglichkeit vermieden werden sollten.

Eine kurze Publikation im „Deutschen Gesundheitswesen" von W. Tiegel hat unser Augenmerk auf eine neue therapeutische Möglichkeit gelenkt, welche wir um so lieber versucht haben, als sie offenbar mit keinerlei Gefahr einer Schädigung für den Kranken verbunden ist. Tiegel unterspritzt die Warze mit wenigen Tropfen einer 5- oder 10%igen Varicocid-Lösung, wobei der Patient über geringfügige Schmerzen klagen soll. Bei größeren Warzen sticht man an mehreren Stellen von der Peripherie her ein, führt die Nadel bis etwa unter das Zentrum der Warze und injiziert dann ebenfalls wenige Tropfen des Mittels. Nach einer Woche bemerkt der Patient, daß die Warze und die nächste Umgebung völlig gefühllos werden, wobei die Haut ein lederähnliches Aussehen annimmt und sich graubraun verfärbt; die so behandelten Veränderungen sind dabei völlig schmerzlos. Nach etwa einer weiteren Woche ist die Warze ohne Hinterlassung einer Narbe abgefallen. Wenn man mit einer Injektion nicht zum Ziel kommt, kann man die Behandlung nach Ablauf von etwa 2 Wochen wiederholen. Bei Lokalisation der Warzen an der Fußsohle ist es erforderlich, bis zum Abtrocknen der Knötchen dieselben mit einem Filz- oder Schaumgummiring hohlzulagern, um die Irritation durch den Druck der Schuhsohle zu vermeiden.

Die Erfolge, die wir mit dem österreichischem Varicenverödungsmittel „Kainon" bei den Verrucae vulgares erzielt haben, sind im Vergleich zu den anderen erwähnten Behandlungsmethoden ausgezeichnete. Wir haben mit diesem Medikament bisher 21 Fälle behandelt, von denen 5 Rezidive zeigten. Bei 3 von diesen 5 Kranken, welche an Plantarwarzen litten, wurde die von uns angeratene Entlastung mit dem Gummiring nach der Unterspritzung nicht vorgenommen. Es muß allerdings dazu gesagt werden, daß wir diese Behandlung erst seit 6 Monaten systematisch durchführen und daher über eine längere Nachbeobachtungszeit noch nicht berichten können. Wir sahen jedoch, daß bei anderen Behandlungsmethoden Rezidive schon innerhalb weniger Wochen in Erscheinung treten, so daß man bei einer mehrmonatlichen Rezidivfreiheit wohl, wenn auch mit einiger Vorsicht, über die Brauchbarkeit einer Therapie der Verrucae vulgares etwas aussagen kann.

Die Varicenverödungsmittel haben sich uns noch bei einer anderen Erkrankung sehr bewährt, welche uns bisher vor sehr schwierige therapeutische Probleme stellte. Sie wissen, daß die cutanen *Hämangiome*, die im Volksmund auch als Feuermale bezeichnet werden, ausgezeichnet auf die Strahlenbehandlung, sei es mit Radium, sei es mit Röntgenkontakt, ansprechen. Im Gegensatz dazu sind die Erfolge, die man bei den subcutanen *Kavernomen* erzielt, meist doch recht zweifelhaft. Wenn es überhaupt gelingt, eine Involution dieser Geschwülste zu erreichen, so ist dieselbe nur eine teilweise und in vielen Fällen ist das Wachstum der Tumoren nicht aufzuhalten. Dazu kommt, daß die erforderlichen Strahlendosen so hoch sind, daß die Gefahr der Strahlenschädigung der Haut gegeben ist.

Vor etwa 20 Jahren hat bereits DEMEL aus der EISELSBERGschen Klinik eine Methode mitgeteilt, die bei größeren Kavernomen recht günstige Ergebnisse gezeigt hat. Er hat mit Varicenverödungsmitteln die kavernösen Bluträume zur Thrombosierung gebracht und diese so verödeten Gefäßkonvolute dann exstirpiert. Wir haben uns das Prinzip dieser Behandlungsmethode zu eigen gemacht und injizieren in die Kavernome sowohl intravasal wie perivasculär geringe Mengen von Varicocid, Kainon, Phlebocid und ähnlichen Medikamenten. Dabei ist es vorteilhaft, die Injektionsflüssigkeit tropfenweise an mehreren Stellen der Geschwulst zu deponieren. Die Behandlung verursacht im Moment der Einspritzung geringe brennende Schmerzen, schon nach wenigen Minuten jedoch verschwinden sie vollkommen. Die Kinder, die während der Behandlung naturgemäß heftig schreien, beruhigen sich innerhalb kürzester Zeit. In den ersten Tagen nach der Injektion kommt es zu einer entzündlichen Reaktion innerhalb des Tumors und in der nächsten Umgebung, die Haut über dem Kavernom rötet sich, der Knoten ist deutlich infiltriert und druckschmerzhaft. Nach 1—2 Tagen geht diese reaktive Entzündung wieder vollkommen zurück. Man kann nun im Verlaufe der nächsten 2—3 Wochen beobachten, daß Teile des Kavernoms eine derbe Konsistenz angenommen haben, also offenbar thrombosiert sind, während andere Teile noch deutlich weich sind, d. h. scheinbar noch nicht verödete Gefäße enthalten. Die Thrombenbildung wächst im Laufe von Wochen von einem Gefäßast in den anderen, weshalb man mit der Wiederholung der Injektion am besten 3—4 Wochen zuwartet. Ich konnte in vielen Fällen sehen, daß eine einzige Injektion bei genügend langem Warten ausreicht, um das ganze Kavernom zum Verschwinden zu bringen, denn es genügt anscheinend in vielen Fällen ein geringfügiger Anstoß, um die Rückbildung der Blutgefäßgeschwulst in die Wege zu leiten. Ähnliches sahen wir auch immer wieder bei den cutanen Hämangiomen, die wir der Strahlentherapie zuführten und bei denen eine Radiumbestrahlung oft genügt, um ein ausgedehntes Feuermal völlig zum Abblassen zu bringen. In den meisten Fällen wird es allerdings erforderlich sein, die Injektion in Abständen von einigen Wochen mehrmals zu wiederholen. Ich darf jedoch sagen, daß wir mit dieser Behandlungstechnik im Gegensatz zur Strahlentherapie bisher ausgezeichnete Resultate gesehen haben. Wir haben auch schon einige Fälle mit dieser Methode mit Erfolg behandelt, bei denen die Radiumbestrahlung versagt hat.

Bei den meisten Patienten findet sich über dem Kavernom ein cutanes Hämangiom, welches durch die Verödungstherapie der subcutanen Gefäßkonvolute manchmal gar nicht beeinflußt wird, manchmal nur teilweise abblaßt. Diese Veränderungen sprechen, wie Sie ja wissen, ausgezeichnet auf die Strahlenbehandlung an, und wir schließen an die sklerosierende Injektion nach völligem Schrumpfen des subcutanen Tumors die Bestrahlung mit Röntgenkontakt oder Radium an. Die Ergebnisse, welche wir mit dieser Behandlung bisher erzielen konnten, sind, wie ich Ihnen sagte, so ermutigend, daß ich glaube, sie Ihnen für die Praxis empfehlen zu können.

Zum Abschluß darf ich noch eine Behandlungsmethode erwähnen, deren Besprechung sich für einen Fortbildungsvortrag vielleicht deshalb schlecht eignet, weil ihre Ergebnisse noch nicht abgeschätzt werden können und daher wohl einigermaßen problematisch sind, die uns aber bis jetzt so bemerkenswerte Resultate geliefert hat, daß ich trotz allem glaube, darüber berichten zu dürfen. Das *Melanomalignom* gehört zu den Erkrankungen, denen wir bis heute kaum wirklich erfolgreich begegnen können und dessen Behandlung heute noch immer zur Diskussion führt zwischen Chirurgen und Strahlentherapeuten. Die schlechten Erfolge der chirurgischen Behandlung sind meines Erachtens damit zu erklären, daß durch die Excision und in noch vermehrtem Maße durch die Excochleation der Tumoren Gefäßbahnen und Saftspalten weit eröffnet werden, wodurch der Propagation der Tumorzellen Tür und Tor geöffnet wird. Ich erinnere mich in diesem Zusammenhang an einen Fall, den mir ein Chirurg vor einigen Jahren zeigte:

Ein junger Mann suchte die Ambulanz einer chirurgischen Klinik auf wegen eines damals dunkelbraunen Fleckes, der unter der Nagelplatte eines Fingers der linken Hand aufgetreten war. Der Chirurg entfernte den Nagel, und excochleierte den Tumor. 5 Wochen später war die betroffene obere Extremität übersät mit kleinsten schwarzen Knötchen, die axillären Lymphdrüsen waren mächtig vergrößert. Nach weiteren 4 Wochen waren solche Knötchen auch an der Haut des Stammes aufgetreten. Über das weitere Schicksal dieses jungen Mannes habe ich nichts mehr erfahren. Ich glaube aber, daß man es sich leicht vorstellen kann. Darüber, daß hier die grobe mechanische Excochleation des Primärtumors zur Propagation des Prozesses geführt hat, besteht für mich kein Zweifel.

Im Gegensatz zu diesen wenig ermutigenden Erfolgen der chirurgischen Behandlung stehen die Berichte der Strahlentherapeuten über ausgezeichnete Resultate. Diesen Mitteilungen haftet nur ein kleiner Schönheitsfehler an, denn die Radiologen lehnen die Excision auch zum Zwecke der histologischen Untersuchung ab, und es ist daher in allen diesen Fällen nicht möglich zu beurteilen, wie weit ruhende, also gutartige Melanome der Behandlung zugeführt worden sind und in wieviel Fällen es sich um maligne entartete Tumoren gehandelt hat. Ich glaube daher, daß die Statistiken der Radiologen deshalb keinen Wert haben, weil sie uns über die Natur der Geschwülste keinerlei Auskunft geben. Die Strahlenbehandlung ohne Entfernung des Tumors hat schließlich den Nachteil, daß man mit größter Wahrscheinlichkeit malignes Gewebe im Organismus zurückläßt und nicht die Möglichkeit hat festzustellen, ob durch die Strahlenbehandlung wirklich die ganzen Tumorzellen zerstört wurden.

Dies war in erster Linie der Grund, warum wir, gemeinsam mit WOLFRAM, nach einem Weg gesucht haben, der einerseits die mit dem chirurgischen Eingriff verbundene eminente Gefahr für den Kranken weitgehend vermeidet und doch gestattet, den Tumor zu entfernen, uns 2. in die Lage versetzt, die Natur der Geschwulst histologisch festzustellen und uns schließlich noch die Möglichkeit gibt, durch strahlentherapeutische Maßnahmen die evtl. noch zurückgebliebenen Tumorzellen zu vernichten. Von diesen Erwägungen ausgehend, haben wir folgende Behandlungsmethode an der Klinik ausgearbeitet und nun schon seit 4 Jahren in Verwendung. Wir bestrahlen alle klinisch auch nur im geringsten Maße verdächtigen melanotischen Geschwülste primär an vier aufeinanderfolgenden Tagen mit je 1000 r Röntgen einschließlich der weiteren Umgebung, davon 2000 r Röntgenkontakt und 2000 r gefiltert durch 2 mm Aluminium. Dabei stellen wir uns vor, daß diese Strahlenmenge genügt, um die Tumorzellen in ihrer Vitalität vorübergehend, jedoch energisch zu schädigen. Gleichzeitig werden die regionären Drüsen, auch wenn sie palpatorisch keinerlei Veränderungen erkennen lassen, mit 4000 r unter Tiefentherapiebedingungen bestrahlt. Am Tage nach der letzten Bestrahlung werden die Drüsen ausgeräumt, gleichzeitig wird auch der Tumor in allgemeiner Anaesthesie so weit im Gesunden, als die umgebende Haut mitbestrahlt wurde, mit dem Diathermiemesser oder der Glühschlinge entfernt. Wir gehen dabei von der Vorstellung aus, daß infolge der hohen Temperatur die Saftspalten und Blutgefäße im Augenblick verschlossen werden und ein Verschleppen von Tumorzellen nicht möglich ist. Das zu entfernende Gewebe wird außerdem, solange es noch im Verband mit der übrigen Haut ist, nach Möglichkeit überhaupt nicht berührt, so daß ein mechanisches Einpressen von Zellen in die Gewebsspalten weitgehend vermieden wird. Nach der vollkommenen Entfernung des Knotens wird der meist sehr ausgedehnte Defekt mit desinfizierendem Puder steril verbunden. Ergibt sich bei der histologischen Untersuchung des Knotens, daß es sich um eine maligne Geschwulst gehandelt hat, so wird die Excisionsstelle nun neuerlich mit Röntgenkontakt bestrahlt, wobei wir eine Gesamtdosis von 15000 r—20000 r verabreichen. In diesem Fall bestrahlen wir auch die Stelle, an der die regionären Drüsen entfernt wurden, mit Röntgen nach.

Ich darf nun kurz die Zahlen aus unserer Erfolgs- — oder wenn Sie wollen — Mißerfolgsstatistik mitteilen:

Wir haben insgesamt nach dieser Methode 44 Fälle behandelt, davon 15 Männer und 29 Frauen. Bezüglich der Lokalisation ist bemerkenswert, daß allein am Fuß 11 mal maligne Melanome gefunden wurden und 6 mal im Gesicht. 6 Fälle sind nach dieser Behandlung gestorben; 1 Fall einen Monat nach der Behandlung, hier waren bereits Metastasen vorhanden; 1 Fall vier Monate nach der Behandlung, bei dem ebenfalls Metastasen vor der Behandlung nachweisbar waren; 2 Fälle zwölf Monate nach der Behandlung, im 1. Fall waren vor Einleitung der Therapie Metastasen nachweisbar, im 2. Fall nicht; 1 Fall zwei Monate nach der Behandlung, auch hier waren schon vorher Metastasen vorhanden; 1 Patient ist unmittelbar nach der Entfernung des Tumors und vor Einleitung der Nachbestrahlung ad exitum gekommen, bei dem ebenfalls vor Beginn der Therapie Tochtergeschwülste gefunden wurden.

3 Fälle wurden bis jetzt zwischen 37 und 48 Monaten nachbeobachtet, alle drei sind erscheinungsfrei. Fünf Fälle wurden 25—36 Monate nachbeobachtet und sind erscheinungsfrei. 4 Fälle wurden 13—24 Monate nachbeobachtet, zwei von ihnen sind erscheinungsfrei; die beiden anderen zeigten lokale Rezidive, die nach der geschilderten Methode neuerdings behandelt wurden. 24 Fälle wurden 1—12 Monate nachbeobachtet, 18 von ihnen leben, 11 sind erscheinungsfrei, 5 zeigen Rezidive, 6 sind ad exitum gekommen, 2 Fälle wurden der Bestrahlung zugeführt ohne Entfernung des Tumors, bei ihnen schreiten die Veränderungen weiter fort.

Wenn man nun die schon vor Beginn der Behandlung infausten, d. h. Metastasen tragenden Fälle unberücksichtigt läßt, ergibt sich etwa folgende Erfolgsquote: Von insgesamt 29 solchen Fällen wurden 19 der geschilderten Vorbestrahlung, kaustischen Entfernung des Tumors und Nachbestrahlung zugeführt, davon sind 15 Erfolge und 4 Mißerfolge zu verzeichnen. Von 5 nur der Bestrahlungstherapie zugeführten Patienten zeigten 3 Erfolge, 2 Mißerfolge. Vorbestrahlt, kaustisch excidiert und nicht nachbestrahlt wurden 2 Kranke, bei einem war ein Erfolg, beim anderen ein Mißerfolg feststellbar. Drei ohne Vorbestrahlung kaustisch excidierte Fälle mit Nachbestrahlung zeigten zweimal einen Erfolg, einmal einen Mißerfolg.

Ich bin mir völlig darüber im klaren, daß 1. die Zahlen, über die wir verfügen, viel zu klein sind, um aus ihnen irgendwelche bindenden Schlüsse ziehen zu dürfen, obwohl ich mit Bedauern feststellen muß, daß das Melanomalignom in den letzten Jahren in einem geradezu erschreckenden Maße zugenommen hat. 2. ist weiterhin einzuwenden, daß die Nachbeobachtungszeit von 48 Monaten zu kurz ist. Trotzdem glaube ich, daß unsere 15 bis jetzt als Erfolg zu buchenden Fälle unter einer Gesamtzahl von 19 mir doch die Berechtigung geben, den bisher beschrittenen Weg als den vielleicht richtigen anzusehen und auf ihm weiterzugehen. Mit Rücksicht auf die Einwände, die ich eben selbst machte, wage ich es nicht, diese Behandlungsmethode vorbehaltlos zu empfehlen, wenn auch die Erfolge zu gewissen Hoffnungen berechtigen.

Aus der Dermatologischen Klinik und Poliklinik der Universität München.
(Direktor: Prof. Dr. A. MARCHIONINI.)

Zur korrektiven Dermatologie.
Ausgewählte Kapitel aus der konservativen und operativen Kosmetik

Von

RENATE BRENDLER.

Die Kosmetik ist nicht erst ein Kind unserer Zeit. Schon der vorgeschichtliche Chirurg muß durch Anwendung von Fixationsmethoden bei Brüchen es verstanden haben, Entstellungen zu vermeiden. Schienenfunde in ägyptischen Gräbern deuten darauf hin. Den alten Kulturvölkern des Orients war die Körperpflege genauso wichtig und lebensnotwendig wie die Nahrungsaufnahme. Die Kosmetik der Ägypter war das Vorbild für die der Israeliten. Nach dem Talmud ist der Ehemann sogar verpflichtet, seiner Ehefrau eine nicht geringe Summe für Kosmetik auszusetzen. Auch im griechisch-römischen Kulturkreis nahm die Kosmetik eine bedeutende Stellung ein. Die plastische Wiederherstellungschirurgie wurde besonders in Alexandria gelehrt. GALEN, der Systematiker der griechisch-römischen Medizin, bemühte sich auch um die Systematik des kosmetischen Wissenschatzes. Dabei verwirft er die Mittel des kaiserlichen Leibarztes Cito, da sie nur Schönheit vortäuschen, aber keine wahre Schönheit erzeugen. — Im Mittelalter trennt der Chirurg HEINRICH VON MONDEVILLE die Behandlung der Dermatosen von der Kosmetik; die Ausübung der Letzteren widerstrebe Gott und der Gerechtigkeit. Die hohe Stufe der Kosmetik während der Renaissance geht daraus hervor, daß sich der berühmte Paduaner Anatom FALLOPIO mit der „Decoratio" beschäftigte und der neapolitanische Gelehrte DELLA PORTA in seiner „Magia naturalis" sich mit Schminken und anderen Mitteln zur Weiberzier befaßte.

1641 nahm der Pariser Arzt PIERRE LE CONTE den Gedanken GALENs und der Araber wieder auf, daß alle wahre Schönheit des Körpers aus dem normalen Verhalten des Organismus kommt. Das Naturevangelium Rousseaus im 18. Jahrhundert verhilft solchen Gedanken zum Durchbruch. Bereits 1700 verbot das englische Parlament die Schminke als gesundheitsgefährlich. Die Badehygiene weiter Kreise ist eine Errungenschaft des 19. Jahrhunderts. In der zweiten Hälfte des 19. Jahrhunderts beginnt die Dermatologie sich der Kosmetik anzunehmen. Wenn ihr auch heute noch weite Kreise mit einer gewissen Skepsis gegenüberstehen, so liegt das z. T. an der marktschreierischen Reklame und an fragwürdigen „kosmetischen Instituten", z. T. aber auch an den Ärzten selber, die sich zu wenig mit der Kosmetik beschäftigen.

Wir besprechen folgende, den praktisch-tätigen Dermatologen interessierende Themen: Die Massagebehandlung bei Rosacea. — Die Sandpapierabrasionsmethode. — Die Behandlung von Sommersprossen. — Neue Behandlungsmöglichkeiten bei Vitiligo. — Von den hier im Hause geübten kosmetisch-chirurgischen Eingriffen gehen wir auf die Lidoperationen, die Ohrenkorrekturen, die Mammaplastik und auf das neue Nahtmaterial näher ein.

I. Konservative Kosmetik.

Massagebehandlung bei Rosacea.

Die *Massagebehandlung* der Rosacea gehört zum Kapitel der physikalisch-konservativen Kosmetik. Nach zur Zeit wohl allgemein geltender Auffassung ist die Rosacea eine auf seborrhoischer Grundlage entstandene Stauungsdermatose. Die bisher übliche Lokalbehandlung beschränkte sich mehr oder weniger auf antiseborrhoische Maßnahmen; der Gefäßkomponente versuchte man mit Ichthyol usw. Rechnung zu tragen. Einen anderen Weg, die Stauungserscheinungen zu beeinflussen, ging SØBYE in Form seiner Massagebehandlung.

Folgende Überlegungen führten den genannten Autor dazu: Die Ausbreitung der Erkrankung erfolgt meist in typischer Weise: Beginn an der Nase, dann werden Wangen, mittlere Stirnabschnitte und auch gelegentlich das Kinn ergriffen. Diejenigen Gesichtspartien, die dauernd in Bewegung sind, wie Augen- und Mundbereich, bleiben meist verschont, und zwar möglicherweise deshalb, weil durch die Muskeltätigkeit das Ödem, das durch Capillarerweiterung und Permeabilitätssteigerung entsteht, zum Verschwinden gebracht wird bzw. seine Entstehung verhindert wird. In weniger mimisch bewegten Gesichtspartien, zumeist Gebiete mit schwacher Muskulatur, bleibt dagegen das Ödem und Gefäßsystem bestehen. In einem ödematösen Gewebe liegen die Zellen getrennt, einzeln oder in Gruppen.

Der dissoziierte Zellverband verfügt über schlechtere Ernährungsbedingungen; Sauerstoffmangel stellt sich ein. Søbye sieht in der gestörten Ernährung auch die Ursache der Infiltratbildung.

Bei der Massagebehandlung sind einige Vorbedingungen zu beachten: Die Patienten müssen angewiesen werden, Sonne, Licht, Hitze, Kälte und auch Regen zu meiden, insbesondere dann, wenn eine Anamnese über ungünstigen Einfluß klimatischer Faktoren vorliegt. Die Gesichtshaut soll ausschließlich mit Öl oder spirituösen Lösungen gereinigt werden, da Wasser und Seife oft zu einer Exacerbation des Krankheitsbildes führen. Bei hochroten papulo-pustulösen Rosaceaformen sollte man vor Beginn der Massage eine mehrwöchige Lokalbehandlung durchführen. Hierfür hat sich uns eine Schälpaste folgender Zusammensetzung bewährt: Rp. Resorzini 5,0, Sulf. praecip. 5,0, Bol. rubr. 0,5, Calc. carb. Zinci oxyd. Ol., lin. Aqu. calc. aa ad 100,0. Vereinzelte Pusteln bedeuten keine Kontraindikation für die Massage, da diese im Gegensatz zu der landläufigen Auffassung nur selten bakteriell bedingt sind, was wir in Einzelfällen bestätigen können. Vor Beginn der Massage wird die Haut mit etwas Öl leicht gleitend gemacht. Wir benutzten dabei in letzter Zeit mit gutem Erfolg Linola-Öl. Jedenfalls sind pflanzliche Öle vorzuziehen, da Mineralfette bei Rosacea meist schlecht vertragen werden.

Das Wesen der Massage besteht in einer Verschiebung der Cutis gegen die Subcutis unter wechselndem Druck. Man gebraucht dabei beide Hände, und zwar die Volarseite der Endphalangen 2, 3 und 4. Damit werden zirkuläre Massagebewegungen ausgeführt, d. h. die Finger liegen auf symmetrisch gegenüberliegenden Punkten und verschieben die Haut so weit wie möglich in allen Richtungen. Diese kreisenden Bewegungen sollen von einem ständig an- und absteigenden Druck begleitet sein. Für ein Feld verwendet man etwa $^1/_2$ min und geht anschließend auf den Nachbarbezirk über. Es ist wichtig, alle erkrankten Partien gleichmäßig zu massieren. Die durchschnittliche Behandlungsdauer soll täglich etwa 10—15 min betragen. Als Abschluß der Behandlung folgt ein mehrminutiges Training der mimischen Gesichtsmuskulatur wie Augenbrauenrunzeln, Nasenrümpfen u. ä. Wenn der Patient sich selbst massiert, stützt er zweckmäßigerweise die Ellbogen auf einem davorstehenden Tisch ab, um ein Ermüden der Arme zu vermeiden.

Mitunter erschrecken die Patienten über ihre brennend rote und heiße Haut nach der Massage. Brennen und Röte verschwinden jedoch in 30—60 min. Man kann nach der Massage eine milde Schüttelmixtur auftragen. Nach unseren Erfahrungen bewirkt die Massagebehandlung der Rosacea, daß die Haut von Woche zu Woche weicher und verschiebbarer wird und die Infiltrate verschwinden. Vor 2—3 Monaten stellt sich meist kein sichtbarer Erfolg ein.

Wir haben seit Mai 1951 bei 145 Rosacea-Patienten die Massagebehandlung entweder in der kosmetischen Abteilung unserer Klinik selbst durchgeführt, oder die Patienten entsprechend dazu angeleitet. In 111 Fällen konnten wir den weiteren Verlauf der Erkrankung während der Behandlung und z. T. auch anschließend verfolgen. Das Behandlungsergebnis derjenigen Patienten, bei denen die Massage ambulant in der

Klinik durchgeführt wurde, war weitaus besser als bei Selbstmassage und wurde zudem in kürzerer Zeit erzielt. Wir führen diese Ergebnisse auf die bessere Massagetechnik einer geschulten Kraft zurück, möglicherweise unterstützt von den von uns verwendeten Kosmeticis wie Reinigungsmilch und Sauerstoffpackungen.

Das Behandlungsergebnis: Von den 111 über einen längeren Zeitraum (zwischen 3 Monaten und 3 Jahren) beobachtbaren Patienten konnte in 59 Fällen (das sind etwa 50%) Erscheinungsfreiheit erreicht werden. 12 Patienten zeigten eine weitgehende Besserung (das sind 10%), weitere 15 Fälle wurden eindeutig günstig beeinflußt. Die restlichen 25 Fälle sprachen auf die Behandlung nicht an. Bei manchen Patienten kam es nach Sistieren der Behandlung zu einer allmählich wieder zunehmenden Verschlechterung, die jedoch auf neuerliche Massage wieder abklang. Diese Patienten wurden angewiesen, auch nach Abheilung weiter zu massieren.

In den ersten Jahren haben wir ausschließlich Massagebehandlung durchgeführt. In der letzten Zeit sind wir dazu übergegangen, die Massage mit innerer und äußerer Behandlung zu kombinieren. Besonders zu erwähnen ist die günstige unterstützende Wirkung von innerlichen Ichthyolgaben in Form von Ichthentral-Dragées.

Sandpapierabrasion.

Ebenfalls eine physikalisch-kosmetische Maßnahme zur Korrektur des Oberflächenprofils ist neben dem hochtourigen Schleifen die *Sandpapierabrasion*. Der Gedanke, unerwünschtes Gewebe bis in die erforderliche Tiefe abzuschleifen, ist in der Dermatologie nicht neu. So haben z. B. MONCORPS, KROMAYER und SCHWARZKOPF Fräsverfahren entwickelt. Das von SCHREUS angegebene hochtourige Schleifgerät ist nach Urteil vieler Autoren allen früheren Apparaten weit überlegen. Wir wollen jedoch hier nicht auf die Vor- und Nachteile maschineller Schleifmethoden eingehen, sondern über die Behandlung mit Sandpapier, einem einfachen und billigen Verfahren, berichten.

Der französische Dermatologe LACASSAGNE schlug 1935 vor, Tätowierungen mit schmirgelbesetztem Gewebe abzutragen. Von chirurgischer Seite gab HERLYN 1939 und WEGENER 1941 die Sandpapierabreibung als geeignetste Entfernungsmaßnahme von Tätowierungen an. Fast gleichzeitig hat MONCORPS dieses Verfahren empfohlen. Die Schweden erweiterten die Anwendungsmöglichkeit von Sandpapier auch auf die Hämangiome 1947. JÖNSSON gab dazu an, er habe die Behandlung in örtlicher Betäubung vorgenommen. Der Eingriff bestehe lediglich in einem Ausreiben oder Zerstören des Hämangioms mit gewöhnlichem Sandpapier. In 13 von 17 Fällen war ein gutes Ergebnis damit erzielt worden. Einige Jahre später wandten in Amerika zuerst IVERSON und dann MACEVITT die Sandpapierabrasion zur Beseitigung störender Acnenarben an.

Es ist überflüssig, zu sagen, daß das Verfahren nur dann angewandt werden soll, wenn keine frischen Acnepusteln mehr vorhanden sind. Die Amerikaner geben der schonenderen Intratrachealnarkose den Vorzug. Die Intratrachealnarkose hat große Vorzüge, aber auch den Nachteil, daß sie an eine Apparatur gebunden ist, die nicht jeder Klinik, geschweige denn jedem Facharzt zur Verfügung steht. In jeder Sitzung soll das

ganze Gesicht abgescheuert werden, und zwar bis eine diffuse Capillar-
blutung auftritt. Anschließend wird ein Salbendruckverband aufgelegt,
der erst nach 10 Tagen abgenommen wird. Bis dahin sind die Defekte
abgeheilt.

Der Eingriff kann bis zu viermal wiederholt werden. Bei mit Röntgen
vorbehandelter Haut soll man vorsichtig sein und den Eingriff nicht
wiederholen. Man kann mit dieser Abrasion eine erhebliche *Besserung*
der verunstaltenden Acnenarben erreichen, nicht aber eine völlige Heilung. Auch nach mehrmaligem Abschmirgeln der Gesichtshaut sind
keineswegs alle Spuren der Acne völlig verschwunden. Die Niveau-
unterschiede zwischen normaler Haut und den Narbentälern werden jedoch abgeebnet und das Hautbild erscheint dadurch ruhiger und unauffälliger, eine Besserung, die von den Patienten meist dankbar anerkannt
wird.

FOERSTER hat 1951 auf die Entfernbarkeit von Pigmentnaevi mit Sandpapier
hingewiesen. Dabei wird Flint- oder Glaspapier mittlerer Korngröße in 76%igem
Alkohol entkeimt. Nach Säuberung und Anaesthesierung des Operationsfeldes
wird unter häufigem Wechsel der Reibefläche abradiert. Zur besseren Handhabung
wird das Papier über einen Korken gezogen. Das Schürfen wird erst beendet,
wenn auf Glasspateldruck keine Pigmenteinlagerung mehr zu sehen ist. BAUMANN
und HEINKE haben die Methode an 14 Fällen überprüft, wobei sie sich streng an
die von FOERSTER angegebene Technik hielten. Von 14 so behandelten Fällen
kam es 12mal zum Rezidiv. Die letztgenannten Autoren halten die Sandpapiermethode bei Pigmentnaevi für *nicht geeignet*.

Nach unseren Erfahrungen, die sich auf ein gut doppelt so großes
Patientengut stützen, schließen wir uns weitgehend der ablehnenden
Meinung an. Auch wir konnten in etwa $^2/_3$ der Fälle Rezidive beobachten.
Histologisch fanden sich unter dem regenerierten Bindegewebe bedeu-
tende Reste der in der Tiefe durch das Schleifen nicht erfaßten Naevus-
zellen. Das zeitliche Auftreten des Rezidivs schwankt zwischen einer
Woche und mehreren Monaten. Im ursprünglichen Bereich des Pigment-
fleckes stellen sich unauffällig ein oder mehrere stecknadelkopfgroße
Pigmentpünktchen ein, die sich vergrößern, zusammenfließen und an
Farbintensität zunehmen, bis der alte Zustand wiederhergestellt ist.
Zwischen völliger Heilung und gänzlichem Mißerfolg gibt es alle Zwischen-
stadien der Besserung oder des Rezidivs.

Die Ursache des Versagens liegt im Verfahren selbst begründet. Die
Epidermis läßt sich rasch und einfach abschleifen. Beim Übergang zur
Cutis kommt durch die Arrodierung des Papillarkörpers eine diffuse
Blutung zustande. Im cutanen Gewebe soll nur in der Spaltrichtung der
Haut geschürft werden. Bei radiären oder senkrechten Bewegungen zur
Spaltrichtung reißen die unteren Cutisschichten ein, das subcutane Fett-
gewebe quillt hervor, und man hat eine Läsion auf dem Umweg über
Sandpapier gesetzt, die viel einfacher mit Schere und Messer zu machen
gewesen wäre.

Der Vorzug der Sandpapiermethode, daß nur oberflächliche Schürf-
wunden unter Regeneration normaler Haut völlig narbenlos abheilen, ist
aber gleichzeitig ein Nachteil. Mit dem Intaktbleiben der unteren Cutisschichten bleiben auch in diesen unteren Cutisanteilen vereinzelte

Pigmentzellen erhalten, die ein Rezidiv verursachen können. Abermalige Abrasionsbehandlungen sind nicht erfolgreicher, da die verantwortlichen Pigmentzellen so tief liegen, daß man sie nicht entfernen kann.

Die offenbar am meisten erfolgversprechende Indikation für die Sandpapiermethode sind multiple, naeviforme Teleangiektasien. Eine an mehreren Patienten vorgenommene halbseitige Behandlung, hier Kaltkaustik, hier Sandpapier, sprach eindeutig für die Sandpapierbehandlung.

Zusammengefaßt kann man sagen, die Sandpapiermethode ist vor allem geeignet bei großflächigen Teleangiektasien sowie zum Einnivellieren von Acnenarben; zur Entfernung von Tätowierungen und Pigmentnaevi jedoch nur, wenn die Farbpartikel oder Pigmentzellen nicht zu tief liegen. Die Methode selbst erfreut sich großer Popularität. Dank der Bemühungen vieler Zeitschriften, die Leser medizinisch auf dem Laufenden zu halten, ist sie in Laienkreisen wohlbekannt!

Über den ebenfalls vor einigen Monaten durch die Tagespresse gegangenen elektrischen „Gesichtshobel", der von 2 Ärzten auf einer Tagung der Panamerikanischen Ärztegesellschaft in Caracas vorgeführt wurde, liegen in der uns zugänglichen Fachliteratur noch keine entsprechenden Mitteilungen vor. Offenbar werden die vernarbten Gesichter der Patienten mit elektrisch betriebenen Stahlbürsten aus rostfreiem Stahl bearbeitet. Ob Totalentfernung von Naevuszell- bzw. exogenen Pigmentnestern bei narbenlosem oder narbenarmem Endeffekt durch diese Apparate erzielt werden kann, bleibt abzuwarten.

Behandlung von Sommersprossen.

Als eine wichtige Indikation für Eingriffe in den Pigmenthaushalt der Haut durch chemische Ätzverfahren können die *Sommersprossen* bezeichnet werden. Dem Wunsch nach einem fleckenlosen Teint ist hierzulande die kosmetische Industrie mit einer großen Zahl von meist quecksilberpräcipitathaltigen Bleichmitteln entgegengekommen. In vielen Fällen wird damit eine Aufhellung der Pigmentierungen erreicht, nicht aber ein völliges Verschwinden. Um so bemerkenswerter ist die von WINTER angegebene Behandlungsmethode von Epheliden. Er berichtete erstmals 1950 im Brit. J. Dermat. **62**, 83 darüber.

WINTER ging von der Beobachtung aus, daß nach Abheilung von Verbrennungen sommersprossenbedeckter Haut auch die Sommersprossen verschwunden waren und — auch blieben. In Analogie hierzu setzte WINTER eine artefizielle Hautentzündung mit 25%igem Phenoläther, die nach Abklingen in der Tat den gleichen Effekt zeigte.

Die Technik ist folgende: Kurzes Entfetten der Haut mit Benzin oder Äther, Auftragen des Phenoläthergemisches für die Dauer von 2—4 min mit einem Watteträger oder mit Wattebausch; die behandelnden Finger sind mit einem Gummihandschuh zu schützen. Einen sichtbaren Anhalt für die erforderliche Einwirkungszeit gibt das Einsetzen einer weißlichen Verfärbung der oberen Epidermisschichten. Reines Phenol durchdringt leicht die Haut und erzeugt dort nach kurzem Schmerz Unempfindlichkeit, die sich durch die ganze Tiefe der Haut erstreckt. Phenol lähmt nach kurzer Reizung die Endigungen der sensiblen Nerven. Es bildet sich ein weißer Schorf von Eiweiß, der später rot wird, sich nach einer gewissen Zeit abstößt und einen meist lange sichtbaren pigmentierten Fleck zurückläßt. Phenol behält die Eigenschaft, die Haut leicht zu durchdringen auch in vielen, aber nicht in allen Lösungsmitteln bei. Bei Anwendung eines Gemisches von 3 Teilen Äther und 1 Teil Phenol wird jedenfalls die Ätzwirkung bereits nach wenigen Minuten sichtbar. Die Haut ist weißlich verfärbt, die Epheliden scheinen dunkler pigmentiert und treten deutlicher hervor. Bereits am nächsten Tag haben die behandelten Hautpartien einen kupferroten Farbton angenommen, werden pergamentartig dünn und lösen sich nach etwa 8 Tagen in groben Fetzen ab. Die darunter frei werdende Haut zeigt einen normalen Farbton und keine Pigmentunregelmäßigkeiten. Nach unseren Erfahrungen eignet sich die Methode vor allem für pigmentarme Menschen, d. h. vorwiegend Rothaarige und Blonde.

Wie bereits erwähnt, heilen Ätzungen der Haut mit reinem Phenol meist mit sekundärer Pigmentbildung ab. Dieser unerwünschte Phenolnebeneffekt kann auch bei der Ätherverdünnung auf 1:4 bei pigmentreichen Personen auftreten im Sinne von Hyper- und Depigmentierungen. Man sollte deshalb dunkelhaarigen Patienten von dieser Behandlung abraten und sie aufklären, welche Komplikationen dabei auftreten können, um Schadenersatzprozessen aus dem Wege zu gehen. Wir sahen in einem Fall als Gutachter Veränderungen im Sinne einer sog. „Grenzstreifenbildung" zwischen den einzelnen Behandlungsfeldern. Die sonstigen Farbabweichungen waren geringfügig und an unauffälligen Körperpartien lokalisiert. Zwei dunkelhaarige Patienten zogen auch nach gründlicher Aufklärung eine unregelmäßige Phenolpigmentierung den Sommersprossen vor. In einem Fall kam es zu der vorhergesagten Nebenwirkung.

Besondere Aufmerksamkeit erfordert die Behandlung der Augenpartien. Die Ätzwirkung von Phenol auf der Schleimhaut ist weitaus heftiger als auf der normalen Haut. Die Behandlungsdauer ist abhängig von der Größe der betroffenen Partien. Wir haben es uns zur Regel gemacht, *in einer Sitzung nicht mehr als* 50 cm² *Fläche* zu bearbeiten. Als zeitlichen Abstand zwischen den einzelnen Sitzungen nahmen wir mindestens 8 Tage. Die Vorsichtsmaßregeln hinsichtlich Behandlungsfeldgröße und freiem Intervall erscheinen uns für angebracht, da Phenol sehr leicht resorbiert wird und bei percutaner Resorption größerer Mengen die Entgiftung via Schwefelsäure- und Glykuronsäurepaarung offenbar nicht ausreichend schnell bzw. vollständig erfolgt und so toxische Allgemeinsymptome auftreten können. Geringe Allgemeinsymptome pflegen die Patienten bereits nach Bearbeitung der genannten kleinen Hautfelder anzugeben. Sie klagen über Benommenheit, Ohrensausen, Mattigkeit.

Winter hat zur Vorbeugung toxischer Symptome empfohlen, Coramin oder Cardiazol zu verabreichen. Die kleinflächige Behandlung bringt andererseits auch Nachteile mit sich. Es kann am Übergang von der behandelten zur unbehandelten Haut zur Ausbildung der sog. „Grenzstreifen" kommen. Sie erfordern eine großflächige, aber sehr milde Nachbehandlung.

Bei Keloidneigung soll das Versuchsfeld mindestens 2—3 Monate nachbeobachtet werden, ehe man sich zur eigentlichen Behandlung entschließt. Wir haben in 2 Fällen mit anderweitig beobachteter Keloidneigung keine Komplikationen in dieser Richtung feststellen können. Unsere Erfahrungen mit der Phenolätherbehandlung stützen sich auf ein Beobachtungsgut von 20 Patienten. Die Nachbeobachtungszeit beträgt beim „ältesten Fall" 9 Monate. Sie ist nach unserem Dafürhalten zu kurz, um die Dauerheilung zu bestätigen. Jedenfalls liegt bislang kein gegenteiliger Befund vor.

Vitiligobehandlung.

Die Behandlung der *Vitiligo* gilt allgemein als eine undankbare therapeutische Aufgabe. Man schenkte deshalb den Mitteilungen aus Ägypten 1949 über eine neue Behandlungsmöglichkeit mit Ammi majus Linn. (A. m. L.) um so größere Beachtung. Ägyptische Ärzte regten SIDI am Hospital Saint Louis in Paris 1951 dazu an, Vitiligo mit A. m. L. zu behandeln. Über die ersten Erfahrungsergebnisse berichtete SIDI auf der Novembertagung der Franz. Dermat. Gesellschaft 1951 über die Resultate anhand eines größeren Patientenmaterials in der Presse méd. 1953, 61, 62.

A. m. L. ist eine ägyptische Umbelliferenpflanze, die wild im Nildelta wächst, aber auch schon auf französischem Boden gezüchtet wurde. Die Pflanze ist der ägyptischen Volksmedizin schon lange bekannt. Bereits im 13. Jahrhundert sollen die pulverisierten Fruchtkörner von A. m. L. zur Beseitigung störender Leukodermien verwendet worden sein. Nach oralen Gaben setzte man die depigmentierten Herde bis zur Bläschenbildung den Sonnenstrahlen aus. Nach Abheilung trat Repigmentierung ein. Im 16. Jahrhundert wurden toxische Nebenerscheinungen wie Erbrechen, Übelkeit mitgeteilt. Trotz dieser unangenehmen Begleiterscheinungen war die Behandlung bis zu unserer Zeit dort üblich.— Die wirksamen Bestandteile dieser Pflanze sind offenbar 3 Furocumarine: 1. *Ammoidin* (Xanthotoxin); 2. *Ammidin* (Imperatorin); 3. *Majudin* (Bergapten). Diese Pflanzeninhaltstoffe sind auch in Europa durch die Untersuchungen von KUSKE bekannt geworden.

In Übereinstimmung mit den ägyptischen Ärzten verabreichte SIDI zuletzt Tabletten mit je 7,5 mg Xanthotoxin und 2,5 mg Imperatorin. Man gibt täglich 3—4 Tabletten, am besten nach dem Frühstück. Unmittelbar darauf können vorübergehend Übelkeit, Schlaflosigkeit und Nervosität auftreten. Eine Woche pro Monat sollte die Behandlung ausgesetzt werden.

Für die Lokalbehandlung werden alkoholische Lösungen verwendet mit 10 mg Xanthotoxin pro cm^3 und 5 mg Imperatorin pro cm^3. Nach Auftragen der Lösung sollen in den nächsten Stunden Sonnenbestrahlungen oder UV-Lichtanwendung unterbleiben. Die ersten Bestrahlungen sollen nicht länger als 15—30 sec dauern und langsam verlängert werden. Es genügt die einfache Tageslichtexposition. Bei Verwendung von UV-Licht wird die Repigmentierung viel unregelmäßiger. Die Behandlung kann jeden oder jeden 2. Tag erfolgen. Eine heftige Reaktion an den exponierten Stellen ist nicht notwendig. Wenn es aber doch dazu kommt, soll die Behandlung so lange abgesetzt werden, bis die Erscheinungen wieder abgeklungen sind. Bei der Lokalbehandlung soll die benachbarte normale Haut mit einer 10%igen Lösung von p-Aminobenzoesäure in 60% Alkohol geschützt werden.

Ein Phototrauma kann 1—3 Tage nach der Behandlung auftreten in Form eines Erythems mit Ödem oder Blasenbildung oder evtl. sogar mit Ulcerationen. Als Behandlung empfehlen sich feuchte Umschläge und Kühlsalbenverbände. In seltenen Fällen wurden Fieber, Übelkeit, Kopfschmerzen, Schwindel und vorübergehende Anurie beobachtet.

Photosensibilisierung ist im Gegensatz zum Phototrauma eine Kontraindikation für jegliche Weiterbehandlung. Die Photosensibilisierung kann 3—8 Wochen nach Behandlungsbeginn auftreten und wurde bei 106 Patienten 5mal festgestellt. Die Patienten zeigten ein ausgeprägtes Erythem, das bald von ekzematösen Veränderungen abgelöst wurde.

Nach etwa 3 Wochen bis 3 Monaten sollen die Leukoderme neu pigmentiert sein. Die Repigmentierung geht von den Follikelöffnungen aus, die braunen Inseln vergrößern sich und fließen schließlich zusammen. Die neu pigmentierten Herde können zunächst dunkler sein als die normalfarbene Umgebung; sie blassen aber bald ab und der Farbton fügt sich ein. Die Repigmentierung erfolgt nicht gleichzeitig an allen Herden, jedoch stellt sie sich meist symmetrisch ein. Die Heilungstendenz scheint abhängig zu sein von Alter und Lokalisation der Vitiligo. Die jüngsten Flecken heilen zuerst ab, ebenso die im Gesicht lokalisierten. Es folgen die Veränderungen am Rumpf und als besonders hartnäckig erweisen sich die Extremitäten- und Genitalherde. An behaarten Körperabschnitten pigmentieren sich die Haare zuerst.

Sidi hat in 2 Jahren 106 Patienten mit A. m. L. behandelt. Davon war bei 84 Patienten eine günstige Beeinflussung eingetreten, d. h. in 7 Fällen erfolgte völlige Heilung, in 10 Fällen war eine fast vollständige Repigmentierung zu verzeichnen, 17 waren gebessert und in 50 Fällen hat die Wiederpigmentierung begonnen. Vitiligofälle, die ausschließlich mit peroralen Gaben behandelt worden sind, blieben unbeeinflußt.

El Mofti hat bei 15 Versagerfällen nach innerer und äußerer Behandlung zur intracutanen Applikation gegriffen. Er unterspritzte die Leukoderme einmal wöchentlich mit 30—40 intracutanen Injektionen von 0,1—0,2 cm³, beginnend in der Peripherie und zur Mitte fortschreitend. Die behandelten Gebiete wurden jeweils nach der Unterspritzung und 3 Tage später bestrahlt. Der Erfolg stellte sich nach 3—6 Wochen ein. Die Gesamtbehandlungsdauer betrug bei seinen Fällen zwischen 2 und 7 Monaten. Das Ergebnis: In 5 Fällen völlige Heilung, 5 waren weitgehend gebessert, 1 Fall war ein Teilerfolg und 4 sprachen auf die Behandlung nicht an.

In Deutschland ist die Behandlung mit A. m. L. wegen Devisenschwierigkeiten noch schwer durchführbar. Aus der Tübinger Klinik liegen Erfahrungen mit 5 Patienten vor. Im Handel ist A. m. L. als „Meladinine" erhältlich und wird von der „Memphis Chemical Corporation" in Kairo hergestellt. Der Preis beträgt für eine Großpackung (12mal 50 Tabletten und der entsprechenden Lösungsmenge) etwa 10 Pfund.

An unserer Klinik prüfte Metzger versuchsweise die Wirkung eines aus Ammi visnaga Linn. isolierten und in der inneren Medizin vorzugsweise als Spasmolyticum benutzten alkaloidartigen Stoff, das *Khellin*, bei ausschließlicher rectaler Applikation von 50—100 mg/die. Die Gesamtmengen betrugen maximal 3700 mg. Von 8 Fällen sind 6 beurteilbar, und bei den beiden ersten Fällen stellten wir eine eindeutige perifollikuläre Repigmentierung fest. Leider haben sich unsere therapeutischen Hoffnungen bei den anderen Patienten nicht erfüllt. Immerhin sprechen unsere bisherigen Ergebnisse dafür, daß das wirksame Prinzip in der Tat in den photosensibilisierenden Inhaltsstoffen zu suchen ist.

II. Operative Kosmetik.

Grundlegende neue Gesichtspunkte auf dem Gebiet der kosmetischen Chirurgie haben die vergangenen Jahre nicht gebracht. Bekannte und unbekanntere Verfahren und Methoden sind wieder aufgetaucht, wurden verbessert und vervollkommnet. Besondere Erwähnung verdienen die Fortschritte auf dem Gebiete der Narkoseverfahren.

Die *Intratrachealnarkose* gestattet die erforderliche Lage zur Mamaplastik, ohne daß man Kreislaufkomplikationen zu befürchten hat. Bei Eingriffen am Schädel, Gesicht und Hals entstehen Schwierigkeiten durch das räumliche Beieinander von Operationsfeld und Narkosemaske. Man kann sie durch Intubation beseitigen, weil der Trachealtubus vom Kopfende aus beliebig verlängert werden kann und die Narkose aus einiger Entfernung geleitet wird. Die Intubationsnarkose hat sich vor allem bei Mamaplastiken, Nasen- und Lippenoperationen bewährt. Bei Operationen an den Lippen, in der Mundhöhle und bei Gaumendachplastiken wird die nasale Intubation empfohlen.

Ein weiterer Fortschritt für die operative Kosmetik bedeutet neuartiges Nahtmaterial. WELTI hat auf dem I. Fortbildungskurs 1951 das von Amerika gelieferte „*Dermalom*" empfohlen. Es sind feinste Nadeln, in deren caudalen Enden der Nylonfaden eingeschmolzen ist. Nylon ist mittlerweile auch hierzulande erhältlich.

Wir verwenden Supramidfäden, ein vollsynthetischer, unresorbierbarer Stoff, der auf der Basis der Polyamide (Perlon oder Nylon) hergestellt ist. Der Faden besteht aus einer Vielzahl sehr feiner Einzelfasern, die mit einer in sich geschlossenen glatten Supramidhaut überzogen sind. Er läßt sich ohne Schwierigkeiten knoten. Die mechanische Festigkeit des Fadens liegt außerordentlich hoch, so daß ein 0,4 mm starker Faden eine Mindestbruchlast von 5 kg bei einer Zerreißdehnung von rund 24% hat. Man muß allerdings darauf bedacht sein, feinste Nadeln mit einem wirklich nur fadendünnen Öhr zu verwenden. Andernfalls ist der eingeschmolzene Faden in der öhrlosen Nadel überlegen. Die Stärken der Supramidfäden haben ein Kaliber von 0,1—0,6 mm. Der Preis beträgt für einen sterilen Faden von etwa 25 cm Länge rund 7 Pfennig.

In Gesichtsabschnitten, in denen unvermeidbar die mimische Muskulatur bewegt wird, entstehen Spannungen im Nahtbereich. Infolge dieser Spannung schneiden feinste, hauchdünne Supramidfäden, zumal wenn sie zu nahe am Wundrand gelegt werden, die Haut durch. In diesen Abschnitten, es sind dies vor allem Wangen und Präauriculargegend, nimmt man besser die nächste Kaliberstärke von 0,2 mm. *Das* Anwendungsgebiet für feinste Supramidfäden sind die operativen Eingriffe im Lid- und Stirnbereich. Die häufigsten Indikationen für Operationen im Periorbitalbereich sind übermäßige Faltenbildung, Xanthelasmata, Pigmentnaevi und weiche Fibrome. Die Entfernung der weichen Fibrome mit Pinzette und Schere ist der elektrochirurgischen Behandlung, was das kosmetische Ergebnis betrifft, überlegen. Eine Naht ist nur selten bei großflächigen Veränderungen erforderlich, wobei sich die dünnen Supramidfäden sehr gut bewähren.

Lidoperationen.

Pigmentnaevi excidieren wir auch im Lidbereich im Gesunden und legen mit feinem Nahtmaterial einige Einzelnähte. Die Fäden können nach wenigen Tagen gezogen werden, und es resultiert eine praktisch narbenfreie Abheilung.

Bei Pigmentnaevi haben wir das excidierte Material stets histologisch untersucht. Zu beachten ist bei der Diagnose von Pigmentzellnaevi, daß kleine, gelegentlich cystische Pigmentbasaliome nur bei sorgfältiger Inspektion klinisch von Pigmentzellnaevi zu unterscheiden sind. Auch an sog. endophytische seb. Warzen, d. h. solche mit einer glatten Oberfläche, ist differentialdiagnostisch zu denken.

Eine weitere unerwünschte und häufige Veränderung im Lidbereich sind *Xanthelasmata*. Die auffällig gelben Flecke sitzen mit Vorliebe in den Augenwinkeln. Wir kennen chemische, physikalische, aktinische und operative Entfernungsmethoden. *Wir* erzielten die günstigsten kosmetischen Ergebnisse mit der chirurgischen Methode. Dem operativen Therapie-Erfolg kommt eine anatomische Eigenart des Augenhöhlenbereiches zustatten: die geringe Dicke der Cutis und die lockere Verbindung von Cutis und Subcutis. Als günstiger Umstand kommt hinzu, daß die palpepralen Xanthelasmata meist erst in der 2. Lebenshälfte auftreten, zu einem Zeitpunkt also, wo bereits Falten in der Augenregion vorhanden zu sein pflegen und daher Haut zum Decken des Defektes im Überschuß zur Verfügung steht. Lediglich am medialen Augenwinkel ist Vorsicht geboten, da hier meist weder nach oben noch nach unten das Integument genügend mobilisiert werden kann. Befinden sich große Herde am inneren Augenwinkel, dann ist die Excision in mehreren Sitzungen angezeigt, um eine Verziehung des Oberlides nach medialwärts zu vermeiden. Bei entsprechender Technik ist das operative Verfahren nicht umständlicher als die anderen Methoden. Aber selbst wenn es zu Beginn wegen fehlender Übung etwas zeitraubender sein sollte, so entschädigt der gute kosmetische Erfolg dafür.

Es ist bekannt, daß kosmetisch-chirurgische Eingriffe im Lidbereich dank der vorhin erwähnten anatomischen Eigenart rasch und mit kaum sichtbarer Narbenbildung abheilen. Bei aller Skepsis kosmetischen Operationen gegenüber und bei Berücksichtigung aller evtl. möglichen Komplikationen kann man dem Patienten zu einer Lidplastik unbedenklich raten. Die Beseitigung von Falten mittels Chlorzink oder Paraffininjektionen ist nicht mehr üblich. Das Chlorzinkverfahren erwies sich als nicht ganz ungefährlich (0,5%ig, 0,1 cm³), da es gelegentlich zu Narben und Nekrosenbildung kam. Ähnlich schlechte Erfahrungen machte man mit Paraffininjektionen, die um die Jahrhundertwende einen beliebten kosmetischen Eingriff darstellten. Der gute unmittelbare Erfolg wurde nämlich oftmals durch unerwünschte Spätfolgen zunichte gemacht. Das Paraffin rutschte ins Gewebe ab, senkte sich, was zu einer Änderung der ursprünglich gegebenen Form führte. Die spätere Entfernung entstandener Paraffinome auf chirurgischem Wege stellt dann eine sehr undankbare Arbeit dar.

Die *Faltenbildung* bedingt, daß bei der Lidplastik nur überschüssige Haut excidiert wird. Bei sachgemäßer Ausführung ergeben sich auch bei der Heilung keine Schwierigkeiten. Werden die Ober- und Unterlider in einer Sitzung excidiert, soll der Patient einige Tage mit der Arbeit aussetzen. Die Operation muß unter aseptischen Bedingungen ausgeführt werden. Nach den Desinfektionsmaßnahmen wird die überschüssige Haut genau abgegrenzt. Die Infiltrationsanaesthesie darf erst nach der exakten Bestimmung der zu entfernenden Hautpartien gesetzt werden, da sonst das Gewebe ödematös durchtränkt, d. h. verstrichen ist. Zur Anaesthesie verwenden wir $^1/_2$—1%ige Novocainlösung, der einige Tropfen Adrenalinstammlösung 1:1000 zugesetzt werden. Die Schnittführung ist bei starker Faltenbildung erschwert. Man versucht deshalb die Lidhaut zu spannen und schneidet 1—2 mm unterhalb und parallel zum Lidrand. Am äußeren Augenwinkel kann man den Schnitt schräg nach abwärts verlängern, um die „Krähenfüße" mitzuentfernen. Vom Schnittrand her wird die Cutis von der Subcutis mit Schere und Pinzette abgelöst. Ist der zu entfernende Hautlappen freipräpariert, wird er abgeschnitten. Quellen überschüssige Fettmassen hervor, werden sie ebenfalls entfernt. Besondere Blutstillung ist nicht erforderlich. Zur Naht werden feinste runde Nadeln und dünnste Supramidfäden verwendet. Die Nahtstellen sollen möglichst dicht am Schnittrand liegen ($^1/_2$—1 mm), der Abstand der Einzelnähte soll nicht mehr als einige Millimeter betragen. Wichtig ist sorgfältige Adaption der Wundränder, d. h. letztere dürfen weder in- noch evertiert werden, sondern sollen glatt aneinander zu liegen kommen. Erfahrungsgemäß ergibt sich dabei eine unauffälligere Narbenbildung. Am Oberlid wird ein elliptisches Hautstück so excidiert, daß die Schnittränder bzw. die Narbe in die Lidfalte zu liegen kommen. Komplikationen sind bei Lidplastiken normalerweise nicht zu erwarten. Die Bildung eines Ektropiums ist nur dann zu befürchten, wenn zuviel Haut entfernt wurde. Man soll deshalb den zu entnehmenden Hautstreifen nicht zu groß wählen und den Eingriff, wenn er nicht zu dem gewünschten Erfolg geführt hat, besser nach einiger Zeit wiederholen.

Die Lidplastik soll nach Möglichkeit einer Gesichtsspannung einige Tage vorausgehen. Für die operative Beseitigung der Gesichts- und oberen Halsfalten wendet man auch heute noch, abgesehen von gewissen Modifikationen, die Schnittführung von JOSEPH an.

Mammaplastik.

Bei der *Mammaplastik* erhebt sich die Frage, ob sie noch in die Hände des operativ-kosmetisch tätigen Dermatologen gehört oder dem Fachchirurgen überlassen werden soll. Eine Frage, die MONCORPS vor mehr als 20 Jahren in diesem Haus bereits beantwortet hat, indem er sich praktisch und theoretisch mit kosmetischen Brustoperationen beschäftigte. Dem Dermatologen wird jedoch aus vielerlei Gründen nur selten die Möglichkeit gegeben sein, den Eingriff einer Mammaplastik durchzuführen. Er muß dagegen damit rechnen, daß man ihn zu Rate zieht wegen Indikationsstellung, evtl. Maßnahmen und über das Ausmaß der vorzunehmenden Korrektur.

Bei der Operation der *Hängebrust* unterscheiden wir 2 Gruppen:

1. Die asthenische Brust, die ohne Vergrößerung der Brustdrüse einhergeht. Die Mamma scheint von der Pectoralisfascie abgelöst und hängt in einem schlaffen Hautsack. Ihre Operation ist in der Regel nicht schwierig. Der schlaffe und

ungeformte Drüsenkörper wird in die gewünschte Form gebracht, fixiert, die Warze versetzt und die überschüssige Haut abgetragen.

2. Die hypertrophische Brust, die sich aus gewuchertem Drüsen- und Fettgewebe zusammensetzt und ihre Untergruppe, die reine Fettbrust. Bei der hypertrophischen Brust muß auf jeden Fall Drüsensubstanz entfernt werden.

Die Operation der schlaffen Hängebrust erfolgt vorwiegend aus kosmetischer Indikation. Man kann über die Berechtigung solcher Operationen streiten, solange es sich um eine rein psychische Beeinträchtigung handelt. Es darf jedoch nicht vergessen werden, daß das Gewicht der stark vergrößerten Brustdrüse auch zu erheblichen körperlichen Beschwerden und Behinderungen führen kann. Korsetts, Leibchen und andere Stützapparate bewirken nur, daß die Brustmassen an den Körper angepreßt werden, wodurch sich meist weitere Beschwerden, wie ziehende Schmerzen, intertriginöse Ekzeme einstellen. Die körperlichen Beschwerden und auch die psychischen Minderwertigkeitsgefühle können durch eine gelungene Operation beseitigt werden. Die Mammahypertrophie ist für die Trägerin eine Krankheit, und sie selbst wird die operative Beseitigung nicht als kosmetische Operation ansehen. Hervorgehoben sei ein Fall von starker Mammahypertrophie, bei dem die Sozialversicherung die Kosten für die Operation übernommen hat.

In London ging ein Psychiater sogar so weit, beim staatlich britischen Gesundheitsdienst einen Antrag einzureichen, worin er vom Staat fordert, die Kosten für Schönheitsoperationen zu übernehmen. Schönheitskorrekturen, so argumentierte er, heben das Selbstbewußtsein der von der Natur vernachlässigten und deshalb verbitterten Mädchen und machen sie zu besseren Staatsbürgerinnen.

Der psychotherapeutische Effekt kosmetischer Korrekturen wurde in Amerika bereits zahlenmäßig festgehalten. JOHN F. PICK hat an Hand eines für diese Fragestellung relativ großen Patientenmaterials aus Verbrecherkreisen bewiesen, daß körperliche Fehler zwar nur eine der Ursachen seien, die einen Menschen zum Verbrecher werden lassen, in gewissen Fällen aber von nicht zu unterschätzender Bedeutung sein können. Der Autor berichtete über 376 Fälle. Nach erfolgreich durchgeführter Operation verringerte sich der normalerweise zwischen 17 und 24% schwankende Prozentsatz der Rückfälle auf 1,07% bei einer Beobachtungszeit von 10 Jahren.

Ohrkorrektur.

Am I. Fortbildungskurs haben wir die Korrektur abstehender Ohren in einem Film von CLAOUE gesehen.

Wann spricht man von abstehenden Ohren? Ganz allgemein kann man sagen, daß das ästhetische Empfinden der meisten ein flaches Anliegen der Ohren verlangt. Die Ansicht über die Breite des sog. „ästhetischen Winkels" zwischen Ohr und Schädel ist verschieden. Die Angaben schwanken zwischen 25 und 90°. Wir schließen uns der Forderung von MACCOLLUM an, nach dessen Auffassung der Winkel zwischen Ohrmuschel und Mastoid nicht mehr als 30° betragen soll.

Das Abstehen der Ohren ist eine morphologische Störung. Es kommt zu einem übermäßigen Wachstum des Ohrmuschelknorpels; dabei findet man als angeborene Mißbildung meist eine mangelhafte Ausbildung des Antihelix. Die fehlende Profilierung läßt ihrerseits die Knorpelwülste entfaltet erscheinen, so daß das Ohr auffallend groß und abstehend wirkt. Die Anwendung einer schematischen Standard-Operationsmethode ist zu vermeiden, man sollte vielmehr die jeweils vorliegende Fehlbildung der Ohrmuschel genauestens analysieren und die für diesen Fall günstigste Methode wählen. Im Prinzip handelt es sich darum, den federnden Widerstand, den der elastische Knorpel einem *Redressement* entgegensetzt, zu brechen. Dies ist, abgesehen von ganz jungen Patienten mit einem weichen, widerstandslosen Muschelknorpel, nur durch einen Eingriff am Knorpel selbst zu erreichen.

Sämtliche Operationen am Ohr werden in Lokalanaesthesie ausgeführt. Man verwendet auch hier 1%ige Novocainlösung mit einigen Tropfen einer Adrenalinstammlösung 1:1000 oder einem Corbasilzusatz. Peinlichste Asepsis ist erforderlich, da der Ohrmuschelknorpel ein gegen Infektionen und Traumen sehr empfindliches Gewebe ist. Wenn es erst zu einer Entzündung des Ohrmuschelknorpels gekommen ist, zu einer Perichondritis, wird nicht nur der kosmetische Erfolg in Frage gestellt, sondern es kommt dann meist zu einer Verkrüppelung des Ohres, was eine schlimmere Entstellung als die ursprüngliche Anomalie bedeutet.

Als häufigste Ursache kommt, wie bereits vorhin schon betont, für abstehende Ohren die mangelhafte Ausbildung des Antihelix in Frage. Für die Herausmodellierung dieser Knorpelleiste hat sich uns die von McCollum variierte Alexandersche Operation bewährt. Der nicht oder nur angedeutet vorhandene Antihelixwulst wird vor Beginn der Operation mit Farbpunkten auf die Ohrenrückseite projiziert. Die Schnittführung im Knorpel erfolgt in dieser markierten Linie, und zwar durch das hintere Perichondrium und durch den Knorpel, während das vordere Perichondrium und die Haut erhalten bleiben. Es wird eine entsprechende Knorpelpartie entfernt und die Schnittränder werden an- bzw. übereinandergelegt. Eine unterstützende Wirkung haben subcutane U-Nähte zwischen medialem und lateralem Ohrmuschelanteil. Die Hautränder werden ohne Spannung genäht. Der herausgearbeitete Antihelix wird auf der Ohrenvorderseite durch seitlich angelegte Watteröllchen fixiert. Darüber wird ein steriler Verband angelegt. Abschließend sei darauf hingewiesen, daß gerade in der heutigen Zeit, in der durch Antibiotica und andere Fortschritte in der Therapie das Tätigkeitsfeld des Dermatologen eingeschränkt erscheint, die Zuwendung zu kosmetischen Behandlungsmaßnahmen sehr angebracht ist, zumal eine starke Konkurrenz nichtärztlicher Berufe in zunehmendem Maße festzustellen ist.

Aus der Dermatologischen Klinik der Universität Bologna.
(Direktor: Prof. Dr. G. Manganotti.)

Psychosomatische Medizin und Dermatologie.

Von

Gilberto Manganotti.

Was ist letzten Endes die psychosomatische Medizin?

Es ist der einheitliche Begriff vom Menschen als einem „Continuum"; es ist die Erkenntnis, daß sich das Leben — im Gesunden wie im Kranken

— in einer ununterbrochenen Reihe von Integrationen abspielt, vom molekulären zum nervösen, psychischen und geistigen Gebiet. Und es ist auch die Erkenntnis des Austausches von Beziehungen von einem Gebiet zum anderen, fast wie Ebbe und Flut, ohne Unterlaß, weshalb sich ein Gefühl auf dem Wege über den Hypothalamus, das neuroendokrine System ... bis zu einer enzymatischen Reaktion fortpflanzt und auf diese Weise z. B. größere Mengen von sympathico-mimetischen Vermittlern frei macht und dem Organismus zur Verfügung stellt; und eben auf Grund dieses ständigen Fließens können wenige Gamma von Adrenalin oder eines Hormons durch wiederholte Übermittlung, von einer Integration zur anderen, eine Angst- oder Freudewelle zum Bewußtsein bringen.

Es ist endlich und vor allem die Anerkennung der großen Bedeutung, die Gemütsbewegungen und Gefühle für den Menschen haben. Fast ein Jahrhundert lang hat man sich bemüht, die äußerlichen Faktoren zu finden, die Krankheitserscheinungen hervorrufen könnten, von den Bakterien zu den zahllosen chemischen Substanzen, ... und die Erfolge sind ungeheuer groß gewesen. Aber im Eifer, die den Menschen umgebende Welt mit immer genaueren und vollkommeneren Mitteln zu erforschen, hat man das Innenleben des Menschen immer mehr außer acht gelassen. Die Psychologie, die sich erst zu Beginn unseres Jahrhunderts durch die grundlegenden Studien von FREUD, KRETSCHMER, BINET usw. als selbständige Wissenschaft behauptet hat, offenbarte es in einer herrlichen und zugleich furchterregenden Kompliziertheit, während kunstreiche technische Mittel viele Probleme auf einer streng experimentellen Grundlage einzureihen und zu beleuchten trachteten.

Wahrscheinlich ist die Unmenge von Arbeiten, Daten, Gesetzen und Beobachtungen, welche die klinische Psychologie, die Psychoanalyse, die experimentelle Psychologie an Mensch und Tier dem Arzt zur Verfügung stellten, der Grund dafür, daß er sich mit einer gewissen Überraschung und einer guten Portion von Hoffnung dazu entschloß, feinere und sozusagen unmaterielle Untersuchungsmethoden bei den vielen Kranken anzuwenden, die der allgemeine, zwar ausgedehnte und von besonderen Heilmitteln bereicherte therapeutische Vorrat dennoch nicht zu heilen vermochte.

Aber es kommt wohl auch daher, daß der Arzt versucht und immer aufmerksamer wird versuchen müssen, eine psychodynamische Erklärung und Auslegung der Krankheitserscheinungen zu finden, weil er in diesen letzten Jahren einer immer größer werdenden Zahl von Krankheitsformen gegenübersteht, in denen schon eine oberflächliche Untersuchung zeigt, welch große Bedeutung die psychischen Faktoren für die Entstehung oder Verschlimmerung eines Krankheitsbildes oder Symptoms besitzen: von einer Alopecie zu einem Hautjucken, von einer Urticaria zu einem pseudo-anginösen Anfall. Außer er will darauf bestehen, die Patienten — sowohl die Menschen als auch die sie umgebende Welt — unter dem monochromatischen und daher einseitigen und täuschenden Licht eines Materialismus zu sehen, der im 19. Jahrhundert gerechtfertigt war, aber heute nur schwer erklärbar ist; und außer er hegt die Illusion, das Spiel der unser Innenleben beherrschenden Gefühle am Elektronenmikroskop — dieser Vorhut der Morphologie — zu beobachten.

Wer kann andererseits den Einfluß, den die Umgebung auf den Menschen ausübt absprechen oder verbergen? Umgebung im weitesten Sinne des Wortes, im psychischen, meteorologischen und sozialen Sinne: es wäre sogar von Nutzen, eine neue, ausgedehnte Ökologie zu beginnen und zu entwickeln, die das Verhältnis von Mensch zu Klima, Strahlenwirkungen, Pflanzen- und Tierwelt, und vor allem von Mensch zu Mensch in Betracht ziehen würde. Und wer kann aberkennen und leugnen, daß sich die Gesellschaft, in der der Mensch lebt, in einer Krise befindet, eine kranke Gesellschaft ist? Krank infolge von Unsicherheit und Zweifeln, von Angst, denn sie befindet sich in einem schweren Defizit der Werte; in einer Krise, denn sie erlebt eine Zeit des Überganges, der Neuordnung, der Zufluchtsmittel, der Kompromisse auf ökonomischem und politischem, auf moralischem und sexuellem Gebiet. Und eben weil die Werte verschwommen, verdünnt, undifferenziert sind, ist dies auch eine Zeit der Verwirrung und Verschiebung, weshalb der Mann, immer weniger männlich, und die Frau, immer weniger weiblich werdend, unter das Zeichen einer demokratischen Gleichberechtigung geschleift werden; wegen der mangelnden Polarität leihen hier die einen und die anderen sich gegenseitig Aussehen und Aufgaben, vermehren auf diese Weise den Zustand des gegenseitigen Unbehagens und fördern Mißverständnisse in den Beziehungen und zweideutige Beziehungen, und säen endlich sexuelle und sentimentale Unzufriedenheit, Zwietracht, Mißklang, Bruch, kurz Unrast und Unglücklichkeit.

Das Leben, ein vollkommenes Leben, dagegen ist Differenzierung, Individualisierung, Persönlichkeit. Diese Zustände von Unbehagen der Gemeinschaft und des einzelnen, diese moralische und materielle Unsicherheit und Quelle der Gefühlsunreife der einzelnen, erklären die ausgedehnte und ständig wachsende Zahl der klinischen Fälle. Dem gegenüber kann der Arzt nicht gleichgültig bleiben. Der Arzt hat den Milieubedingungen immer Rechnung getragen und versucht, den Menschen vor ihnen zu schützen.

So ist der Arzt eine leuchtende Tradition, die ihn zum Hüter der Gesundheit im weitesten Sinne des Wortes, zum Verteidiger des Menschen in der Gesellschaft und manchmal auch gegen die Gesellschaft macht. Heute muß er zugeben, daß die sentimentalen, sexuellen und geistigen Gefühlsbedingungen des Individuums an einem Punkt angelangt sind, der die Unversehrtheit und Gesundheit bedroht. Der Arzt muß auch in dieses Gebiet mit vollem Bewußtsein eindringen und mutig, und vor allem gläubig handeln: es wird wohl nicht das erste Mal sein, daß er allein kämpft, unter der höflichen Ironie und dem leeren Skeptizismus der Leute: JENNER, PASTEUR und viele andere haben uns etwas darüber gelehrt! Es gibt schon eine erhebliche Zahl von Studien und Werken. Es ist kein Zufall, daß HALLIDAY sein Buch aus dem Jahre 1949 "Psychosocial Medicine: A study of the sick society" betitelte; und es werden viele Arbeiten veröffentlicht, die das nicht nur medizinische Interesse dieses Gegenstandes beweisen sollen. Unter den verschiedenen Verfassern können die Dermatologen gewiß nicht fehlen, auch deshalb, weil die Haut ein genaueres und offeneres Beobachtungsfeld bietet, und es hat sich schon ein reiches Material angesammelt.

Ich kann die Aufmerksamkeit nur auf einige wenige Punkte unter den so zahlreichen, die zu untersuchen wären, lenken, vor allem, um aufzufordern, sich über all das, was zu tun ist, klarzuwerden und der vielen begeisternden Probleme, die sich unserer Forschung eröffnen, zu gedenken. Es scheint mir jedoch, daß wenigstens eine Frage aufgeworfen werden sollte, besonders, weil sie die Dermatologen oft übergehen, und zwar: Welches sind die anatomischen Grundlagen der Gemütsbewegungen?

Ich kann mich keineswegs erkühnen, in ein so schwieriges Gebiet einzudringen, das zu seiner Behandlung eine ganz andere Kompetenz erfordern würde: ich beschränke mich nur, auf Grund der neuesten Studien von YACOVLEV, COBB, GELLHORN u. a., daran zu erinnern, daß das *Archipallium*, das „antike oder primitive Gehirn", die mit den Gemütsbewegungen am engsten zusammenhängende Gehirnzone darstellt.

Wie bekannt ist, bildet das Archipallium — das unter anderen den Riechbulbus, das primitive Rhinencephalon, den Hippocampus, die Insula, den Gyrus cinguli, den Hypothalamus, den vorderen Teil des Thalamus usw. in sich einschließt — jenes Organ, das McLean „viscerales Gehirn" nannte und das mit seinen Verbindungen und mit seinen Integrationen sozusagen die Kontrollzentrale der autonomen Reflexe, der Wahrnehmungen und der Gemütsbewegungen ist, während es über die hypothalamischen Effectorsysteme an dem Gefühlsausdruck teilnimmt.

In der Entwicklung und Evolution, von den kleinen Säugetieren bis zum Menschen, nimmt das Archipallium, das primitive Gehirn, gewiß nicht proportional zum Neopallium zu, denn es wird in ventraler und medianer Lage von der Rinde zusammengepreßt; diese breitet sich in allen Richtungen aus, ragt darüber hinaus und umgibt es. (Bei den niedrigen Wirbeltieren ist die kleine rudimentäre Kortexzone oberhalb des Corpus striatum gelegen und entspricht der Insularinde beim Menschen; aus dieser Zone entwickelt sich dann beim Embryo die ganze Masse des Neopalliums.) Aber das primitive Gehirn, das Archipallium, ist kein rudimentäres Organ. Bei den niedrigen Wirbeltieren ist es grundsätzlich auf die Funktion und auf das Verhalten des Geruchsinnes beschränkt, allmählich aber gelangt es zum Ausdruck der inneren Bedingungen, der Instinkte, der Gemütsbewegungen, wie Wut, Furcht usw. Aber es scheint bei den verschiedenen Gattungen unverändert auf dem erreichten Niveau stehenzubleiben und zu einer weiteren Entwicklung unfähig zu sein: Yakovlev sagt: "The behavior of even the most evolved anthropoid apes remains now exactly what it was thousand years ago."

Gilt diese Entwicklungsfähigkeit auch für das menschliche Geschlecht? Grundsätzlich vielleicht ja, und das könnte die Unveränderlichkeit der menschlichen Gefühle erklären, die unter den fernsten und verschiedensten Raum- und Zeitbedingungen mit ihrem Ausdruck von Wut oder Schmerz, von Todesangst oder Mutterliebe fast überall identisch sind. Aber man darf eine Tatsache weder vergessen noch geringschätzen, und zwar die Möglichkeit von Synapsen des gesamten Nervensystems und von vielfachen Integrationen, von denen die ständige Entwicklung der Sprachen und der Symbole, der Künste und Wissenschaften der Menschen, die Verwickeltheit und Gesamtheit ihrer Gefühle und Leidenschaften herrühren.

Besonders genaue experimentelle Untersuchungen mit Ablationen und mit direkten Reizen an dieser oder jener Stelle haben nicht nur die Gehirnzonen, wo sich gewisse Gemütsbewegungen, wie Zorn, Schrecken, Sexualität usw. abspielen, und nicht nur ihre Beziehungen zum neurovegetativen System, sondern auch die Beziehungen zum endokrinen und biochemischen System klargelegt. Besonders die Studien von Walter Cannon über die Physiologie der Gemütsbewegungen und sein Band "The Wisdom of the Body" geben der psychosomatischen Medizin mit dem Nachweis, daß Gemütsstörungen die inneren Bedingungen, wie z. B. Temperatur und Glykämie verändern, eine wissenschaftliche Grundlage. Das im Jahre 1948 unter der Leitung der Universität von Chicago über "Feelings and Emotions" abgehaltene Symposium gestattet, die Menge der in diesen Jahren unternommenen Arbeiten und Forschungen abzuschätzen; dazu kommen noch die neueren Studien, und aus all dem geht die Ausdehnung und Kompliziertheit der Wirkungen, die die Gemütsbewegungen auf den Organismus ausüben, klar hervor.

Wir müssen unsere Aufmerksamkeit besonders dem *Hypothalamus* zuwenden. Außer seinen Kontrollfunktionen über die Wasserausscheidung (supraoptische Kerne), über die Temperatur (zwei Zentren: ein vorderes, das die Schweißabsonderung, die Vasodilatation, das Keuchen betrifft und daher den Wärmeverlust

kontrolliert; ein hinteres, das das Aufrechterhalten der Temperatur durch Vaso-
constriction und Schüttelfrost kontrolliert), über den Fettumsatz (mediane Kerne),
über das kardiovasculäre System (Nuclei posteriores) usw. usw. (vgl. HESS), und
endlich über das Aufrechterhalten des inneren Gleichgewichtes, ist der Hypothalamus "the head-ganglion of the autonomic nervous system which mediates
so many of man's emotional manifestations: blushing, sweating, erection of hairs,
palpitations of the heart, raised blood pressure, urination and defecation etc.
(COBB)". Obwohl die Zweiteilung des autonomen Systems weder vom anatomischen
noch vom physiologischen Standpunkt aus eine absolute zu sein scheint, kann man
doch annehmen, daß der *Sympathicus* vom hinteren Hypothalamus kontrolliert
wird und die unmittelbaren positiven Handlungen, wie Kampf, Flucht, Furcht,
reguliert. (Das Adrenalin, welches bei der Sympathicusreizung in geringer Konzentrierung frei wird, sensibilisiert die für die Reizbarkeit der Skeletmuskulatur ver-
antwortliche acethylcholinische Übertragung, und auf diese Weise werden die zum
Kampf nötigen Bewegungen spontaner und rascher; aber in hoher Konzentrierung
hemmt es die Triebkraft (BURN), und so entsteht jener Schrecken, der lähmt und
versteinert, während die Haut erblaßt, die Sphincter erschlaffen und ein allgemeines
Zittern das Individuum befällt.)

Der vom vorderen Hypothalamus kontrollierte *Parasympathicus* dagegen
reguliert die Funktionen des Schlafes, der Verdauung, des Geschlechtslebens, aber
nach ARNOLD auch der Wut und des Zorns.

Viel schwieriger und komplizierter sind die Beziehungen bei den *innersekretorischen Drüsen*. Man scheint heute zugeben zu müssen, daß nur die hintere Hypo-
physis und die Medulla surrenalis direkt innerviert sind (HARRIS) und nur sie von
nervösen Impulsen direkt erreicht werden: die Hypophyse verhält sich wie eine
Verlängerung des Hypothalamus, die Medulla surrenalis wie ein Sympathicus-
ganglion. Beide üben dann ihre Wirkung auf hormonalem Wege über den Kreislauf
aus, wie alle anderen innersekretorischen Drüsen (COBB).

Jedenfalls erscheint die Integration zwischen dem Nervensystem, den Gemütsbewegungen und der inneren Sekretion klar genug und daher auch die Möglichkeit
verschiedenartiger Wirkungsweisen auf den Körperwuchs, den Metabolismus, die
Geschlechtsfunktionen usw.

Die direkten oder indirekten Nervenverbindungen zwischen dem Hypothalamus
und den anderen Zonen erweitern endlich dieses schon so verwickelte Bild noch
mehr, das ich hier nur anzudeuten versucht habe.

Man kann also sagen, daß es durch eine Reihe von bedeutsamen Versuchen und ausgedehnten Beobachtungen bewiesen ist, daß die Aus-
drucksweisen und Ergebnisse von Gemütsbewegungen nur dann statt-
haben, wenn der Hypothalamus unversehrt ist. Wenn gewisse Zonen der
Hypothalamusgegend einer Reizung unterworfen werden, bewirken sie
im Versuchstier ein Verhalten, wie man es in gewissen akuten Gemütszuständen antreffen kann: Wut, übermäßige Angst usw. Die Versuche,
chronische Gemütsbewegungen, Angstzustände usw. hervorzurufen, sind
noch zu sehr im Anfangsstadium, als daß man sie besprechen könnte. Obwohl die bisher gesammelten Elemente wichtig und anziehend sind, muß
man immerhin bedenken, daß das Hervorrufen eines bestimmten Verhaltens im Versuchstier noch nicht bedeutet, absolut vollständige
Gemütsbewegungen erhalten zu haben, die mit denen im Menschen ver-
gleichbar sind.

Es ist aber sicher, daß das autonome System eine große Bedeutung
für die „Übertragung" von Gemützzuständen besitzt, daß die Entfernung
der sympathischen Ketten oder von parasympathischen Sektionen das
Auftreten gewisser Gemütssymptome verhindert, von denen einige für
bestimmte Zustände spezifisch zu sein scheinen; aber man darf nicht

vergessen, daß man die Funktionen des höchsten Niveaus nicht kennenlernen kann, indem man sie von dem uns bekannten niedrigeren Niveau ableitet, wie es die Gestaltspsychologie lehrt.

Aber auch die zweifellose Wichtigkeit des Hypothalamus und des Thalamus beweist nicht, daß die Gemütsbewegungen in jenen Zonen entstehen.

Übrigens ist, wie MASSERMANN auf Grund ausgedehnter experimenteller Untersuchungen behauptet, eine Gemütsbewegung eine hoch integrierte, konnative und affektive somatische Reaktion, bei der nicht nur das Zentralnervensystem, sondern auch der ganze Organismus als eine psycho-biologische Gesamtheit in seiner seelischen Anpassung an das ständig wechselnde Milieu des Organismus mitwirkt.

Auf diese Weise treten die Beziehungen mit dem corticalen System in ihrem ganzen Umfang zu Tage, eine Frage, die zum Glück aus dem Rahmen dieser kurzen Abhandlung fällt. Ich kann hier höchstens daran erinnern, daß die Hypothalamus - Thalamustheorie von CANNON, welche die Entstehungszentren der Gemütsbewegungen, die dann über die thalamisch - corticalen Bahnen zur Rinde gelangen sollen sowie die Hemmungsfunktion der Rinde, neuerdings in diese Organe verlegen will, vielfach bestritten und bezweifelt wird. Die von ARNOLD vertretene Erregungstheorie der Gemütsbewegungen nimmt einen immer wichtigeren Platz ein; besonders auch auf Grund der durch Lobektomien, Lobotomien und durch zahlreiche Versuche erzielten Resultate. Nach dieser Theorie soll die autogene Tätigkeit der Rinde über die cortico-thalamischen Bahnen durch eine Reizung des Thalamus erfolgen. Die Untersuchungen von McCULLOCH, GELLHORN und anderen sollen bestätigen, daß corticale Reizungen eine Zunahme, und nicht eine Hemmung der thalamischen Tätigkeit bewirken (MURPHY und GELLHORN).

Dagegen hatten schon CANNON (1939) und später STAVRAKY (1943, 1947) und andere beobachtet, daß das Mark und andere Neuronen nach einer teilweisen durch Decorticalisation, Hemicerebration, frontale Lobektomie, Resektion der cortico-spinalen Bahnen erzielten Isolierung für chemische Reize (Acethylcholin, Acethyl-beta-methylcholin, Adrenalin) weit empfindlicher wurde. Es war gleichfalls bekannt, daß man heftige Gemütsbewegungserscheinungen in decerebrierten Tieren hervorrufen konnte; "from the inhibictory influence of the cerebral cortex (BABKIN)".

Die neuesten elektro-encephalographischen Untersuchungen beweisen, daß sich gewisse Gemütszustände im Elektro-Encephalogramm widerspiegeln (Unterdrückung oder Verminderung des Alpha-Rhythmus usw.) und daß auch die Hypothalamusgegend auf Gemütsreizung reagiert. Trotzdem ist es, wie LINDSLEY bemerkt, schwer, im Augenblick eine Antwort bezüglich der beobachteten Tatsachen zu geben; aber es ist sehr wahrscheinlich, daß die corticalen Rhythmen teilweise von den diencephalischen Zentren über die thalamisch-corticalen Verbindungswege kontrolliert werden und daß außerdem Interaktionen stattfinden, bei denen Hemmungen — und auch das Gegenteil — zwischen den subcorticalen Zentren und der Rinde, und umgekehrt, möglich sind.

Letzten Endes scheint heute die Ansicht, daß ein ständiger, gegenseitiger Austausch zwischen dem Neopallium und dem Archipallium, zwischen corticalen und subcorticalen Zonen stattfindet sowie auch ein Austausch von Erregungen über die afferenten und efferenten Bahnen des Thalamus und von diesem zum Hypothalamus, gerechtfertigter als der strenge Begriff einer Lokalisierung in diesem oder jenem Gehirnbezirk.

Ich hoffe, daß diese wenigen fragmentarischen Bemerkungen, die ich angeführt habe, die zahlreichen Wirkungsmöglichkeiten der Gemütsbewegungen klar beleuchten. Auf Grund der absoluten Vorzugsstellung, die der Hypothalamus bei der inneren Regulierung des Organismus (Homeostasis von Cannon) einnimmt, und auf Grund seiner großen

Bedeutung für die Kontrolle der Gemütsbewegungen, kann man leicht
die Wechselbeziehungen und die rückwirkenden Interaktionen begreifen
und verstehen, wie Gemütszustände und Störungen sich auf nervösem
und innersekretorischem Wege auf den ganzen Körperhaushalt auswirken mit ihren so verschiedenartigen Einflüssen, sei es in parasym-
pathischem oder sympathico-mimetischem Sinne; am häufigsten aber
treten beide Formen gemeinsam, jede einzelne in mehr oder weniger
großem Umfange, in Erscheinung. Es ist wohl zu theoretisch und
schematisch, für die verschiedenen Gemütsbewegungen streng entgegengesetzte und auf die Wirkung dieses oder jenes Abschnittes des autonomen Systems sich gründende Bilder heranzuziehen. Die von den einzelnen Forschern erwähnten Beobachtungen bezüglich der Einflüsse der
Gemütsbewegungen sind ziemlich verschieden voneinander, und es
scheint, daß man heute einen Einklang höchstens nur bezüglich der ganz
allgemeinen Elemente erreichen kann. Übrigens sind, wie Cobb mit Recht
sagt, wenige Symptome des autonomen Systems bei den verschiedenen
Gemütsbewegungen streng widersprechend, und die Ähnlichkeiten können
besser dadurch erklärt werden, daß man sagt, man trifft sie in allen
Aufregungszuständen an.

Hier könnte man von der Emergenztheorie (emergency theory) von
Cannon sprechen, die sich auf die Funktion des adreno-sympathischen
Systems gründet, von dem allgemeinen Anpassungssyndrom von Selye,
das dessen Erweiterung darstellt, sowie von dem vago-insulinischen
System von Gellhorn und von den so deutlichen Beziehungen aller
dieser Systeme zu dem Gemütsstress. Aber man kann vom psychosomatischen Standpunkt aus wohl nichts Neues hinzufügen zu dem, was
bezüglich dieser Ansichten schon bekannt ist. Man muß sie jedenfalls
bei der Besprechung der Physiologie und der Physiopathologie der
Gemütsbewegungen in Betracht ziehen.

Im übrigen sind die Veränderungen, die im Organismus auftreten, bekannt,
und es erübrigt sich, sie hier zu besprechen: die Einzelheiten können in den verschiedenen diesbezüglichen Arbeiten und vor allem in dem bekannten Buch von
Dunbar: "Emotions and bodily Changes" nachgelesen werden. Man kann leicht
verstehen, in welcher Weise die Gemütsbewegungen schädlich oder pathogenetisch
auf den ganzen Haushalt, aber vor allem auf die Haut wirken können. Offensichtlich
können die Veränderungen der inneren Bedingungen eine für das Auftreten
gewisser Affektionen günstige Grundlage darstellen oder gestatten, daß gewisse
subpathologische, anfangs übersehene Zustände des biochemischen Haushalts
(leichter Hyper- oder Hypoglykämie, Cholesterinämie usw.), des Kreislaufs und
vor allem der kleinen Blutgefäße zutage treten. Die pathogenetische Ketten-
wirkung vom Zentralnervensystem über die neuro-endokrinen Bahnen ist ziemlich
klar verfolgbar. Was dagegen noch lange nicht klargelegt ist, sind die Wirkungen
auf das Tegument. Es ist möglich, daß sich viele Erscheinungen auf dem Wege
über chemische Vermittler (Acetylcholin, Adrenalin, Histamin) auf die Hautdrüsen
und die kleinen Blutgefäße auswirken. Dafür ist der *psycho-galvanische Reflex* ein
guter Beweis; die auch in meiner Klinik ausgeführten Untersuchungen, die z. T.
von meinem Assistenten Gigli veröffentlicht wurden, und z. T. noch unvollendet
sind, beweisen die Veränderungen des psycho-galvanischen Reflexes an verschiedenen Dermatosen bei den einzelnen Patienten und das besondere Verhalten unter
dem Einfluß von Gemüts- oder Sinnesreizungen. Auch die *Photoplethysmogramme,*
die unter verschiedenen Versuchsbedingungen in verschiedenen Hautgegenden ausgeführt wurden (ein Studium, mit dem wir uns gegenwärtig beschäftigen), bieten

interessante Befunde. Aber die grundlegenden Veränderungen in den Geweben, von den möglichen Vorfällen im epicutanen Säuremantel (MARCHIONINI) bis zu den saueren Mucopolysacchariden, den verschiedenen Enzymsystemen der Grundsubstanz der Haut usw. sind uns noch unbekannt.

Jedenfalls scheint es mir, daß wir uns mit größerer Sicherheit vor allem auf dem Gebiet der Hautadnexe bewegen können. Nichts ist leichter festzustellen, als die erhöhte *Schweißabsonderung*, die bei den verschiedensten Gemütsbewegungen stattfindet; und es erscheint nur zu logisch, daß viele — ich möchte sagen die meisten — Hyperhidrosen auf psychogener Grundlage beruhen.

Die Alterationen, die eine solche *Hyperhidrosis* auf der Haut hervorruft, können dann ihrerseits der Ausgangspunkt für Pyodermien, Mykosen oder auch für Ekzeme oder allergische Formen werden, die infolge der veränderten Reaktionsfähigkeit auftreten. Was die Veränderungen der Hautreaktivität in Beziehung mit den verschiedenen Gemütszuständen betrifft, kann man behaupten, daß noch alles zu erforschen bleibt, und dieses Gebiet ist vielversprechend, wenigstens, soweit wir die Beobachtungen, die wir am Kranken zu sammeln im Begriffe sind, beurteilen können.

Aber auch auf experimentellem Gebiet gibt es Nachrichten von gewissem Interesse.

Neuerlich hat GUY, indem er eine Gruppe von Meerschweinchen verschiedenen Störungen, wie leichten elektrischen Stößen, Geräuschen, Schlafstörungen usw. aussetzte, eine Zunahme der Hautempfindlichkeit bei Berührung mit 2,4 Dinitro-chlor-benzol festgestellt, den Einfluß der Milieu-Faktoren hervorgehoben und behauptet: "sometimes a contact dermatitis is also a neurodermatitis, and conversely that the trigger factor in a neurodermatitis can be one or many contactans".

Ich gestatte mir, nebenbei auf die Tatsache hinzuweisen, daß gewisse dysreaktive Formen von Intoleranz — auch beruflichen Ursprungs — auf einen akuten Gemütszustand oder auch auf eine chronische Gemütsbewegung (unterdrückte Angriffslust während der Arbeitsstunden usw.) als entfesselndes Moment zurückgeführt werden können.

Auch die *Talgdrüsenabsonderung* steht zweifellos mit dem psychischen Zustand in Zusammenhang. Aus den ersten Beobachtungen von COHN (1920) über die Facies seborrhoica von Patienten mit Encephalitis lethargica und den zahlreicheren Beobachtungen von KRESTIN (1927) von Patienten mit Läsionen des III. Ventrikels, aus denen von INGRAM, STOKES usw., welche Seborrhoe oder seborrhoische Zustände bei Patienten mit psychischen Störungen nachwiesen, gehen genügend Elemente hervor, um behaupten zu können, daß Gemütsfaktoren bei der Entstehung von Krankheitsbildern des Talgdrüsenapparates eine Rolle spielen. Die verwickelten Beziehungen zwischen der Talgdrüsenfunktion, dem innersekretorischen System und auch dem Metabolismus ermahnen allerdings zur nötigen Vorsicht.

Von besonderem Interesse sind die den *Haarwuchs* im allgemeinen und den Haupthaarwuchs im besonderen betreffenden Apparate. Es wäre noch immer viel über die Psychologie im Zusammenhang mit dem

Haarwuchs zu sagen. Schon seit langem kennt man die Veränderungen des
Haares bei neurotischen Individuen (Trichotillomanie): das ist ein Kapitel,
das ich zusammen mit dem der Autoläsionen, von Hautabschürfungen zu
Selbstverstümmelungen, und der verschiedenen Phobien (Acarus ...
Syphilisphobie) den Psychiatern überlassen möchte: solche Formen sind
nicht psychosomatisch, sondern entschieden psychopathisch und erfordern Maßnahmen und Kuren seitens des Nervenspezialisten. Anders
verhält es sich dagegen mit einigen Formen von Area Celsi, und darunter
dienen jene, die einer akuten Gemütsbewegung entspringen, als typische
Beispiele (in gewissen Fällen erzielt man eine Genesung mit Narkoana-
lyse durch häufig äußerst dramatische Abreaktionen, wie man sie in
bestimmten Formen von Urticaria beobachten kann).

Es lohnt sich, hier die von Szasz und Robertson gegebene Auslegung zu erwähnen; als die Verfasser den Ausdruck von kahlköpfigen
Individuen beobachteten, wurden sie zu einer Reihe von Untersuchungen
angeregt, aus denen hervorgeht, daß der Spannungszustand der Kopfhaut, der von psychischen Situationen aufrechterhalten wird, einen
bedeutenden Einfluß auf den Haarausfall ausüben kann, gemeinsam mit
erblichen, hormonalen und anderen Faktoren. In der Tat glauben die
Verfasser, auf Grund von Darwins Beobachtungen über das Einziehen
der Ohren bei Tieren "that fight with their teeth" und auf Grund des
engen Zusammenhangs zwischen embryologischer Entwicklung und
Muskelinnervation des Gesichts, der Ohren und der Lederhaut, daß "the
ordinary alopecia is the end result of chronic activity of the scalp muscles
(via branches of the facial nerves) which leads to shearing stresses in the
dermis of the scalp and consequent ischemia". Die Verteidigung ist
phylogenetisch mit Muskelzusammenziehung verbunden und diese kann
bei bestimmten Subjekten als ein grundlegendes psychisches Verhalten
fortdauern.

Daraus geht hervor, daß die Behandlung in solchen Fällen vorwiegend dahin gehen muß, die inneren Bedingungen des Kranken zu
klären.

Bemerkenswert erscheinen mir die Beobachtungen von Woodburne
und Philpott, laut derer die *Drüsencheilitis* eher auf "severe emotional
tensions" beruhen soll als auf angeborenen Anomalien in der Drüsen-
struktur. In den drei von ihnen untersuchten Fällen haben die Verfasser
mit psychotherapeutischer Behandlung eine Heilung erzielt, was mit den
gewöhnlichen physikalischen und medizinischen Mitteln nicht der Fall
war; natürlich trugen sie dem labilen Gemütszustand der Patienten
Rechnung (zwei Mädchen von 15 und 18 Jahren; ein junger Mann von
24, bei dem nach den bei den vorhergehenden Patientinnen erhaltenen
Erfolgen eine örtliche Behandlung nur mit erweichenden Mitteln, außerdem kleine Dosen eines barbiturischen Medikamentes und Psychotherapie angewandt wurden). Mit Recht haben diese Verfasser die Beziehungen zwischen der Hyperfunktion der Mund- und Rachenschleim-
drüsen und der Schweißdrüsen hervorgehoben, auf deren funktionelle
und emotive Veränderungen ich jetzt im Einklang mit McKenna, Wittkower und verschiedenen anderen hingewiesen habe.

Es ist anzunehmen, daß auch die Mund- (und Nasen-)Schleimdrüsen an den Gemütszuständen, besonders Angst- und Spannungszuständen, aus verschiedenen Ursachen teilnehmen.

Es ist notwendig, hier daran zu erinnern, wie viele Daten man bezüglich der Nasenschleimhaut hat zusammentragen können: es scheint, daß diese an den verschiedensten psychischen Situationen teilnimmt, indem sie mit ausgedehnten Veränderungen der Sekretion, des p_H, der Temperatur und der Vascularisation reagiert. Das ist ein großes Kapitel, das sich zu einer Untersuchung des Dermatologen gemeinsam mit dem Nasenspezialisten und dem Psychologen eignet.

Im Einklang damit kann man auch auf die neuesten Untersuchungen über die Tränenabsonderung und die Sekretion im allgemeinen hinweisen.

Man könnte auch — und zwar im Gegensatz dazu — Formen von *Hyposekretion* bis zur *Anhidrosis*, vor allem Mundtrockenheit (vgl. ALLINGTON), der Bindehaut bis zu SJÖGRENs Syndrom anführen, bei denen man, vielleicht nicht als grundlegende, aber als mitwirkende Faktoren, psychische Störungen annehmen kann, und zwar durch funktionelle, vorwiegend neurovegetative Veränderungen der Schleimhaut usw.

Und gerade in solchen Fällen muß man die psychologischen Faktoren einer genauen Untersuchung unterziehen.

Diese kurzen Bemerkungen mögen genügen, die Bedeutung der in psychosomatischer Richtung orientierten Forschungen bei Affektionen der Hautadnexe aufzuzeigen: und das ist meiner Ansicht nach vielleicht das wichtigste Kapitel.

Der Einfluß der psychogenen Faktoren betrifft vor allem die *Veränderungen der Gefäße* und besonders der Arteriolen.

Die zahlreichen Beobachtungen, besonders bei der RAYNAUDschen Krankheit und den dieser Gruppe angehörenden Formen, sind beweiskräftig und überzeugend und ermahnen dazu, die Elemente der Gemütsbewegungen nie außer acht zu lassen oder zu vernachlässigen. In den anderen vom Kreislauf bedingten Formen, die vom einfachen Schamrot bis zur Rosacea gehen können, kann den Gemütsfaktoren eine wechselnde Bedeutung beigemessen werden; sie können, wie beim Erröten, bestimmend und grundlegend sein, oder unbedeutend und zu vernachlässigen, wie bei gewissen Rosaceen, deren Wallungen und Erröten vom hyperfollikulären und dystonischen Fluß des Klimakteriums verursacht werden. Aber es gibt auch Rosaceen, bei denen der psychische Hintergrund die Dermatose beherrscht.

In einer noch zu veröffentlichenden Arbeit hat meine Schülerin TONIUTTI zwei typische Fälle von *Rosacea* psychogenen Ursprungs erläutert, bei denen sie nach vielen Monaten vergeblicher Behandlung mit verschiedenen Medikamenten eine Heilung nach einigen psycho-therapeutischen Sitzungen erzielte, und während dieser Sitzungen erzählten die Patienten von ihren seelischen Leiden, die sie bis dahin vor allen geheimgehalten hatten. Hervorzuheben ist eine deutliche Zunahme der Symptomatologie kurz nach den ersten Sitzungen, die besonders bei einer Patientin die wahre Bedeutung einer „Abreaktion" hatten und von Verzweiflungsanfällen, Weinen, Angstzuständen usw. begleitet waren.

Ähnliche Behauptungen kann man auch bezüglich der Urticaria, der Acne, der Neurodermitiden, des Juckreizes usw. aufstellen, und über diese Formen gibt es bereits ein reichhaltiges Schrifttum. Trotzdem muß man aber zugeben, ohne bis zu der übermäßig kritischen Stellungnahme von MALCAPINE zu gelangen, daß ein großer Teil der umfangreichen, bisher veröffentlichten Kasuistik allzu oft die Beiläufigkeit und das Dilettantentum derjenigen widerspiegelt, die sich — oft nur aus Eifer, der Mode nachzukommen — Fragen widmen wollen, in die sie nicht genügend tief eingedrungen sind. Die Beziehungen mit der Psychiatrie, mit der Psychoanalyse, die philosophischen und semantischen Gesichtspunkte der psychosomatischen Medizin dürfen keineswegs unbeachtet gelassen werden, auch wenn sie kompliziert, schwierig und heikel sind.

Auch aus diesen kurzen Berichten geht hervor, daß die psychogenen Gemütsbewegungsfaktoren vor allem von Fall zu Fall bezüglich der Bedeutung, die sie erlangen können, bewertet, ja ich möchte sagen, dosiert werden müssen. Sie dürfen nicht primär abgeleugnet werden, aber man darf sie auch nicht um jeden Preis unterstreichen.

Es ist sicher, daß die Gemütszustände — seien sie akut oder chronisch — über die so komplizierte und verwickelte Kette der Veränderungen, die sie im Organismus hervorrufen, dazu führen können, das Allgemeinbefinden zu stören, Funktionen zu verändern und die Vorbedingungen für das Einnisten von Krankheiten zu schaffen oder diese sogar zu bedingen. Bis hierher sind wir, glaube ich, alle einig. Weit schwieriger wird jedoch die Frage, wenn es sich darum handelt, festzustellen, wann eine Krankheit einen ausschließlich psychischen Ursprung hat; und es ist noch schwerer, festzustellen, ob es — wie einige sagen — eine Art ätiologische Spezifität gibt, auf Grund deren bestimmte Gemütszustände, bestimmte psychische Störungen von bestimmten Krankheitsbildern begleitet sind. Man darf vor allem nicht vergessen, daß die Tatsache, bei einem Patienten, der, sagen wir, an einem Ekzem leidet, Gemütsstörungen, Zustände psychischen Unbehagens, Geschlechtsstörungen usw. zu finden, nicht beweist, daß das klinische Bild notwendigerweise mit diesen Störungen zusammenhängt, sondern nur, daß der Patient an Angstzuständen leidet oder ein Neurotiker ist. Und das in Analogie zu dem, was bei einer positiven Wassermannreaktion geschieht, die nicht angibt — außer die klinische Beobachtung bestätigt es —, ob die betreffende Läsion luischer Natur ist oder nicht, sondern nur, daß der Patient ein Syphilitiker ist. Nur das klinische Urteil, klare, wiederholte Beziehungen von Ursache und Wirkung, das therapeutische Kriterium und die Abwesenheit von vorausgegangenen organischen Läsionen werden die psychogene Natur einer Krankheit beweisen können.

Übrigens muß man auch die Ergebnisse der Psychotherapie unvoreingenommen objektiv beurteilen, denn — wie Malcapine sagt — der Zustand von Depression oder Angst eines Kranken kann subjektiv gebessert scheinen, während die Hautsymptome nicht verschwunden sind; und umgekehrt, diese können verschwinden, obgleich die psychische Situation unverändert bestehen bleibt.

Daher ist eine einsichtsvolle Kritik, die sich nicht von Begeisterung hinreißen läßt und die andererseits nicht von skeptischem Voreingenommensein getrübt wird, unerläßlich, um die einzelnen Faktoren genau zu bewerten und um zu vermeiden, daß Gemütsfaktoren, die oft von grundlegender Wichtigkeit sind, vernachlässigt werden, und daß man den Patienten mit völlig ergebnislosen intravenösen Injektionen und Salben behandelt; andererseits darf man nicht darauf bestehen, z. B. ein Vulvajucken mit Psychotherapie behandeln zu wollen, während die Ursache eine banale Vaginitis oder vielleicht unbedeutende Darmparasiten sind.

Es ist allerdings notwendig, eine Teilung, die mir von großer Wichtigkeit erscheint und die dagegen allzuoft außer acht gelassen wird, vorzunehmen zwischen *psychosomatischen und psychoneurotischen Dermatosen;*

diese unterscheiden sich durch die Dynamik der Symptomenbildung, durch deren Typus und Bedeutsamkeit sowie durch die Patienten selbst, bei denen sie auftreten.

Die *psychoneurotischen Dermatosen* nehmen oft infolge eines Konflikts zwischen Geschlechtsimpuls und Unterdrückung den Wert eines hysterischen Konversionssymptoms an. Meistens ist ihr vorherrschendes Merkmal das Hautjucken, das seinerseits ein einfaches Jucken oder mit den zahlreichen Folgeerscheinungen des Kratzens verbunden sein kann; oder jener Zustand, den man den negativen Gegenwert des Juckreizes nennen könnte, nämlich Hautaufritzungen, Wunden, Autoläsionen usw.; aber beide Symptomengruppen zeugen von den erotogenen Eigenschaften der Haut, von ihrer sexuellen Teilnahme. Das angenehme physiologische, und in gewissen Fällen wollüstige Gefühl eines Berührungsreizes geht in ein aufgeregtes, frenetisches Kratzen über, es kommt zum ,,Furor eroticus", zum ,,Pruritus sexualis", der immer erotischer wird und schließlich dem Orgasmus nahekommt und ihn in einigen Fällen sogar erreicht (STOKES u. a.), wobei der Kranke auf die Haut überträgt, was er den Geschlechtsorganen nicht gewähren kann.

Das Streben nach Bestrafung, der Wunsch, unbefriedigte, selbstverbotene Impulse zu sühnen, und masochistische Veranlagungen führen, im Gegensatz zu dem oben Gesagten, den Kranken dazu, das Tegument bis zur Verletzung zu mißhandeln; dieses wird geradezu zu einem Geschlechtsapparat mit dem Vorteil, daß weniger offenkundige Zonen als es die genito-analen sind, betroffen werden; nur nachgewiesen Schizophrene, die, wie bekannt, bis zur vollkommenen Eviration gelangen können, werden diese letzteren heranziehen (vgl. KENYON und HYMAN).

Zwischen diese beiden äußersten Grenzen — der des mäßigen Juckreizes und der Selbstverstümmelung — kann man die Formen von Trichotillomanie, von "neurotic excoriations" einreihen sowie gewisse Formen von Hautjucken, vielleicht gewisse atopische Dermatitiden im Sinne von Coca und der Amerikaner, gewisse Formen von Lichen simplex oder Neurodermitis usw. Alles dies sind Formen, bei denen die Dermitis oft in symbolischer Weise einen Konflikt ausdrückt.

In diesen Fällen beherrscht der nervöse Hintergrund das ganze Krankheitsbild, und die Kranken müssen von einem streng psychiatrischen Gesichtspunkt aus untersucht werden. Diese Kasuistik macht dieses schon so verwickelte Kapitel noch komplizierter, indem sie Elemente in die Dermatologie einführt, die ihrer Kompetenz nicht unterstehen, und auf Grund von Vergleichen und Annäherungen zwischen neurotischen und emotiven Formen, zwischen psychopathischen Patienten und "normalen" Individuen ein gewisses Durcheinander schafft. Die Differenzierung ist wichtig, denn die Auslegung dieser Krankheitsbilder muß sich darauf gründen, was die Psychiatrie und die Psychoanalyse je nach ihrer bezüglichen Orientierung lehren; und auch weil es unerläßlich ist, daß der Hautspezialist mit dem Spezialisten für Geisteskrankheiten zusammenarbeiten und dem letzteren nicht selten das Feld räumen muß. Mit Recht hebt MALCAPINE die unterschiedlichen Merkmale hervor, indem sie unter anderem feststellt, daß das psychosomatische Symptom

oft von einem wirklichen Reiz bedingt ist und einen remittierenden
Verlauf aufweist, während psychoneurotische Symptome von einem
Instinktkonflikt herrühren, die Neigung zeigen, sich einzunisten, auch
weil "a fairly large measure of secondary (social) gain is extracted from
the environment", und sich auf einen verhältnismäßig reifen geistigen
Mechanismus gründen.

Zusammenfassend kann man behaupten, daß ein Neurotiker von
einer Dermatose befallen sein kann, auf welche er, ich möchte sagen,
seinen psychischen Zustand überträgt und ihn zur Schau stellt; die
Analyse wird diesen an die Oberfläche bringen und auf diese Weise oft die
Genese und Dynamik der Symptome zu klären vermögen.

Bei den eigentlichen *psychosomatischen Dermatosen* dagegen ist es die
akute oder chronische Gemütsbewegung, die auf dem Weg über nervöse,
neuro-vegetative, innersekretorische Integrationen ..., die ich bereits
erwähnt habe, eine Hautveränderung hervorrufen oder zum mindesten
an ihr teilnehmen können durch eine grundsätzlich auf Störungen der
Drüsenfunktion, der Hautadnexe und der Durchblutung zurückzu-
führende Dynamik. Der Kranke wird kaum ein reiner Neurotiker sein;
es wird sich eher — wie GILLESPIE sagt — um ein "emotionally malad-
justed", ein unbeständiges, vor allem auf dem Gefühls- und Gemüts-
gebiet unreifes und unsicheres Individuum handeln.

Um die Zweideutigkeit des Begriffes „Psyche" zu vermeiden und den
Gefahren auszuweichen, in die viel umstrittenen Antithesen von Psyche
und Soma, von Geist und Körper zu fallen, die zu sehr an die von organisch und funktionell, von Stoff und Geist erinnern — Antithesen, welche
die Fragen von der wissenschaftlichen Grundlage, auf der sie erörtert
werden müssen, auf ein nebelhaftes Gebiet gewisser minderwertiger
Philosophien übertragen, wo sie sich dann verwickeln und verlieren —,
scheint es mir erlaubt, den Ausdruck „*emotive Dermatosen*" für jene Affektionen anzuwenden, bei denen der Gemütszustand des Patienten einen
grundlegenden oder wenigstens ziemlich bedeutenden konkomittanten
Faktor bei der Entstehung der Dermatosen darstellt. In diesen Formen
(den wahren, reinen, psychosomatischen Dermatosen) wird das Studium
der Physiologie und Psychopathologie der Gemütsbewegungen positive
Beiträge liefern, und der erfahrene Dermatologe, welcher sich der Kompliziertheit der Probleme bewußt ist, wird seine Arbeit in vollem Maße
leisten können.

Ich muß gestehen, daß ich der Spezifität ziemlich skeptisch gegen-
überstehe.

In dem neuesten Band von WITTKOWER und RUSSEL, dem Ergebnis ausgedehnter und gründlicher Studien eines Psychiaters und eines Dermatologen
(wie im übrigen in den jetzt zahlreichen monographischen Arbeiten anderer Autoren,
die ich wegen Zeitmangels nicht anführe), werden eine große Zahl Dermatosen,
vom Jucken bis zur Urticaria, von der Alopecie bis zur Acne, unter Beobachtung
der Persönlichkeit, des Geschlechtslebens, der Psychologie der Patienten wiedergegeben, mit dem Bestreben, in jedem Abschnitt die psycho-dynamischen Grundlagen und den Typus der psychischen Störung im Einklang mit der Hauterkrankung
hervorzuheben.

Obwohl das Werk von größtem Interesse und mit sehr gutem Beweismaterial
ausgestattet ist, wirkt es doch nicht völlig überzeugend, besonders was die Spezifität

der Ursachen anlangt: allzu oft begegnet man den gleichen Elementen, wie Unterdrückung von Zuneigungen, unterdrückter Sexualität oder Schuldgefühl bei Patienten mit den unterschiedlichsten Anzeichen: Urticaria oder Rosacea, Acne, Vulvajucken. Das hängt gewiß nicht von unvollkommenen oder oberflächlichen Untersuchungen ab, sondern — meiner Meinung nach — eher davon, daß der gleiche Gemütszustand sich in ganz verschiedenen Richtungen bewegen und ganz unähnliche Krankheitserscheinungen hervorrufen kann, weil er von den verschiedensten endo- und exogenen, konstitutionellen und zufälligen Faktoren bedingt wird, je nach dem Körperbau, dem funktionellen Zustand und dem Charakter des einzelnen Individuums.

Außerdem muß man einen Unterschied machen zwischen einer akuten Gemütsbewegung, dem eigentlichen Stress, der unvorhergesehen und plötzlich wirkt und eine Urticaria oder einen Dickdarmkrampf, einen Asthmaanfall oder die Wiederbelebung eines schon im Gange befindlichen Krankheitsprozesses, je nach dem Allgemeinzustand des Patienten zu jenem Zeitpunkt, hervorrufen kann, und der chronischen Gemütsbewegung, einem fortdauernden Gefühl von Unbehagen, das oft von den umgebenden Bedingungen, von Familienstreitigkeiten, von Angriffslust, die in einem bestimmten Zeitpunkt unterdrückt werden muß, usw., usw., ausgelöst wird; dieser chronische Zustand wird vorwiegend dadurch wirken, daß er die bio-typologischen Merkmale des Individuums zum Ausdruck bringen und sie bis zur pathologischen Unerträglichkeit steigern wird. Die Persönlichkeit des Patienten drückt sich also in einer bestimmten Reaktion auf eine gegebene Ursache aus, während diese in einem anderen eine ganz verschiedene Symptomatologie verursacht. In dem einen werden die Reaktionen von unterdrückter Wut mit trockenem Mund, reichlicher Schweißabsonderung... vorherrschen, in einem anderen die Reaktionen von Besorgnis und Furcht.

Es ist also nicht die Ursache sondern das Subjekt, welches der Krankheitsform ihren Stempel aufdrückt, und Sie werden mir gestatten zu behaupten, daß die neuere Medizin immer weniger ätiologisch und immer mehr — und zu ihrem Vorteil — individualistisch zu werden im Begriffe ist.

Die Forschungen müssen sich daher der Persönlichkeit und der Typologie des Subjektes anpassen. Die Aufmerksamkeit des Forschers muß auf den besonderen Charakter des Kranken gerichtet sein. Die Untersuchungen über die Konstitution sind äußerst zahlreich, die Theorien verschieden, die Klassifikationen unterschiedlich, aber keiner gelingt es vollkommen, unserem Streben Genüge zu tun, und alle müssen noch einer Kritik unterzogen werden, denn das „Continuum", das der Mensch darstellt, bietet so große Verschiedenheiten und eine so große Kompliziertheit, daß es fast unmöglich ist, es in streng schematische Kategorien oder Gruppen oder „Habitus" einzuzwängen. Trotzdem aber bildet der Fortschritt von einer morphologisch-architektonischen Orientierung auf Grund strenger Messungen zu einer funktionellen, neuro-endokrinologischen und gegenwärtig auch psychologischen Orientierung, den wir zu machen im Begriffe sind, eine zweifellose Besserung und scheint ein gutes Omen für die Zukunft zu sein.

Vielleicht ist es die Charakterologie, die uns gemeinsam mit der modernen und vervollkommneten Psychologie die Möglichkeit geben wird, die individuellen Unterschiede aufzuzeigen und folglich in Kategorien einzuteilen, was nicht nur unserem Streben nach Ordnung entspräche, sondern auch dem Tatbestand nachkäme. Die diesbezüglichen Studien machen bemerkenswerte und vielversprechende Fortschritte.

Wenn ich Ihnen zum Abschluß, soweit es in meinen Kräften steht, meine Ansicht über die Gemütsfaktoren auseinandersetzen sollte, würde ich im Einklang mit WOLFF und vielen anderen Verfassern behaupten, daß es meiner Meinung nach zwei grundlegende Verhaltungsarten im Menschen gibt: die *defensive* und die *offensive*. Sie finden verschiedene, wenn auch nicht immer entgegengesetzte Ausdrucksformen, um dem gleichen Zweck, dem Schutz, zu dienen; ihr Ursprung liegt in der verschiedenen psycho-physischen, erblichen, genetischen Anlage sowie der Erziehung und dem Milieu des Individuums; sie drücken dem gesamten sozialen, intimen, seelischen und auch physiologischen und physio-pathologischen Benehmen des Subjektes ihren Stempel auf; sie werden — mit Hilfe der verschiedensten Ereignisse — zu besonderen, einander unähnlichen Reaktionsmöglichkeiten, zu ungleichen funktionellen und auch organismischen, allgemeinen oder lokalisierten Modifikationen in diesem oder jenem Organ führen.

Die auf Schäden reagierende Richtung und die Krankheitsbilder, die sowohl auf psychischem als auch auf physischem Gebiet daraus entstehen können, werden eben diese subjektiven Merkmale tragen.

Nebenbei möchte ich die Beziehungen erwähnen, in welchen die beiden grundlegenden Formen von Ausdruck — Reaktion mit dem Überwiegen des einen oder des anderen Abschnittes des autonomen Systems und dieses Systems über das endokrine System, mit den für ein bestimmtes Alter und Geschlecht charakteristischen Merkmalen und sogar mit der Art der Bildung und der geschichtlichen Epoche (MEAD; TOYNBEE) usw. — zur Geltung kommen.

Trotzdem wird aber eine gewisse Unsicherheit bestehen bleiben über die Rolle, welche die innere Struktur des Individuums und die Bedingungen des Milieus, der Erziehung, der sozialen, ethisch-religiösen und ökonomisch-politischen Verhältnisse bei der Bestimmung der einen oder der anderen Richtung spielen. Die Auslegung und die Wahl wird nicht so sehr auf objektiven, wissenschaftlichen Angaben als fast ausschließlich auf der Persönlichkeit des Forschers beruhen müssen.

Ich hätte gern noch vieles besprochen, um zu beweisen, wie begeisternd das Kapitel der neuen psychosomatischen Medizin ist. Ich hoffe jedoch, daß auch die wenigen, nur angedeuteten Argumente genügt haben, Zeugnis dafür abzulegen, daß unser Zweig der Medizin, der für Außenstehende von geringer Bedeutung und zum Untergang bestimmt zu sein scheint, nachdem die Venerologie nicht mehr ihre alte Bedeutung besitzt, lebendig und von neuen Anregungen getrieben ist. Die alte, ruhmvolle Dermatologie hat noch eine große Zukunft vor sich!

Aus der Dermatologischen Klinik und Poliklinik der Universität München.
(Direktor: Prof. Dr. A. MARCHIONINI.)

Die Bedeutung der Psychosomatik für die praktische Dermatologie.

Von

SIEGFRIED BORELLI.

Unter „Psychosomatik" soll in dieser Abhandlung *Psycho-Physio-Pathologie* (SCHULTZ-HENCKE) bzw. „angemessene Erfassung der psychischen und physischen Faktoren gemeinsam in der Medizin" (WITTKOWER) verstanden werden, nicht die von KOLLE verworfene Bedeutung, „daß die Seele das Primäre, der Leib das Sekundäre sei, daß der Leib *nur* krank werden kann, weil die Seele leidend ist". Es bleibe dahingestellt, ob man nur gewisse mehr oder minder bedeutsame psychische Einflüsse auf die verschiedenen Erkrankungen einräumt oder dem Standpunkt zuneigt, zu jedem Seelischen gehört ein organisches Korrelat, zu jedem Mikropsychischen gehört ein komplexer organischer Vorgang (SCHULTZ-HENCKE), oder „jede Krankheit ist Symbol für ein persönliches Schicksal des Betroffenen". Der Satz erscheint STERTZ besonders fragwürdig, wenngleich die von ihm geforderten statistischen Unterlagen über die zeitliche Beziehung von Schicksal und Krankheit sich u. E. verhältnismäßig leicht für eine Reihe von Leiden erbringen lassen. Doch erscheint uns der Nachweis der zeitlichen Korrelation allein noch nicht ausreichend!

Die Ärzte wußten an sich immer, daß das *Affektleben* etwas mit der Krankheit zu tun hat. Aber seit VIRCHOW wurde der Krankheitsbegriff ein anatomischer mit der Neigung, Krankheit und Organveränderung einander gleichbedeutend zu setzen und den Sitz der Krankheit in Zell- und Organläsionen zu verlegen. Die Krankheit war streng lokalisiert, morphologisch-dermatologisch z. B. zunächst auf die Haut. Die Medizin betrieb das Studium des Organismus, den sie als eine Art physiologischen Mechanismus betrachtete (STERN). Eine Beschäftigung mit dem Seelenleben erschien der wissenschaftlichen Forschung weniger würdig als Laboruntersuchungen, die der Medizin zwar ungeheure Fortschritte gebracht haben, jedoch ein Übersehen der affektiven Seite der Krankheit zur Folge hatten. „Man kann diese Periode als das Maschinenzeitalter der Medizin bezeichnen" (WEISS und ENGLISCH). — So wurde auch die Berücksichtigung psychischer Momente für Diagnostik und Therapie in der Dermatologie weitgehend außer acht gelassen, obgleich die Haut immer wieder als Musterbeispiel für die Beobachtung und den Ablauf psychischer Einflüsse benannt wurde. Hierzu meinte WITTKOWER, die Dermatologen seien zu wenig mit medizinischer Psychologie, die medizinischen Psychologen zu wenig mit der Dermatologie vertraut. Zudem richteten die Dermatologen ihr Augenmerk auf die Oberfläche des Körpers, während psychologische Probleme nicht ohne weiteres *visuell* erfaßbar seien. — Es kommt hinzu, daß das Behandlungssystem und der Zeitmangel weitgehend zur Massen- und Kurzbehandlung drängen, das Verfolgen psychologischer Probleme pro Einzelfall jedoch verhältnismäßig viel Zeit erfordert.

Die theoretischen Grundlagen der heutigen Psychosomatik basieren auf den Lehren von FREUD, ADLER, JUNG, zu denen wesentliche Beiträge z. B. von SCHULTZ-HENCKE, I. H. SCHULTZ, FROMM, HORNEY, HEIDEGGER, BOSS u. a. treten. Ein wesentliches Moment tritt hervor: Die Energie der Triebregungen, deren Befriedigung der Mensch sich aus äußeren Hindernissen oder inneren Hemmungen, wie bewußten oder unbewußten Gewissensgründen, „versagen" muß, wird zunächst nur aufgestaut, aber nicht entladen. Die so erhaltene *Psychodynamik* kann zweierlei Verwendung erfahren. Die gestauten Antriebe können z. B. an einem „erlaubten Ersatzobjekt" aufgebraucht werden, d. h. im Sinne der „Sublimierung" zur Bewältigung ethisch oder sozial positiv gewerteter Aufgaben eingesetzt werden. Findet diese Zielablenkung nicht statt, so kommt es zu einer *Triebverdrängung, Triebversagung, „Frustration."* Die Triebregungen mit ihren Objektvorstellungen, Gedanken, Affekten — die ganze Dynamik — werden vom Bewußtsein ferngehalten. Das erfordert ständigen Energieaufwand. Da aber die versagten Tendenzen nicht wirklich aufgegeben sind, besteht dauernd die Möglichkeit eines späteren Durchbruchs beispielsweise bei Auftreten aktueller zusätzlicher Lebensschwierigkeiten, bei „Konflikten". Teils kommen die verdrängten Antriebe dann in unkenntlicher, symbolischer Form zum Ausdruck. Die „Symbole" können individuelle oder auch generelle Bedeutung aufweisen. — Auf diesem Untergrund entstand zunächst die Lehre von den Psycho- und Organneurosen, bzw. den funktionellen, psychogenen Erkrankungen oder den psychogenen Komponenten der Krankheiten. Die beiden letzten Formulierungen kennzeichnen die nunmehr erfolgte Gegenüberstellung und Zweiteilung der Krankheitsursachen in psychische und organische und damit die Möglichkeit einer Frage nach der Vorherrschaft. Den so sich öffnenden Zwiespalt versuchte man zu überbrücken durch die Lehre von der „Leib-Seele-Einheit", der „Gleichzeitigkeitskorrelation", — bei der es sich jedoch dann um einen psychophysischen Parallelismus oder ein psychophysisches Ineinandergreifen handeln kann, — um schließlich mit der Existenzanalyse (HEIDEGGER, BOSS) auf alle trennenden Teilungen zu verzichten und nur noch den „Menschen in seinem Dasein, Sosein, In-der-Welt-Sein" zu sehen. — Insgesamt bleibt festzustellen, daß sich unter dieser Sicht der Krankheitsbegriff vom anatomischen zum physiologischen, psychologischen und schließlich soziologischen im weitesten Sinne entwickelt.

Es soll versucht werden, mit den Worten einiger Autoren die Auffassungen noch näher zu erläutern.

Die JAMES-LANGEsche Theorie behauptete, daß wir nicht weinen, weil wir traurig sind, sondern daß wir traurig sind, weil wir weinen. Im Hinblick auf die Prävalenz der körperlichen oder seelischen Vorgänge sieht STERN das Problem hier falsch gestellt. Traurig sein und weinen, froh sein und lachen, sich schämen und erröten seien Tatsachen, die eine Einheit bilden und sich nicht trennen lassen. Das seelische Geschehen sei von größter Bedeutung für den Ablauf aller organischen Funktionen. Die Tätigkeit des Herzens sei ebensosehr psychischen Einflüssen unterworfen, wie die Funktion des Darms, der Blase, der Geschlechtsorgane. Diese Tatsache bilde den Ausgangspunkt der psychosomatischen Medizin.

So bezeichnet MENG jede Erkrankung als Ergebnis des Zusammenwirkens zahlreicher Faktoren. Deshalb muß man die Diagnostik erweitern. Außer dem Ergebnis der Organdiagnostik und der somatischen Konstitution soll man die „Situation" des Kranken kennen. Man muß nach KOLLE den Menschen nicht nur in den Räumen seines Bios, sondern zugleich in seinem religiösen, sozialen und ästhetischen Raum sehen. (Existenzanalytisch sogar letzlich in den Räumen des Kosmos.)

Für WITTKOWER sind psychosomatische Erkrankungen „*Störungen des emotional nicht Angepaßten*". Doch entwickelt sich nicht bei jeder emotionalen Unangepaßtheit eine psychosomatische Erkrankung. — Im allgemeinen hängen unsere Verhaltensweisen und voraussagbaren Reaktionen in bestimmten Situationen von fokalen Konflikten — Vollzugszwängen, bedingten Reflexen — unserer Charakterstruktur ab. WITTKOWER ist der Ansicht, daß jede zusätzliche Belastung einer bereits gespannten emotionalen Konfliktsituation eine psychosomatische Störung in Gang bringen kann. Doch sei es ein *wesentlicher Mißgriff*, psychosomatische und ganz allgemein psychologische Störungen *gegenwärtigen Schwierigkeiten* zuzuschreiben. *Im allgemeinen* entzündet ein störender

Umwelteinfluß, momentaner Konflikt, nur den Zündstoff tief verankerter Affekte und fokaler Konflikte. Nach WITTKOWER ruft die Explosion oder auch lediglich das Schwelen dieser Konflikte spezifische affektive Zustände hervor, die — hinsichtlich unseres Fachgebietes — entsprechende spezifische Hautmechanismen in Gang bringen. Nach Meinung dieses und vieler anderer Autoren besteht vielfach eine überraschende Gleichheit im Bereich fokaler Konflikte bei einer großen Zahl Patienten mit derselben Krankheit. Dagegen glauben STERN u. a. wieder nicht, daß man generell für einzelne Hautaffektionen spezifische Charakterzüge oder Konflikte auffinden kann.

Auf ein weiteres Moment ist noch hinzuweisen, auf den erworbenen Vollzugszwang von J. H. SCHULTZ, der sich unseres Erachtens nahezu deckt mit dem PAWLOWSCHEN Reflex. Der Begriff Vollzugszwang besagt, daß immer wieder einwirkende Einflüsse schließlich zu einer bestimmten Reaktionsweise führen. Beim PAWLOWSCHEN Reflex kann ein Zusammentreffen von körperlich-seelischen Einwirkungen eine bestimmte Reaktion zur Folge haben. Nach einiger Zeit kann ein bestimmtes Signal, pars pro toto aus der ganzen Einflußgruppe, für sich allein dieses Symptom auslösen. So kann auch ein Leidens- und Krankheitssymptom nach Fortfall der ursprünglichen Auslösungsnoxen in derartiger Weise das Leiden symptomatisch wieder in Gang bringen oder halten. Es ist dann fixiert. Therapeutisch läßt sich eine *psychogene* Fixation beispielsweise kaum *chemotherapeutisch* allein beseitigen. Es muß dann *Psychotherapie* hinzutreten.

Hinsichtlich der Organwahl und der Art der Organwahl zieht WITTKOWER im Hinblick auf die Dermatologie in Anlehnung an HODGSON in Erwägung, daß verschiedene Individuen mit verschiedenen Hauttypen ausgestattet seien, unter denen einige auf Grund konstitutioneller Gegebenheiten von ihrer Haut als Medium emotionellen Ausdrucks eher Gebrauch machen könnten als andere. Vom ganzheitlichen Standpunkt aus sei es jedoch wahrscheinlicher, daß die Haut „zu den Betreffenden paßt" und bestimmte Hauttypen — ein „dickes oder dünnes Fell" — bestimmten Persönlichkeitstypen entsprechen. Das kommt einer Anlehnung an KRETSCHMER nahe. Hierzu würde auch die Auffassung SCHALTENBRANDs gehören, daß sich viele Gemeinsamkeiten zwischen Haut- und Nervensystem, charakterologischen Eigentümlichkeiten und Reizbarkeit wie Erregbarkeit der Haut durch die Tatsache der *gemeinsamen Entwicklung aus dem Ektoderm* erklären lassen.

Für die Praxis ist es ungeachtet jeder Prävalenzfrage bedeutsam, daß der den Arzt aufsuchende Kranke letztlich körperlich *und* psychisch verändert ist.

Die *Haut* ist nun in ihrer psychologischen Bedeutung

1. ein Grenzorgan, als Schranke zwischen eigener und fremder Welt,

2. damit zugleich ein Kontaktorgan zur Umwelt,

3. ein Ausdrucksorgan, von den Amerikanern bezeichnet als somatischer Ort des Exhibitionismus, der Darbietung an die Umwelt, z. B. durch Erblassen, Erröten, Schwitzen, Gänsehaut, als Teilen der Emotionen Furcht und Wut (ALEXANDER),

4. ein Eindrucksorgan für den Beschauer vom ästhetischen Standpunkt, wie schön, häßlich, sauber, unsauber, blaß, braun (Sack),

5. ein Sinnesorgan, durch das Reize aufgenommen werden, wie Wärme, Kälte, Schmerz, Brennen, Jucken, Kitzeln, sexuelle Lust, alle Qualitäten des Tastsinnes (Sack, Alexander) mit der ganzen sich daran knüpfenden Skala im Bewußten und Unbewußten.

Der Zusammenhang *zwischen psychischen Einflüssen und somatischen Reaktionen* an der Haut läßt sich leicht beweisen. Zunächst kennen wir eine Reihe von flüchtigen Erscheinungen aus dem Bereich des Normalen, wie das Erröten, dessen Bedeutung nach Wittkower in einem Kompromiß zwischen zwei einander widerstreitenden Zügen liegt. Es handelt sich um eine Verdrängung, die akut traumatisiert wird, ein Verbot, das angetastet wird; eine Reaktion, die häufig als Zeichen von Unschuld angesehen wird, aber mit echter Unschuld unvereinbar ist. — Ein weiterer Ausdruck des Affektes findet sich im Schwitzen. Beide Symptome gehören der Erregung an. Demgegenüber findet sich das Erblassen bei Angst und die Gänsehaut. Vom Erröten führt über den betonten Dermographismus, die Urticaria factitia, bis zur chronischen Urticaria und dem Quinckeschen Ödem, zugleich mit Hauttemperatursteigerung, zuweilen eine gerade Reaktionsreihe. Das erhellt aus den Versuchen von Graham und Wolff, die bei Wachrufen unterdrückter frustrierter ressentimentgeladener Affekte bei Kranken mit chronischer Urticaria alle diese Reaktionen reproduzieren konnten.

Auf der Gegenseite fanden sie während der Äußerung unterdrückter Angstaffekte Abfall der Hauttemperatur, Erschwerung der Dermographismusauslösung und Blässe. — Schultze sah bei derartigen psychisch induzierten Reaktionen im Rahmen zufälliger Versuche intensivere Ausschläge als bei Gabe von entsprechend wirkenden Pharmaka, z. B. höheren Temperaturanstieg als nach Priscolgabe.

Hieraus ergibt sich z. B. für das Schwitzen als mögliche Teilkomponente von Erregungsabläufen der Schluß, daß auch seine pathologischen Dysfunktionen, wie die Hyperhidrosis und evtl. die Dyshidrosis von psychischen Einflüssen abhängig sein können. Mittelbar besteht damit beispielsweise ein Zusammenhang auch zwischen Psyche und manchen Dermatomykosen, soweit nämlich die Pilzerkrankungen durch Hautschweiß gefördert werden. Ebenfalls könnte auf diesem Wege über das Aufquellen der oberen Epidermisschichten (Spier und Natzel u. a.) das Ingangkommen einer Allergie gefördert werden, vielleicht auch Bakterien ein günstigerer Nährboden vermittelt werden. Man bedenke dann die Folgen wiederum für die Ekzemgenese im Hinblick auf die Veröffentlichungen von Miescher und Storck. *Das Aufzeigen derartiger Relationen mag vielleicht geeignet sein, ein größeres Verständnis für den bedingenden Einfluß der Psyche — im Gegensatz zum ursächlichen — zu erwecken.*

Es erhebt sich nunmehr in der Literatur die Frage nach der „*Symbolik*", d. h. *der symbolischen Bedeutung von psychogenen Krankheiten.* Bei den bisher beschriebenen, mehr flüchtigen Hauterscheinungen und Krankheiten kamen bereits einige Bedeutungen zum Ausdruck. Sack teilte die Hautkrankheiten ein in solche, bei denen eine *Organaktion* und eine *Organreaktion* vorliegt — beispielsweise Pruritus als Organactio, Kratzen und sekundäre Veränderungen als Organreactio — und solche mit *ausschließlicher Organaktion.* Diese letzteren schienen ihm besonders wesentlich für das Studium der Psychogenese. Als Erläuterung sei in unserem Rahmen nur die kleine Gruppe der Stigmatisierten herausgegriffen, bei denen, zumeist unter Anlehnung an Religionsinhalte,

Hämorrhagien oder blutig wirkende Sekretionen zu bestimmten Zeiten an bestimmten Körperstellen auftreten. Hier liegt ein eindeutiges Symbol vor, das bereits dem Laien begreifbar ist. Doch braucht die Symbolik nicht jeweils für den Träger der Hautveränderung oder den Beschauer ohne weiteres verstehbar zu sein. Es kann auch ein Ausdruck vorliegen, wie bei der Urticaria bereits angedeutet, der nicht ein Bild, sondern mehr den Ablauf eines Vorganges wie eines Affektes darstellt. Abläufe, wie die bei Gefäßreaktionen, Schweißausbrüchen, Sexualvorgängen kommen zu bestimmten Gelegenheiten in Gang. Doch kann eine individuelle Schwankungsbreite von Mensch zu Mensch vorliegen, die von bestimmten fokalen Komplexen abhängig ist. Es ist ja das Wort Komplex gewählt worden, um damit zu erkennen zu geben, daß zwar ein einheitlicher Inhalt existiert, aber eben im Sinne eines Komplexes, also einer Gruppe. Komplex bedeutet nämlich in der Normalpsychologie: „Ganzheitliche, psychische Gegebenheiten von geringerer Bewußtseinsabhebung und unscharfer, fehlender Gliederung." Mehr psychopathologisch oder tiefenpsychologisch definiert: „Unbenannte, gefühlsbetonte, affektgeladene Gedanken oder Vorstellungsgruppen von starker psychodynamischer Wirksamkeit." — Es wird also eine derartige Hautreaktion — oder Hauterkrankung sog. psychogenen Ursprungs nicht Kennzeichen für einen einzigen bestimmten Inhalt sein, sondern nur eine Chiffre für eine Erlebnis- und Vorstellungsgruppe, kombiniert mit bestimmten organischen Abläufen. Trotzdem brauchen nicht alle gleichartigen Dermatosen jeweils wieder vom gleichartigen Komplex- oder Symboluntergrund abzuleiten zu sein. Denkt man an die Forschungsergebnisse von PAWLOW und seinen Schülern, so läßt sich hier experimentell zeigen, daß Reaktionen unter Umständen nach einer gewissen „Übungszeit" verkehrt, also nicht der ursprünglichen Norm entsprechend verlaufen können. So zeigte neuerdings PSCHONIK, daß eine Reaktionskette

Schmerz = Gefäßkontraktion und Temperaturabfall,

Wärme   = Gefäßdilatation und Temperaturanstieg
               verkehrt werden kann in

Schmerz = Gefäßdilatation und Temperaturanstieg,

Wärme   = Gefäßkontraktion und Temperaturabfall.

Es könnte also sein, daß jemand erblaßt, wo andere — normalerweise — erröten. Das heißt also, es können auf gleiche Komplexqualitäten verschiedene Reaktionen auftreten, wenn auch gewisse ursprünglich einheitliche Reaktionsweisen adäquat wären.

So ist bei Einräumen einer gewissen Anzahl gleicher Grundreaktionen mit einer erheblichen Spielbreite zu rechnen, wie sie ja letztlich in der gesamten Medizin vorliegt.

Außer auf bestimmte, meist analytisch aufgedeckte Komplexinhalte haben die Untersucher auf *typenmäßige Übereinstimmungen hinsichtlich Charakterstruktur und Persönlichkeit* gefahndet. Es finden sich zu bestimmten Erkrankungen derartige Studien mehr oder minder eingehender Natur. So gibt es die Gruppe der Menschen mit vegetativer Labilität, mit vegetativer Dystonie, oder nach BECKER und OBERMAYER mit neurozirkulatorischer Instabilität. Das sind also Äußerungen, die mehr das vegetativ Somatische betreffen. Ferner gibt es Einordnungen in Konstitutionstypen und in Charakterstrukturen, wie sie von MARCHIONINI und MARCHIONINI-SOETBEER, BORELLI, KEPECS, RABIN u. ROBIN, WITTKOWER u. a. z. B. für die Neurodermitis gefunden und beschrieben wurden. Es ist an sich überraschend, daß die verschiedenen Untersucher meist zu etwa den gleichen Ergebnissen bei korrespondierenden Erkrankungen gelangten, während zwischen verschiedenen Dermatosen gewisse Unterschiede in der Typenbeschreibung zum Ausdruck kommen. Dem Leser scheint es zwar manchmal so, als wenn diese und jene Unterschiede nur gering seien. Doch wie in der Dermatologie sonst pflegen auch hier sehr feine Differenzierungen entscheidend zu sein. Zudem findet die Bedeutung der Charaktereigenschaften eine Stütze durch die embryologisch entwicklungsgeschichtlich begründete Anschauung von SCHALTENBRAND: ,,Man könnte wegen der nahen Verwandtschaft der Haut mit dem Nervensystem mit der Möglichkeit rechnen, daß die Neigung zum Ekzem mit besonderen charakterologischen Eigentümlichkeiten einhergeht!‘‘

Doch nun ergibt sich eine Frage: Entwickelten sich diese Persönlichkeitsmerkmale erst infolge des Hautleidens, zumal wenn es chronisch ist ? Oder ist die Charakterstruktur primär vorhanden ? Hierzu lehrt die neuere psychosomatische und psychologische Forschung, daß die Persönlichkeitsstruktur in ihrem Grundgefüge sehr früh festliegt, meist bereits mit dem 3. Lebensjahr. Zahlreiche Grundreaktionen als Folge der Beziehung Mutter-Kind liegen sogar bereits mit Ablauf des 1. Lebensjahres fest, wie gerade die Untersuchungen von R. SPITZ eindrucksvoll beweisen. Ein sekundärer, *echter* Persönlichkeitswandel ist danach aus exogenen Bedingungen heraus kaum noch möglich.

Die Kenntnis der Persönlichkeitsstruktur, die im Einzelfall durch Psychodiagnostik jeweils neu erworben werden muß, erscheint uns deshalb geeignet, eine Grundlage für die Therapie zu bieten und den Zugang zu den Individualkomplexen, den fokalen Konflikten (WITTKOWER) zu erleichtern.

Es wird immer wieder die Frage gestellt nach dem Zustandekommen der körperlichen Erscheinungen ,,aus psychischen Ursachen‘‘. Die bisherige medizinische Richtung sah den End- bzw. Anfangspunkt für die Erklärung der Krankheitsentstehung meist zufriedenstellend beantwortet mit der Aufdeckung der Zellveränderung, des Bakterienstammes, Infektionsweges oder dgl. — Unter dem Blickwinkel der Beteiligung des vegetativen Nervensystems und der inneren Sekretion wurde die Erklärung zunehmend schwerer. Man verwies im Endeffekt auf eine Hirnregion als ,,Umschaltstelle‘‘, wie das Stammhirn, oder Zwischenhirn. — Als Umschaltstelle für psychische Einflüsse gab man diese Hirnbezirke ebenfalls später an, war allerdings damit dann weniger zufriedengestellt, da nunmehr die nächste Frage lautete: Warum treten bei *dem* Patienten und nicht bei einem *andern* bestimmte Erscheinungen auf ? Hier hat die Forschung noch manche Fragen zu beantworten (wie die gesamte Medizin letztlich zu klären hat, warum gerade der oder jener erkrankt).

Doch sei zunächst darauf verwiesen, daß eine Anzahl sog. psychogener körperlicher Erkrankungen als Folge affektiver Vorgänge z. B. auf dem Wege über Stress und Hormonausschüttung, vegetatives System, Gefäßreaktionen (ALEXANDER), teilweise vermittels bedingter Reflexe erklärt werden können. Bei anderen psychogenen Erscheinungen handelt es sich z. B. um die Auswirkung psychisch-emotional-affektiver Verhaltensweisen wie Überwertungen, Hypochondrien. Das heißt, man muß trennen zwischen Beschwerden oder Krankheiten mit organischem Substrat und solchen, bei denen objektiv betrachtet das Geschehen auf die Psyche allein beschränkt geblieben ist.

Psychogene Momente können ursächlich und hinsichtlich der Unterhaltung der Beschwerden bei allen *pruriginösen Leiden* von Bedeutung sein: mag es sich nun um einen Pruritus generalisatus, localisatus oder um eine Neurodermitis disseminata, circumscripta oder um die subjektive Stärke der Beschwerden bei einem Lichen ruber, einem Ekzem, einer Dermatitis, einem Diabetes oder einem sonst juckenden Leiden handeln. Die organischen, physiologischen, chemischen, nervösen und die psychischen Abläufe beim Juckvorgang sind bislang noch keineswegs eindeutig geklärt. Doch wird das Jucken physiologisch zunächst aufgefaßt als Folge unterschwelliger Schmerzreize kombiniert mit dem Kitzeln, einer Reizung des Hautdrucksinnes, der Haarbalgberührung. Unter Ablaufen verschiedener Organreaktionen, wie der auf das Kratzen, mit Veränderung der peripheren Gefäßfüllung usw. dürften diese beiden Komponenten zusammenwirken. Unter *psychologischer Sicht* beinhaltet der Juckreiz in erster Linie drei Komplexe: 1. den der *Erotik*, 2. der *Aggression*, 3. der *Sauberkeit.*

Zu 1. Die Haut zählt im weiteren Sinne zu den erogenen Zonen und hieraufhin läßt sich bereits ein Zusammenhang zwischen Vita sexualis und Juckreiz vermuten. Ethymologisch interessant ist, daß Kitzeln, Kitzler und kohabitieren auf einen Wortstamm zurückgehen. In manchen Sprachen werden sie sogar durch dasselbe Wort ausgedrückt. Im Volksmund finden sich auch bei uns Hinweise auf den Zusammenhang zwischen Kitzligkeit und sexueller Unerfahrenheit bzw. ihren Gegenteilen („Mal sehen, ob Du *noch* kitzlig bist — jemand ist *schon* ausgekitzelt"). Die mögliche sexuelle Bedeutung des Juck-Kratz-Ablaufes war vielen Dermatologen auffällig. KAPOSI wie SACK schilderten die Analogie zwischen Juckanfall und Orgasmus. JAQUET sprach von Onanisme pruritique.

Erst kürzlich berichtete mir ein an Analpruritus leidender Akademiker von der ihn beunruhigenden, ihm eigenartigen Feststellung, daß er sich während bzw. nach nächtlichen Pruritusattacken fühle, wie nach einem excessiven Coitus. — Wie oft mögen Patienten wohl dasselbe Empfinden haben, ohne in der Lage zu sein, es wörtlich auszudrücken, bzw. ohne diese Beobachtung ihrem Arzt mitzuteilen, weil sie sich schämen. Manche Autoren, wie auch wir, sahen sogar Patienten, bei denen es infolge Kratzens und Reibens zum echten Orgasmus kam. Bedeutungsvoll dürfte es auch sein, daß die meisten umschriebenen Pruritusformen sich auf erogene Spezialzonen beschränken (WINKLER). Es liegen zahlreiche Fallbeschreibungen vor, die einen beträchtlichen Gemeingültigkeitswert aufweisen und besagen, daß Pruritus der Ausdruck einer nicht normalen oder nicht adäquat ausgelasteten Vita sexualis sein kann, eines Onanieäquivalentes, verdrängter Sexualtendenzen, homosexueller Wünsche (SACK, MEYER, GAY PRIETO u.a.)

Genitalpruritus kann nach Kemper aufzufassen sein als Dauerirritation der Nervenendkörperchen infolge genitaler Dauerregung im Sinne eines Bereitschaftsreflexes bei gleichzeitiger psychogener Hemmung. Wittkower wies darauf hin, daß die Haut emotionale Affekte und sexuelle Reize zwar stark empfinde, doch könnten bestimmte Hautsensationen ihren sinnlichen, angenehmen, erotischen Gehalt verlieren, so daß die Betroffenen die wohlige Empfindung bewußt nicht mehr wahrnehmen, die ihnen das Kratzen auslöst. — Selten trifft man auf ein so naives Eingeständnis der wohligen Empfindung beim Jucken und Kratzen, wie bei dem Patienten von Hopf, der seine Scabies behandeln lassen wollte, aber zugleich bat, ob es wohl möglich sei, das Leiden als solches zu beseitigen, aber den angenehmen Juckreiz bestehen zu lassen.

Zu 2. Doch beschränkt sich die psychische Bedeutung des Pruritus nicht auf sexuelle Komponenten. Das Kratzen kann auch Ausdruck der Aggressivität sein. Die des Ausweges beraubte Aggressivität, die flüchtige oder dauernde Empfindung der Frustration kann das Kratzen hervorrufen. Der ursprünglich gegen die Umgebung gerichtete Antrieb zu feindlichen Impulsen kann auf diesem Wege auf die Person selbst zurückfallen und sich gegen die eigene leicht erreichbare Haut richten. Sack sah hier den Zusammenhang zwischen Aggression und Fluchttendenz; ähnlich zu werten wie Angst und Notwehr. So gehen beispielsweise Tiere bei Unmöglichkeit der Flucht auch zum Angriff über. — Warum kratzt sich ein Mensch oft am Kopf, wenn er etwas tun soll, was er nicht möchte oder nicht kann ?

Zu 3. Des weiteren kann der Sauberkeitskomplex wörtlich und im übertragenen Sinne eine Rolle spielen. Unreine Haut kann im Volksglauben Ausdruck wirklicher Schmutzigkeit wie schmutziger Gewohnheiten sein. Personen, die sich körperlich oder seelisch unsauber fühlen, haben häufig Jucksensationen, wie auch die Tendenz zum Waschen (Waschzwang, Lady Macbeth; die symbolische Waschung des Pontius Pilatus).

Die Zahl der Möglichkeiten, die sich aus den genannten drei psychologischen Bedeutungen ableiten läßt, ist vielfältig. Es möge zusammenfassend hierzu der Satz von Sack genügen: Psychogener Pruritus — und jedem Pruritus können psychogene Komponenten zugehören — ist eine rein sensorische Neurose. Der Gedanke allein genügt, jederzeit Juckreiz auszulösen, z. B. wenn man an das Jucken denkt oder gerade nicht daran denken will. — Nach Neisser ist „die Kratzmanie neuropathisch anzusehen, wie das Nägelbeißen und ähnliche Phänomene". (Die psychologische Bedeutung des Nägelbeißens liegt der des Kratzens sehr nahe.)

Als *Beispiel für ein nicht pruriginöses Leiden* sei eine Krankheitsgruppe, die zur „unspezifischen Urethritis" gehört, beschrieben. Wir konnten bei vielen Patienten dieses Symptomenkreises trotz eingehender Untersuchungen (s. Referat H. Röckl) kein befriedigendes organisches Substrat finden und auch nach chemotherapeutischer Behandlung nicht zum Erfolg gelangen. Die angegebenen Beschwerden waren:

1. Schmerzen im Penis, der Prostata, den Hoden, den Samenleitern, der Leiste (ohne Anhalt für Hernien) oder im Analbereich, meist zugleich mit Potenzbeschwerden.

Weiterhin handelte es sich um:

2. Ursprünglich durchgemachte venerische Infektionen oder unspezifische Harnröhrenentzündungen, nach deren Überstehen bestimmte Beschwerden psychogen fixiert, bzw. überwertet wurden.

3. Prostatorrhoe (ohne daß eine Prostatitis vorlag), bzw. um Sekret der akzessorischen Drüsen nach häufiger Masturbation, die vor dem Orgasmus abgebrochen wurde.

4. Normale, falsch bewertete Pollutionen.

5. Ominöses Brennen ohne organischen Befund.

6. Ausfluß bzw. Feuchtigkeitssekretion aus der Harnröhre, die objektiv gar nicht bestand, sondern auf Einbildung bzw. Überwertung normaler Zustände beruhte.

Diese Patienten waren bereits vielfach untersucht und behandelt worden. Die kurze Wiedergabe einiger Krankengeschichten, die jeweils für mehrere ähnliche angeführt werden, soll vor der Zusammenfassung der wesentlichsten psychischen Bedeutungen einige Einzelheiten kennzeichnen:

A. Ein Patient hatte geglaubt, jedes Geschlechtsleiden bewirke auch nach seiner Ausheilung um das 50. bis 60. Lebensjahr Spätfolgen. In diesem Alter legte er deshalb alle Sensationen im Genitalbereich seiner in der Jugend durchgemachten, aber ausgeheilten Gonorrhoe zur Last.

B. Um den Widerstreit zwischen Sexualtrieb und Masturbations- wie Coitusverbot zu „überwinden", brechen manche Jugendliche die Onanie kurz vor der Ejaculation und dem Orgasmus ab. Sie glauben, auf diese Weise die Schädlichkeit, nämlich den Verlust des Samens, also im eigentlichen Sinne die „Selbstbefleckung" vermieden zu haben. Diese Handlung bewirkt wiederum ein Gefühl des Verbotes und der Schuld. Die in der Folge naturgemäß beobachtbare Zunahme der Pollutionen bzw. das Austreten des Sekretes der akzessorischen Drüsen wird infolge der Unkenntnis der organischen Abläufe meist mit Schrecken wahrgenommen und als Erkrankung angesehen.

C. Bei einem Kranken traten die Beschwerden erst auf, nachdem er mit einer Prostituierten Geschlechtsverkehr ausgeübt hatte, obwohl er davor bereits zu 44 Geschlechtspartnerinnen Beziehungen unterhalten hatte. Plötzlich dachte er jetzt an die Gefahr einer venerischen Infektion, und prompt stellten sich Beschwerden ein. — In diesen Fällen und ähnlichen handelt es sich um die Folge der Erwartungsangst bei einem Aktualtrauma, letztlich bei Auftreffen auf eine bestimmte Persönlichkeitsstruktur und fokale Komplexe.

Manche Symptome können als Venerophobie bezeichnet werden. Stellen wir aber schließlich das Bestehen einer Venerophobie fest, so tritt für uns die Frage auf, was bedeutet sie psychologisch? Wie kommt sie zustande? Bei wem wirkt sie sich aus? Bekanntlich haben wir eine Reihe Patienten, die sich häufig gonorrhoisch infizieren, ohne sich deswegen von nun an besonders in acht zu nehmen. Sie vertrauen der Penicillinspritze. Andere Patienten dagegen sind nur *einmal* venerisch erkrankt, oder haben sich vielleicht nur ein einziges Mal mit einem Partner eingelassen, bei dem sie sich evtl. eine Geschlechtskrankheit hätten akquirieren können. Sie fixieren diese Möglichkeit als Faktum bis zur Veneromanie.

Als Extrakt unserer Untersuchungen treten bislang folgende Motive für die Beschwerden zutage:

Die Folgen der elterlichen und umweltbedingten Moralerziehung, die Furcht vor Geschlechtskrankheit, die Angst, die Ehefrau oder Braut zu infizieren, die Angst, in fortgeschrittenem Alter unter „Spätfolgen" leiden zu müssen („verkapselte Geschlechtskrankheit"), die Angst, kranke Kinder zu zeugen (in der Bibel steht bis ins 3. und 4. Glied).

Ferner ist die Geschlechtskrankheit eine Brandmarkung in den Augen der Mitmenschen. Wenn die Tatsache einer derartigen Erkrankung bekannt wird, muß der Kranke evtl. sogar zeitweise seinen Lebenskreis verlassen. Sie ist ein Makel, auch für den Erkrankten sich selbst gegenüber. Die venerische Krankheit wird teilweise als eine Art Gottesstrafe aufgefaßt. Sie bedeutet einen dunklen Punkt auf der Lebensbahn.

Für die Umgebung des Kranken ist die Geschlechtskrankheit ein Kennzeichen, daß er mit zweifelhaften Subjekten umgeht und niederen Trieben haltlos frönt, und er glaubt auch selbst, daß die anderen so von ihm denken müssen.

Dabei handelt es sich um eine eigenartige Pseudomoral. Es ist nämlich nicht der unerlaubte Geschlechtsverkehr als solcher, der als moralisch verwerflich angesehen und verurteilt wird, sondern ausschließlich erst die Tatsache des Behaftetwerdens mit der venerischen Krankheit.

Um es zusammenfassend mit einigen Allgemeinbegriffen auszudrücken:

Wir stoßen immer wieder auf die Erwartungsangst und Erscheinungen von der Venerophobie bis zur Veneromanie, hinter denen ein individuell verschiedener Inhalt, aber auch vielerlei gleichartige Ursachen stehen. Bei langjährig bestehenden „unspezifischen Urethritiden" ist nach unseren Erfahrungen der psychogenen Unterhaltung der Beschwerden besonderes Augenmerk zuzuwenden und die Kenntnis dieser Möglichkeit in die allgemeine Therapie einzuordnen.

Der Einfluß der Psyche kann hier mit allen seinen Möglichkeiten zur Geltung kommen. Es kann Psychogenese als Ursache, psychische Konditionalität als Auslösungsfaktor, psychogene Fixation im Sinne einer Neurose als Überwertung, Hypochondrie usw. vorliegen.

Um auf die *Bedeutung psychischer Konditionen* als Auslösungsfaktoren für ein kausal-organisches Leiden hinzuweisen, sei als weiteres Beispiel einer nicht pruriginösen Dermatose *die Herpes simplex-Gruppe* angeführt. Es gibt bekanntlich eine psychogene Blasenbildung, z. B. unter Hypnose. Wir konnten auf der Marburger Tagung hierzu Stellung nehmen. Bezüglich der „Fieberbläschen" bzw. „Schreckbläschen" ist es dem Volksglauben geläufig, daß sie Ausdruck einer durchgemachten Erregung sein können. Medizinisch sind als Erreger dermotrope Viren anerkannt.

Heilig und Hoff beobachteten, daß viele Personen Herpes labialis nach unerfreulichen Emotionen bekommen. Polland sah einen Zusammenhang zwischen der vermehrten Entwicklung der Affektion unter ungewöhnlichen Emotionen, wie Schuldgefühlen, Angst im Zusammenhang mit Ehebruch usw. Die Bildung eines Herpes simplex am Genitale als „Schreckblase" beschrieb ferner Werther.

Ullman wie Heilig und Hoff gelang es, nach hypnotischer Suggestion der Erinnerung an unerfreuliche, affektiv berührende Situationen, zugleich unter Suggestion des Mißgefühls eines beginnenden Herpes, bei mehreren Personen innerhalb von 1—2 Tagen das Bild eines normalen Herpes simplex zu erzielen. Die Autoren sind nach verschiedenen, auch bakteriologischen Versuchen der Ansicht, es müsse ein Affekt vorhanden sein, der die Abwehrmechanismen genügend hemmt, wie er z. B. hypnotisch in Gang gebracht wurde, damit sich das Herpesvirus entwickeln kann. Für das tägliche Leben wäre die Folgerung so umzudenken, daß bestimmte Affekte bei Gegenwart von Herpesviren geeignet sein könnten, die Herpesbildung in Gang kommen zu lassen.

Die Nennung des Herpes simplex als *fakultativ psychogen induzierte Dermatose* erfolgt hier nicht im Hinblick auf therapeutische Möglichkeiten[1], sondern zur Demonstration psychischer Konditionalität. *Man*

---

[1] Wie man überhaupt Psychogenese und Psychotherapie zunächst voneinander unabhängig sehen muß — ähnlich wie das Erkennen von Krankheitserregern noch nicht die Möglichkeit der Beseitigung dieser Erreger bedeutet. Man denke nur an die Tuberkulose, deren säurefeste Stäbchen vor über einem halben Jahrhundert von Koch entdeckt wurden. Doch erst seit 4—5 Jahren hat man gewisse Möglichkeiten, eine gezielt gegen die Erreger gerichtete Therapie durchzuführen.

muß hinsichtlich des Krankheitsgeschehens trennen zwischen kausal und konditional. Bezüglich des soeben ausgeführten Beispieles wären die *Viren als kausal für den Herpes, die affektiven Momente* jedoch als *konditional für die Auslösung* anzusehen.

Auf die Methodik der Psychotherapieformen soll in diesem Rahmen nicht eingegangen werden.

Die tabellarische Übersicht soll zusammenfassend erläutern, bei welchen Erkrankungen und Reaktionen in erster Linie an die Auswirkung psychogener Abläufe zu denken ist. Diese Übersicht nennt die Leiden und Reaktionsformen, die nach der Literatur oder auch unserer Erfahrung zunächst erwähnenswert sind ungeachtet der Tatsache, daß nach Lehrmeinung des Psychosomatik bei jeder Erkrankung in irgendeiner Weise psychische Einflüsse und Reaktionen zur Auswirkung kommen. Die Aufstellung umfaßt jedoch mehr Leiden, als unserer Erfahrung nach in der Praxis für die Psychotherapie in Betracht kommen.

Ia — Erröten   Dermographismus   Ib — Erblassen
    Schwitzen   *Digiti mortui*
    Piloarretion   RAYNAUDsche Gangrän
    Urticaria (chron.)   Gefäßspasmen
    QUINCKEsches Ödem
    Stigmatisation, Hämorrhagien, Ecchymosen
II — Hyperhidrosis
    Dyshidrosis
    Dermatomykosen (durch Schweißsekretion vorbereitetes Terrain)
III — Unspezifische Urethritis (bestimmte Formen)
    Fluor (bestimmte Formen)
IV — Talgfluß (Hautsekretionsstörungen bei Affekten und entsprechender Konstitution)
    Seborrhoisches Ekzem
    Acne vulgaris
    Rosacea
V — Neurodermitis (Spätexsudatives Ekzematoid ROST)
    Circumscripte Neurodermitis
    Lichen ruber
    Pruritus generalisatus
    Pruritus localisatus
    Prurigo-Gruppe
VI — Herpes-Gruppe
VII — Warzen
VIII — Psoriasis
IX — Allergien
    Berufsekzeme
X — Grauwerden der Haare (plötzliches)
    Haarverlust (bestimmte Formen)
    Alopecia areata-Gruppe
XI — „Neurotische Excoriationen" (häufig fälschlich als Acne angesehen)
    Artefakte
    Trichotillomanie
XII — Sexualstörungen, wie:
    Impotentia coeundi
    Impotentia generandi
    männliche Orgasmusstörungen
    weibliche Frigidität
    Amenorrhoe
    weibliche psychogene Sterilität

XIII — Gruppe der Phobien und Manien
         Venerophobie und -manie
         Parasitophobie und -manie
         Unspezifische Urethritis (bestimmte Formen)
XIV — Besondere Erscheinungen an Organen, die dem Vegetativum unterstehen,
         die mit Krampfbeschwerden der Sphincteren und glatten Muskulatur
         einhergehen, mit Schmerzen im Genitalbereich sine materia
         Brennen in der Urethra (hierunter auch bestimmte Formen der unspezifi-
         schen Urethritis)
XV — Kosmetische Probleme: alle als entstellend empfundenen Hautveränderun-
         gen (durch infolge des Aussehens induzierte psychische Veränderungen)

Abschließend möchten wir unsere Ansicht zusammenfassen:

Die Berücksichtigung der Einflüsse der Psyche für das Krankheitsgeschehen kann in allen Fällen unseren Kranken nur zugute kommen. In
einem Teil der Fälle muß jedoch die Psyche bzw. die affektive Seite des
Leidens in die Therapie eingeschlossen werden. Deshalb sollte man im
Interesse des Kranken möglichst oft daran denken und versuchen, den
ganzen Menschen zu berücksichtigen, das Krankheitsgeschehen nicht
ausschließlich kausal, sondern auch konditional, nicht nur anatomisch,
sondern auch psycho-physiologisch und soziologisch zu sehen.

Uns ist in der Dermatologie die „irgendwie geartete" Beteiligung
psychischer Momente bei einer recht erheblichen Zahl von Hautaffektionen geläufig. Die Bedeutung der Psychosomatik für die praktische Dermatologie liegt unseres Erachtens darin, daß die Berücksichtigung des
psychischen Momentes die Möglichkeit der Heilung oder Besserung eines
zusätzlichen Prozentsatzes unseres Patientenkreises bietet (Schultz-
Hencke), der sonst therapeutisch resistent bleibt oder nur in geringerem
Maß gebessert wird.

Aus der Dermatologischen Klinik und Poliklinik der Universität München.
(Direktor: Prof. Dr. A. Marchionini.)

Diagnostik, Klinik und Therapie der Viruserkrankungen der Haut.

Von

Theo Nasemann.

In den letzten beiden Jahrzehnten hat die Virusforschung durch die
Entwicklung der Elektronenmikroskopie, durch Verbesserung virussero-
logischer Methoden, neue Züchtungsverfahren (z. B. Eikulturen oder
Züchtung mit Hilfe exembryonierter Eier), durch das Phasenkontrast-
verfahren, neue histologische Techniken, welche eine elektronenoptische
Analyse mit dem Ultramikrotom hergestellter Dünnschnitte (Schnitt-
dicke von beispielsweise nur $0,1\ \mu$) erlauben und durch andere
Methoden mehr einen bedeutenden Aufschwung erlebt. Herzberg hat

mehrfach Probleme der Viruserkrankungen in der Dermatologie erörtert und dabei betont, daß diese ein wesentliches Arbeitsgebiet für die Virusforschung darstellt. Letztere verdankt mehreren Dermatologen wichtige neue Erkenntnisse. Erwähnt seien hier nur die wertvollen Arbeiten von LIPSCHÜTZ.

In diesem Rahmen kann unmöglich das ganze Gebiet der Viruserkrankungen der Haut, mit besonderer Berücksichtigung von Diagnostik, Klinik und Therapie abgehandelt werden. Wir müssen uns daher nur auf diejenigen Hautkrankheiten beschränken, deren Virusätiologie hinreichend gesichert ist, dabei vor allem die neueren Forschungsergebnisse berücksichtigen und bisweilen grundlegende Tatsachen voraussetzen. Zunächst wollen wir einen Blick auf die *diagnostischen Methoden* werfen, die heute dem Kliniker oder einem modern eingerichteten Viruslaboratorium zur Verfügung stehen, an einigen Beispielen dem Gang einer Diagnose folgen und auch differentialdiagnostische Erwägungen anfügen.

Diagnostik.

Bei Virusarten, deren Durchmesser 200 mμ und mehr beträgt, die also noch lichtoptisch sichtbar sind, können Ausstrichpräparate angefertigt werden, die für manche Viruskrankheiten große diagnostische Bedeutung besitzen, so bei Pocken, beim Molluscum contagiosum oder Lymphogranuloma inguinale. Am besten färbt man einige Ausstriche nach mehreren Methoden an, z. B. nach HERZBERG mit Viktoriablau, nach FONTANA-TRIBONDEAU-MOROSOW durch Versilberung, nach PASCHEN mit Carbolfuchsin-Geißelbeize oder mit Hilfe der verlängerten GIEMSA-Färbung.

Wurde eine Probeexcision ausgeführt, so lassen sich bei einer Anzahl von Krankheiten aus bestimmten histologischen Veränderungen Schlüsse auf deren Viruscharakter ziehen. Vor allem sind hier die Einschlußkörper zu nennen, die entweder cytoplasmatischer oder intranucleärer Natur sind. Unter Einschlußkörpern (Cytoryctes) versteht man im Gegensatz zu den Elementarkörperchen Reaktionsprodukte der Zelle auf die Virusinfektion. In einer von der Zelle produzierten Absonderung, der Matrix, sind massenhaft Elementarkörperchen — die eigentlichen Viruselemente also — eingebettet. Cytoplasmatische Einschlüsse finden sich beim Molluscum contagiosum, beim Eczema vaccinatum und anderen durch das Variolavaccine-Virus hervorgerufenen Krankheiten, intranucleäre Einschlüsse dagegen beim Zoster und Herpes simplex. Bei der echten Variola kommen sowohl intranucleäre als auch cytoplasmatische Einschlüsse vor.

Klinische Inspektion, Ausstrich und Histologie reichen häufig zur Sicherung der Diagnose nicht aus. Vielfach werden Tierversuche notwendig, um an Hand einer gelungenen Infektion den Virusnachweis zu erbringen. Allgemein bekannt ist der PAULsche Cornealversuch am Kaninchen, der auch heute noch als eine Standardmethode der Pockendiagnose gelten darf. Nach Scarifikation der Cornea wird infektiöses Material (z. B. Pockenpusteleiter) in die Scarifikationsstriche eingerieben, das Kaninchen nach 2—3 Tagen getötet, Klatschpräparate und histologische Schnitte hergestellt. In Schnitt- und Klatschpräparaten sieht man nach GIEMSA-Färbung die typischen cytoplasmatischen GUARNIERIschen Einschlußkörper, oder aber in nach MOROSOW gefärbten Klatschpräparaten die PASCHENschen Elementarkörperchen in großer Menge. Zur Herpesdiagnose dient in analoger Weise der GRÜTERsche Cornealversuch, der den Nachweis intranucleärer Einschlüsse erbringt. Bei anderen Krankheiten sind zum Teil kompliziertere Tierexperimente notwendig, etwa die Beimpfung säugender Mäuse bei Coxsackievirus-Infektion (die von verschiedenen Autoren als ätiologisches Moment bei der Dermatomyositis vermutet wird) oder evtl. auch bei Herpes-Erkrankungen. Intracerebrale Infektionen von Mäusen sind üblich bei der Isolierung des Lymphogranuloma inguinale- und des Herpes-Virus, von Kaninchen evtl. bei neurotropen Variolavaccine- und

Herpes-Stämmen. Außer Kaninchen und Mäusen sind Ratten, Meerschweinchen und Affen die am meisten für eine Viruszüchtung verwendeten Laboratoriumstiere und neben der cornealen und intracerebralen werden noch andere Beimpfungsarten wie beispielsweise intra-, sub- und percutane, intranasale, intraperitoneale bzw. Impfungen in den Ductus paroticus (z. B. bei Mumps) benötigt.

Sehr gebräuchlich bei der Virus-Isolierung ist heute die Eikultur. Durch entsprechende Wahl des Beimpfungsweges und des Alters der Embryonen gelingt die Züchtung vieler Virusarten: so die Infektion der Chorionallantois-Membran mit Variola-vera-, Vaccine- und Herpes simplex-Virus, die des Dottersackes mit dem Lymphogranuloma inguinale-Virus und der Amnionhöhle mit dem Mumps-Virus. Neuerdings wurden auch exembryonierte Bruteier zur Viruszüchtung verwendet (BERNKOPF), z. B. für Influenza- und Mumps-Erreger (SIEGERT und Mitarbeiter). Letztere Methode und die der Viruszüchtung in der Gewebekultur wird jedoch Speziallaboratorien vorbehalten bleiben.

Die Serodiagnostik der Virusinfektionen gewinnt immer mehr an Bedeutung. Beim Lymphogranuloma inguinale ist die Komplementbindungsreaktion mit Dottersack-Antigen empfindlicher als der FREIsche Hauttest und wird auch eher positiv. Der FREI-Test wird etwa 2—6 Wochen nach stattgefundener Infektion positiv und bleibt es häufig lebenslänglich. Ähnlich verhalten sich Komplementbindung und Intracutantest bei der benignen Virus-Lymphadenitis, der sog. Katzenkratzkrankheit, deren Erreger zur Psittakose-Lymphogranuloma inguinale-Gruppe gerechnet wird.

Bei Pockenerkrankungen lassen sich etwa vom 8. Krankheitstage an im Serum des Kranken mit der Komplementbindungsreaktion Antikörper nachweisen. Der Komplementbindung kommt aber nur dann ein diagnostischer Wert zu, wenn der Patient in den vorangegangenen 12 Monaten nicht schutzgeimpft wurde. Nach COLLIER und SCHÖNFELD lassen sich bei Pocken auch hämagglutinations-hemmende Antikörper im Serum mit einem Maximal-Titer zwischen dem 12. und 15. Krankheitstag nachweisen. Gute Ergebnisse liefert die Komplementbindungsreaktion auch beim Herpes simplex und bei Maul- und Klauenseuche-Erkrankungen des Menschen. Bei Pocken und Herpes simplex lassen sich außerdem neutralisierende Antikörper nachweisen. Von einer Virussuspension wird eine Verdünnungsreihe hergestellt, den verschiedenen Verdünnungsstufen eine gleiche Menge des zu prüfenden Serums zugesetzt und eine Anzahl Tiere mit den Virus-Serum-Mischungen jeder Verdünnungsstufe beimpft. Täglich werden die toten bzw. kranken Tiere registriert und nach einer ausreichend langen Beobachtungszeit die Neutralisationstiter berechnet. Es müssen mindestens zwei zu verschiedenen Zeitpunkten der Erkrankung entnommene Sera untersucht werden, z. B. 1. Serumentnahme bald nach Krankheitsbeginn, die 2. in der Rekonvaleszenz. Ein Anstieg des Neutralisationstiters ist beweisend.

Bei einigen Viruserkrankungen der Haut sind zahlreiche verschiedene Untersuchungsmethoden gleichzeitig durchführbar. Praktisch wird man sich jedoch bei der Laboratoriumsdiagnose auf einige von ihnen beschränken, etwa auf den Elementarkörperchen-Nachweis im Ausstrich, die Komplementbindungsreaktion und einen positiven Tierversuch. In der glücklichen Situation, die eine solche Auswahl der Methoden zuläßt, befinden wir uns beispielsweise beim Lymphogranuloma inguinale, bei durch Pocken- bzw. Variolavaccine-Virus hervorgerufenen Infektionen und beim Herpes simplex, nicht aber bei einigen anderen Viruskrankheiten. Beim Molluscum contagiosum, bei Varicellen, Zoster, Verrucae vulgaris, Verrucae planae juveniles und Condylomata acuminata ist bisher weder eine Züchtung im Brutei gelungen, noch konnten brauchbare serologische Untersuchungsmethoden entwickelt werden. Auch Überimpfungen im Tierversuch verliefen zumeist ergebnislos oder lieferten unsichere und größtenteils durch andere Autoren nicht unwidersprochen gebliebene Ergebnisse. Daher ist man hier auf Elementarkörperchen-Befunde im Ausstrichpräparat (Molluscum contagiosum, Varicellen) und auf die Histologie (Warzen, Zoster, Molluscum contagiosum) angewiesen.

In letzter Zeit leistete auch die Elektronenmikroskopie einen Beitrag zur Erkennung dermotroper Virusarten. Die Elektronenoptik ist als diagnostische Routinemethode nicht geeignet, sondern zeigt vielmehr Form- und Struktureinzelheiten der Viruselemente auf. Nur gelegentlich wird es sinnvoll sein, das

Elektronenmikroskop in differentialdiagnostische Erwägungen einzuschalten, wie wir weiter unten am Beispiel eines Falles von Eczema vaccinatum zeigen werden.

Andererseits hat die Elektronenmikroskopie die eigentliche Morphologie der Virusarten begründet (SCHRAMM). Virusarten, die größenordnungsmäßig unterhalb des lichtoptischen Auflösungsvermögens liegen, wurden sichtbar gemacht und bei vielen, auch größeren Viren erstmalig Einzelheiten der Form, Oberflächenbeschaffenheit und Innenstrukturen erkannt. Das Lymphogranuloma inguinale-Virus mit einem Durchmesser von etwa 450 mμ ist polymorph, z. T. rundlich-ovoid, polygonal oder lymphocytenartig beschaffen. Die Viruselemente zeigen meist einen dichten Innenkörper und eine für Elektronen besser durchstrahlbare Randzone. Das Variola vera-, Variolavaccine-, das Melkerknoten- und Molluscum contagiosum-Virus gehören sämtlich in die Gruppe der Quaderviren (Tesserulata). Sie besitzen bei der allen gemeinsamen typischen Quaderform z. T. unterschiedliche Durchschnittswerte der Längen und Breiten, die jedoch für eine sichere Bestimmung der vorliegenden Species kaum ausreichen dürften. Es ist also auch elektronen-optisch nicht möglich, prima vista ein Molluscum contagiosum- von einem Variola-vaccine-, Kaninchenmyxom- oder Ektromelie-Virus zu unterscheiden. Das Varicellen-Zoster-Virus ist unregelmäßig polygonal bis kugelförmig und etwas kleiner als das quaderförmige Vaccinevirus beschaffen, außerdem meist etwas wolkig begrenzt oder mit kleineren Randdefekten behaftet. Das Herpes-Virus erscheint noch kleiner als das Varicellenvirus und ebenfalls eher ovoid als quaderförmig.

Betrachten wir nunmehr an zwei Beispielen den Gang der Laboratoriumsdiagnose bei Viruserkrankungen der Haut. Im allgemeinen ist die Diagnose des Molluscum contagiosum klinisch leicht zu stellen, selten müssen differentialdiagnostisch kleinere Warzen, Milien, Syringo-cystadenome der Lider oder ein Basaliom ausgeschlossen werden. Meist reicht hierzu das typische histologische Bild völlig aus. Ausstrichpräparate des Preßsaftes der Efflorescenzen, nach MOROSOW oder HERZBERG gefärbt, enthalten immer massenhaft Elementarkörperchen. Auch elektronenoptische Präparate lassen sich leicht gewinnen und zeigen die typische Quaderform des Virus. Die Züchtung des Molluscum-Virus gelang hingegen bisher nicht, ebenfalls nicht die Übertragung auf verschiedene Versuchstiere. Komplementbindungsreaktionen sind meist mit negativem Erfolg angestellt worden. Da die Züchtung des Virus bisher nicht möglich war, ließen sich Antigene nicht im großen gewinnen und daher serologische Reaktionen nicht im Sinne einer Routinemethode durchführen.

Pockeninfektionen können klinisch verschieden verlaufen (Variola vera, Variolois, Alastrim, hämorrhagische Pocken). In typischen Variola-Fällen macht die Diagnose keine Schwierigkeiten. Bei früher Schutz-geimpften können jedoch atypische Erkrankungen vorkommen und differentialdiagnostisch wird der Ausschluß von Zoster generalisatus, Varicellen, Eczema herpeticatum KAPOSI und Vaccinia generalisata notwendig. Hierzu liefert das Laboratorium mit zahlreichen Untersuchungsmethoden wertvolle Beiträge. Am 3.—5. Tag der Erkrankung können im Ausstrich von Hautgeschabsel frischer Papeln bzw. von Bläschenflüssigkeit (am 6.—9. Tag auch von Pusteleiter) bereits Elementarkörperchen nachgewiesen werden. Auch der PAULsche Versuch wird dann schon ein positives Ergebnis zeitigen. Ebenso gute Resultate liefert die Chorion-allantoiskultur. Unter Zusatz eines Antibiotica-Gemisches, um Sterilität zu gewährleisten, wird eine Anzahl von Bruteiern mit infektiösem Material beimpft. 2—5 Tage später kann die Eihaut entnommen werden. Schon makroskopisch können zahlreiche einzelne oder konfluierende, rundliche Herde beobachtet werden. Schneidet man ein kleines Stückchen eines Herdes heraus und fertigt damit Ausstriche an, so lassen sich mikroskopisch in der Regel massenhaft Elementarkörper nachweisen: im gefärbten Präparat, im ungefärbten mit Hilfe des Phasenkontrastverfahrens oder im Elektronenmikroskop mittels einer einfachen Tupfpräparation (Peters und Nasemann). Vom 8.—10. Tage an können durch die Komplementbindungsreaktion im Serum der Kranken Antikörper nachgewiesen werden, deren Titer in der Rekonvaleszenz noch ansteigt.

Eine Abgrenzung des Vaccine-Virus gegenüber Varicellen-Zoster- und Herpes-Virus ist durch Eikultur, Paulschen Versuch und Komplementbindungsreaktion möglich. Das Variola vera- und Vaccine-Virus kann man weder durch Komplementbindung oder Züchtung auf der Allantoismembran noch durch elektronenoptische Strukturanalyse voneinander unterscheiden. Verschieden ist lediglich ihre Virulenz im Tierversuch. Außerdem vermag — wie wir schon sahen — das Pockenvirus im Gegensatz zum schwächer virulenten Vaccinevirus sowohl cytoplasmatische als auch intranucleäre Einschlüsse zu bilden.

Schwierig kann die Differentialdiagnose zwischen einem Eczema vaccinatum und einem Eczema herpeticatum Kaposi sein, wie kürzlich Lausecker hervorhob. Außer einer Virusätiologie ist beiden Erkrankungen gemeinsam, daß dem Erreger das Haften durch eine primär lädierte Haut (Ekzeme, Urticaria, Verbrennungen, Neurodermitis, Scabies und andere Dermatosen) ermöglicht wird. Beim Eczema vaccinatum ist die Infektionsquelle in der Regel nachweisbar (z. B. frisch geimpftes Kind einer neurodermitischen Mutter), beim Eczema herpeticatum nicht immer. Die Efflorescenzen sind beim Eczema herpeticatum ungefähr gleich große, einkammerige, gedellte Bläschen oder Pusteln von Linsengröße, die in einem Zeitraum von etwa 14 Tagen schubweise auftreten und daher ein polymorphes Erscheinungsbild verursachen. Beim Eczema vaccinatum liegt bereits am 4. Tage ein vollentwickeltes Krankheitsbild vor, das monomorphen Charakter behält und zahlreiche, mehrkammerige, genabelte bis fingernagelgroße Pusteln erkennen läßt. Die Efflorescenzen weisen Größenunterschiede auf und können erodieren, so daß sich flache Geschwüre ausbilden. Beim Eczema vaccinatum finden sich bisweilen auch an der Mundschleimhaut große, festhaftende Pusteln, beim Eczema herpeticatum aphthenähnliche Veränderungen. An den Bindehäuten können beim Eczema vaccinatum die Cornea gefährdende Pusteln, im Verlauf eines Eczema herpeticatum Conjunctivitis und Keratitis dendritica entstehen. Beim Eczema vaccinatum schwellen die regionären Lymphknoten meist stark, beim Eczema herpeticatum im allgemeinen nur mäßig an. Die Abheilung beim Eczema vaccinatum erfolgt in der Regel mit typischen Pockennarben, seltener narbenlos, beim Eczema herpeticatum gewöhnlich ohne, hin und wieder mit flachen Narben. Trotz des Fiebers fühlen sich die Patienten mit einem Eczema herpeticatum häufig nicht sehr abgeschlagen. Nur wenn cerebrale Symptome auftreten, ist das Allgemeinbefinden gestört. Beim Eczema vaccinatum sieht man, wenn sich zahlreiche Pusteln ausbilden, eigentlich immer ein toxisches Krankheitsbild. Führt man in der Rekonvaleszenz eine Pockenschutzimpfung durch, reagieren die Patienten, die ein Eczema herpeticatum durchmachten, wie bei einer Erstimpfung, diejenigen, die an einem Eczema vaccinatum erkrankt waren, zeigen hingegen Immunreaktionen oder ein Nichtangehen der Vaccination.

Wird mit Bläschen- oder Pustelinhalt ein Cornealversuch angestellt, so bildet sich im Falle eines Eczema herpeticatum eine Keratitis dendritica aus, im Falle eines Eczema vaccinatum eine typische Vaccinekeratitis mit rundlichen, weißen Infiltraten und flachen, seltener tiefergreifenden Ulcerationen. Bei ersterer lassen sich histologisch intranucleäre, bei letzterer cytoplasmatische Einschlüsse nachweisen. Im Bläschen- bzw. Pustelausstrich sind beim Eczema herpeticatum meist keine Elementarkörper oder nur fragliche, an der Grenze der lichtoptischen Auflösbarkeit liegende granuläre Elemente, beim Eczema vaccinatum typische, meist massenhaft vorhandene PASCHENsche Elementarkörperchen nachweisbar. Die Komplementbindungsreaktion gelingt beim Eczema herpeticatum mit Herpes simplex-, beim Eczema vaccinatum mit Variolavaccine-Antigen.

Klinik und Therapie.

Mit der Erörterung der Differentialdiagnose dieser beiden Krankheiten befinden wir uns schon bei der Besprechung der *Klinik* der Dermatologischen Viruserkrankungen. Bevor wir uns den anderen Virosen zuwenden, wären noch einige klinische Einzelheiten des Eczema herpeticatum und des Eczema vaccinatum nachzutragen.

Etwa 75% der an Eczema herpeticatum erkrankten Patienten sind Kinder, vor allem solche mit Milchschorf, und nur 25% Erwachsene. Als Infektionsquellen kommen Herpes simplex- oder Stomatitis aphthosa-Erkrankungen der Umgebung in Frage. Die Inkubationszeit beträgt 5—7 Tage, Prodrome treten entweder nicht auf oder nur in sehr geringer Ausprägung. Von den Efflorescenzen werden vorwiegend Gesicht, Hals, Brust und Arme befallen. Das schubweise Auftreten und die Beschaffenheit der Efflorescenzen wurde oben schon erwähnt. Gleichzeitig mit dem Ausbruch der Efflorescenzen tritt Fieber auf — meist bis 40° C —, das ungefähr 10 Tage lang bestehen bleibt und dann im allgemeinen kritisch, selten einmal lytisch abfällt. Die Letalität beträgt bei Kindern mehr als 20%, bei Erwachsenen weniger als 10%. Die Prognose muß daher immer mit Vorsicht gestellt werden, besonders wenn Symptome von seiten des ZNS zu verzeichnen sind. Bei leichtem Verlauf dauert die Krankheit etwa 14 Tage, bei schwerem 4—8 Wochen.

Beim Eczema vaccinatum kann die Infektion nicht nur von einer fremden, sondern auch von der eigenen Impfreaktion ausgehen, beispielsweise wenn ein Ekzematiker versehentlich vacciniert wird. Die Inkubationszeit beträgt 5—12 Tage, Krankheitsverlauf und Art der Efflorescenzen wurden bereits oben geschildert. Das Fieber steigt rasch auf 40—41° C an, bleibt dann 10—12 Tage gleich hoch und fällt danach lytisch ab. Die Letalität der Erkrankung beträgt bis zu 30%. Die schwere

Infektion wird wesentlich durch die Immunitätslage des Patienten beeinflußt. Ist der Impfschutz noch stärker ausgeprägt, wird der Krankheitsverlauf leicht sein. BUSCH schloß aus einer 1933 gemachten Beobachtung, daß auch die Virulenz der Erreger Bedeutung haben kann.
Ein noch nicht geimpftes Kind infizierte sich an einem Wiederimpfling
und erkrankte an einem typischen Eczema vaccinatum. Die Krankheit
verlief ohne Komplikationen, die Pusteln hinterließen einige Narben.
Das Virus war anscheinend durch Immunitätsvorgänge im Organismus
des Wiederimpflings in der Virulenz abgeschwächt worden. Zwei Jahre
nach dieser Erkrankung infizierte sich das Kind bei einem Erstimpfling
erneut. Dieses Mal erkrankte es sehr schwer und starb. Der Erstimpfling besaß keine Immunität dem Variolavaccine-Virus gegenüber
und letzteres war daher — in seiner Virulenz nicht geschwächt — auf
das Ekzem des Kindes übertragen worden. Die von der Ersterkrankung
des Kindes herrührende Immunität wurde durch die starke Virulenz
durchbrochen und der Krankheitsverlauf sehr schwer.

Sowohl das Eczema herpeticatum als auch das Eczema vaccinatum
können durch Bakterien sekundär infiziert werden, vor allem durch
Staphylokokken, seltener durch Diphtheriebakterien. Diese Komplikation
läßt sich durch Antibiotica durchweg gut beherrschen.

Ein kürzlich von uns beobachteter Fall eines Eczema vaccinatum
verdient insofern Beachtung, als es uns gelang, bereits 3 Tage nach der
Klinikaufnahme den Erreger elektronenoptisch abzubilden — innerhalb
der gleichen Frist also, in der uns auch der PAULsche Versuch ein
positives Resultat lieferte. Am Einweisungstage konnten wir in Ausstrichen des Pusteleiters PASCHENsche Elementarkörper, 3 Tage später
letztere und GUARNIERIsche Einschlußkörper mit Hilfe des PAULschen
Versuchs nachweisen und ebenfalls positive Eikulturen gewinnen.
Von letzteren wurden elektronenoptische Präparate hergestellt, die eindeutig erwiesen, daß es sich bei dem Erreger um ein Quadervirus und
nicht um ein in die Herpes-Gruppe gehöriges Virus handelte. Im Gegensatz zum Herpesvirus agglutinierte das isolierte Virus Hühnererythro-
cyten. Serologisch wurden mit der Komplementbindungsreaktion Antikörper und mit eintretender Rekonvaleszenz deren Titeranstieg festgestellt.

Wir wollen jetzt *Klinik und Therapie* der übrigen Viruskrankheiten der Haut
besprechen, uns dabei — was die Reihenfolge angeht — von der Größe der Erreger
leiten lassen und abschließend einige allgemeine Ergebnisse der Chemotherapie
der Virusinfektionen erörtern.

Das Lymphogranuloma inguinale-Virus gehört zur Gruppe der
großen, bläschenförmigen Virusarten, der Cysticeten (RUSKA). Über die
durch dieses Virus verursachte Erkrankung lieferte kürzlich DEWALD eine
ausführliche Übersichtsarbeit. Die klinischen Merkmale der Krankheit
dürfen als bekannt vorausgesetzt werden. Daher können wir uns kurz-
fassen. Nach einer Inkubationszeit von 3 Tagen bis 3 Wochen bildet sich
an der Eintrittspforte des Erregers ein Primäraffekt: eine kleine Papel,
aus der ein Bläschen und schließlich ein kleines flaches Geschwür wird.
Zwei Wochen später entsteht eine regionäre Lymphadenitis. Vor allem
beim Manne können die inguinalen Lymphdrüsen vereitern und nach

außen durchbrechen. Im 3. Stadium, das viele Jahre dauern kann, stehen chronisch-entzündliche Veränderungen der Genital-, Anal- und Rectalgegend im Vordergrund (z. B. proktitische Abscesse, Fistelbildungen, Rectumstrikturen). Im akuten Stadium der Erkrankung ist die Blutsenkungsgeschwindigkeit erhöht, weiter können Hyperproteinämie, positive Takata-, Cadmiumsulfat- sowie verbreiterte Weltmann-Reaktion vorliegen.

Das Lymphogranuloma inguinale-Virus besitzt im Gegensatz zu den kleineren Virusarten noch einen Reststoffwechsel. Vermutlich ist dies der Grund dafür, daß es — ebenfalls im Gegensatz zu den kleinen Virusarten — chemotherapeutisch gut anspricht. Gute therapeutische Resultate lassen sich beim Lymphogranuloma inguinale mit Sulfonamiden, Aureomycin, Terramycin und Chloromycetin erzielen. Streptomycin scheint unwirksam zu sein, Penicillin wirkt nur bei sehr hoher Dosierung. Bei experimentellen Lymphogranuloma inguinale-Infektionen (z. B. im Mäuseversuch) sind Sulfonamide (Sulfathiazol, Sulfapyridin, Prontalbin) sehr gut wirksam. Ihre Wirkung läßt sich — ähnlich wie bei Bakterien — durch Paraaminobenzoesäure-Gaben aufheben. In letzter Zeit stellte sich u. a. ein Chinoxalinderivat als wirksam heraus. GÖNNERT betonte kürzlich, daß man, auch wenn die experimentelle Infektion klinisch geheilt ist, mit dem Bestehenbleiben einer latenten Infektion rechnen muß, die in bestimmten Fällen noch ein Jahr nach der Abheilung durch Provokationsversuche nachgewiesen werden konnte.

Erstmals wurde 1950 von DEBRÉ und Mitarbeitern, kurz danach von MOLLARET, ein neues Krankheitsbild beschrieben, die benigne Virus-Lymphadenitis oder Katzenkratzkrankheit. Zwar gelang es bisher noch nicht, den Erreger licht- oder elektronenoptisch darzustellen, aber auf Grund positiver Übertragungsversuche und des Nachweises basophiler, cytoplasmatischer Einschlüsse in den Reticulumzellen der erkrankten Lymphdrüsen wird allgemein eine Virusätiologie angenommen. Das Virus selbst ordnete man im Hinblick auf die Tatsache, daß im Rekonvaleszentenserum komplementbindende Antikörper gefunden wurden, die mit dem Gruppenantigen der Psittacosis-Lymphogranuloma inguinale-Gruppe reagierten, in die Gruppe der Cysticeten ein. Es wird vermutet, daß das Virus im Pflanzenreich weit verbreitet ist und durch Dornenverletzungen oder Insektenstiche in den menschlichen Organismus gelangen kann. Katzen spielen nur, da sie nicht selbst erkranken, eine passive Überträgerrolle.

Nach einer Inkubationszeit von 10—20 (60) Tagen bildet sich an der Eintrittspforte des Erregers eine kleine Papel bzw. ein Bläschen, das geschwürig zerfallen kann, die sog. Primärläsion. Im Anschluß daran kommt es zu einer regionären, selten generalisierten Lymphdrüsenentzündung, die von Allgemeinerscheinungen wie Fieber, Kopf- und Gliederschmerzen begleitet wird. Die Krankheit dauert mehrere Wochen und heilt dann spontan aus. Durch Verabfolgung von Aureomycin oder Terramycin läßt sich der Krankheitsablauf verkürzen. Nach überstandener Erkrankung liefert ein Intracutantest mit hitzeinaktiviertem Bubonen-eiter positive Resultate — evtl. noch Jahre später.

Die Quaderviren, zu denen u. a. Variola vera-, Alastrim-, Variola-vaccine-, Kuhpocken- und Paravaccine-Virus gehören, bilden die nächst-kleinere Gruppe in der Hierarchie der Virusarten. Die durch sie verur-sachten Erkrankungen sollen uns jetzt beschäftigen. Die Pocken, deren Diagnostik wir ausführlicher besprachen, sind in Mitteleuropa infolge der Schutzimpfungsmaßnahmen selten geworden. Wir wollen ihre Klinik daher nicht besprechen, sondern uns gleich der Therapie zuwenden, die auch für alle durch das Vaccinevirus bedingten Krankheiten gültig ist.

Sulfonamide, Penicillin, die Tetracycline und Chloromycetin besitzen gegenüber sämtlichen Quaderviren keine virulicide Wirkung. Die Virus-vermehrung wird gleichfalls nicht gehemmt. Aureomycin oder Terra-mycin-Behandlung der Pocken, des Eczema vaccinatum oder anderer Vaccinationsschäden ist dennoch indiziert, da durch Beseitigung oder Vermeidung einer bakteriellen Sekundärinfektion das Auftreten von Komplikationen weitgehend verhindert, die Rekonvaleszenz verkürzt und die Letalität vermindert wird. So verordnet man beispielsweise ein bis zwei Wochen lang täglich 1—2 g eines wirksamen Tetracyclins per os und behandelt im übrigen symptomatisch: z. B. Applikation von sedie-renden, schmerzlindernden, fiebersenkenden Mitteln, Kaliumpermanganat-umschläge, Aureomycinsalbe und andere lokale Maßnahmen. Selbst nach erfolgtem Kontakt kann eine Pockenimpfung noch eine gewisse Schutz-wirkung entfalten und die Schwere der Erscheinungen mildern, jedoch nicht mehr nach dem 6. Tag.

Betrachten wir jetzt die Vielfalt möglicher Vaccinationsschäden — mit Ausnahme des schon besprochenen Eczema vaccinatum. Um die Impfstriche herum entsteht eine Hofbildung, die Area. Von einer Area bullosa spricht man, wenn sie sich blasig verändert, von einer Area migrans, wenn sie besonders groß wird und peripherwärts fortschreitet. Neben den Impfpocken können sog. Vaccinolae, Nebenpocken, auftreten — evtl. so zahlreich, daß sie konfluieren und sich so das Bild einer Vaccinia serpiginosa entwickelt. Durch Schmierinfektion können Pusteln an verschiedensten Stellen des Körpers auftreten. Im Gegensatz zu dieser Vaccinia secundaria (inoculata) wird die Vaccinia generalisata durch hämatogene Aussaat des Erregers verursacht und stellt eine sehr ernste Komplikation dar. Am Ort der Impfung können bisweilen Keloide ent-stehen. Seltener kommen heute Erysipele und Phlegmonen im Anschluß an die Vaccination vor. Am 9.—10. Tag nach der Impfung können urti-carielle, morbilli- oder scarlatiniforme Exantheme aufschießen, die harm-los verlaufen und relativ rasch abklingen.

Sehr ernst ist die Impfencephalitis zu beurteilen, die auch heute noch eine Letalität bis zu 40% besitzt. Nach einer Inkubation von 11 Tagen tritt plötzlich hohes Fieber auf, und es bildet sich ein Krankheitsbild wechselhaften Charakters aus. Meningitische, encephalitische und mye-litische Symptome werden beobachtet. Die Erkrankung dauert etwa 1—3 Wochen. Vorwiegend werden Erstimpflinge jenseits des 4. Lebens-jahres befallen. Die durchschnittliche Häufigkeit beträgt 1:40000. Über die Pathogenese herrscht noch keine Einigkeit, wahrscheinlich aber han-delt es sich um einen direkten Einbruch des Virus in das Nervensystem.

Selten und wohl nur dann, wenn besondere Bedingungen vorliegen, kommt es bei der Vaccination zu anomalen Impfreaktionen, deren vornehmliches Merkmal die Ausbildung einer kirschroten Papel darstellt. Diese Erscheinung, zuerst von DANVÉ und LARUE beschrieben, wird als Vaccine rouge bezeichnet und auf das Paravaccinevirus zurückgeführt. — Bei Melkern, Veterinären und anderen Personen, die mit Kühen, Ziegen und Schafen umgehen müssen, können sich vorwiegend an den Händen etwa haselnußgroße, derbe, bläulich-livide Knoten mit graugelblichem, leicht eingesunkenem Zentrum ausbilden, sog. Melkerknoten, die scharf abzutrennen sind von den Melkergranulomen, die durch Eindringen von Kuhhaaren in die Haut entstehen. Ätiologisch wurden hier bisher 4 verschiedene Virusarten in Betracht gezogen: originäre Kuhpocken, das Paravaccine-, das Variolavaccine-Virus bzw. abgeschwächte Varianten desselben und ein Virus sui generis. Kürzlich konnten wir einen Fall von Melkerknoten untersuchen und elektronenoptisch ein Quadervirus nachweisen. Da die Züchtung auf der Chorionallantois und auf der Kaninchencornea selbst bei Vorliegen zahlreicher Elementarkörper im direkten Gewebsausstrich nicht gelang, möchten wir für unseren Fall eine paravaccinale Genese annehmen und befinden uns hier in Übereinstimmung mit KATZENELLENBOGEN, DOLGOW und MOROSOW.

Zur wiederum nächstkleineren Virusgruppe zählen Zoster, Varicellen und Herpes simplex. Morphologisch lassen sich Zoster- und Varicellen-Virus weder licht- noch elektronenoptisch voneinander unterscheiden. Auch serologisch bestehen zwischen ihnen enge verwandtschaftliche Beziehungen. Beide Virusarten sind kreuzweise mit Rekonvaleszentenserum agglutinierbar. Obwohl von vielen Autoren Varicellen und Zoster ätiologisch nicht mehr getrennt werden, spricht gegen ihre völlige Identität lediglich die stärkere Kontagiosität der Varicellen und ungleiche Immunitätsentwicklung. Bei Zosterinfektionen tritt ausreichende Immunisierung gegen Varicellen ein — aber nicht umgekehrt. Es ist möglich, daß Zoster- und Varicellen-Virus verschieden virulente Varianten einer Virusart sind. Vielfach wird der Zoster heute als mitigierte Varicelleninfektion aufgefaßt, was in etwa der alten Hypothese von KUNDRATITZ entspricht. Unklarheiten in den Auffassungen einzelner Autoren werden zum großen Teil durch eine kürzliche Mitteilung BIELINGs beseitigt, der betont, daß es zwei ätiologisch-verschiedene Zostererkrankungen gibt. Der essentielle Zoster, der nach Überimpfung auf die Kaninchencornea bisweilen eine Keratitis punctata erzeugen kann und dessen Bläscheninhalt nach Überimpfung auf Kinder Varicellen verursacht, rezidiviert nicht und wird am besten als Zoster varicellosus bezeichnet. Die Überimpfung auf Kinder gelingt nur, wenn diese noch nicht an Windpocken erkrankt waren. Demgegenüber gibt es Zostererkrankungen, die rezidivieren und als Zoster ophthalmicus auftreten können, die im Cornealversuch eine Keratitis dendritica herbeiführen und Infektionen mit dem Herpes simplex-Virus darstellen, also zosteriforme Herpes simplex-Eruptionen sind.

Die Klinik der Varicellen und des Zosters darf als allgemein bekannt vorausgesetzt werden. Nach einer Inkubation von 12—21 Tagen brechen schon am 1. Krankheitstag die Varicellenefflorescenzen hervor. Der schubweise Verlauf bedingt die Entwicklung eines polymorphen Zustandsbildes. Sowohl im Verlauf einer Varicellen- als auch einer Zoster-Erkrankung können Encephalitiden beobachtet werden. Besondere Erwähnung verdienen die Zosterneuralgien. Sie sind der eigentliche Anlaß zahlreicher therapeutischer Bemühungen. Eine Anzahl von Behandlungsmaßnahmen sind beschrieben worden, die alle bei einem gewissen Prozentsatz der Fälle Besserung brachten: so die Röntgenbestrahlung der entsprechenden Nervenwurzeln, Aneurin-Gaben, Leberextrakt- bzw. Vitamin B_{12}-Applikation (1000 γ/die i. m. 3 Tage lang), Verabfolgung des ganglienblockierenden Mittels Pendiomid, von Kurzwellen, Dihydroergotamin, ACTH und Antihistaminicis. Eine Behandlung des Zosters wurde auch mit γ-Globulin, Penicillin, Aureomycin und Chloromycetin versucht. Besonders mit den beiden letzten Stoffen sind tatsächliche Erfolge erzielt worden, die jedoch nicht auf einer Wirksamkeit gegenüber dem Zoster-Virus, sondern wahrscheinlich auf einem unspezifischen Effekt beruhen, im übrigen aber auch nicht besser genannt werden können als die nach konsequenter Anwendung von gut wirksamen Analgeticis. Sekundärinfektionen werden meist prompt durch Antibiotica beseitigt.

Der Herpes simplex ist eine zu Rezidiven neigende chronische Virusinfektion. Im allgemeinen vollzieht sich der primäre Befall schon in der Kindheit — meist zwischen dem 1. und 5. Lebensjahre, und zwar als Gingivostomatitis herpetica. Seltener wird primär die Haut befallen. Nach Burnet persistiert das Herpes simplex-Virus dann latent im Gewebe, vermutlich in den Ganglien des peripheren und zentralen Nervensystems. Durch verschiedene Vorgänge kann später die Immunität durchbrochen werden. Es kommt dann im zugehörigen Bereich des latent infizierten Ganglions zur Eruption typischer Herpesefflorescenzen. Diese Theorie erklärt vielleicht auch die Beobachtung Lauseckers und anderer Autoren, daß Herpes-Eruptionen kurz nacheinander, fast gleichzeitig an verschiedenen Hautpartien auftreten können.

Klinisch kann das Herpes simplex-Virus sehr verschiedene Krankheitsbilder hervorrufen. Das Eczema herpeticatum besprachen wir schon. Die Stomatitis herpetica sive aphthosa entsteht nach einer Inkubationszeit von 4—5 Tagen unter gleichzeitiger Entwicklung schwerer Allgemeinsymptome. An der Mundschleimhaut und auf der Zunge schießen Bläschen auf, die ziemlich bald exulcerieren, schmerzhaft sind und einen starken Foetor ex ore bedingen. Die regionären Lymphknoten sind geschwollen und die Krankheit dauert etwa 1—2 Wochen an. Erstmals hatten übrigens Dodd und Mitarbeiter den Kausalzusammenhang zwischen Herpes simplex-Virus und Stomatitis aphthosa erkannt.

Der typische, in gruppierten Bläschen auftretende Herpes simplex — wie er vorwiegend bei Erwachsenen, aber auch bei Kindern beobachtet wird — findet sich vor allem an den Prädilektionsstellen: Mundwinkel, Nasenfalten, Genitale — kann aber überall auf der Haut vorkommen. Provozierend können dabei u. a. eine Weichselbaumsche Meningokokkenmeningitis, Pneumonie, Malaria, Insolation, Fiebertherapie oder Eintritt der Menstruation wirken.

Bei einem weiteren Erscheinungsbild, der Keratoconjunctivitis herpetica, bilden sich zunächst eine Conjunctivitis mit mononucleärem Exsudat, dann schmerzlose Hornhautbläschen aus, die später platzen und Hornhauterosionen sowie schließlich das Bild der Keratitis dendritica entstehen lassen. Meist sind die präauriculären Lymphdrüsen angeschwollen.

Endlich muß noch die Meningoencephalitis herpetica erwähnt werden, die einen plötzlichen Beginn mit hohem Fieberanstieg zeigt (evtl. auch mit Schüttelfrost) und dann meningeale Reizerscheinungen erkennen läßt. Generalisierte Hauterscheinungen und Todesfälle kommen vor.

Die Behandlung des Herpes corneae bleibt Angelegenheit des Ophthalmologen. Ein Antibioticum oder Chemotherapeuticum, das auf das Herpesvirus einwirkt, wurde noch nicht gefunden. Wirkungslos sind auch Behandlungsversuche mit durch Formalin inaktivierten Herpesvaccinen. Im Mäuseschutzversuch entfaltet γ-Globulin gewisse virusneutralisierende Eigenschaften. Ein therapeutischer Versuch hiermit scheint immerhin indiziert zu sein. Sekundär infizierte Herpesefflorescenzen bessern sich nach Anwendung von Aureomycin. Am schwierigsten gestaltet sich die Therapie des rezidivierenden Herpes simplex. Gute Ergebnisse lassen sich — wenn auch nicht in jedem Falle — mit lokaler Röntgenbestrahlung (z. B. nach SCHIRREN mit 300—400 r in 2 Tagen, wobei die Härte der Strahlung einer HWS von 0,2—0,3 mm Al entsprechen soll), wiederholter Novocainunterspritzung, Eleudronstößen, Pinselungen mit Jodtinktur, weiter mit Dihydroergotamin und Antihistaminen erzielen. Der Wert der therapeutischen Pockenschutzimpfung wurde vielfach überschätzt, zuweilen aber lassen sich damit zumindest für einige Zeit Ausbrüche neuer Rezidive verhindern.

Für Klinik und Therapie des Molluscum contagiosum, der Verrucae und spitzen Kondylome haben sich in letzter Zeit keine wesentlichen neuen Gesichtspunkte ergeben. Viruserkrankungen, die wie Influenza, Maul- und Klauenseuche und Mumps nur gelegentlich Hauterscheinungen verursachen oder nur selten bei Menschen vorkommen, sollen wie auch die tropischen bzw. subtropischen Virosen: Dengue und Pappataci-Fieber und jene Viruserkrankungen, die zwar mit Hautveränderungen einhergehen, aber in das Fachgebiet des Pädiaters gehören (Rubeolen, Masern) hier unberücksichtigt bleiben. Beim Pemphigus und der Dermatitis herpetiformis DUHRING haben sich Zweifel an der Virusätiologie ergeben. Experimentelle Untersuchungen von NELEMANS und VERLINDE, ANGULO und anderen Autoren mit der Zielsetzung, bei diesen Dermatosen den Virusnachweis zu erbringen, verliefen völlig negativ. Auch wir konnten mit zahlreichen Methoden moderner Virusforschung bei 15 Fällen keinen Anhalt für die Virusnatur des Pemphigus und der Dermatitis herpetiformis DUHRING gewinnen.

Wir wollen nochmals die Umrisse der heute möglichen *Therapie dermatologischer Viruserkrankungen* skizzieren und mit einem Ausblick auf die Bestrebungen der *chemotherapeutischen Forschung*, neue Wege der Bekämpfung von Virusinfektionen zu finden, schließen.

Gemessen an der sich immer mehr vervollkommnenden chemotherapeutischen und antibiotischen Behandlung bakterieller Erkrankungen muß festgestellt werden, daß es heute eine spezifische Virustherapie noch nicht gibt. Nur gegenüber ganz bestimmten Virusarten gibt es spezifisch wirkende Mittel. Die großen, bläschenförmigen Viren der Lymphogranuloma inguinale-Psittakose-Gruppe lassen sich durch Sulfonamide und Antibiotica überzeugend beeinflussen. Die Cysticeten sind jedoch die größten Virusarten, die wir kennen. Auf Grund ihrer Größe und der

Tatsache, daß sie über einen eigenen Rest-Stoffwechsel verfügen, also nicht im selben Ausmaß wie die kleineren Virusarten auf den Stoffwechsel der Wirtszelle angewiesen sind, nehmen sie eine Übergangsstellung zu den nächstgrößeren Mikroorganismen (Rickettsien und Bakterien) ein. In Analogie zu experimentellen Ergebnissen bei Bakterien entfaltete beispielsweise Sulfadiazin eine Hemmwirkung auf die Vermehrung des Psittakose-Virus, die sich durch Paraaminobenzoe-, Pteroyl- und Folsäure aufheben ließ. Es erscheint demnach wahrscheinlich, daß die Folsäure auch ein Wachstumsfaktor für gewisse Virusarten sein kann. Derivate der Folsäure hingegen können evtl. als Hemmsubstanzen Bedeutung gewinnen.

Die kleineren, organismischen und makromolekularen Virusarten sind durch Sulfonamide und Antibiotica nicht direkt beeinflußbar. Trotzdem ist deren Anwendung oftmals angezeigt, wenn es gilt, komplizierende Sekundärinfektionen zu beseitigen oder zu verhindern. Bisweilen kann in diesen Fällen ein Antibioticum lebensrettend wirken, z. B. bei Pocken oder beim Eczema vaccinatum. Daß in vielen Fällen der Krankheitsverlauf durch symptomatische Behandlungsmaßnahmen gemildert werden kann, wurde oben schon erwähnt.

Ein gegenüber Viren wirksamer Stoff muß entweder am Virus selbst oder an den Wirtsgeweben angreifen. Das Wirtsgewebe kann experimentell z. B. durch Unterernährung der Tiere, Änderung von Hormon- und Vitaminspiegel, höhere Temperaturen und andere physikalische Maßnahmen verändert werden. So verläuft beispielsweise eine Vaccineinfektion unterernährter Kaninchen wesentlich milder. Auch Fermenthemmer (Cyanid, Acridine, Jodessigsäure) wirken auf dem Wege über die Wirtszelle. Die Acridine hemmen im Tierversuch und in der Eikultur die Vermehrung der Cysticeten und des Vaccinevirus. Hingegen lösen ACTH und Cortison im Organismus eine Resistenzminderung aus, ACTH jedoch in geringerem Ausmaß als Cortison. Nach Cortisonzufuhr vermehren sich die Viren stärker. Streuungen treten auf. Außerdem genügen bei gleichzeitiger Cortison-Applikation kleinere Infektionsdosen, um einen tödlichen Verlauf der Krankheit zu verursachen. Die klinischen Symptome können dabei allerdings weitgehend in den Hintergrund treten. Unter Cortison werden Antikörperbildung und Toxinentgiftung durch das reticuloendotheliale System vermindert. Die Vaccineinfektion von Meerschweinchen — um ein Beispiel zu nennen — verläuft nach Cortisoninjektion sehr viel schwerer.

Da die Viren aus Proteinen und Nucleinsäuren aufgebaut sind, erwartet man eine direkte Beeinflussung ihrer Vermehrung durch Zufuhr oder Fernhaltung bestimmter Aminosäuren bzw. von für den Nucleinsäureaufbau notwendigen Purin- und Pyrimidin-Derivaten. So konnte z. B. die Vermehrung eines Encephalitisvirus-Stammes experimentell durch Lysin- und Histidin-Applikation gehemmt werden. Diese Hemmwirkung war durch Methionin-, Leucin- und Tyrosin-Gaben aufhebbar. In der Gewebekultur ließ sich durch Purinderivate die Vaccinevirus-Vermehrung beeinträchtigen. Bei bestimmter Versuchsanordnung hemmt 2,6-Diaminopurin die Vermehrung fast sämtlicher Virusarten.

Gönnert, der eine ausführliche Übersicht über die Chemotherapie der Virusinfektionen lieferte, vergleicht die heutige Behandlung aller — mit Ausnahme der durch Cysticeten verursachten — Viruskrankheiten mit der Situation bei der Bekämpfung bakterieller Infektionen vor der Sulfonamid- und Antibiotica-Ära. Eine Anzahl von in der experimentellen Erprobung stehenden Verbindungen (wie etwa das neue Antibioticum Ehrlichin, das aus Streptomyces lavendulae isoliert wurde und das Influenza B-Virus beeinflußt) hemmen die Virusvermehrung im bebrüteten Ei und in der Gewebekultur, schwächen den Verlauf tierexperimenteller Infektionen aber nicht oder nur wenig und meist erst durch toxische Dosen ab. Dennoch darf nicht verkannt werden, daß sich hier neue Aussichten eröffnen. Die Forschung schreitet voran — und man darf hoffen, daß eines Tages dem Praktiker auch spezifisch viruswirksame Präparate zur Verfügung stehen werden.

Aus der Dermatologischen Klinik und Poliklinik der Universität München.
(Direktor: Prof. Dr. A. MARCHIONINI.)

Die Bedeutung neuer serologischer Verfahren für die Praxis der Luesdiagnose.

Von

KURT MEINICKE.

Wenn wir über die Bedeutung neuer serologischer Verfahren für die Praxis der Luesdiagnose sprechen, so erhebt sich die Frage, ob die Erfassung der Lues heute überhaupt noch eine wesentliche Rolle in der Praxis des Dermatologen spielt. Nach dem enormen Anstieg der Erkrankungen von 1943—1946 ist doch allgemein ein deutlicher Rückgang zu verzeichnen. Wir alle sehen heute nur noch ganz vereinzelt Fälle von primärer und sekundärer Lues. Mit Hilfe der Serologie gelingt es uns aber bei Benutzung neuer serologischer Methoden über die klinisch eindeutig diagnostizierbaren Fälle hinaus, einen ganz wesentlichen Prozentsatz unerkannter und unbehandelter Syphiliskranker zu erfassen. Wir haben in Zusammenarbeit mit dem Gesundheitsamt und dem statistischen Landesamt in München die Zahlen der in den letzten Jahren frisch erfaßten Gonorrhoe- und Lues-Fälle zusammengestellt (Tab. 1).

Tabelle 1.
Gonorrhoe- und Lues-Fälle von 1946 bis 1953.

Jahr	Gonorrhoe	Lues
1946	12643	6004
1947	11692	5387
1948	7301	3814
1949	4095	2505
1950	2207	2047
1951	1764	1450
1952	1872	1665
1953	1928	1063
Neu erfaßte Fälle insgesamt:	43502	23935

Wie aus der Aufstellung ersichtlich ist, liegt die Gesamtzahl der frisch erfaßten Luiker in München von 1946—1953 fast bei 24000, und allein im letzten Jahr wurden noch über 1000 Lues-Fälle neu aufgedeckt.

Wir müssen noch die Einschränkung machen, daß diese Zahlen mit Sicherheit zu niedrig sind, da nur die Fälle aufgeführt sind, die dem städtischen Gesundheitsamt gemeldet wurden, so daß diese Aufstellung mehr ein Beweis für die sorgfältige Arbeit des Gesundheitsamtes, als für die wirklichen Erkrankungszahlen ist. Nicht enthalten sind in dieser Aufstellung der größte Teil der Tabes-, Paralyse-, Neurolues-Fälle und der Fälle mit Lues congenita. Außerdem sind nach Ansicht des Gesundheitsamtes in dieser Aufstellung auch nur ein Teil derjenigen Fälle enthalten, die von den Allgemeinpraktikern behandelt wurden. Die wirklichen Zahlen der neuerfaßten Luespatienten in München dürften demnach sicherlich wesentlich höher liegen. Das statistische Landesamt hat leider bisher nur das Zahlenmaterial des Gesundheitsamtes übernommen und bemüht sich jetzt, durch direkte Verbindung mit der Ärzteschaft und den Fachkliniken ein Zahlenmaterial zusammenzustellen, das den wirklichen Erkrankungsfällen besser entspricht.

Es ergibt sich für uns Dermatologen aus diesem nüchternen und doch erschreckenden Zahlenmaterial die Verpflichtung, an der Erfassung und Behandlung gerade dieses Patientenkreises vordringlich mitzuarbeiten.

Zwei Punkte möchten wir ganz besonders herausstellen: 1. Die Erfassung und Behandlung der Graviden und damit die Möglichkeit der Verhinderung von connataler Lues, und 2. die Durchuntersuchung unseres eigenen Patientengutes auch ohne den Nachweis klinischer Symptome.

Reihenuntersuchungen großer Bevölkerungskreise werden immer wieder auf Widerstand stoßen, obwohl sie sicherlich heute für die Verhinderung der luischen Erkrankungen des Zentralnervensystems von größter Bedeutung wären. Wir werden in unseren Ausführungen über die moderne Behandlung der Syphilis gerade auf diesen Punkt ausführlich eingehen.

Wenn wir jetzt zuerst die neuen serologischen Verfahren kurz skizzieren, so mag manches, selbst für den venerologisch tätigen Facharzt, zu speziell erscheinen. Wir glauben jedoch, daß wir als Fachärzte für Dermatologie und Venerologie verpflichtet sind, uns Kenntnisse über die Methodik und richtige Bewertung dieser neuen serologischen Verfahren anzueignen. Es wurde bereits von SULZBERGER und MARCHIONINI mehrfach darauf hingewiesen, daß wir die Gefahren, die durch Einengung unseres Faches drohen, nur durch bessere Kenntnisse über Fortschritte auf unserem Gebiet aufheben können. Die Venerologie, und hierbei vor allem die Behandlung der Lues, war immer ein Hauptgebiet unseres Faches. Wenn heute auch der Allgemeinpraktiker glaubt, die Therapie mit Penicillin durchführen zu können, so wird er doch immer wieder mit Fragen zu uns kommen, wie er den Ausfall der serologischen Reaktionen bewerten soll und welche Behandlung durchzuführen ist, wenn das Reaktionsbild positiv bleibt.

Auf dem Gebiet der Serologie der Syphilis sind in den letzten Jahren umwälzende Neuerungen und grundlegende Fortschritte erzielt worden. Wir haben uns in den vergangenen 4 Jahren bemüht, diese Fortschritte, die zum größten Teil durch Arbeiten amerikanischer Forscher ermöglicht wurden, kennenzulernen und auf Grund eigener Erfahrungen zu bewerten.

Bevor wir auf die Bedeutung neuer serologischer Verfahren für die Praxis der Luesdiagnose näher eingehen, wollen wir kurz die weiteren Fortschritte und Erfahrungen auf diesem Gebiet skizzieren.

Cardiolipin und Sitolipin.

Aus der Fülle der sich z. T. widersprechenden Berichte über die neuen *Antigensubstanzen Cardiolipin* und *Sitolipin*, über die sog. „*Pallida-Reaktion*" nach GAEHTGENS und FÜHNER und über den *Nelson-Test* ist es auch für den Facharzt schwer, eine klare Vorstellung über den Wert der neuen Antigensubstanzen und Reaktionen zu gewinnen. Wir haben jede dieser Neuerungen selbst von Grund auf durchgeprüft und glauben deshalb, die Beurteilung mit aller Kritik vornehmen zu können.

Nachdem es MARY PANGBORN im Jahre 1941 gelungen war, aus Rinderherzen ein chemisch definierbares Antigen zu gewinnen, das in Verbindung mit Lecithin und Cholesterin eine ganz besondere serologische Aktivität zeigte, wurde die wirksame Konzentration dieser reinen Antigensubstanzen vor allem in den USA für die dort gebräuchlichen Reaktionen ermittelt.

Im Jahre 1949 fand Uroma in Finnland, daß es möglich war, aus Weizenkeimlingen ein ähnlich serologisch aktives Phosphatid wie Cardiolipin zu isolieren. Er nannte das chemisch definierbare Endprodukt „Sitolipin".

Es hatte die Jodzahl von 109—112, die Phosphorwerte lagen bei 4,1 % die des Stickstoffs zwischen 0,02 und 0,07 % $\pm$ 20.

Wir haben sowohl Cardiolipin wie Sitolipin selbst aus Rinderherzen bzw. Weizenkeimlingen gewonnen. Es gelang uns in Zusammenarbeit mit Scheffel, eine rationelle Isolierung von Sitolipin aus Weizenkeimlingen zu entwickeln, die es uns gestattete, mit 10% der Lösungsmittel die gleichen Ausbeuten zu erzielen wie Uroma.

Wir benötigten zur Gewinnung von 2 g Sitolipin aus 5 kg Weizenkeimlingen, statt, wie von Uroma angegeben, etwa 50 l Aceton und 50 l Methanol, nur jeweils 5 l der beiden Lösungsmittel.

Diese Vorarbeiten waren notwendig, um ein genaues Bild über die Reproduzierbarkeit des Endproduktes und die Verwendung in Reaktionen zu ermöglichen, die in Deutschland seit Jahren gebräuchlich sind.

Die Spezifität und Sensibilität des Antigengemisches mit Sitolipin waren nach den Angaben von Uroma, Tuomioja, Tomilla und Charles Rein (aus der Klinik Sulzberger) und unseren eigenen Erfahrungen an einem großen Untersuchungsmaterial (über 10000 Untersuchungen) gleich gut wie die mit Cardiolipin. Wir werden deshalb die Bewertung dieser beiden neuen Antigensubstanzen zusammen vornehmen. Als nach 1946 amerikanisches Cardiolipin erstmalig in Vergleichsuntersuchungen in Europa geprüft wurde, kamen u. a. Fischer und Storck in der Schweiz, Hasselmann, Denecke und Spielmann in Deutschland zu ganz ausgezeichneten Ergebnissen. Die größere Sensibilität und Spezifität dieser neuen Antigensubstanzen wurde teils recht enthusiastisch herausgestellt. All diese Versuchsergebnisse sind jedoch nur sehr bedingt zu verwerten und geben ein Bild, das die wirkliche Situation eher verwirrt als klärt. Es gab kein Cardiolipin oder Sitolipin in einer in Deutschland gebräuchlichen Reaktion, so daß eine korrekte Vergleichsuntersuchung über die Spezifität und Sensibilität chemisch definierbarer Phosphatide gegenüber ungereinigten Lipoidrinderherzextrakten in ein und derselben Reaktion nicht möglich war. So wurde also Cardiolipin nur in einer Komplement-Bindungs- bzw. Flockungsreaktion benutzt, die in den USA gebräuchlich war. Es handelt sich hierbei um die Komplement-Bindungsreaktion nach Kolmer und um die Flockungsreaktion nach Kline (V. D. R. L. Slide-Test). Es gibt also auch in Amerika *keine eigentliche Cardiolipin-Reaktion*, sondern nur Cardiolipin in schon lang bekannten Reaktionen. Da wir jedoch in Deutschland diese Methoden in der Praxis nicht ausgeführt haben, kam man ganz allgemein zu der Überzeugung, daß es eine Cardiolipin-Reaktion gibt, die dann mit unseren Reaktionen verglichen wurde.

In den Jahren nach 1945 wurden in Deutschland und vor allem auch in anderen Ländern Europas (Frankreich, Schweiz) ungereinigte Lipoidrinderherzextrakte benutzt, die meist nicht einwandfrei hergestellt und serologisch nicht sorgfältig eingestellt waren.

Man hatte bei den ersten Erfahrungsberichten in der deutschsprachigen Literatur nach 1946 zwei Punkte unberücksichtigt gelassen.

1. Im Gegensatz zu dem sorgfältig eingestellten Cardiolipin benutzte man ungereinigte Lipoidrinderherzextrakte, die eine geringe Sensibilität besaßen und häufig unspezifisch reagierten.

2. Man verglich die Komplement-Bindungsreaktion nach Kolmer mit der Original-Wassermann-Methode, wobei zu sagen ist, daß die Kolmer-Reaktion, die jahrzehntelang in Amerika mit ungereinigten Lipoidrinderherzextrakten durchgeführt wurde, auch ohne Cardiolipin der Original-Wassermann-Methode an Sensibilität überlegen ist.

Es gelang uns nach zahlreichen Vorversuchen, Cardiolipin und auch Sitolipin sowohl in die Original-Wassermann-Reaktion, als auch in die Meinicke-Klärungs-Reaktion II und die Citochol-Reaktion einzubauen und Konzentrationen zu finden, die es erlauben, trotz größter Sensibilität und Spezifität die Technik der Wassermann-, Citochol- und der Meinicke-Klärungsreaktion II unverändert zu lassen. Die Vorteile von Cardiolipin und Sitolipin in der Komplementbindungs-Reaktion von Wassermann, Neisser und Bruck liegen:

1. In der geringeren Antigenmenge, die zu den Versuchen benötigt wird (1:130).

2. In der durch die hohe Verdünnung bedingten geringeren komplementhemmenden Wirkung des Extraktes.

3. In der Möglichkeit, Cardiolipin und Sitolipin auf Grund des chemisch definierbaren Endproduktes genauer serologisch einzustellen.

Hieraus resultiert, daß Cardiolipin und Sitolipin in der Original-Wassermann-Reaktion den Extrakten aus Rinderherzen oder Lues-Lebern überlegen sind.

Bei der Meinicke-Klärungsreaktion II zeigte es sich, daß wir mit Cardiolipin und Sitolipin zwar sehr sensible und spezifische Ergebnisse erzielen konnten, die jedoch denen eines sorgfältig eingestellten Originalextraktes nicht überlegen waren. Ähnliche Ergebnisse fanden wir mit Kahn- und Citocholextrakten. Auch hier gelingt es nicht, durch Cardiolipin oder Sitolipin bessere Resultate zu erhalten, als mit einem sorgfältig eingestellten Lipoidrinderherzextrakt. Um Cardiolipin in der amerikanischen Flockungsmethode, dem V. D. R. L. Slide-Test, zu prüfen, führten wir Vergleichsuntersuchungen mit der Meinicke-Klärungsreaktion II und der Citochol-Reaktion durch. Es zeigte sich, daß auch diese Methode unter Benutzung von Cardiolipin der Meinicke-Klärungsreaktion II und der Citochol-Reaktion bei Verwendung sorgfältig eingestellter Antigene nicht überlegen war.

Zusammenfassend kann gesagt werden, daß die genaue Einstellung der Substanzen Cardiolipin, Lecithin, Cholesterin bzw. Tolubalsam, die in jedem Antigengemisch vorhanden sind, von besonderer, wenn nicht gar ausschlaggebender Bedeutung ist. So können wir abschließend darauf hinweisen, daß der Fortschritt mit Cardiolipin und Sitolipin 1. in der Möglichkeit einer Standardisierung der Antigene liegt, und daß 2. Cardiolipin und Sitolipin in praktisch jeder Komplement-Bindungsreaktion auf Grund der vorhin angeführten 3 Punkte einem ungereinigten Lipoidrinderherzextrakt überlegen sind. Eine Überlegenheit von Cardiolipin und Sitolipin gegenüber ungereinigten Extrakten in den Flockungsreaktionen ist jedoch nur dann zu erwarten, wenn die Extrakte sorgfältiger eingestellt sind als die bisher gebräuchlichen.

Ergänzend kann gesagt werden, daß die Kolmer-Methode der Komplement-Bindungsreaktion mit oder ohne Cardiolipin der Original-Wassermann-Reaktion an Sensibilität überlegen ist. Wenn also ein Institut dazu übergeht, die Kolmer-Methode anzuwenden, statt wie bisher mit der Original-Wassermann-Reaktion zu untersuchen, so wird automatisch in einem Teil der Seren ein positives Ergebnis bei früher negativen Befunden auftreten.

Spirochäten-Eiweiß-Reaktion nach Gaehtgens und Fühner.

Wir wissen, daß die Reagine, die wir im Serum eines Syphilitikers mit Hilfe der klassischen Reaktionen nachweisen, nicht spezifisch sind. Das gilt auch für Cardiolipin und Sitolipin. Es wurde deshalb um so mehr begrüßt, als Gaehtgens und Fühner im Jahre 1952 die sog. „Pallida-Reaktion" neu und verbessert herausbrachten. Die Verbesserung der schon im Jahr 1929 von Gaehtgens beschriebenen Methode liegt vor allem darin, daß man das Antigen, das aus züchtbaren, saprophytischen Spirochäten besteht, durch Beschallung bei 300 W homogenisiert und die serologische Aktivität hierdurch gesteigert hat. Wir haben unter Mitarbeit von Schmerold diese saprophytischen Spirochäten gezüchtet und Antigene hieraus hergestellt, die serologisch brauchbar waren. Wir stellten fest, daß diese Reaktion mit saprophytischen Spirochäten als Antigen früher positiv wird als die Lipoid-Bindungsreaktionen und in der Latenzperiode auch nach eingehender Behandlung sehr lang positiv bleibt, teilweise aber auch früher negativ wird. Auf den Wert dieser Reaktion für das Gesamtbild der heute möglichen serologischen Diagnostik werden wir abschließend noch zu sprechen kommen. Es wird mit dieser Reaktion mit Sicherheit ein anderer Antikörper nachgewiesen, als wir ihn bisher mit den klassischen Reaktionen finden konnten. Der Beweis für eine derartige Behauptung kann durch einen Absättigungsversuch erbracht werden. Wir haben diese Angaben von Gaehtgens, Fühner und Fromm nachgeprüft und konnten deren Befunde bestätigen. Es ist auch nicht so, wie von mancher Seite behauptet wurde, daß die Wirksamkeit dieses Antigens durch Lipoide bedingt ist, die aus dem Nährboden selbst bei sorgfältigem Waschen der Spirochätenaufschwemmung im Antigen mit vorhanden sind. Es ist jedoch durch die Bezeichnung „Pallida-Reaktion" eine Verwirrung entstanden. Der Name läßt daran denken, daß es sich hier, im Gegensatz zu den bisher gebräuchlichen Extrakten, um ein spezifisches Antigen aus Treponemata pallida handelt. Wir konnten mit Hilfe von experimentellen Untersuchungen überzeugend darlegen, daß die erstmals von Wassermann und Ficker isolierten und dann von Reiter weitergezüchteten Spirochäten in keinem der von Henrici geforderten 5 Punkte mit dem Treponema pallidum übereinstimmen. Diese 5 Forderungen Henricis, die später als Kochsche Postulate bekannt wurden, haben wir in einer Tabelle angeführt (Tab. 2).

Wie aus der Tabelle ersichtlich, zeigen die „Reiter"-Spirochätales in keinem Punkt eine Übereinstimmung mit dem Treponema pallidum.

Nach unseren bisherigen Untersuchungen gehören die von Reiter fortgezüchteten saprophytischen Spirochätales zur Gattung der Treponemen und entweder

Tabelle 2. *Vergleich zwischen Spirochätales* REITER *und Treponema pallidum.*

	Kulturspirochätales REITER	Treponema pallidum
1. Morphologie	aufgelockerte Form oft gestreckt zielstrebige Bewegung	enge Windungen, „präformierte Starre", Rotations- und Vor- und Rückwärtsbewegung
2. Biochemie	Giemsafärbung rotblau Nucleinsäure	Giemsafärbung rot keine Nucleinsäure
3. In der Anpassung an den Nährboden	vermehrt sich im Basalmedium nicht, dagegen gut in Leberbrühe	stirbt in Leberbrühe ab, überlebt dagegen in Basalmedium
4. In der Pathogenität für Tiere	apathogen	pathogen
5. In der serologischen Reaktion	Impfung mit Kulturspirochätales ruft keine immobilisierenden Antikörper hervor	Impfung mit Treponemata pallida ruft immobilisierende Antikörper hervor

zur Art des Treponema genitale, des Treponema calligyrum oder des Treponema macrodentium. Eine endgültige Eingruppierung dieser Spirochätales wird serologisch möglich sein.

Wir haben deshalb schon wiederholt darauf hingewiesen, daß eine Bezeichnung dieser Reaktion als „Pallida-Reaktion" wissenschaftlich falsch ist und in der Beurteilung serologischer Ergebnisse zu größter Verwirrung führen kann, da wir seit den erfolgreichen Arbeiten von NELSON *eine erstmals spezifische Reaktion auf Syphilis* besitzen. Bisher werden nur in der Reaktion von NELSON und MAYER virulente Treponemen als Antigen benutzt. Wir könnten deshalb mit wissenschaftlicher Berechtigung den Treponema-pallidum-Immobilisierungs-Test als Pallida-Reaktion bezeichnen. Wir haben vorgeschlagen, die sog. „Pallida-Reaktion" nicht als „Pallida-Reaktion", sondern als Spirochäten-Eiweiß-Reaktion (S. E. R.) zu bezeichnen. Diese Anregung wurde inzwischen schon von zahlreichen Serologen übernommen.

Unabhängig von den eben angeführten Punkten stellten wir bei unseren Vergleichsuntersuchungen mit der S.E.R. fest, daß die Sensibilität dieser Reaktion häufig größer ist als die der klassischen Methoden, bei etwas geringerer Spezifität. Wir glauben deshalb, daß wir wegen dieser besonderen Empfindlichkeit und wegen des frühen Anzeigens einer syphilitischen Infektion und vor allem wegen des *Nachweises eines anderen Antikörpers* nicht auf diese Reaktion verzichten können.

Nelson-Test.

Die weitaus größte Bedeutung der Entwicklungen auf serologischem Gebiet kommt dem *Treponema-pallidum-Immobilisierungs-Test* zu. NELSON und MAYER gelang es, ein Medium auszuarbeiten, in dem *virulente Treponemen* über mehrere Tage hinweg beweglich und virulent erhalten werden können. Auf Grund dieser Arbeiten ist es möglich, den Erreger der Syphilis selbst als Antigen zum Nachweis spezifischer immobilisierender

Antikörper im Serum und Liquor zu benutzen. Daß es sich bei diesen nicht kulturell züchtbaren Treponemen, im Gegensatz zu den REITER-Spirochätales, um den Erreger der Syphilis handelt, wurde leider durch mehrere unbeabsichtigte Laborinfektionen eindeutig demonstriert. Wir haben die sehr komplizierte Technik dieser Reaktion in einigen Punkten vereinfacht und hierüber im „Hautarzt" berichtet.

Der Test beginnt damit, daß je 0,05 cm³ des sterilen inaktivierten Patientenserums in 2 Reagenzgläser von 8 cm Länge und 1 cm lichter Weite einpipettiert werden. Zu der 1. Serie wird 0,15 cm³ eines aktiven Komplements gegeben, zu der 2. Serie 0,15 cm³ eines inaktiven Komplements. Die Röhrchen werden mit Zellstoffstöpseln verschlossen. Ein infiziertes Tier mit beginnender Orchitis wird ausgewählt, das Herz punktiert und in dieser Weise weitgehend entblutet. Das Tier wird durch Injektion von 10 cm³ Luft intrakardial getötet, anschließend sofort auf dem Operationstisch aufgespannt und der Hoden mit der linken Hand des Operateurs fixiert. Mit der rechten Hand wird ein Schnitt von etwa 1¹/₂ cm Länge in transversaler Richtung geführt. Die Cutis und die Fascie werden durchtrennt. Der Hoden wird mit einer Zungenzange gefaßt, herausgezogen, der Funiculus spermaticus durchtrennt und der Hoden sofort in eine sterile Petri-Schale verbracht. Mit Arterienklemmen wird nun der Hoden fixiert und mit einer Schere 8—12 transversale und 1 longitudinaler Schnitt gelegt, wobei das Hodengewebe möglichst geschont wird, da sonst Zerfallsprodukte frei werden, die den Ablauf der Reaktion stören könnten. Von dem Sekret der Schnittfläche wird ein Dunkelfeldpräparat angefertigt und bei großem Spirochätenreichtum nur 1 Hoden für den Test verwandt, bzw. eine größere Menge Basalmedium für 2 Hoden benutzt. Anschließend wird der Hoden in das vorher evakuierte und mit Stickstoff-CO₂ beschickte Basalmedium verbracht. Der Duranglaskolben mit Basalmedium und Kaninchenhoden wird 30 min lang im Wasserbad von 35° langsam geschüttelt. Es wird ein Dunkelfeldpräparat angefertigt, die Spirochäten pro Blickfeld gezählt und anschließend die Spirochätenaufschwemmung im Basalmedium in ein Zentrifugenglas abgegossen, dann wiederum im Dunkelfeld die Anzahl der Spirochäten pro Blickfeld kontrolliert. Mit einer 10 cm³-Pipette wird in jedes vorher mit Serum und Komplement beschickte Röhrchen 0,35 cm³ der Spirochätensuspension gegeben. Die Röhrchen werden sofort verschlossen und in den Anaerostaten gegeben. Im Wechsel wird 3 mal evakuiert und Stickstoff-CO₂ zugeleitet. Zuletzt bleibt das N₂CO₂-Gemisch im Anaerostat, der anschließend für 18 Std. in einen Brutschrank von 35° gegeben wird. Im Dunkelfeld werden nach 18 Std. bei einer Vergrößerung von 1:500 jeweils 25 oder 50 Spirochäten ausgezählt. Das Kriterium der Immobilisierung ist für den positiven bzw. negativen Ausfall der Reaktion entscheidend.

Zur Erkennung toxischer und treponemicider Substanzen wird von jedem Patientenserum neben dem Versuch mit aktivem eine Kontrolle mit inaktivem Komplement angesetzt. Bei Anwesenheit treponemcider Substanzen tritt auch in den Röhrchen ohne aktives Komplement eine nicht durch Antikörper bedingte Immobilisierung der Treponemen ein, die während des Versuches als solche erkannt wird. Es ist deshalb darauf zu achten, daß im Serum des Patienten weder Penicillin noch Salvarsan nachweisbar sind.

Wir haben inzwischen zahlreiche Kollegen des In- und Auslandes in die an unserer Klinik geübte Technik des Nelson-Tests eingearbeitet. Der Treponemapallidum-Immobilisierungs-Test wird heute außer an unserer Klinik an den Universitäts-Hautkliniken in Würzburg, Freiburg, Münster, Frankfurt, Mainz und Jena durchgeführt. Außerdem an den hygienischen Instituten Hamburg, Kiel und Rostock. Es kann also das Blut von Patienten, bei denen der Nelson-Test angezeigt ist, an die angeführten serologischen Speziallaboratorien eingeschickt werden. Welche Fälle hierfür in Frage kommen, werden wir anschließend erörtern.

Die Richtung der Forschung auf diesem Gebiet geht dahin, diesen Test weiter zu vereinfachen und, wenn möglich, neue Verfahren einer spezifischen Diagnostik auszuarbeiten. Das von NELSON beschriebene Adhärenzphänomen von Treponemen an Kaninchenerythrocyten haben

wir im einzelnen nicht nachgeprüft. SULZBERGER teilte uns mit, daß an
seiner Klinik Versuche in dieser Richtung durchgeführt wurden und die
Ergebnisse bisher recht zufriedenstellend waren.

Wir haben seit einem Jahr Versuche durchgeführt, um festzustellen,
wieviel Komplement bei der Bindung der Antikörper an die Treponemen
im Nelson-Test verbraucht wird, und zwar nach Durchführung des eigentlichen Tests. Wir konnten so in letzter Zeit in den Fällen, in denen die
Treponemen durch treponemicide Substanzen immobilisiert wurden, zusätzlich aber immer bei Anwesenheit von spezifischen Antikörpern eine
Komplement-Bindung eintritt, durch die Bestimmung des Komplement-
abfalls eine Klärung der Befunde herbeiführen. In weiteren Versuchen
bemühten wir uns, mit abgetöteten Treponemata pallida eine Komplement-Bindungsreaktion und Flockungsreaktion unter Verzicht auf
die diffizile Technik des Nelson-Tests auszuarbeiten. Wir werden anläßlich der Mikrobiologen-Tagung in Innsbruck über diese Versuche berichten.

Bewertung der Reaktionen.

Wir haben Cardiolipin und Sitolipin, die S. E. R. und den Nelson-Test
in ihren wissenschaftlichen Grundlagen deshalb so ausführlich behandelt,
da ohne eine Kenntnis der verschiedenen Antigene und Antikörper eine
Bewertung der Reaktionsausfälle nicht möglich ist. Wir haben heute die
Möglichkeit, drei verschiedene Antikörper bzw. Reagine im Serum und
Liquor Syphiliskranker nachzuweisen. Wir dürfen nicht vergessen, daß
wir bisher trotz der Vielzahl der Reaktionen, wie Original-Wassermann-
Reaktion und deren Modifikationen von KAUP, SCHREUSS, MOERCH,
KOLMER u. a., der Meinicke-Reaktionen (Klärung und Trübung), der
Kahn-Reaktion, der Citochol-Reaktion, der Sachs-Georgi-Reaktion, der
Müller-Ballungs-Reaktion und vieler anderer, doch immer nur die Mög-
lichkeit gehabt haben, eine Reagingruppe, und zwar die Lipoid-Reagine,
nachzuweisen. Wir benutzen in den klassischen Reaktionen als Antigene
Lipoide, von denen wir nicht wissen, wie ihre Beziehung zu den Lipoid-
substanzen virulenter Treponemen ist.

Mit Hilfe der S. E. R. gelingt es uns, einen zweiten Antikörper nachzuweisen, der mit dem Protein saprophytischer Spirochätales reagiert. Auch
hier können wir nur sagen, daß dieser Antikörper bei Syphilis genau so
charakteristisch ist wie die Lipoid-Antikörper. Wir wissen nicht, wie der
Zusammenhang zwischen der Antigenstruktur saprophytischer Spirochätales und der virulenter Treponemen beschaffen ist.

Völlig anders liegen die Dinge beim Treponema pallidum-Immobilisierungs-Test. Hier ist es *zum ersten Mal* seit der Entdeckung des
Treponema pallidum durch SCHAUDINN und HOFFMANN möglich, *einen
spezifischen Antikörper im Serum und Liquor* nachzuweisen. Welche
Bedeutung der Nelson-Test für den praktisch tätigen Dermatologen
besitzt, erhellt sich vor allem aus der Tatsache, daß es so heute mit
Sicherheit möglich ist, unspezifische Ausfälle in den klassischen Reaktionen zu erkennen. MARCHIONINI hat mit uns die Bedeutung des Nelson-
Tests für die Praxis der Lues-Serologie in der Münchener Medizinischen

Wochenschrift ausführlich dargestellt. Wir möchten hier nur die wichtigsten Punkte, in denen es notwendig ist, einen Nelson-Test durchzuführen, noch einmal kurz wiederholen. Jeder hat in seiner venerologischen Praxis Fälle erlebt, die ihn auf Grund des Ausfalls der klassischen Reaktionen im Zweifel ließen, ob es sich bei dem Ergebnis um einen unspezifisch positiven Ausfall oder um eine symptomlos verlaufende Lues latens seropositiva handelt. In diesen Fällen ist eine Untersuchung mit dem Treponema pallidum-Immobilisierungs-Test zur Klärung der Diagnose dringend erforderlich. In allen Stadien unbehandelter Lues ist der Nelson-Test positiv bis auf die ersten 6—8 Wochen nach der Infektion. Nach Arbeiten von NELSON, MOORE, EAGLE und unseren eigenen Erfahrungen tritt die Antikörperbildung der spezifischen Immobilisierungs-Antikörper später ein als die der Reagine. Während der ganzen Latenzperiode der Lues, in der einzelne klassische Reaktionen negativ sein können, ist der Nelson-Test immer positiv. Auch bei tertiärer Lues der Haut und Schleimhäute ist der Nelson-Test positiv. *Eine Diagnose „ex juvantibus" ist heute nicht mehr angezeigt.* Bei allen übrigen Spätformen der Lues und auch bei Neurolues zeigt diese Reaktion nach den bisherigen Erfahrungen ebenfalls positive Ausfälle. Bei Lues congenita ist der Nelson-Test in allen Fällen positiv, jedoch ist hier die Möglichkeit von passiv vorhandenen Antikörpern im Organismus des Kindes gegeben, ebenso wie die Anwesenheit von Reaginen, die vom mütterlichen Organismus übertragen wurden.

Bei Untersuchungen des Liquors mit dem Treponema pallidum-Immobilisierungs-Test zeigt es sich, daß diese Reaktion bei der Lues latens und Spätformen der Syphilis *ohne* Beteiligung des Zentralnervensystems negativ ist. In allen Fällen jedoch, in denen im Liquor ein positiver Nelson-Test beobachtet werden konnte, wurden auch im Serum immobilisierende Antikörper nachgewiesen. Der Treponema pallidum-Immobilisierungs-Test war im Liquor bei Vergleichsuntersuchungen mit den klassischen Reaktionen länger und häufiger positiv als die Flockungsreaktionen, die S. E. R. und die Wa.R. Zur Differentialdiagnose wird der Nelson-Test auch für den Neurologen von besonderer Bedeutung sein.

Bei behandelter Lues der verschiedenen Stadien zeigt es sich, daß der Nelson-Test länger und häufiger positiv ist als die klassischen Methoden.

Bei Untersuchungen von Ehepartnern und Nachkommen von Luikern ist die Ausführung dieses Tests auch bei negativen Komplement-Bindungs- und Flockungsreaktionen und negativer S.E.R. notwendig, da er im Falle einer spezifischen Infektion im Gegensatz zu den bisherigen Methoden mit größter Sicherheit die Diagnose „Lues" bestätigen oder ausschließen kann. *Die Spezifität des Nelson-Tests ist nach den bisherigen Erfahrungen größer als die aller bekannten serologischen Reaktionen.*

Um abschließend die Bewertung der neuen serologischen Verfahren zusammenzufassen, ist zu sagen, daß *Cardiolipin* und *Sitolipin* in der Komplement-Bindungsreaktion von großem Vorteil sind und vor allem bei Benutzung der Kolmer-Technik mehr Fälle serologisch erfaßt werden können, als es bisher mit ungereinigten Rinderherzextrakten in der Original-Wassermann-Reaktion möglich war. Eine Überlegenheit dieser

Antigensubstanzen in den Flockungsreaktionen kann jedoch nicht bestätigt werden. Grundsätzlich weisen wir mit Cardiolipin und Sitolipin
keine anderen Reagine nach als mit den bisherigen Lipoidextrakten. Vor
einer Überbewertung des positiven oder negativen Ausfalls einer Reaktion,
die mit Cardiolipin oder Sitolipin durchgeführt wurde, möchten wir
warnen. Es können auch bei Verwendung dieser Substanzen unspezifische
Reaktionen auftreten.

Mit Hilfe der *S.E.R.* nach GAEHTGENS weisen wir einen *2. Antikörper*
nach, so daß diese Reaktion zur zusätzlichen Sicherung der Diagnose von
großer Bedeutung ist. Bei Frühlues, insbesondere Lues I, zeigt die S.E.R.
häufig früher an als alle übrigen Reaktionen. Wir müssen wissen, daß die
S.E.R. nach GAEHTGENS häufig bei behandelter Lues noch positiv ist,
wenn die Lipoid-Reaktionen zu einem Teil oder ganz negativ geworden
sind, und umgekehrt. Auf Grund unserer Versuchsergebnisse müssen wir
jedoch eine absolute Spezifität der S.E.R. ablehnen und darauf hinweisen, daß auch mit dieser Reaktion unspezifische Ausfälle auftreten
können.

Die von NELSON und MAYER entwickelte *erste spezifische Reaktion auf
Syphilis* wird für jeden Venerologen in Zukunft unentbehrlich sein. Bei
der serologischen Diagnose einer seropositiven Lues latens gibt der Ausfall des Treponema pallidum-Immobilisierungs-Tests einen entscheidenden differentialdiagnostischen Hinweis. Eine Diagnose „ex juvantibus"
bei einer klinisch nicht eindeutigen tertiären Lues ist durch die Möglichkeit, spezifische Antikörper nachzuweisen, hinfällig geworden. Durch
das spätere Auftreten spezifischer Antikörper im Serum bei primärer
Lues ist der Nelson-Test in diesem Stadium für die zusätzliche serologische
Diagnose nur sehr kritisch zu beurteilen. Jedoch haben wir gerade bei
Lues I die Möglichkeit, durch den Nachweis des Treponema pallidum
unsere klinische Diagnose zu sichern.

Vielleicht wird es möglich sein, in Zukunft die komplizierte Technik
des Nelson-Tests durch eine einfachere Methode zu ersetzen, um so die
Möglichkeit zu haben, routinemäßig mit einer spezifischen Reaktion alle
Seren zu untersuchen.

Aus der Dermatologischen Klinik und Poliklinik der Universität München.
(Direktor: Prof. Dr. A. MARCHIONINI.)

Moderne Syphilisbehandlung.

Von

KURT MEINICKE.

Vor drei Jahren hat an dieser Stelle auf dem Fortbildungskursus
STÜHMER über „das heutige Bild der Syphilis und ihrer Behandlung"
gesprochen. Anschließend berichtete BURCKHARDT über die Penicillin-
behandlung der Syphilis.

STÜHMER gab einen allgemeinen Überblick über die Entwicklung der Lues-
behandlung. Er deutete die Gefahren an, die gerade in einer Zeit der besonderen

Verbreitung der Lues durch ein neues Mittel auftreten können und wies darauf hin, daß zu diesem Zeitpunkt die Möglichkeit, die Lues mit Penicillin zu behandeln, vielleicht ein Glück, vielleicht aber auch ein Unglück sein könnte. Im weiteren Verlauf seiner Ausführungen berichtete er über die geschichtliche Entwicklung der Behandlung der Syphilis mit Salvarsan und Wismut und ging näher auf die Möglichkeit einer Wandlung der Syphilis ein. STÜHMER kam hier zu dem Schluß, daß eine solche Wandlung nicht eingetreten ist, da die Syphilis heute nicht anders auftritt als früher und auch das klinische Erscheinungsbild der Lues in Asien den von uns beobachteten Verlaufsformen entspricht.

Zu dem damaligen Zeitpunkt war es für uns in Deutschland kaum möglich, selbst zu einer vorläufigen Beurteilung des Wertes der Penicillinbehandlung zu kommen. So mußten wir ohne größere eigene Erfahrung die an den Vortrag von STÜHMER sich anschließenden Ausführungen von BURCKHARDT entweder bejahen oder aus vorsichtigen Erwägungen heraus sehr kritisch betrachten. Die Erfahrungen mit der Penicillin-Behandlung sind heute auch in Deutschland wesentlich größer als zu dem damaligen Zeitpunkt. Wir glauben, daß jetzt eine Entwicklung einsetzt, die von der reinen Erprobung des Penicillins zu einer optimalen Penicillin-Therapie führt.

Wir werden unter Berücksichtigung unserer eigenen Erfahrungen und der Berichte anderer Kliniken auf die Vorzüge der Syphilisbehandlung mit Penicillin näher eingehen. Wir stimmen in unseren eigenen Behandlungsergebnissen weitgehend mit denen amerikanischer (MOORE, DATTNER, THOMAS), französischer (GRACIANSKY, PÉRIN, GARNIER), Schweizer (MIESCHER, BURCKHARDT, PERDRUP) und deutscher Autoren (ARZT, MONCORPS, STREMPEL, TELLER, HESSE, LANGER, SCHMIDT-LA-BAUME u. a.) überein. Es erscheint uns jedoch zu weitführend, die verschiedenen Dosierungen und die daraus resultierenden, günstigen Beeinflussungen des serologischen Titers kritisch zu untersuchen. Nur soviel soll gesagt sein, daß die einmalige Behandlung mit Penicillin, wie sie in Amerika durchgeführt wurde, um ein Bild über die Wirkung des Penicillins zu gewinnen, für unsere Therapie in der Praxis unzureichend ist. Sie besitzt jedoch ihre große Bedeutung bei der Massenbehandlung in Endemiegebieten. Es sind von der World Health Organization große Bevölkerungskreise einmalig mit Penicillin behandelt worden. Es war auf diese Weise möglich, in durchseuchten Gebieten in kurzer Zeit die Syphilis weitgehend einzudämmen und eine weitere Verbreitung zu verhindern. Man konnte dann durch systematische und langdauernde Behandlung darangehen, die Patienten einer wirklichen Heilung zuzuführen (GUTHE und REYNOLDS).

Ganz anders liegen die Verhältnisse bei der Behandlung der frischen Lues mit einer *Penicillinkur*. So hatte man zuerst mit einer Kur von 2,5 Mill. E, 4 Mill. E und 6 Mill. E behandelt. Diese Behandlung wurde zunächst mit Penicillin in wäßriger Lösung und später mit Depot-Penicillin durchgeführt. Die Ein-Kur-Therapie wurde in Deutschland allgemein abgelehnt. MARCHIONINI wies im Oktober 1950 auf der Münchener Dermatologentagung darauf hin, daß an unserer Klinik die Patienten in Zukunft zuerst mit einer Penicillinkur von 6 Mill. E behandelt würden. Nach genauester Kontrolle des serologischen Befundes und

je nach dem Absinken des Titers müßte der Zeitpunkt für die Durchführung einer weiteren Penicillinkur von 6 Mill. E gewählt werden.
MARCHIONINI empfahl als Sicherheitskur eine 3. Penicillin-Behandlung
mit 6 Mill. E, falls die serologischen Reaktionen vollständig negativ ausfielen. In den Fällen, in denen wir nach ausreichender Nachbeobachtung
trotz mehrmaliger Penicillin-Behandlung keinen weiteren Abfall des
Titers beobachten konnten, haben wir mit kombinierten Spirotrypan-
Wismut-Kuren weiterbehandelt.

Die ersten Tabellen zeigen unsere Behandlungsergebnisse im serologischen Bild
bei Frühlues. Wir haben die Tabellen unterteilt in:
Penicillin-Behandlung,
Salvarsan-Wismut-Behandlung und
kombinierte Behandlung mit Penicillin, Salvarsan, Wismut.

Der scheinbar geringere Erfolg nach einer Kombination von Penicillin-Salvarsan-Wismut findet seine Erklärung darin, daß hier die penicillinbehandelten
Fälle zusammengefaßt sind, die trotz einjähriger Nachbeobachtungszeit keinen
weiteren Abfall des Titers erkennen ließen. Es ist schwer zu beurteilen, wie viele
von diesen Fällen auch ohne die Nachbehandlung mit Salvarsan und Wismut im
Verlaufe eines weiteren Jahres negativ geworden wären.

Wir konnten bei einer Nachbeobachtungszeit, die sich in einzelnen Fällen über
vier Jahre erstreckte, feststellen, daß gerade das Serum von Patienten mit einer
spät erfaßten Lues I oder mit einer sekundären Lues oft erst nach zwei bis drei
Jahren ein serologisch vollständig negatives Bild zeigte.

Im Gegensatz zu amerikanischen Autoren haben wir schwach positive Schwankungen unter „seropositiv blieben" angeführt. Wir stimmen jedoch mit MOORE
völlig darin überein, daß zweifelhafte Ausfälle in einer oder mehreren Reaktionen
nach langdauernder und sorgfältig durchgeführter Behandlung keinen Hinweis auf
eine Rezidiv-Gefährdung geben. Von ganz besonderer Bedeutung ist nicht nur in
diesen, sondern auch in den seronegativ gewordenen Fällen eine sich über einen
Zeitraum von mindestens fünf Jahren erstreckende serologische Kontrolle. Es würde
zu weit führen, an dieser Stelle ausführlicher auf diese Fragen einzugehen.

Tabelle 1. *Lues I.*

Therapie	Zahl der Fälle	seronegativ wurden	seropositiv blieben
Penicillin	28	26	2
Neo-Salvarsan + Wismut	22	20	2
Penicillin + Neo-Salvarsan + Wismut	45	35	10
	95	81	14

Tabelle 2. *Lues II.*

Therapie	Zahl der Fälle	seronegativ wurden	seropositiv blieben
Penicillin	35	32	3
Neo-Salvarsan + Wismut	52	46	6
Penicillin + Neo-Salvarsan + Wismut	94	68	26
	181	146	35

Wir haben die Beurteilung des Ausfalls der serologischen Reaktionen
sehr kritisch und vorsichtig vorgenommen. Es ist nicht angängig, den
Abfall von dreifach auf zweifach oder von zweifach auf $\pm$ als deutlichen

Therapie-Erfolg zu würdigen. Wir möchten gerade diesen Punkt besonders herausstellen, da u. a. in einer Arbeit von HEITE in der Bewertung der serologischen Befunde ein Standpunkt vertreten wurde, den wir nicht gutheißen können.

Man führte vier Reaktionen nebeneinander aus und bewertete jeweils den Abfall von dreifach auf zweifach bzw. vierfach auf dreifach mit einem Punkt. Wenn nun in drei Reaktionen der Abfall um einen Stärkegrad eingetreten war, so erhielt man drei Punkte und beurteilte diesen Ausfall als Erfolg der Therapie. Die Bewertung der serologischen Ergebnisse ist jedoch erheblich komplizierter. Es ist nicht angängig, den Abfall um einen Stärkegrad, auch wenn er in mehreren Reaktionen auftritt, als Erfolg einer Behandlung anzusehen. So blieb es auch nicht aus, daß sich in diesem Erfahrungsbericht ein großer Teil der Befunde nach Behandlung mit Penicillin, Penicillin und Wismut sowie Penicillin, Wismut und Pyrifer verschlechterte.

Wir müssen darauf hinweisen, daß die Bewertung der Therapie-Ergebnisse nach derartigen Richtlinien lediglich die normale Schwankungsbreite serologischer Reaktionen und normal im Serum auftretende Titerverschiebungen darstellt. Ein Rückschluß auf den Erfolg der Behandlung ist hieraus niemals zu ziehen. *Wenn wir den Erfolg unserer Therapie nach serologischen Kriterien beurteilen, so müssen wir von dem quantitativen Prinzip ausgehen.*

Wir haben auf dem Fortbildungskursus 1951 die quantitative Auswertung serologischer Reaktionen ausführlich dargestellt und möchten nur kurz eine Abbildung anführen, die sofort erkennen läßt, welche Bedeutung eine titrimetrische Auswertung besitzt.

Man ist in fast allen serologischen Instituten dazu übergegangen, grundsätzlich Seren, die vierfach positiv reagieren, quantitativ auszuwerten. Eine Lues II mit einem Titer von 500 oder gar 1000 E benötigt meist bis zum vollständigen Absinken des serologischen Titers eine längere Zeit als eine Lues mit einem Titer von 36 oder gar nur 4 E. Wir können den Behandlungserfolg serologisch nur unter Benutzung eines einheitlichen quantitativen Systems bewerten. Wir haben uns bemüht,

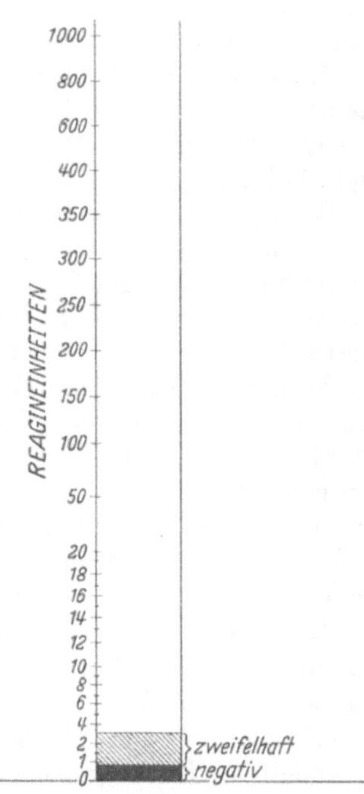

Abb. 1. Hoher Serumtiter, verglichen mit einer Reaginmenge einer negativen bzw. zweifelhaften Komplement - Bindungs- oder Flockungsreaktion (nach MOORE).

in München einheitliche quantitative Methoden einzuführen, so daß sich bei Nachkontrollen des Patientenserums an verschiedenen Instituten für den Praktiker die gleichen Ergebnisse in quantitativer Hinsicht ergeben. *Bei quantitativen Auswertungen können wir die Wassermann-Reaktion, die fälschlich auch heute noch als Hauptreaktion bezeichnet wird, unter gar keinen Umständen als die wichtigste Reaktion für den Erfolg unserer Therapie heranziehen.*

Die zahlreichen Publikationen über eine oder mehrere Penicillinkuren und den Erfolg dieser Kuren auf das serologische Reaktionsbild bringen im Endeffekt ganz ähnliche Ergebnisse. Abgesehen von der Behandlung mit nur einer hohen Penicillin-Gabe unterscheiden sich die Ergebnisse der Penicillin-Behandlung nicht wesentlich von denen der bisherigen Salvarsan-Wismut-Behandlung. Die Differenzen sind zum größten Teil aus der unterschiedlichen Beurteilung der serologischen Befunde erklärbar. Es stellte sich heraus, daß der Abfall der serologischen Reaktionen sowohl nach Behandlung mit einer Penicillinkur als auch nach Behandlung mit mehreren Penicillinkuren eintritt. In den Fällen, in denen wir noch zusätzlich Salvarsan-Wismut-Kuren anschließen, erhalten wir nur selten einen serologisch faßbaren, größeren Erfolg. Da auch die Resultate nach Behandlung der Frühlues mit kombinierten Salvarsan-Wismut-Kuren weitgehend mit denen nach Penicillin-Kuren-Behandlung übereinstimmen, ist es zweckmäßig, vergleichsweise die Situation zu betrachten, die sich nach etwa 11jähriger Salvarsan-Behandlung ergab.

Jadassohn erklärte in einem Vortrag im Jahre 1923 in Breslau: „Wir kennen, wenn auch recht seltene Fälle, in denen das Salvarsan versagt, das Quecksilber oder Wismut aber wirkt, das Umgekehrte kommt sehr viel häufiger vor."

Wir können heute sagen, daß dieser Satz gleichermaßen für das Penicillin gilt. Wir kennen, wenn auch recht seltene Fälle, in denen das Penicillin versagt, das Salvarsan oder Wismut aber wirkt. Weiter führte Jadassohn aus: „Wir haben immer wieder den Eindruck, daß kombinierte Kuren sicherer und energischer wirken als das Salvarsan allein und wir können dabei auch weit weniger Salvarsan geben, als wenn wir es allein benutzen würden." Nach zahlreichen Berichten der französischen Schule und nach den Erfahrungen an deutschen Kliniken gewinnt man den Eindruck, daß eine Kombination von Penicillin-Wismut sicherlich zu besonders günstigen Behandlungserfolgen führt. Wir möchten jedoch nicht sagen, daß wir deshalb weit weniger Penicillin geben wollen, denn die Verhältnisse liegen beim Penicillin anders als beim Salvarsan. Man mußte bei der Salvarsan-Therapie damals und auch heute immer mit Schäden rechnen. Wohl jeder Venerologe hat in seiner Praxis Patienten mit schwersten Salvarsan-Dermatitiden und Folgen nach Salvarsan-Intoxikation gesehen, die klinisch schwerer verliefen als die Lues, die wir behandelten. *Die Gefahr bei hoher Salvarsan-Dosierung ist sehr groß. Die Gefahr einer zu hohen Penicillin-Dosierung besteht praktisch nicht.* Die Kombination von Penicillin mit Wismut ist vielleicht zweckmäßig und erfolgversprechend. Ein sicherer Beweis der Überlegenheit einer kombinierten Penicillin-Wismut-Behandlung gegenüber einer reinen Penicillin-Behandlung konnte bisher nicht erbracht werden. Wir dürfen jedoch nicht vergessen, daß zur Heilung nicht nur das *treponemicid wirkende Penicillin* gehört, sondern unter allen Umständen auch die *humoralen Abwehrkräfte des menschlichen Organismus* nötig sind. Gerade diesen

Punkt hat man sicherlich bisher bei der Behandlung mit Penicillin zu wenig berücksichtigt.

JADASSOHN verteidigte sich dann gegen Angriffe, die auch in der Presse aufgetreten waren, nachdem schwerste Schäden durch Salvarsan-Behandlung bekannt wurden, und sagte: „Hätte ich es anders machen können oder müssen?"

Wenn wir uns diese Frage heute vorlegen und die Ergebnisse der Penicillin- und Salvarsan-Behandlung vergleichen, so können wir in den meisten Fällen nur sagen: *„Wir hätten es anders machen können und müssen."* Die Forderung *„primum nihil nocere"* hat heute, wo wir ein hochwertiges, weitaus unschädlicheres Mittel als das Salvarsan zur Bekämpfung der Syphilis in der Hand haben, ihre ganz besondere Berechtigung. Wir haben zur Therapie der Lues neben dem Penicillin das Aureomycin, und wir wissen, daß das Aureomycin besonders bei der Behandlung cardio-vasculärer Syphilis gute Ergebnisse zeigt.

Wir müssen bei den Überlegungen, die zur Beurteilung unserer Therapie führen sollen, unter allen Umständen die Fragen berücksichtigen:

1. Was bezwecken wir mit unserer Behandlung?

2. Welche möglichst optimale Therapie können wir durchführen, ohne Schäden befürchten zu müssen?

Das erste Ziel unserer Therapie ist die Vermeidung einer Infektion Dritter. Man könnte leicht sagen, daß dieses Ziel meist schon nach einer Penicillin-Injektion erreicht ist. Nach einer hohen Penicillin-Dosis trifft dies zwar für einen gewissen Zeitraum zu, jedoch ist hierbei die mögliche Infektion des Fetus einer luischen Mutter unberücksichtigt geblieben. Auch in diesem Fall wird nach dem Gesetz ein Dritter infiziert und geschädigt.

Die klinischen Erscheinungen zum Abklingen zu bringen, ist eine weitere Aufgabe unserer Behandlung. Dies können wir auch mit nur einer Penicillin-Dosis oder -Kur erreichen. *Die wichtigste Aufgabe der Behandlung besteht jedoch darin, Rezidive zu verhindern und vor allem die Spätfolgen der Lues zu vermeiden.*

Wir haben in Zusammenarbeit mit der Universitäts-Nervenklinik in München die Patienten mit luischen Erkrankungen des Zentral-Nerven-Systems (ZNS) im Hinblick auf eine frühere Behandlung untersucht. Von insgesamt 207 Patienten, die mit Tabes, Paralyse, Taboparalyse, Neurolues ambulant und stationär behandelt wurden, waren *160 Patienten völlig unbehandelt.* Behandelt waren 47 Kranke. Von diesen 47 waren 24 nur mit einer Salvarsan-Wismut-Kur bzw. mit zwei verzettelten Kuren behandelt. Bei weiteren 15 Patienten waren maximal 3 Kuren gegeben. Nur 8 von den behandelten Patienten hatten mehr als drei Kuren erhalten, die sich jedoch meist über einen sehr langen Zeitraum erstreckten.

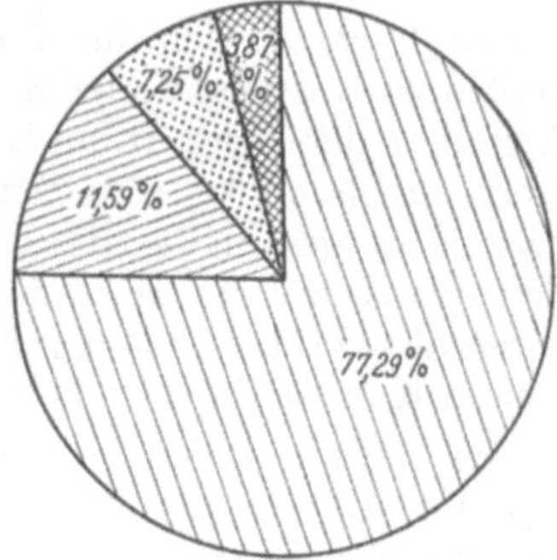

Abb. 2.
207 Fälle mit luischen Erkrankungen des ZNS.

Davon: Fälle

160 unbehandelt = 77,29%
24 verzettelt = 11,59%
15 bis 3 Kuren = 7,25%
8 über 3 Kuren = 3,87%

Wichtig scheint uns noch, daß von den unbehandelten Lues-Patienten 133 über 35 Jahre und 27 unter 35 Jahre alt waren. Von den behandelten waren 42 über 35 und 5 unter 35 Jahre alt.

Unter diesen befand sich kein Patient, der mit Penicillin vorbehandelt wurde. Tabes und Paralyse treten also schon bei jungen Patienten auf, die nach 1945 behandelt wurden. Es ist aber damit zu rechnen, daß in den nächsten Jahren auch Fälle von Erkrankungen des Zentral-Nerven-Systems bekannt werden, die allein mit Penicillin vorbehandelt worden sind. *Die wirksamste Behandlung der Lues des ZNS ist die Penicillin-Behandlung, so daß anzunehmen ist, daß wir diese Erkrankungen nach einer sorgfältigen Behandlung mit Penicillin noch seltener sehen werden als nach einer Salvarsan-Wismut-Behandlung.* Wie wir an dem Krankengut der Nervenklinik demonstrieren konnten, scheinen *zwei Dinge von ausschlaggebender Bedeutung* für die Verhinderung luischer Erkrankungen des ZNS zu sein, erstens die *Dosierung des Medikamentes*, und zweitens die *Dauer und Regelmäßigkeit der Behandlung.*

Tabelle 3. *Alters-Verteilung von Pat. mit luischen Erkrankungen des ZNS.*

	Unbehandelt	Behandelt
Über 35 Jahre .	133	42
Unter 35 Jahre .	27	5

Nach den sehr guten Resultaten, die wir mit langdauernden, nicht verzettelten, nicht unterdosierten Salvarsan-Wismut-Kuren erhielten, müssen wir auch bei Anwendung des Penicillins dieselben Grundsätze berücksichtigen. Nach Abschluß einer Penicillin-Kur ist der wirksame Blutspiegel meist nur noch ein bis zwei Tage nachzuweisen. Eine indirekte Nachwirkung des Penicillins kann wissenschaftlich nicht begründet werden, wenn auch das serologische Reaktionsbild oft erst Monate oder Jahre nach Abschluß der Behandlung negativ wird. Es ist deshalb nach unseren bisherigen Kenntnissen zu fordern, daß die Behandlung der Lues mit Penicillin so durchgeführt wird, daß ein hoher Penicillinspiegel über einen langen Zeitraum wirksam ist. Die Abwehrkräfte des Menschen sind selten über längere Zeiträume konstant. Bei einer Penicillin-Behandlung über vier bis fünf Wochen hinweg ist die Möglichkeit der Ausnutzung humoraler Abwehrkräfte wesentlich größer als bei einer Behandlung, die sich nur über zehn oder vierzehn Tage erstreckt. Wir befürworten deshalb eine Behandlung, wie sie heute schon teilweise in Amerika, der Schweiz und Deutschland durchgeführt wird, die über einen Zeitraum von fünf Wochen hinausgeht. Die erste Penicillin-Kur wird mit insgesamt 14 Mill. E durchgeführt. Wir können während dieser Zeit den Abfall der serologischen Reaktionen beobachten. Nach einem Intervall von maximal vier Wochen behandeln wir weiter mit einer erneuten Kur von 14 Mill. E Penicillin.

Wir müssen immer damit rechnen, daß zwar ein Teil der Patienten die erste Kur korrekt durchführt, daß aber schon nach endgültigem Abklingen der klinischen Erscheinungen und nach einem gewissen Intervall die zweite Kur entweder später begonnen wird, oder daß die Patienten auch häufig genug während der zweiten Kur unregelmäßig zur Behandlung erscheinen.

MONCORPS und HEITE fanden bei 368 Patienten, die mit Salvarsan-Wismut behandelt wurden, nur 141, die termingerecht und ausreichend dosiert behandelt waren. Die übrigen 227 Patienten hatten entweder eine verzettelte oder unterdosierte Therapie erhalten. Die Gründe für die unzureichende Lues-Behandlung fanden sie in 52,4% in der Säumigkeit der Patienten, in 18,5% in der Unverträglichkeit der Medikamente, in 14,1% in interkurrenten Erkrankungen, in 7,1% in iatrogener Unterdosierung und in 7,9% in wichtigen sozialen und beruflichen Gründen.

Es ist unsere vordringliche Aufgabe, eine unzureichende Behandlung der Lues zu vermeiden. Auch nach unseren Erfahrungen konnten wir bei Salvarsan-Wismut-Behandlung immer wieder Unverträglichkeit beobachten. Auch bei der Behandlung mit Spirotrypan sind diese unerwünschten Nebenerscheinungen nicht ausgeschaltet. Unverträglichkeit kennen wir beim Penicillin nur in den seltensten Fällen. *Die Gefahr einer Unterdosierung ist beim Salvarsan aus den oben angeführten Gründen wesentlich größer als beim Penicillin, und gerade bei der ersten Kur einer frischen Syphilis müssen wir alles tun, um dieser Gefahr vorzubeugen.* Schon aus diesem Grunde ist die Behandlung mit Penicillin am Beginn unserer Therapie unter Ausschluß von Salvarsan und Wismut unbedingt zu befürworten. Da es sich gezeigt hat, daß *Penicillin das weitaus wirksamste Mittel gegen Lues* ist, sollten wir bei der Behandlung der frischen Lues unter allen Umständen auch das wirksamste Mittel zuerst anwenden. Falls wir die erste Kur nur mit 6 Mill. E Penicillin durchführen, so besteht genau wie bei der Salvarsan-Behandlung die Gefahr, daß der Patient schon bei der zweiten Kur nicht mehr regelmäßig kommt, bzw. die zweite Kur zu spät beginnt. Die Erfahrungen fast aller Syphilidologen zeigen, daß die erste sorgfältig durchgeführte Kur von ganz entscheidender Bedeutung für die Vermeidung von Rezidiven und Spätformen der Lues ist. Nach den meisten Berichten und nach unseren eigenen Erfahrungen ist die Vermeidung von Rezidiven und die Beeinflussung des serologischen Reaktionsbildes nach einer hoch dosierten Penicillin-Kur sehr günstig. Wir glauben, daß die Behandlungsdauer von 5 Wochen und die hohe Penicillin-Dosierung nicht nur vertretbar ist, sondern zum Wohl unserer Kranken gefordert werden muß.

Bevor wir auf die Nachbeobachtungszeit und die weitere Therapie näher eingehen, soll die Behandlungsmethode kurz skizziert werden.

Eine Menge von 14 Mill. E Penicillin ist nicht der alleinige ausschlaggebende Faktor, wohl aber ein *konstanter, hoher Penicillin-Blutspiegel,* der *über einen langen Zeitraum* gehalten wird. Es ist deshalb erforderlich, daß wir entweder jeden Tag 400000 E oder jeden zweiten Tag 600000 E Depot-Penicillin spritzen. Es wird jedoch bei ambulanten Patienten nicht immer durchführbar sein, sie sonntags zu behandeln, so daß wir bei täglichen Gaben von 400000 E am Sonnabend 600000 E Depot-Penicillin verabreichen müssen oder bei der Behandlung mit 600000 E Depot-Penicillin in Abständen von zwei Tagen am Freitag 400000 E und am Sonnabend wiederum 600000 E geben.

Nur so haben wir die Sicherheit, daß wir nicht selbst durch Vernachlässigung des Blutspiegels zu einer Verzettelung der Kur beitragen. Vor Beginn und nach Abschluß jeder Penicillin-Kur kontrollieren wir das Serum, außerdem nochmals vier Wochen nach Beendigung der Kur. Bei Frühlues verabreichen wir grundsätzlich zwei Kuren von je 14 Mill. E

Penicillin mit einem Intervall von vier Wochen. Die weitere Therapie richtet sich dann nach dem Titer-Ausfall der serologischen Reaktionen.

Ein strenges Schema erscheint uns für die Therapie einer Infektionskrankheit nicht geeignet. Man war an dieses Schema ja auch nur deshalb gebunden, weil man bei der Salvarsan-Behandlung über eine gewisse Dosierung nicht hinausgehen konnte, ohne schwerste Schäden befürchten zu müssen. Beim Penicillin liegen die Verhältnisse ganz anders, und so fanden wir bei unserem Patientengut immer wieder Fälle von Neurolues, die nach mehreren Salvarsan-Wismut-Kuren und auch nach Malaria-Behandlung im Liquor und Serum nicht wesentlich gebessert waren, die aber nach einer *Penicillin-Stoß-Therapie* von insgesamt 12 Mill. E bei der Dosierung von täglich 1 Mill. E Depot-Penicillin sich sowohl klinisch als auch im Liquor- und Serum-Befund wesentlich besserten. Es erscheint uns deshalb zweckmäßig, daß wir bei den wenigen Fällen von Lues I und Lues II, bei denen wir nach zweimaliger Penicillin-Kur von je 14 Mill. E keinerlei Beeinflussung des serologischen Titers beobachten konnten, eine derartige Penicillin-Stoß-Therapie durchführen. Eine solche Behandlung ist auch in den Fällen angezeigt, bei denen wir im Liquor nach intensiver Penicillinbehandlung positive Ausfälle finden. Der besonders hohe Blutspiegel kann bei dieser Therapie noch durch Unterteilung der Penicillin-Gabe in täglich 600000 E Depot- und 400000 E wäßriges Penicillin gesteigert werden. Nach einer derartigen Therapie können wir nach den heutigen Erfahrungen mit größter Sicherheit erwarten, daß Spätschäden ausbleiben.

Ganz anders liegen die Verhältnisse bei der *Lues latens*. Der Begriff Lues latens ist mit Sicherheit viel zu weit gefaßt. Wir stellen die Diagnose Lues latens dann, wenn die Patienten ohne klinische Symptome zu uns kommen, und wir im Serum einen positiven Befund finden. Wir haben heute die Möglichkeit, durch den Nachweis spezifischer Antikörper im Serum unspezifische Reaktionen zu erkennen und festzustellen, ob der Patient wirklich an einer Lues leidet. Wir beobachteten, daß die Erfolge hinsichtlich der Serum-Sanierung bei einer kurzen Anamnese häufig wesentlich günstiger sind als bei einer lang zurückliegenden Infektion. Wir behandeln auch die Lues latens in der gleichen Weise wie die Frühlues, d. h., wir führen zwei Kuren mit je 14 Mill. E Penicillin durch. Nach dem Ausfall der Liquor-Untersuchung und der serologischen Kontrollen richten wir die weitere Behandlung. In den Fällen, in denen wir eine Lues des Zentral-Nerven-Systems feststellen, ist eine stationäre Behandlung angezeigt, es sei denn, daß der Patient zuverlässig ist und außer dem positiven Liquorbefund keine klinischen Erscheinungen aufweist.

Bei kardiovasculärer Lues ist die Behandlung zweckmäßigerweise stationär einzuleiten. Hierbei gelten dieselben Richtlinien, die bei der bisherigen Therapie üblich waren, nur daß statt Salvarsan im Anschluß an die Vorbehandlung eine Penicillin- bzw. Aureomycin-Behandlung durchgeführt wird.

Es ist dringend erforderlich, daß alle Fälle von Säuglings-Lues in die Klinik eingewiesen werden. Nach genauester klinischer Untersuchung sollte entsprechend der Empfehlung der »Union Internationale contre le

Péril vénérien« mit einer Dosis von 200000 E Penicillin pro kg Körpergewicht, verteilt auf 10—15 Tage, behandelt werden.

Die Behandlung der Lues während der Gravidität ist mit zwei Kuren zu je 14 Mill. E Penicillin besonders erfolgversprechend.

Im März dieses Jahres wurde anläßlich der wissenschaftlichen Tagung zur 100. Wiederkehr der Geburtstage PAUL EHRLICHS und EMIL V. BEHRINGS über ein neues Mittel zur Behandlung der Syphilis berichtet. Es handelt sich hierbei um *Melusin*, eine Arsen- und Schwermetall-freie Verbindung, die in die Gruppe der 1,3-disubstituierten Triazene gehört.

FUSSGÄNGER berichtete über hervorragende Ergebnisse bei Kaninchen-Syphilis. KIMMIG wies auf die günstige Beeinflussung der serologischen Reaktionen bei einigen Patienten mit seroresistenter Lues latens hin. Wir selbst haben dieses Mittel bei experimenteller Kaninchen-Syphilis geprüft und konnten die Befunde von FUSSGÄNGER bestätigen. Bei Lues I und II beobachteten wir zwar eine Abheilung der klinischen Erscheinungen, doch traten bei der Mehrzahl unserer Patienten trotz vorsichtiger Dosierung Nebenerscheinungen auf, die ein sofortiges Absetzen des Melusins erforderlich machten. In den Fällen von seroresistenter Lues latens, in denen wir eine Behandlung mit Melusin ohne Nebenerscheinungen durchführen konnten, beobachteten wir keine Beeinflussung des serologischen Titers.

Für die Therapie der Lues ist dieses neue Mittel in der jetzigen Form noch nicht zu verwenden. Man könnte heute, da die Lues im Abklingen ist, anführen, daß doch dieses Problem der Luesbehandlung nicht mehr so aktuell ist.

Ich möchte hier auf den eingangs zitierten Ausspruch von Prof. STÜHMER zurückkommen, der sagte: „Unverkennbar ist in den letzten Jahren das Gebiet der Syphilis und der Syphilisbehandlung wieder einmal in eine Periode der Neuerungen und damit der Unruhen eingetreten, man kann es als ein Glück, zum Teil aber auch als ein Unglück bezeichnen, daß das gerade geschieht in einer Zeit sehr starker Syphilisgefährdung der europäischen Menschheit infolge der Kriegs- und Nachkriegsereignisse."

Wir wissen nicht, wie sich die Entwicklung der Ausbreitung der Syphilis bzw. des Rückgangs der Erkrankung gestalten wird. Wenn die Lues in Europa wieder einmal eine große Gefahr werden sollte, wird es für uns wichtig sein zu wissen, wie wir mit unseren heutigen modernen Mitteln die Krankheit am besten angehen und behandeln können. Es wird für uns in den nächsten Jahren gerade die Behandlung der Lues latens von besonderer Bedeutung sein. Die Fachärzte sollten dazu beitragen, einen möglichst großen Prozentsatz der unbehandelten Lues-latens-Fälle rechtzeitig aufzudecken. Die *Forderung* muß erhoben und, wenn irgend möglich, verwirklicht werden, daß *jede Schwangere* im dritten und vierten Monat sowie im siebenten oder achten Monat der Schwangerschaft *serologisch untersucht wird.* Nur so können wir verhindern, daß die Lues congenita, von der z. B. hier in München jährlich noch etwa 50 Fälle auftreten, eingedämmt wird. Wir wissen, daß wir in den meisten Fällen während der Schwangerschaft ohne Gefährdung der Mutter mit Penicillin behandeln können, und daß ein großer Prozentsatz der Kinder luischer Mütter bei rechtzeitiger Behandlung mit Penicillin gesund zur Welt kommt. *Die moderne Syphilis-Behandlung mit Penicillin besitzt gegenüber unserer bisherigen Therapie mit kombinierten Neo-Salvarsan-Wismut-Kuren so wesentliche Vorteile, daß wir ihre Anwendung in Zukunft berücksichtigen und vorziehen sollten.*

Aus der Dermatologischen Klinik und Poliklinik der Universität München.
(Direktor: Prof. Dr. A. Marchionini.)

Ätiologie, Klinik und Therapie der unspezifischen Urethritis.

Von

Helmut Röckl.

Mit der Einführung des Penicillins in die Therapie der Gonorrhoe hat sich die Tätigkeit des Dermato-Venerologen auffällig verlagert. Die oftmals wochenlange Behandlung und Nachkontrolle der Gonorrhoe erstreckt sich nun nur noch auf wenige Tage. Gonorrhoische Epididymitiden und Prostatitiden kommen kaum mehr zur Beobachtung.

Nur eine Genitalerkrankung hat sich bis heute, trotz Sulfonamide und Antibiotica, hartnäckig gehalten, sie hat sogar in dem Maße zugenommen, wie die Gonorrhoe seltener geworden ist und beschäftigt nicht zuletzt wegen ihrer Therapieresistenz in größerem Ausmaß den Dermatologen: *die unspezifische katarrhalische Urethritis.*

Die Urethritis simplex stellt trotz der Möglichkeit einer modernen Antibiotica-Therapie den Facharzt nach wie vor sowohl in diagnostischer wie in therapeutischer Hinsicht vor oft schwierige Aufgaben. Galt sie schon in der vorchemotherapeutischen Ära mit einer gewissen Berechtigung als eine „crux medicorum", so hat sich daran bis heute nichts geändert.

Warum macht die unspezifische Urethritis so große Schwierigkeiten?

In der Hauptsache deshalb, weil sich unter dem verhältnismäßig banalen Hauptsymptom des Ausflusses aus der Harnröhre eine Menge verschiedener, meist nur schwer voneinander zu trennender Ursachen größtenteils lokaler Art verbirgt.

Das Ziel einer jeden Behandlung soll nach wie vor eine rationelle Therapie sein. Aus diesem Grunde ist es notwendig, sich die genetischen Möglichkeiten der unspezifischen Urethritis vor Augen zu führen.

Man kann nach Frühwald unterscheiden:

1. Eine Urethritis traumatischer Genese nach mechanischen, thermischen oder chemischen Reizen; Faktoren, denen häufig zu wenig Aufmerksamkeit geschenkt wird.

2. Eine Urethritis non gonorrhoica mit oder ohne Nachweis eines Erregers.

3. Urethritiden kongestiver Art, z. B. bei Herpes urethrae, Pemphigus urethrae, Lues, Ulcus molle, unter Umständen auch bei Neubildungen.

4. Urethritiden durch Erkrankung des Gesamtorganismus.

5. Psychische Urethritiden.

Wir verstehen unter dem Begriff der unspezifischen Urethritis Reizerscheinungen von seiten der Urethraschleimhaut, die im Gegensatz zur Gonorrhoe meist nur gering ausgeprägt sind. Es entleert sich vielfach frühmorgens ein Tropfen eines schleimig-zähen, weißlichen, in manchen Fällen leicht getrübten Sekrets. Gelegentlich ist das Sekret tagsüber etwas reichlicher und von gelber, dünnflüssigeitriger Beschaffenheit. Das klinische Bild ist dann dem einer akuten oder subakuten

Gonorrhoe ähnlich. In vielen Fällen bemerkt der Patient längere schleimige Fäden im Harn und verspürt beim Urinieren Brennen, Kitzeln oder auch deutliche Schmerzen. Mitunter ist das Orificium urethrae frühmorgens verklebt, die Glans etwas gerötet. Die 2-Gläserprobe zeigt nur in der 1. Portion Nucleola und Schleimfäden, die 2. Portion ist in der Regel klar. Der Verlauf der unspezifischen Urethritis ist von vornherein ein mehr chronischer, wobei interkurrente Verschlimmerungen nach Anstrengungen, Alkoholmißbrauch, Cohabitation, Radfahren usw. durchaus die Regel sind.

Bevor wir auf die einzelnen speziellen Faktoren der Genese eingehen, sei es gestattet, darauf hinzuweisen, daß bei jeder Urethritis natürlich eine Gonorrhoe ausgeschaltet werden muß. Durch eine mikroskopische Untersuchung allein, auch mit Berücksichtigung der Gramfärbung, ist man nicht immer in der Lage, einen eindeutigen Gonokokkennachweis zu führen. Erinnert sei hier nur an die etwa 10 verschiedenen Arten von gramnegativen Diplokokken, die sich mikroskopisch nicht von Gonokokken unterscheiden lassen (wie z. B. die Neisseria catarrhalis, flava, perflava, subflava, cinerea, der Diplococcus crassus usw.).

Hier kann in zweifelhaften Fällen nur das bakteriologische Kulturverfahren helfen, eine endgültige Diagnose zu stellen. Auch wiederholte Abstriche, namentlich nach Provokation, sind unbedingt anzufertigen.

Auch wenn heute in Anbetracht der fast 100%igen schlagartigen Behandlungserfolge bei der Gonorrhoe mit Penicillin eine klare Diagnosestellung unter Umständen nicht mehr als so wesentlich angesehen werden mag, so muß zur Vermeidung von nachfolgenden Unannehmlichkeiten an einer eindeutigen Diagnosestellung und Klärung unbedingt festgehalten werden. Gutachtliche Stellungnahmen anhand von Präparaten, die sich Patienten in irgendeiner Weise zu beschaffen wußten und die vorher schon anderweitig zur Begutachtung vorgelegt wurden, haben uns dies in einigen Fällen deutlich bewiesen.

Die Ätiologie ist im einzelnen Falle meist nur sehr schwer aufzuklären. In erster Linie denkt man wohl immer an Faktoren infektiöser Art, besonders dann, wenn im gefärbten Ausstrich neben mehr oder minder zahlreichen Leukocyten reichlich Bakterien zu sehen sind.

An welche Art von *infektiösen Ursachen* ist bei der unspezifischen Urethritis zu denken?

Sie beschränken sich im wesentlichen auf drei Möglichkeiten: 1. *Bakterien*, 2. *Pleuropneumonieähnliche Organismen* und 3. *Trichomonaden*.

Von diesen 3 Erregerarten ist den Bakterien die größte Bedeutung beizumessen.

Im mikroskopischen Präparat eines Ausstriches finden sich neben mehr oder minder zahlreichen Leukocyten und Epithelien entweder keine, wenige, in anderen Fällen aber auch massenhaft Kokken und Stäbchen verschiedenster Art und Anfärbbarkeit. In der Hauptsache handelt es sich um grampositive Stäbchen oder Kokken, vereinzelt finden sich aber auch gramnegative Diplokokken und Stäbchen. Die fast in jedem Präparat zu beobachtenden kleinen, mit Methylenblau schlecht anfärbbaren, grampositiven, kurzen und zarten Stäbchen finden sich mitunter in so auffallend großen Mengen, daß man von einer „Stäbchen-Urethritis" gesprochen hat. Sie sind nach der Ziehl-Neelsen-Färbung mehr oder minder säurefest und zeigen auffallende kulturelle Ähnlichkeit mit den Smegmabakterien. Da wir sie zudem im selben Ausmaß auch nach diesbezüglichen Untersuchungen bei gesunden Männern fanden, sind wir der Ansicht, daß ihnen keinerlei genetische Bedeutung zukommt, zumindest nicht als auslösende Ursache.

Tabelle 1. *Vergleiche in Prozent der Bakterienflora in der männlichen*

Pat.	Zahl	Tricho-monaden	Keine Bakt.	Staph. albus	Staph. aureus	Sarci-nen	Gono-kokken	gramneg. Diplo-kokken
		%	%	%	%	%	%	%
Gesunde Alter 18—65 J.	115	—	2,6	40	39	2	—	1
Unspezifische Urethritis Alter 18—53 J.	120	7,5	5,1	24	59	3	—	—

Die kulturelle Untersuchung bei der unspezifischen Urethritis ergibt in der Mehrzahl der Fälle eine Mischflora von Kokken und Stäbchen verschiedenster Art und nur in seltenen Fällen wirkliche Reinkulturen einer bestimmten Erregerart wie z. B. Escherichia coli, Pseudomonas pyocyanea oder Pseudodiphtheriebakterien. Findet man Kokken, so handelt es sich in der überwiegenden Mehrzahl um Staphylokokken. Eine sicher infektiöse Ursache wird man erst dann annehmen können, wenn man wirkliche Reinkulturen eines bestimmten Erregers findet. Diese Tatsache ist von Wichtigkeit.

In diesem Zusammenhang sei auf Befunde hingewiesen, die wir Ihnen in Tab. 1 demonstrieren. Wir haben das Urethrasekret von über 100 gesunden und über 100 an unspezifischer Urethritis erkrankten Männern einer mikroskopischen und kulturellen Untersuchung unterzogen, um einen Vergleich zwischen der Bakterienflora der normalen Urethra und der unspezifisch erkrankten Urethra zu erhalten. Aus dieser Zusammenstellung ist zu entnehmen, daß die Prozentzahlen der gefundenen einzelnen Bakterienarten bei gesunden und kranken Männern kaum irgendwelche wirklich signifikanten Unterschiede zeigen, d. h. also, daß sich, abgesehen von wenigen Ausnahmen mit wirklichen Reinkulturen, auch in der gesunden Urethra zahlreiche Bakterien derselben Art fanden, wie sie bei der unspezifischen Urethritis gezüchtet werden konnten. Am ehesten ist man geneigt, bei einer Reinkultur von Bacterium coli oder Candida albicans mit Berechtigung eine infektiöse Ursache anzunehmen. Es erscheint uns demnach unrichtig, bei der unspezifischen Urethritis, aus deren Sekret offensichtlich nur in seltenen Fällen Reinkulturen gewisser Bakterienarten gezüchtet werden können, stets vorwiegend an irgendwelche Erreger zu denken oder namentlich auch immer wieder irgendwelche hypothetische Virusarten anzunehmen. Auf Trichomonaden wird noch eingegangen.

Die Bedeutung der Bakterien als Ursache der unspezifischen Urethritis soll keineswegs vollkommen abgelehnt werden; der Akzent liegt aber u.E. nicht so sehr auf der Ursache, sondern mehr noch auf ihrer Bedeutung als Unterhaltungsfaktor, zumal häufig beobachtet werden kann, daß eine desinfizierende Therapie anfänglich gute Erfolge zeitigt. Vernachlässigt man jedoch alle anderen Faktoren, die entweder primär daran beteiligt sind oder noch mehr für die so äußerst hartnäckige Chronizität verantwortlich zu sein scheinen, so erweist sich sehr bald, daß die auf Desinfizientien, seien sie lokaler oder interner Art, z. B. durch ein Breitspektrumantibioticum, prompt sich einstellenden Erfolge nur von kurzer Dauer

Harnröhre bei 115 Gesunden und 120 unspezifischen Urethritiden.

anhäm. Strepto- kokken %	häm. Strepto- kokken %	vergr. Strepto- kokken %	E. coli %	Prot. vulg. %	Pseudo- diphth. %	Mesen- tericus %	Fuso- spiro- chät. %	Hefen %	Soor %
7	8	5	—	10	—	—	—	3	—
5	4	10	3	2	—	1	1	0	1

waren. Fast immer kommt es schon wenige Tage nach Aussetzen der
therapeutischen Maßnahme wieder zu Sekretion, wobei man dann kulturell dieselben Bakterien feststellen kann. Jedem Dermatologen sind diese
für Patient und Arzt gleichermaßen unangenehmen Tatsachen bekannt.
Daß auf einer traumatisch oder chemisch gereizten Urethraschleimhaut
auch Saprophyten banaler Art zumindest als Unterhaltungsfaktor von
Bedeutung sind, ist mit ziemlicher Sicherheit anzunehmen.

Als *zweite* Möglichkeit einer infektiösen Ursache sei nun auf die in den
letzten Jahren allenthalben, besonders in der angelsächsischen Literatur,
aufgeworfene Frage der viel zitierten Rolle der *pleuropneumonie-ähnlichen
Organismen* bei der Urethritis simplex bzw. im Urogenitaltrakt des Menschen anhand eigener Untersuchungen gemeinsam mit NASEMANN näher
eingegangen.

Die pleuropneumonie-ähnlichen Organismen, oder wie sie meistens genannt
werden, die PPLO („*pleuropneumonia-like organisms*“) haben ihren Namen von ihrer
Ähnlichkeit mit dem Erreger der Pleuropneumonie (Lungenseuche) der Rinder,
einer äußerst kontagiösen und in 30—50% tödlich verlaufenden Erkrankung.

Pleuropneumonie-ähnliche Organismen wurden beim Menschen erstmals 1937
von DIENES und EDSALL aus einem Bartholinischen Absceß isoliert. Inzwischen
konnten von zahlreichen Untersuchern PPLO sowohl aus dem menschlichen
Urogenitaltrakt als auch aus verschiedenen Körperflüssigkeiten gezüchtet werden.
Das Vorkommen dieser Organismen im menschlichen Urogenitaltrakt hat die Aufmerksamkeit auf die Ätiologie der unspezifischen Urethritis gelenkt. In Anbetracht
der Tatsache, daß die PPLO bei Tieren teilweise äußerst schwere Erkrankungen
hervorrufen können, lag die berechtigte Vermutung nahe, daß sie auch für den
Menschen pathogen sein könnten.

Um welche Art von Erreger handelt es sich nun, welche Stellung
nehmen sie im System der Mikroorganismen ein, wie sehen sie aus und
welche Bedeutung haben sie für die unspezifische Urethritis?

In der Pleuropneumoniegruppe werden nach SCHLOSSBERGER eine Anzahl sehr
kleiner, parasitärer und saprophytärer Mikroorganismen nach morphologischen und
physiologischen Gesichtspunkten mit dem Erreger der Pleuropneumonie des Rindes
zusammengefaßt. Sie sind wie die Virusarten filtrierbar durch bakteriendichte
Filter, wachsen im Gegensatz zu den Viren jedoch auf unbelebten Nährböden.
Sie vermehren sich mit Vorliebe intracellulär. Ihre Identifizierung ist nur kulturell
möglich, da sie im mikroskopischen Präparat keine eindeutig geformten Elemente
darstellen. Für Laboratoriumstiere sind die menschlichen PPLO meist apathogen.
Ihre Morphologie ist sehr unterschiedlich. Ihre Größe schwankt zwischen 200 und
700 mμ. Im Abklatschpräparat von Kolonien sieht man die verschiedenartigsten
Gebilde: kleinste Körnchen, Ringe, Bläschen verschiedener Größe, Granula von

kokkoidem, diplokokkoidem und kokkobacillärem Aussehen. Die kulturelle Züchtung gelingt verhältnismäßig leicht auf Nährböden mit hohem Proteingehalt; nach 2—6 tägiger Bebrütung bei 37° C erkennt man mit bloßem Auge kaum sichtbare Kolonien, deren Durchmesser je nach Wachstumsbedingungen zwischen 10 bis 600 mμ schwankt. Die Morphologie der Kolonien ist sehr charakteristisch und gut differenzierbar.

Seit der Entdeckung der PPLO im menschlichen Urogenitaltrakt wurden zahlreiche Untersuchungen zur Klärung der Pathogenität für den Menschen durchgeführt. Besonders eingehend beschäftigten sich mit diesem Problem der Amerikaner DIENES, die englische Bakteriologin KLIENEBERGER-NOBEL, die Schweden MELEN und ODEBLAD und besonders die Holländer RUITER und WENTHOLT.

Bei unseren in den letzten 2 Jahren durchgeführten Untersuchungen zur Klärung der Pathogenität der PPLO bei der unspezifischen Urethritis kamen wir zu folgenden Ergebnissen:

Wir konnten bei 115 gesunden Männern, bei denen sich keinerlei Zeichen einer Urethritis oder irgendwelcher Urogenitalerkrankungen feststellen ließen, aus dem Urethrasekret 22mal (19%) und von 120 an unspezifischer Urethritis erkrankten 32mal (27%) kulturell pleuropneumonie-ähnliche Organismen isolieren.

Das Vorkommen von PPLO ist also auch im gesunden männlichen Urogenitaltrakt keineswegs selten. Obwohl sich bei unseren Patienten mit unspezifischer Urethritis ein etwas höherer Prozentsatz positiver PPLO-Nachweise erbringen ließ als bei gesunden, möchten wir dies doch nicht im Sinne einer Bestätigung ihrer pathogenen Bedeutung werten, da auch bei gesunden Männern keinerlei klinische Unterschiede zwischen Männern mit positiven und negativen PPLO-Befunden beobachtet werden konnten.

In einem Falle konnten wir bei einem 10jährigen Knaben PPLO aus der Urethra isolieren — ohne Anhaltspunkte irgendwelcher krankhafter Veränderungen.

Wir sind der Ansicht und stimmen hier mit der Mehrzahl der Autoren überein, daß die PPLO harmlose Saprophyten des Urogenitaltraktes darstellen und daß ihnen eine pathogene Rolle bei der unspezifischen Urethritis nicht zukommt. Die seltenen in der Literatur beschriebenen Therapie-Erfolge bei PPLO-positiven Urethritisfällen stellen unseres Erachtens keineswegs einen Beweis für die pathogene und ätiologische Bedeutung der PPLO dar. Auch RUITER und WENTHOLT halten die PPLO für nicht menschenpathogen, obwohl sie in 2 Fällen von fusospirochätären Genitalinfektionen mehr oder minder tierpathogene Stämme isolieren konnten, die sich zudem in einigen Punkten auch biologisch von den anderen Stämmen unterschieden.

Die Frage nach dem Übertragungsmodus der PPLO kann vorläufig nicht befriedigend beantwortet werden. Die Übertragung durch den Geschlechtsverkehr ist wohl die wahrscheinlichste, wobei andere Übertragungsweisen ebenfalls diskutierbar zu sein scheinen. So konnten wir z. B. in 4 Fällen bei Mädchen und Knaben PPLO isolieren. Der relativ hohe Prozentsatz von positiven Befunden, den wir bei Mädchen mit h w Gv fanden, scheint darauf hinzuweisen, daß soziale und hygienische Verhältnisse eine gewisse Rolle spielen dürften.

Gegen Penicillin sind die Pleuropneumonie-ähnlichen Organismen resistent, Aureomycin, Terramycin, Achromycin und Streptomycin zeigen eine gute Wirksamkeit gegen sie, ebenso z. B. das Sulfonamid Badional.

Als *dritte* Möglichkeit der infektiösen Ursache einer unspezifischen Urethritis ist stets an die Möglichkeit von Trichomonaden zu denken.

Die Trichomonaden-Urethritis ist keineswegs so selten, wie man glauben möchte. Wir konnten bei unseren 332 diesbezüglich in den letzten 3 Jahren untersuchten Patienten mit unspezifischer Urethritis 26 mal Trichomonaden nachweisen. Das sind 7,8%. Andere Untersucher erhielten bedeutend höhere Zahlen. Sie schwanken zwischen 20 und 30%. (Bei angeblich gesunden Frauen fanden wir in 20%, bei Mädchen mit h w Gv in 26% Trichomonaden.) Diese Zahlen weisen darauf hin daß bei jeder unspezifischen Urethritis neben den üblichen Ausstrichen auch Untersuchungen auf Trichomonaden durchgeführt werden müssen, im positiven Falle auch die Partnerinnen. Schon klinisch unterscheidet sich der Ausfluß mitunter deutlich von den bakteriell oder anderweitig bedingten. Das Sekret ist weißlicher, etwas schaumig und hat im Gegensatz zu rahmigem Eiter einen mehr wäßrigen dünnflüssigen Charakter.

Die Trichomonaden-Infektion beim Mann braucht sich nicht nur auf die Harnröhre allein zu beschränken. Blase, Prostata und Samenblasen können ebenfalls befallen sein.

Zum Nachweis im Urethrasekret genügt für die Praxis vollauf ein Nativpräparat, ähnlich dem Deckglaspräparat wie es für die Untersuchung eines Harnsedimentes üblich ist. Einige Ösen Sekret, am besten Schleimhautgeschabsel aus der Tiefe der Urethra werden auf einem Objekträger mit einem Tropfen physiologischer Natriumchloridlösung verrührt, mit einem Deckglas bedeckt und mit Hilfe eines mittleren Trockensystems bei abgeblendetem Licht mikroskopiert. Trichomonaden sind an ihrer Größe, ähnlich der der Leukocyten, namentlich aber an ihrer lebhaften zuckenden Beweglichkeit deutlich und ohne Schwierigkeiten erkennbar. Wegen ihres mitunter nur spärlichen Vorkommens ist eine gute Durchmusterung des Präparates angezeigt. Die Trichomonaden gehören zu den vielgeißligen Flagellaten. Beim Menschen kommen 3 Arten vor: *Trichomonas vaginalis* nach Bauer, besser T. urogenitalis, hauptsächlich im Urogenitaltrakt, *Trichomonas hominis*, die im alkalischen Inhalt des Dünndarmes vorkommen kann und *Trichomonas tenax*, die sich in cariösen Zähnen, Zahnfleischtaschen, gelegentlich bei Lungengangrän findet. Die vaginale Form ist keine Abart der T. hominis. Zwischen diesen 3 Arten bestehen in protozoologischer Hinsicht festgelegte morphologische und biologische Differenzen, auf die hier nicht näher eingegangen werden soll. Die Trichomonas vaginalis, auf die es uns hier hauptsächlich ankommt, ist mit einem Durchmesser von 10—36 μ die größte der 3 eben erwähnten Arten. Ihre pathogene Rolle ist sehr wahrscheinlich. Die vielfach vertretene Auffassung, es handle sich bei der Trichomonas-vaginalis-Infektion sozusagen nur um einen saprophytischen Nebenbefund, wird heute allgemein abgelehnt. Man geht sicherlich nicht zu weit, wenn man ihnen eine fakultativ pathogene Wirkung zuschreibt. Inwieweit hier auch eine gewisse Symbiose mit Bakterien notwendig ist, kann nicht ausreichend beantwortet werden.

Außerhalb des menschlichen Körpers ist die Trichomonas vaginalis nur kurze Zeit lebensfähig, durch Wasser wird sie in etwa 30 min abgetötet, so daß eine Infektion durch Badewasser praktisch ausgeschlossen ist. Als Ansteckungsquelle kommt nur der Mensch in Betracht, da tierische Reservoirs oder freilebende Formen außerhalb des Körpers bisher nicht bekannt geworden sind. Die Übertragung erfolgt entweder direkt von Mensch zu Mensch oder auch indirekt durch Badetücher usw. An eine Übertragung ärztlicherseits durch Instrumente, Specula, Irrigatoransatzstücke usw. ist zu denken.

Die *Therapie* der Trichomonaden-Urethritis ist auch heute noch sehr schwierig, wenn auch aussichtsreicher als die Behandlung des Trichomonadenfluors der Frau. Trotz der geringen Resistenz gegenüber

Desinfektionsmitteln finden sie immer genügend Möglichkeiten, sich in Schleimhautfalten und Fissuren einer lokalen Therapie zu entziehen. Am besten haben sich Spülungen mit 0,02—0,1%iger wäßriger Pyoktaninlösung, 0,25%iger Oxycyanatlösung oder 0,1%iger $AgNO_3$-Lösung bewährt.

Die namentlich von amerikanischer Seite inaugurierte Behandlung der Trichomonaden-Urethritis mit Aureomycin, Terramycin oder Chloromycetin, bei der angeblich gute Behandlungserfolge beobachtet wurden, konnten wir nicht in allen Fällen bestätigen, so wünschenswert dies namentlich im Hinblick auf eine durch Trichomonaden bedingte Prostatitis, Cystitis oder Entzündung der Samenblasen ist, die ja einer lokalen Therapie nicht oder nur mangelhaft zugängig sind.

Ein Versuch mit einem der Tetracycline in höherer Dosierung als üblich oder mit einer Resochinkur sollte gemacht werden; Resochinkur: tägl. 3mal 1 Tablette (à 0,25) oral (oder i.m. Injektionen einer 5%igen Lösung) an 5 aufeinanderfolgenden Tagen. Wiederholung der Kur 2mal in Abständen von 8 Tagen.

Die bisher besprochenen ätiologisch in Betracht zu ziehenden Faktoren haben ausschließlich infektiöse Momente berücksichtigt. Wenden wir uns nun anderen keineswegs selteneren, in vielen Fällen im Vordergrunde stehenden genetischen Möglichkeiten zu. Hier ist in erster Linie an chemische, auf die Schleimhaut der Urethra einwirkende Reize zu denken. Ob diese Reizstoffe aus dem über die Schleimhaut der Urethra fließenden Harn stammen oder ob sie auf hämatogenen Weg einwirken, ist nicht immer mit Sicherheit zu eruieren. In Betracht zu ziehen sind hier Stoffe, die aus Nahrungs- und Genußmitteln, seltener aus Arzneimitteln stammen. Zu denken ist an ätherische Öle, die in Gemüsen, Früchten, Gewürzen usw. enthalten sind, daneben besonders auch an Bier, Wein, Liköre sowie gewisse Tabaksorten. LUTZ konnte z. B. zwei Patienten mit starkem eitrigem Ausfluß beobachten, der durch Rauchen einer ganz bestimmten Tabaksorte hervorgerufen wurde und nach Weglassen spontan verschwand.

Auch ein erhöhter Säure- bzw. Alkaligehalt des Harns selbst kann zu Reizerscheinungen führen, hierher gehören die, wenn auch seltenen Fälle von Urethritis bei Uraturie.

Ein weiterer, vielleicht entscheidender Faktor für die Ätiologie, mehr noch als Unterhaltungsfaktor ist den nervösen bzw. neurotischen Momenten beizumessen. Bei vielen dieser Patienten hat sich im Anschluß an eine Gonorrhoe eine chronische unspezifische Urethritis angeschlossen.

Die Möglichkeit psychischer Überlagerung bzw. psychisch ausgelöster Unterhaltungsmechanismen ist in besonderem Maße bei der postgonorrhoischen Urethritis gegeben, da die Patienten selbst zwischen einem gonorrhoischen und einem nicht gonorrhoischen Ausfluß nicht unterscheiden können und dauernd unter der Furcht leiden, noch immer eine venerische Infektion zu haben. Alle diese Befürchtungen führen dazu, daß der Patient seinem Genitale mehr Aufmerksamkeit als gewöhnlich schenkt und sich nun täglich frühmorgens durch Ausdrücken der Harnröhre davon überzeugt, ob noch Ausfluß besteht. Je länger er sich damit beschäftigt und je mehr er jeden Morgen durch Manipulationen traumatische Reize setzt, desto stärker wird der Ausfluß werden. Das ständige Trauma führt zur Schleimhautreizung und sekundär zu einer Bakterienbesiedlung, die nun ihrerseits, auch wenn es sich um banale Saprophyten handelt, imstande ist, die chronische Entzündung zu unterhalten. Den Bakterien kommt hier nur eine sekundäre Bedeutung zu. Auf diese Möglichkeit sei hier besonders hingewiesen, da sie alle die Fälle zu erklären scheint, bei denen bakteriologisch nur banale Erreger gefunden werden und die auf eine desinfizierende Therapie wohl vorübergehend besser werden, aber sich meist erst dann wirklich ausheilen lassen, wenn man den Patienten dazu bringt, jegliche Manipulationen zu unterlassen. Die Folge der Furcht einerseits und des immer stärker werdenden Ausflusses andererseits führt dazu, daß der Patient nervös, abgespannt und im Laufe der Jahre mehr und mehr ein Sexualneurastheniker wird.

Diese Patienten müssen zunächst einer sorgfältigen Untersuchung unterzogen werden, wobei namentlich auch einer chronischen Prostatitis Aufmerksamkeit geschenkt werden soll, auf deren ätiologische Bedeutung für die unspezifische Urethritis später noch kurz eingegangen sei. Erst wenn alle durchgeführten Untersuchungen negativ verlaufen, muß man dem Patienten seine Situation erklären. Man soll ihn darauf aufmerksam machen, daß eine geringe Sekretion physiologisch ist und daß, je mehr er sich damit beschäftigt und namentlich die Schleimhaut durch mechanische Manipulationen von außen her reizt, der Ausfluß zunimmt. Unter Umständen wird der Übergang für den Patienten erleichtert, indem man ihm für einige Tage ein Sulfonamid oder ein Breitspektrumantibioticum verordnet. Der Ausfluß hört dann meist schlagartig auf und der Patient wird somit in seinem Willen, dieser Angelegenheit keine Beachtung mehr zu schenken, unterstützt.

Zur Vermeidung einer chronischen Urethritis auf Grund einer postgonorrhoischen empfiehlt es sich stets, den Patienten nach der Penicillinbehandlung seiner Gonorrhoe darüber aufzuklären, daß nach den Injektionen wohl die spezifischen Erreger abgetötet sind, daß die Schleimhautentzündung und der damit zusammenhängende Ausfluß jedoch noch ausheilen muß, was einige Tage, evtl. auch 1—2 Wochen in Anspruch nimmt. Die postgonorrhoische Urethritis wird am besten therapeutisch nicht berücksichtigt, da sie in kurzer Zeit von selbst vergeht. Sehr schlecht sind gerade hier lokale Maßnahmen z. B. in Form von Spülungen, da die Schleimhaut dann nicht zur Ruhe kommt und mit einer verstärkten Sekretion antwortet. Wie überhaupt gesagt werden muß, daß die auch heute noch beliebten Spülungen bei der unspezifischen Urethritis bedenklich sein können, wenn sie nicht mit einigen Worten der Aufklärung über die Gefahren dauernder mechanischer „Selbstprovokation" verbunden sind.

Eine weitere Ursache einer unspezifischen Urethritis ist mitunter eine chronische nicht gonorrhoische Entzündung der Prostata. Diese hauptsächlich auf urethrogenem Wege, nur selten hämatogen bzw. lymphogen entstandene Prostatitis bereitet auch dem Geübten oftmals diagnostische Schwierigkeiten, zumal sie in vielen Fällen nur geringe, schon „gewohnte" Krankheitssymptome zu machen pflegt.

Diese bestehen in unbestimmten Schmerzen am Damm und mit Ausstrahlung in Kreuz und Rücken, die Oberschenkel usw. Die Patienten schildern oft eigentümliche bohrende und stechende Empfindungen und werden durch Prostatorrhoen bei der Defäkation, häufige Samenergüsse und Erscheinungen geschlechtlicher Reizbarkeit oder Schwäche geängstigt. Der Patient kommt im Laufe der Jahre nicht mehr vom Arzt los, die Beschwerden treten immer wieder in Erscheinung, er erlebt sie immer stärker und wird letzten Endes zum hypochondrischen, manchmal impotenten Sexualneurastheniker. Abgesehen von der infektiösen Ätiologie der chronischen Prostatitis, die sowohl durch Bakterien als auch durch Trichomonaden verursacht werden kann, ist traumatischen Schädigungen, Kälteeinwirkungen und Erschütterungen als auslösenden Momenten erhöhte Aufmerksamkeit zu schenken. Lastkraftwagenfahrer und namentlich Motorradfahrer, deren Zahl gerade jetzt stetig im Ansteigen begriffen ist, sind häufig davon betroffen.

Die Auffassung der meisten Autoren geht heute dahin, daß die chronische Prostatitis im wesentlichen zunächst eine terrainbedingte Erkrankung darstellt (Wilde, Klinge, Miescher und Böhm u. a.). Dies ist von Bedeutung für das therapeutische Vorgehen. In allen Fällen von unspezifischer Urethritis soll neben allen anderen üblichen Untersuchungen auch eine sorgfältige digitale Untersuchung der Prostata sowie eine kritische mikroskopische, wenn möglich kulturelle Untersuchung des Prostataexprimates evtl. des Ejaculates durchgeführt werden. Besonderes Augenmerk ist bei der mikroskopischen Beurteilung des Exprimates den Leukocyten als Zeichen einer Entzündung zu schenken.

Die Behandlung richtet sich nach den Ergebnissen der Untersuchung. Finden sich Anzeichen einer bakteriellen Infektion, die als Ursache in Frage kommen kann, so wird man mit Sulfonamiden oder Antibiotica, je nach Empfindlichkeit der vorliegenden Keimart, behandeln. Gleichzeitig empfehlen sich Maßnahmen lokaler Art: Wärmeanwendungen in Form des Arzbergerschen Apparates, Sitzbäder, Diathermie. Medikamentös kann man noch Suppositorien mit Ichthyol, Belladonna usw. verordnen. Sedativa sind in fast jedem Falle angezeigt.

Eine Prostatamassage für wenige Wochen ist empfehlenswert. Besonders wichtig jedoch ist die psychische Beruhigung des Patienten, da länger dauernde Entzündungen der Prostata erfahrungsgemäß zu übertriebenen Vorstellungen von der Bedeutung der Krankheit führen und den Befürchtungen, ein unheilbares Leiden zu haben, Tür und Tor öffnen.

Faßt man abschließend zusammen, so ist zu sagen: Bei der unspezifischen Urethritis müssen die einzelnen Faktoren ihrer Ätiologie soweit als möglich aufgeklärt werden. Handelt es sich im vorliegenden Falle um eine Urethritis infektiöser Art, z. B. durch Bakterien oder Trichomonaden bedingt, oder kommen irgendwelche Reize chemischer, traumatischer oder anderer Art in Frage? Oder liegen irgendwelche Urethraveränderungen organischer Art vor, wie z. B. ein Herpes urethrae oder Urethravaricen, auf die namentlich Bauer aufmerksam gemacht hat und an die, obwohl selten, gedacht werden soll. Ein Herpes urethrae bedingt, entsprechend der Rezidivneigung des Herpes simplex, rezidivierend auftretenden Ausfluß.

Inwieweit ist der Patient selbst mehr oder minder psychisch alteriert? In jedem Falle müssen bei der unspezifischen Urethritis sämtliche Untersuchungsverfahren ausgeschöpft werden, nötigenfalls soll auch eine

Urethroskopie vorgenommen werden. Über die hauptsächlich von der Gottronschen Klinik betonten veränderten Blutstromverhältnisse im Bereich des Penis die mitunter zu Urethritiden führen sollen und bei denen die betreffenden Autoren gute therapeutische Erfolge mit Venostasin gesehen haben wollen, sei hier hingewiesen. Wir selbst haben darüber keinerlei Erfahrungen.

Mit Ausnahme der Trichomonaden-Urethritis soll im allgemeinen von lokalen Maßnahmen in Form von Spülungen abgesehen werden; Spülungen mit irgendwelchen Desinfektionsmitteln reizen die ohnedies schon entzündlich veränderte Schleimhaut immer wieder aufs neue und führen letztlich durch die nach dem Aussetzen der Behandlung verstärkt auftretenden Beschwerden dazu, den Patienten davon zu überzeugen, daß sein Leiden unheilbar sei, was wiederum um so mehr die ohnedies schon teilweise beträchtliche neurogene Komponente zu verstärken vermag.

Interne Desinfizientien, wie Sulfonamide und namentlich Antibiotica, sollen nur unter strenger Indikation nach vorhergehender Bestimmung und Resistenzprüfung der betreffenden gezüchteten Erreger zur Anwendung kommen. Stehen diese Möglichkeiten nicht zur Verfügung, so soll man lieber gleich ein wirksameres Breitspektrumantibioticum geben, z. B. Aureomycin, Terramycin oder Achromycin, — auch Chloromycetin. Penicillin ist meistens nicht ausreichend. Streptomycin ist mitunter gut, sofern es mindestens 2mal pro Tag injiziert wird, am besten 10 mg/kg Körpergewicht alle 6 Std. Erreicht man mit Streptomycin in den ersten 4—5 Tagen keinen Erfolg, so ist eine weitere Behandlung mit diesem Antibioticum zwecklos, da die Resistenzsteigerung gerade bei diesem Antibioticum bekanntlich sehr schnell geht. Wenn zunächst eine Gonorrhoe mit Sicherheit ausgeschaltet ist, besteht das wesentliche Moment in der Behandlung und Vorbeugung der unspezifischen Urethritis darin, den Patienten darüber aufzuklären, daß eine gewisse Schleimhautsekretion physiologisch sei, und daß eine temporäre Verstärkung der Sekretion durch gelegentliche Reize, z. B. nervöser Art, keinen Grund zur Sorge geschweige denn zur Behandlung darstellt. Bisweilen genügt das Verbot von Radfahren, Alkoholgenuß, sexueller Betätigung, um sie langsam zu bessern.

Der Patient soll von seinem Leiden abgelenkt und beruhigt werden. Sedativa sind häufig sehr günstig. Wir haben in zahlreichen Fällen durch alleinige Aufklärung oft jahrelang bestehende Beschwerden in kurzer Zeit vollständig beseitigen können.

Aus der Hautklinik der Westfälischen Wilhelms-Universität Münster.
(Direktor: Prof. Dr. P. Jordan.)

Nachweismethoden und Formen der Zeugungsunfähigkeit.

Von

Paul Jordan und Wilfried Seipp.

Im folgenden wird darüber berichtet, welche Methoden heute bei der Untersuchung auf Zeugungsfähigkeit — die mindestens in Deutschland wohl schon immer hauptsächlich in den Händen des Dermato-Venerologen gelegen hat — anzuwenden und wie die Befunde zu beurteilen sind.

Das Gebiet der männlichen Fertilitätsstörungen hat in neuerer Zeit an Bedeutung gewonnen. Erzielte Fortschritte betreffen erweitertes endokrinologisches Wissen und die Einführung neuer Untersuchungsmethoden: der Hodenbiopsie, der 17-Ketosteroid- und der Gonadotropinbestimmung. Auch die Erkenntnis, daß die Ursache der Kinderlosigkeit einer Ehe nicht sehr viel seltener beim Mann wie bei der Frau liegt, hat sich steigend Bahn gebrochen.

Stühmer (1943) und Moncorps waren unter den deutschen Dermatologen wohl diejenigen, die sich zuerst systematisch mit dem Problem der Sterilität beim Mann befaßt haben. In Münster ist dabei zu Moncorps' Zeit eine Arbeitsgemeinschaft, vor allem mit der Univ.-Frauenklinik (damals unter der Leitung von Esch, jetzt von Goecke) begründet worden, die bis heute besteht. Für 1938—1948 hatte Moncorps Befunde an 662 auf Zeugungsfähigkeit untersuchten Männern mitgeteilt; seitdem sind hier über 600 Patienten hinzugekommen; ein besonderes Fertilitätslaboratorium wurde an der Klinik 1953 eingerichtet.

Zur Biologie der Samenbildung.

Die Spermien entstehen (man nimmt an in 19—20 Tagen) aus den Spermatogonien, über die Spermatocyten, die Präspermatiden und Spermatiden. Diese aufeinanderfolgenden Generationen sind in den Samenkanälchen von der Basis gegen die Lichtung angeordnet. Da beim Menschen die Spermiogenese ohne regelmäßige Verteilung der einzelnen Phasen abläuft, können im histologischen Präparat in einem Kanälchenquerschnitt alle Stadien zu finden sein. Die sog. Sertolischen Zellen (Fußzellen) mit einer breiteren Basisplatte, von hochprismatischer Form, durchsetzen das Samenkanälchenepithel in seiner ganzen Breite. Sie gelten als Stütz- und Nährzellen; neuerdings schreibt man ihnen auch eine endokrine Funktion zu. Die Entwicklung bis zum Samenfaden wird nicht immer vollendet, sie kann in allen Stadien durch Degeneration unterbrochen werden. — Für eine normale Spermiogenese ist beim Menschen die im Hodensack um 2,5—4° C geringere Temperatur notwendig. Der Hodenabstieg soll Ende des 9. Fetalmonats abgeschlossen sein. *Kryptorchismus* entsteht auf Grund von Fehllagerung (Ektopie) oder unvollständigem Descensus (Retentio) eines oder beider Hoden, die in der Bauchhöhle oder im Leistenkanal zurückbleiben. Bemerkenswerterweise bleiben in atrophischen Samenkanälchen häufig nur Sertoli-Zellen übrig.

Im Nebenhodenkopf und -gang wird dem Epithel eine absondernde und resorptive Tätigkeit zugeschrieben; der Nebenhodenschweif dient als Samenspeicher. Vom Ductus deferens wird der Samen durch Muskelkontraktion angesaugt und herausgeschleudert. Die Samenblasen, die man früher für ein Speicherorgan hielt, haben eine vorwiegend sekretorische Funktion; man bezeichnet sie heute als *Bläschendrüsen* (Glandulae vesiculosae). Das Prostatasekret, das die Hauptmasse des Ejaculats bildet, verleiht ihm den charakteristischen Geruch. Es verdünnt die Spermienmasse und regt die Beweglichkeit der Samenfäden an. Das Sekret der Cowperschen Drüsen macht vor dem Samenerguß die Urethra schlüpfrig und alkalisiert saure Harnreste, teilweise auch das Scheidensekret. Als Sperma (Samen) faßt man Spermien und Samenflüssigkeit zusammen. Neben den Samenfäden finden sich im Sperma als feste Elemente auch Zellen der nicht vollendeten Spermiogenese und abgestoßene Epithelien der Samenwege und ihrer Anhangsdrüsen.

Die großen, epithelähnlichen Leydigschen Zwischenzellen, im Bindegewebe zwischen den Samenkanälchen, zeichnen sich besonders, als Ausdruck ihrer Beteiligung am Stoffwechsel, durch verschiedene Einschlüsse aus. Bekannt ist ihr sog. Saison-Dimorphismus (mit Hervortreten im Ruhezustand) bei Tieren mit jahreszeitlich periodischer Geschlechtstätigkeit. Auch beim Menschen treten

LEYDIG-Zellen bei geringer Samenbildung (z. B. bei Kryptorchismus, im Beginn der Altersatrophie) stärker hervor. Sie sind die *Bildungsstätte* des eigentlichen männlichen Sexualhormons, *des Androgens* oder Testosterons, das die männlichen sekundären Geschlechtsmerkmale prägt. Androgenmangel zur Zeit der Pubertät führt zu Eunuchoidismus (mit dem bekannten besonderen Habitus, der hohen Stimme, der spärlichen Bart-, Achsel- und Schambehaarung und dem Hypogenitalismus). Androgenausfall im Erwachsenenalter, bei dem es meist zu keinen äußerlich feststellbaren Zeichen kommt, kann man am Zustand von Prostata und Samenblasen erkennen, deren Größe ein Indicator für die Androgenproduktion ist: Androgenmangel führt zu ihrer Atrophie. Sowohl die Samenreifung wie die Testosteronbildung stehen unter besonderem Einfluß der Hypophyse. Von den Hormonen des Hypophysenvorderlappens beeinflußt das Somatotropin Körperwachstum und Stoffwechsel, das TSH ist das die Thyreoidea stimulierende Hormon, das adrenocorticotrope Hormon ACTH regt die Cortisonbildung an. Auf die Keimdrüsen wirkt das geschlechtsunspezifische — bei Männern und Frauen gleiche — Gonadotropin, bei dem man ein LH oder ICSH, ein LTH und ein FSH unterscheidet. Das ICSH (bei der Frau ist es das Luteinisierungshormon) stimuliert die interstitiellen Zellen, damit wird die Androgenproduktion geregelt. Das LTH (luteotrope Hormon), beim Mann ohne Bedeutung, spielt eine Rolle in der Schwangerschaft, insbesondere bei der Auslösung der Progesteronproduktion. Das FSH, das bei der Frau die Follikelreifung stimuliert, fördert beim Mann die Spermiogenese. *Zu wenig Androgen regt Gonadotropinbildung an, zuviel Androgen hemmt sie.* — Die Potentia generandi wird weiterhin von der Funktion der akzessorischen Genitalorgane, auch vom Nervensystem, von der Psyche und durch Vitamine beeinflußt.

Nachweismethoden.

Anamnese. Allgemeine und Genitaluntersuchung. Spermaanalyse.

Schon die *Spezialanamnese*, die recht zweckmäßig anhand eines Fragebogens erhoben wird, kann aufschlußreich sein. Es ist nach allen früheren Krankheiten und Vorkommnissen, bei denen die Geschlechtsorgane, in höherem Maß als bisher angenommen, in Mitleidenschaft gezogen werden können, zu fragen. Nach NORDLANDER pflegt z. B. die *Mumpsorchitis* bei Erwachsenen nicht nur fast regelmäßig Zeugungsunfähigkeit zu hinterlassen, sondern es gibt auch eine *latent* verlaufende Form mit gleichem Endzustand. Orchitiden anderer Ätiologie (etwa durch eine Lues oder eine „unspezifische" Ursache) haben ebenfalls eine schlechte Prognose. Dabei sprechen auch eigene Erfahrungen dafür, daß es *selbst bei Einseitigkeit des Prozesses* fast stets zu *geminderter* oder fehlender *Zeugungsfähigkeit* kommt.

Bei der Gonorrhoe, die durch *Epididymitiden* zu Zeugungsunfähigkeit führen kann, zeigt das Hodenkeimgewebe selbst keine Veränderungen.

Es ist interessant, daß STÜHMER 1943 eine Gonorrhoe der Ehepartner noch für ein Drittel aller kinderlosen Ehen als Ursache angenommen hat, MONCORPS 1949 für sein seit 10 Jahren untersuchtes Krankengut nur noch selten, wobei er mit Recht darauf hinwies, daß unter dem Einfluß der modernen Therapie der Anteil der gonorrhoisch bedingten Azoospermien vermutlich noch weiter zurückgehen würde.

Bei Typhus, Fleckfieber, Ruhr, Malaria, Tuberkulose, auch bei Pneumonien, überhaupt *hochfieberhaften Erkrankungen*, kann das Hodenepithel ebenfalls, in der Regel nur vorübergehend, geschädigt werden. Von Stoffwechselkrankheiten überhaupt *hochfieberhaften Erkrankungen*, kann das Hodenepithel ebenfalls, doch in der Regel nur vorübergehend, geschädigt werden. Von Stoffwechselkrankheiten soll sich ein Diabetes unter Umständen ungünstig auf die Zeugungsfähigkeit auswirken können. Die Eiweißmangelkrankheit (*Dystrophie*) der Heimkehrer aus dem Krieg führte fast regelmäßig neben Potenz- auch zu Fertilitätsstörungen, in der Regel wohl reversibler Art.

Daß durch Röntgenstrahlen in der Nähe des Scrotums, am Hodenepithel bei unsachgemäßen Bestrahlungen Schädigungen entstehen können, ist seit langem bekannt. Weniger geläufig ist die Häufigkeit von sonst in ihrer Entstehung schwer zu deutenden *Azoospermien mit operativen Eingriffen am Genitale in der Anamnese.* Dabei dürften mit Bestimmtheit Zusammenhänge bestehen. Erfahrungen mit Kriegsverletzungen im Genitalbereich sprechen im gleichen Sinn. Was die Fertilitätserwartung mindert, ist ferner jede Art von früherem oder noch bestehendem *Kryptorchismus.* Männer, bei denen ein solcher über die Pubertät hinaus besteht, sind in der Regel zeugungsfähig.

Als bisher nicht eindeutig geklärt gilt, inwieweit *Insulte am Zentralnervensystem* (Kopfschüsse, Gehirnerschütterungen und ähnliches) einen ungünstigen Einfluß auf die Keimdrüsentätigkeit haben können; Erfahrungen am Krankengut der Klinik sprechen dafür. Der Einfluß *psychischer Faktoren* auf die männliche Fertilität ist bekannt. — Zur Anamnese gehören schließlich Fragen nach der sexuellen Entwicklung und etwaigen funktionellen Störungen beim Verkehr.

Die *Allgemeinuntersuchung* ist der im Verhältnis einfachste Teil der Fertilitätsdiagnostik, nicht zuletzt weil sich ihr meist gesunde Männer unterziehen. Man hat natürlich auf Habitusanomalien, Art einer Fettleibigkeit, den Behaarungstypus, Striae, Hyperthyreose und ähnliches zu achten. So genau wie möglich hat dann die *Untersuchung der Genitalorgane* zu sein.

Mit Rücksicht auf das oben Gesagte sind etwaige Narben in der Umgebung der Genitalorgane, besonders am Scrotum oder in der Leistengegend, wichtig. Auffällige Kleinheit des Genitale kann durch Androgenmangel bedingt sein. Nach der Inspektion erfolgt die Palpation des Scrotuminhalts: Der gesunde Hoden ist prallelastisch, glatt, etwa eierpflaumengroß. Konsistenzverminderung erweckt den Verdacht auf Funktionsstörungen (Oligospermie, Azoospermie). Bei auffälliger Konsistenzvermehrung ist z. B. an eine Hodengeschwulst (etwa ein Seminom oder Teratom) zu denken. Die atrophischen Hoden bei einem primären oder sekundären Hypogonadismus sind oft nur kirschgroß und ausgesprochen derb. Für die Palpation der Nebenhoden auf knotige Gewebsverdichtungen nach abgelaufenen Entzündungen (sog. *Restknoten*) oder zur Abgrenzung eines Plexus pampiniformis oder von Varixknoten bedarf man bekanntlich einer gewissen Übung. Bei Verhärtungen im Nebenhoden muß man mit Samenabflußbehinderung (im extremen Fall bis zu einer Aspermie) rechnen.

Zur Untersuchung der Genitalorgane gehört auch die *Feststellung* einer ausreichenden Entwicklung *der Samenleiter,* da Zeugungsunfähigkeit auch dadurch bedingt sein kann, daß diese hypoplastisch sind oder fehlen: Man tastet dabei den Schambeinkamm ab, auf dem man normalerweise den Ductus deferens als deutlichen Strang hin- und herrollen kann. Und nie darf die Palpation von *Prostata* und Samenblasen vergessen werden: Anomale Befunde an diesen Organen können Anlaß zu Fertilitätsstörungen sein; ihre Größe vermittelt, wie erwähnt, einen Eindruck von der androgenen Aktivität der LEYDIG-Zellen.

Die **Spermaanalyse** ist der wichtigste Teil der Fertilitätsuntersuchung. Der Samen wird makroskopisch auf Menge, Farbe und andere Eigenschaften, mikroskopisch auf die Samenfäden und ihre Beweglichkeit unter besonderer Berücksichtigung der Morphologie, des Anteils beweglicher Spermien und ihrer Gesamtzahl untersucht. Die Hauptmethoden dafür sind im folgenden genauer dargestellt.

In der Klinik wird man im Einzelfall auch auf speziellere Verfahren, wie etwa die Bestimmung der Motilitätsdauer, des p_H-Wertes und der Viscosität des Samens, ebenso wie auf die Untersuchung des gefärbten Zentrifugatausstrichs (im Hellfeld bei Ölimmersion) zurückgreifen. Gewisse andere Teste, z. B. auf Fructose- oder Hyaluronidasegehalt usw. haben trotz des Interesses, das manchen von ihnen zukommt, bisher erst wissenschaftliche Bedeutung erlangt.

Samengewinnung. Das Masturbat kann zweckmäßig in einem speziell für diesen Zweck angefertigten graduierten Glasröhrchen aufgefangen werden. Nur in Ausnahmefällen ist man dazu gezwungen, den Patienten mit der Ehefrau zu bestellen und das Ejaculat durch Coitus interruptus zu gewinnen. *Wichtig* ist die *Einhaltung einer Karenzzeit* vor der Untersuchung: Es wäre wünschenswert, daß diese überall einheitlich gewählt werden würde — gegenwärtig gelten 5 Tage sexuelle Abstinenz als optimal. Diese Spanne sollte auf keinen Fall unter-, aber auch nicht wesentlich überschritten werden.

Um unkontrollierbare Schädigungsmöglichkeiten auszuschalten, ist die Gewinnung des Samens am Ort der Untersuchung das geeignetste; bei ernsten Hinderungsgründen kann das Ejaculat auch zu Hause gewonnen werden, soll dann aber möglichst innerhalb 1 Std. zur Untersuchung gebracht werden. Die *Verwendung von Condomen* ist bei der Samengewinnung *grundsätzlich zu vermeiden,* da Puderbestandteile und spermiocide Imprägnationsstoffe den Befund verfälschen können. Aus der Scheide zurückfließendes Ejaculat ist zur Untersuchung ungeeignet, da das Vaginalsekret die Spermatozoen immobilisiert; davon abgesehen, daß auch eine Auszählung der Samenfäden dabei nicht möglich ist.

1. Makroskopische Spermauntersuchung. Die Menge liegt normal zwischen 3 und 5 cm³ (als Durchschnittswert werden oft 3,5 cm³ angegeben). Mengen über 8 cm³ setzen erfahrungsgemäß — wahrscheinlich auf Grund der erhöhten Verdünnung — den Fertilitätsgrad des Spermas herab. Mengen unter 1 cm³ sind bei Einhaltung einer ausreichenden Karenzzeit in der Regel pathologisch. Ebenso das völlige Fehlen des charakteristischen, süßlich faden Spermageruchs. Das Aussehen soll gelblich bis grauweiß und gallertig sein. Mit bloßem Auge sichtbare Blutbeimengungen (Hämospermie) sind in der Regel durch entzündliche, evtl. tuberkulöse Prozesse an den akzessorischen Drüsen bedingt.

In unmittelbar frischem Zustand besteht der Samen — infolge der nicht gleichzeitigen Ausstoßung der verschiedenen ihn zusammensetzenden Sekrete — aus einem milchig-trüben, weniger zähen Anteil, der von dichteren, schleimigen Teilen in Form von Schlieren und Klümpchen durchsetzt ist. Nach etwa 15—20 min pflegt Homogenisierung einzutreten, wobei der gallertige Charakter zugunsten einer Verflüssigung zurücktritt. Die nähere *Untersuchung* des Spermas darf, um ungenaue Ergebnisse zu vermeiden, *erst nach* dieser *Homogenisierung* (sog. Spontanverflüssigung) begonnen werden. Dünnflüssige oder gar wäßrige Ejaculate lassen Azoospermien erwarten.

2. Mikroskopische Spermauntersuchung. Beim *Nativpräparat* ist auf den Zeitpunkt der Untersuchung und einwandfreie Durchmischung nachdrücklich zu achten. Nach eigenen Erfahrungen liegt der günstigste *Zeitpunkt* etwa 45—90 min nach Gewinnung des Ejaculats. Untersucht man früher, so können Spermienverklumpungen und durch mangelhafte Durchmischung bedingte Motilitätsschwankungen das Bild verwischen.

Bei verlängerter Wartezeit beginnt die Beurteilung des Beweglichkeitsgrades unzuverlässig zu werden. Bis zur Untersuchung bleibt die Samenflüssigkeit bei gewöhnlicher Zimmertemperatur im Spermaröhrchen stehen. Bevor man einen Tropfen auf den Objektträger bringt, soll mechanische *Durchmischung* erfolgen: Zum Beispiel Durchblasung mit einer feinen Glaspipette, mit der vorher einige Male, nicht allzu heftig, umgerührt wurde. Man untersucht (bei 200facher Vergrößerung) zuerst auf *Beimengungen* (2.).

Die *Spermakristalle* (BOETTCHER-Kristalle) sind Eintrocknungsprodukte, deren Bildung in erster Linie mit dem Gehalt des Samens an phosphorsauren Salzen zusammenhängen soll. Form und Größe sind abhängig von der Eintrocknungsgeschwindigkeit. Eine besondere klinische Bedeutung kommt ihnen insofern nicht zu, als Kristallvermehrung sowohl bei pathologischen als auch bei nachgewiesen fertilen Ejaculationen gefunden wird.

Erythrocyten weisen in jedem Fall auf pathologische Vorgänge hin. Allerdings scheint die Anwesenheit roter Blutkörperchen an sich die Fertilitätsqualität nicht zu mindern, meist haben aber die zur Hämospermie führenden Prozesse fertilitätsmindernden Charakter. *Leukocyten* in geringer Zahl kommen auch im normalen Sperma vor; sie sind erst in erhöhter Anzahl als Krankheitszeichen zu bewerten. Weniger als 3 Leuko- bzw. Erythrocyten pro Blickfeld gelten als „vereinzelt", 5—10 als „reichlich", mehr als 10 pro Blickfeld als „massenhaft". — *Hodenzellen* (unreife Zellen der Spermiogenese, SERTOLI-Zellen), Epithelien der Adnexorgane, Prostatakörperchen, hyaline Kugeln, Schleimtropfen usw. werden bei auffälliger Vermehrung beachtet und etwa als „erhöhter Anteil von Spermiogenesezellen" oder „ungewöhnlich viele Prostatakörperchen" usw. angegeben.

3. Die Spermienmotilität ist bei üblicher Spermauntersuchung das einzige Kriterium für die Lebensfähigkeit der Samenfäden. Fehlen der Beweglichkeit darf jedoch nicht von vornherein mit Leblosigkeit gleichgesetzt werden. Es gibt einen sog. „Scheintod" der Spermien, der durch „Wiederbelebungsversuche" behoben werden kann. Zur Umwandlung einer potentiellen kinetischen Energie in eine virtuelle eignet sich sehr gut die JOELsche Lösung aus 8 Teilen 5,42%iger Dextroselösung und 2 Teilen n/8 $MgCl_2$.

Zunächst wird ohne Zugabe von stimulierenden Lösungen untersucht. 0 bedeutet dabei keinerlei Bewegungen, 1 nur träge Schwanzbewegungen ohne Vorwärtsbewegung, 2 herabgesetzte Motilität mit langsamer Vorwärtsbewegung, 3 lebhaft vorwärtsschreitende Bewegungen, X abnorm gesteigerte Beweglichkeit (Hyperkinese). Da der Beweglichkeitsgrad nicht bei allen Spermien eines Ejaculats gleich ist, beziehen sich die Angaben auf den überwiegenden Anteil (also über 50%). Da die Motilität, wie bereits betont, mit vom Zeitpunkt der Untersuchung abhängig ist, ist dieser mit zu vermerken.

Bei deutlich verminderter Beweglichkeit ist die Untersuchung nach Zugabe von Sol. JOEL zu wiederholen. 1 Tropfen davon wird in Deckglasnähe auf das zuerst untersuchte Präparat gebracht; unter vorsichtiger Zuhilfenahme einer Platinöse wird er vom Rand her zum Unterströmen gebracht. Beobachtet man den Vorgang im Mikroskop, so stellt man oft fest, daß vorher unbewegliche Spermien plötzlich — wie von einem elektrischen Schlag getroffen — ihre Beweglichkeit aufnehmen.

Motilitätsstörungen sprechen im allgemeinen für eine Minderung des Fertilitätsgrades; als obligatorischer Gradmesser dafür darf die Spermienbeweglichkeit natürlich nicht bewertet werden. Hochmotile Spermien können bereits befruchtungsunfähig sein, da die Befruchtungsfähigkeit vor der Bewegungsfähigkeit schwinden kann; andererseits können sich

bewegungslose Samenfäden lediglich in einem durch besondere Milieu-
verhältnisse (Wasserstoffionenkonzentration) bedingten, reversiblen
Ruhezustand befinden, der keineswegs die Fertilitätsqualität aufzuheben
braucht. Trotz dieser Einschränkung bleibt bestehen, daß die Motilität
als sichtbare Lebensäußerung für die Spermadiagnostik von größter
Bedeutung ist.

4. Anteil beweglicher Spermien. Auch im normalen Sperma findet
man stets bewegungslose Samenfäden. In der Regel beträgt der Anteil an
unbeweglichen Spermien nicht mehr als 15—20%; nach allgemeiner Erfahrung ist jedoch erst ein Anteil von mehr als 30% als fertilitätsmindern-
der Faktor zu bewerten.

Die Bestimmung des prozentualen Verhältnisses zwischen beweglichen und
unbeweglichen Spermien erfordert Übung. Bewährt hat sich, sie im eingeengten
Gesichtsfeld unter Benutzung einer Zähluhr vorzunehmen, in der Weise, daß mit
der Zähluhr die unbeweglichen, im Kopf oder mit Bleistiftstrichen die beweglichen
Spermien gezählt werden. Der Beweglichkeitsgrad spielt bei dieser Zählung keine
Rolle, auch die schwach motilen Samenfäden werden grundsätzlich zu den beweglichen gerechnet.

Für die *Auszählung* wurden zahlreiche Methoden angegeben, die praktisch mehr
oder weniger alle brauchbar sind. An der Klinik wird die BÜRKERsche Zählkammer
und als Verdünnungsflüssigkeit: Natr. bicarbonic. 90, Sol. formaldehydi 1% ad 1000
verwendet (Natr. bicarbonicum löst die Schleimbestandteile, Formalin hebt die
Beweglichkeit der Spermien auf). Das optimale Verdünnungsverhältnis wird auf
Grund des ersten Präparates geschätzt. Es schwankt zwischen 1:10 und 1:400;
bei normalen Ejaculaten ist ein Verhältnis von 1:100 bis 1:200 am besten.

Zweckmäßigstes Vorgehen bei der Zählung: Einfüllen von 10 cm³ Verdünnungsflüssigkeit in ein breites, kurzes Reagenzglas, leichtes Umrühren des im Spermaröhrchen stehenden Ejaculats mit der Blutzuckerpipette (0,1 ml), Aufsaugen von
0,05 ml Samenflüssigkeit (Verdünnung in diesem Fall 1:200!). Sorgfältiges Ab-
wischen der Pipettenaußenwand(!), Ausblasen in die Verdünnungsflüssigkeit,
Umrühren, Einbringen von 1 Tropfen in die BÜRKERsche Zählkammer, Auszählung.

Ausgezählt werden 16 kleine Quadrate (man zählt zweimal in verschiedenen
Zählkammerbezirken und nimmt den Mittelwert). Dabei ist der linke und obere,
durch 3 Striche gekennzeichnete Rand mitzuzählen. Am besten zählt man 12 kleine
Quadrate in der Querrichtung von links nach rechts, dann darunter 4 Quadrate
von rechts nach links zurück. Die gewonnene Zahl wird multipliziert mit 10 (die
Zählkammer ist nur $^1/_{10}$ mm tief), mit dem Verdünnungsfaktor, also im Beispiel
mit 200, mit 1000, da nicht die Zahl in mm³, sondern in cm³ ermittelt werden soll.
Hat man z. B. einen Mittelwert von 82 Spermien in 16 kleinen Quadraten ausgezählt, so beträgt die Zahl in 1 cm³: $82 \times 10 \times 200 \times 1000 = 164000000$.

Ein geübter Untersucher wird anhand des Eindrucks, den er aus dem Nativpräparat gewonnen hat, das zu wählende Verdünnungsverhältnis so abschätzen,
daß die Zahl, die er in 16 Quadraten finden wird, zwischen 50 und 100 liegt. Bei
dieser Dichte läßt sich die Auszählung am bequemsten vornehmen. Die Vergrößerung wird so gewählt, daß im Blickfeld gerade 1 kleines Quadrat Platz hat, also
etwa 125fach. Gezählt wird alles, was sich einwandfrei als Spermium identifizieren
läßt, also auch mißgestaltete oder schwanzlose Spermien.

Die normale Spermienzahl eines gesunden Mannes liegt zwischen 100
und 300 Millionen pro cm³. Gelegentlich werden auch höhere Werte
gefunden. Sinkt die Zahl *unter 60 Millionen* pro cm³, so wird allgemein
das *Ejaculat* — ausreichende sexuelle Karenzzeit vorausgesetzt — als
gemindert fertil angesehen. Die Willkürlichkeit der Festsetzung dieser
Zahl für die Beurteilung ist natürlich zu beachten; sie spiegelt allgemeines
Erfahrungsgut wider. Ausnahmsweise sind auch bei stark herabgesetzten

Spermienzahlen (10 Millionen pro cm³ und darunter) Konzeptionen erzielt worden. Die angegebene Bewertung ist auch erst dann gültig, wenn sie sich auf Zahlen stützen kann, die bei 1—2maliger Wiederholung der Sperma-Untersuchung erhoben wurden. Die Spermienzahl ist schließlich auch nur eines der Kriterien, auf denen sich die Fertilitätsbeurteilung aufbaut.

5. Morphologie der Samenfäden. Formabweichungen kommen bei Spermien oft vor; sie sind z. T. pathologisch, z. T. physiologische Varianten. Trotz vieler, durch die Elektronenmikroskopie belebter Untersuchungen ist über Ursachen und Folgen der morphologischen Abweichungen nichts Sicheres bekannt. Trotzdem kommt der morphologischen Beurteilung praktische Bedeutung zu: Nach Auffassung mancher Autoren darf der Anteil an Fehlformen, wie sie in jedem normalen Sperma vorkommen, nur 15% betragen. Nach eigenen Erfahrungen (S.) ist dieser Prozentsatz zu niedrig veranschlagt. Geht man bei der morphologischen Differenzierung einigermaßen kritisch vor, so findet man auch im normalen Sperma regelmäßig zwischen 20 und 30% Fehlformen, so daß wohl erst ein Anteil von mehr als 30% deformierter Samenfäden im Sinne einer Fertilitätsminderung bewertet werden sollte. — Strukturveränderungen am Spermienkopf werden schwerwiegender beurteilt als solche am Körper oder Schwanz.

Für die morphologische Samenuntersuchung sind zahlreiche, meist mit komplizierten Färbungen verbundene Methoden angegeben worden. Nach ihrer Überprüfung und eigenen Färbungsmodifikationen (S.) ist die Klinik der Auffassung, daß für die gewöhnliche Untersuchung der ungefärbte Ausstrich Dienste wie eine Färbung leistet: Auf einem tadellos gereinigten (möglichst neuen) Objektträger wird mit einem geschliffenen Deckglas ein nicht allzu großer Tropfen Samenflüssigkeit gleichmäßig dünn ausgestrichen. Das Ausstreichen erfordert eine gewisse Geschicklichkeit, da bei ungenügender Technik mit artefiziellen Schädigungen (Abreißen von Spermaköpfen und dgl.) zu rechnen ist. Auch Größe des Tropfens, Winkel des Deckglases zum Objektträger und Ausstrichgeschwindigkeit sind von Bedeutung. Wer sich öfter mit solchen Untersuchungen beschäftigt, wird nach einigem Üben von selbst die optimale Technik herausfinden. Der Ausstrich wird 24 Std. luftgetrocknet und anschließend wie folgt fixiert: 5 min mit Methylalkohol, 5 min mit 95% Alkohol, 5 min mit 70%, anschließend wird mit Wasser abgespült. Nach Fließpapiertrocknung erfolgt die Untersuchung am besten im Phasenkontrastmikroskop bei Ölimmersion (1000facher Vergrößerung). Normal geformte Spermien werden mit der Zähluhr registriert, Strukturabweichungen an entsprechender Stelle mit Strichen (am besten in einem Formular) vermerkt. Es müssen mindestens 200 Spermien ausgezählt werden.

Die **Beurteilung** der erhaltenen Spermabefunde erfolgt an der Klinik nach dem Gesichtspunkt der Fertilitätserwartung; unterschieden werden: *Zeugungsfähigkeit, geminderte Fertilitätserwartung, Zeugungsunfähigkeit.* Diese einfache Einteilung hat den Vorteil, daß sich in ihr sämtliche in der Praxis vorkommenden Ejaculatbefunde unterbringen lassen. Die erste Gruppe umfaßt die Normospermien, die Gruppe der Zeugungsunfähigkeit: die Azoospermie, Aspermie, Kryptospermie, totale Nekrospermie und den Aspermatismus. Alle anderen Befunde (z. B. Oligospermie, Teratospermie usw.) gehören in die Gruppe der geminderten Fertilitätserwartung. Bei der Oligospermie empfiehlt es sich, eine Abstufung nach dem Schweregrad der festgestellten Störung vorzunehmen. Bei einer Oligospermie

I. Grades mit normalen (also der Normospermie entsprechenden) Morphologie- und Motilitätsverhältnissen ist die Fertilitätserwartung als unerheblich gemindert zu bezeichnen, bei Oligospermie III. Grades oder Asthenospermie als „hochgradig reduziert". Nicht nachdrücklich genug ist aber zu betonen, daß abgesehen von eindeutigen Fällen hauptsächlich von Normospermie die Zuordnung zu einer der beiden Gruppen erst auf Grund mehrmaliger, möglichst unter den gleichen Untersuchungsbedingungen durchgeführten Kontrollen erfolgen darf.

Begriffe der Spermadiagnostik. Normospermie: Mindestens 60 Mill. Spermien pro cm³, davon mindestens 70% lebhaft beweglich; nicht über 30% Fehlformen.

Oligospermie: I. Grades — Spermienzahl zwischen 30 und 60 Mill. p/c. Mindestens 50% gut beweglich. Höchstens 50% Fehlformen. II. Grades — zwischen 10 und 30 Mill. Spermien. (Sonst wie bei I.) III. Grades — unter 10 Mill. (Sonst wie bei I. und II.)

Hypokinese: Bewegungsarmut der Samenfäden. Durch vorsichtiges Erwärmen oder Zugabe von Sol. JOEL kann die Bewegungsintensität in der Regel gesteigert werden.

Akinese: Bewegungslosigkeit der Spermien. Durch vorsichtiges Erwärmen oder Zugabe von JOELscher Lösung gewinnen die Samenfäden Bewegungsfähigkeit.

Nekrospermie: Durch Stimulierungsmaßnahmen nicht zu beeinflussende Bewegungslosigkeit der Spermien. Der *totalen* N. wird die partielle (bei Normospermie über 30%, bei Oligospermie über 50% hinaus) gegenübergestellt.

Asthenospermie: Spermienzahl unter 30 Mill. pro cm³ mit gleichzeitiger Hypokinese.

Teratospermie: Auffällige Vermehrung fehlgeformter Samenfäden.

Azoospermie: Fehlen von ausgereiften Samenfäden bei gleichzeitigem Vorhandensein von nachweislich aus dem Hoden stammenden Elementen (Spermiogenese-, SERTOLI-Zellen).

Aspermie: Weder Samenfäden, noch anderweitige aus dem Hoden stammende Zellen nachweisbar.

Kryptospermie: Im Nativpräparat keine Samenfäden nachweisbar; dagegen Nachweis von Spermien im Zentrifugat.

Aspermatismus: Das seltene völlige Fehlen eines Ejaculats.

Hyperkinese: Extrem gesteigerter Beweglichkeitsgrad der Spermien.

Oligo-Teratospermie: Bei den Oligospermien erwartet man von vornherein gewisse Motilitätsabweichungen, einen bis zu 50% erhöhten Prozentsatz Fehlformen und einen erhöhten Anteil von zelligen Elementen aus dem Keimepithel. Ist der Anteil an Fehlformen auffällig (über 50%) erhöht, so wird von einer Oligo-Teratospermie gesprochen. Häufig kommt *Oligospermie mit partieller Nekrospermie* vor.

Unreife Hodenzellen: Die Befunde wechseln zu sehr. Daher oben nicht berücksichtigt. Als Regel gilt, daß in einem normalen Ejaculat der Anteil an Zellen der Spermiogenese weniger als 2%, meist sogar weniger als 0,5% beträgt. Mit dem Grad der Schwere eines Spermabefundes pflegt im allgemeinen auch der Anteil an Spermiogenesezellen anzusteigen. Bei Oligospermie I. Grades liegt der Prozentsatz meist schon bei 5—10, bei Oligospermie III. Grades mitunter bei 50—70. Eine Erhöhung des Anteils an unreifen Hodenzellen ist somit bereits im Begriff der Oligospermie, Asthenospermie usw. eingeschlossen. Nur excessive Vermehrungsgrade verdienen daher eine spezielle Erwähnung.

Ein *Urteil über das Sperma* bedeutet natürlich *noch keine Diagnose des Krankheitszustandes,* der den von der Norm abweichenden Samenbefund bedingt. In einem Teil der Fälle gelingt die pathogenetische Aufklärung des Symptoms aus der Anamnese und dem allgemeinen Körper- und Geschlechtsorganbefund (zusammen mit der Spermaanalyse), in anderen Fällen, deren Zahl nicht gering ist, lassen Vorgeschichte und Allgemeinbefund im Stich. Hier führen erst die neueren Methoden weiter.

Hodenbiopsie. Gonadotropin- und 17-Ketosteroidbestimmung.

Es hat erstaunlich lange gedauert, bis man festgestellt hat, daß eine Probeexcision aus dem Hoden ein einfacher und ungefährlicher Eingriff ist. Ernstzunehmende Komplikationen bzw. funktionelle Schädigungen kommen bei einwandfreier Technik und Beachtung der üblichen Operationskautelen (strenger Asepsis, exakter Blutstillung usw.) nach dem Urteil zahlreicher Untersucher praktisch nicht vor.

Man hat verschiedene *Operationsmethoden* angegeben. An der hiesigen Klinik wurde anfangs die Technik nach Weyeneth (nach Freilegung der T. albuginea Herausnahme eines dreieckförmigen Gewebsstückes, kein Nahtverschluß der Albuginea) ausgeführt. Später wurde zu folgendem Verfahren übergegangen: Sorgfältiges Reinigen und Rasieren des Scrotums und der Leistengegend. Lokalanaesthesie. Transversaler Schnitt an der Vorderseite des Scrotums in Höhe des oberen Hodenpols. Durchtrennung der verschiedenen Hodenhüllen mittels Pinzette und Schere, bis die weißglänzende Tunica albuginea freiliegt. Einsetzen einer Spreizklemme. Bei empfindlichen Patienten Injektion einiger Tropfen Novocain dicht unter die Albuginea mit Tuberkulinspritze und feinster Kanüle. Etwa 1 cm langer, transversaler Einschnitt an der vorderen Seite des Testis, etwa in der Mitte der oberen Hälfte, ein wenig lateral (bei dieser Schnittrichtung ist anatomisch am wenigsten mit Blutungen zu rechnen). Nach dem Einschnitt quillt von selbst eine kleine Menge zarten Hodengewebes hervor, die mit einer gebogenen Schere vorsichtig in der Weise aus ihrem Verband gelöst wird, daß das Excidat nach dem Scherenschluß auf der flachgehaltenen Schere liegt. Durch leichtes Umrühren der Schere in einem bereitgehaltenen Fläschchen mit Bouinscher Lösung wird das Gewebsstück heruntergespült, ohne daß der zarte, zum Auseinanderfließen neigende Verband der Hodenkanälchen durch Anfassen mit der Pinzette oder sonstige Manipulationen der Gefahr einer Destruktion ausgesetzt wird. Die vorsichtige Behandlung des Excidats ist von großer Wichtigkeit, da jede artefizielle Beschädigung die exakte histologische Beurteilung, besonders die des Interstitiums, in Frage stellt. Falls das Hodengewebe nicht von selbst hervorquillt, soll man lieber den Schnitt etwas verlängern als mit der Pinzette das zerfließliche Gewebe herauszerren. Nach Entnahme des Gewebes wird die Albuginea mit 2 feinen Nähten geschlossen. Nach Verschluß der übrigen Hodenhüllen erfolgt die Hautnaht. Die Angabe, daß die Albugineanahtstellen einen persistierenden Schmerz hervorrufen würden, kann nicht bestätigt werden.

Trotz eigener Erfahrungen mit der Bedenkenlosigkeit einer ambulanten Durchführung der Hodenbiopsie werden an der Klinik die Patienten in der Regel für 24—48 Std. aufgenommen. Dies geschieht nicht nur, um durch Einhaltung von Bettruhe und Hodenhochlagerung (auf dem Hodenbänkchen) ein Höchstmaß an Sicherheit vor Komplikationen zu gewährleisten, sondern um gleichzeitig unter Aufsicht die 24 Stunden-Menge Urin zur Gonadotropin- und 17-Ketosteroidbestimmung zu erhalten. — Bei Entlassung wird ein Suspensorium verordnet; Nachschau und Entfernung der Fäden nach etwa 10—12 Tagen.

Angesichts der Harmlosigkeit des Eingriffs sollte man das *Indikationsgebiet* für die Hodenbiopsie nicht allzu engherzig fassen. Als Regel kann gelten: Zeigt die Spermaanalyse bei dreifacher Untersuchung, möglichst in mehrwöchigen Abständen unter annähernd gleichen Bedingungen, einen von der Norm abweichenden Befund, so ist die Vornahme einer Hodenbiopsie *berechtigt*, falls nicht auf Grund von Anamnese und klinischem Befund die ätiologische und prognostische Bedeutung der Abweichung ausreichend sicher zu beurteilen ist.

Ob der Eingriff im Einzelfall durchgeführt wird, richtet sich erstens nach der Einstellung und Erfahrung des Untersuchers, zweitens nach der Wichtigkeit, die vom Patienten selbst der Gesamtuntersuchung beigemessen wird. Mancher Untersucher wird z. B. bei mittelgradigen Oligospermien zunächst Behandlungsversuche unternehmen und erst nach deren Scheitern zur Biopsie raten, mancher wird lieber vor Beginn einer Therapie alle diagnostischen Möglichkeiten ausschöpfen. Der eine Patient ist besonders bereit, ja keine Chance ungenützt zu lassen, der andere — selten — resigniert bereits nach dem zweiten Spermiogramm und beginnt, sich mit der Fruchtbarkeitsstörung abzufinden.

In den meisten Fällen ist also die Indikationsstellung eine Ermessensfrage, die der Erfahrung des Untersuchers überlassen bleiben muß. Eine *zwingende* Anzeige ist aber die Aspermie. Letztere kann durch Abflußhindernisse oder durch völliges Versagen des Keimepithels bedingt sein. Die Hodenbiopsie gestattet eine exakte Unterscheidung.

Darüber hinaus wird an der Klinik eine Biopsie empfohlen, in jedem Falle von Azoospermie, Kryptospermie und Oligospermie III. Grades. Hier erlauben zwar die histologischen Kriterien meist keine sicheren Rückschlüsse auf die Ätiologie der Störung, sie geben aber dem Erfahrenen prognostische Anhaltspunkte. Vielfach kann auf Grund der histologischen Beurteilung jegliche Therapie als zwecklos abgebrochen bzw. unterlassen werden. Bei der Oligospermie III. Grades ist prognostisch z. B. von Bedeutung, ob die tubulären Veränderungen diffus oder inselförmig lokalisiert sind.

Die *Verarbeitung des Excidates* erfolgt nach den üblichen Regeln der histologischen Untersuchung. An der Klinik wird in BOUINscher Lösung fixiert und mit Hämatoxylin-Eosin bzw. Azan oder auch nach LADEWIG gefärbt. Bei der *Beurteilung* unterscheidet man gewöhnlich 4 Grade von *Atrophie*.

I. Wenig Spermatozoen. Desquamation von Spermatidenverbänden in das Kanälchenlumen. Vereinzelt Riesenzellen. Die Veränderungen sind nicht generalisiert, sondern auf einzelne Gewebsbezirke beschränkt. II. Kaum noch Spermatozoen nachweisbar. Strukturveränderungen bei den Zellverbänden der Reifungs- und Umwandlungsphase. Verstärkte Desquamation von pathologisch veränderten Zellen in das Lumen der Tubuli. III. Deutliche Verringerung der Tubulusdurchmesser, beginnende Verdickung der Tunica propria, Keimepithel besteht fast ausschließlich aus wenig differenzierten Hodenzellen (Spermatogonien und Spermatocyten), Zellelemente des Interstitiums scheinen vermehrt. IV. Deutliche Verdickung und Hyalinisierung der Tunica propria, die oft nur noch mit SERTOLI-Zellen bestanden ist. Keimepithel fehlt entweder vollständig oder besteht lediglich aus vereinzelten (meist verkleinerten) Spermatogonien. Deutliche relative Vermehrung der LEYDIG-Zellen.

Die beiden ersten Atrophiegrade sind reversibel und kommen physiologischerweise beim gesunden Mann in einzelnen Kanälchenabschnitten vor. Die beiden letzten sind nach den bisherigen Erfahrungen irreversibel und geben, sofern sie einen überwiegenden Anteil der Tubuli betreffen, eine infauste Fertilitätsprognose. Therapeutische Maßnahmen können in solchen Fällen als zwecklos unterbleiben.

Ein typischer histologischer Befund wird beim sog. KLINEFELTER-*Syndrom* gefunden (vgl. S. 14). Das histologische Bild ist durch hochgradige degenerative Veränderungen mit Hyalinose der Kanälchenwände und excessive LEYDIG-Zellwucherung charakterisiert. Das Keimepithel fehlt meist bis auf pathologisch veränderte Reste; SERTOLI-Zellen sind gelegentlich erhalten. — In seltenen Ausnahmefällen werden durch die Hodenbiopsie maligne Tumoren aufgedeckt.

In der *quantitativen* **Gonadotropinbestimmung** besitzt man die Möglichkeit, die gonadotrope Aktivität des Hypophysenvorderlappens zu prüfen. Es gibt mehrere Bestimmungsmethoden; sehr brauchbar ist die Technik nach ALBRIGHT, KLINEFELTER und GRISWOLD. Da biologische Hormonbestimmungen nur in Speziallaboratorien durchzuführen sind, wird hier lediglich das Prinzip der Methoden geschildert.

Die Hormone werden durch einen komplizierten Prozeß (Alkoholfällung, Ätherextraktion, Dialyse) aufgearbeitet; dann wird in wäßriger Lösung eine Verdünnungsreihe hergestellt. Die Verdünnungen werden nunmehr — wie beim ASCHHEIM-ZONDEKschen Schwangerschaftstest — infantilen, weiblichen (weißen) Mäusen in einer bestimmten, sich über mehrere Tage erstreckenden Dosierung subcutan injiziert. Nach 72 Std. werden die Mäuse getötet und seziert. Die Größe des Mäuseuterus dient als Anhalt für die in der eingespritzten Verdünnung enthaltene Gonadotropinmenge. Zur Berechnung der ausgeschiedenen Tagesmenge, die anhand einer Tabelle erfolgt, wird jene Verdünnung herangezogen, die in der Reihe der für den Versuch verwendeten 8 Mäuse erstmals eine makroskopisch sichtbare Größenzunahme des Uterus hervorgerufen hat.

Die normale Gonadotropinausscheidung beträgt beim erwachsenen Mann etwa 20—40 Mäuse-Einheiten (ME) in 24 Std. Bei der in der Klinik geübten Bestimmungsweise, übernommen von NOWAKOWSKI, werden Werte unter 6 und über 52 ME als pathologisch angesehen. (Jede Technik hat ihre eigene physiologische Schwankungsbreite.) Verminderte Werte weisen auf eine Unterfunktion des Hypophysenvorderlappens hin, erhöhte auf Überfunktion durch Wegfall der vom Androgen (bzw. Inhibin) ausgehenden Bremswirkung. Die Gonadotropinbestimmung erlaubt damit diagnostische Rückschlüsse auf den Sitz der Störung (Keimdrüse oder Hypophyse), während sie therapeutisch anzeigt, wie eine evtl. Hormonbehandlung (Androgen- oder Gonadotropinsubstitution) anzusetzen hat. Praktisch wird nur die FSH-Fraktion des Gonadotropins geprüft. Das hat aber keinen Einfluß auf ihre Brauchbarkeit, da Defizit bzw. Überschuß der beiden gonadotropen Partialfunktionen gewöhnlich gleichlaufend sind.

Seitdem man weiß, daß primär in der Keimdrüse lokalisierte Schädigungen mit einer erhöhten Gonadotropinausscheidung einherzugehen pflegen, während Störungen des übergeordneten endokrinen Steuerungsorgans die Gonadotropinausscheidung herabsetzen, unterscheidet man in der Keimdrüsendiagnostik die beiden Krankheitsgruppen des primären hypergonadotropen und des sekundären oder hypogonadotropen Hypogonadismus.

Bestimmung der 17-Ketosteroide. Einen gewissen Anhalt für die Leistung der Keimdrüse als innersekretorisches Organ gibt die Messung der 17-Ketosteroidausscheidung im Urin. Unter 17-Ketosteroid versteht man bestimmte harnpflichtige Abkömmlinge von Hormonen der Nebennierenrinde und der Keimdrüse. Chemisch sind diese Stoffe durch ein den Sterinen nahestehendes Grundskelet mit einer Keto-Gruppe am 17. Kohlenstoffatom charakterisiert. Eines der bekanntesten 17-Ketosteroide ist das erstmals von BUTENANDT isolierte Androsteron, dessen biologische (androgene) Aktivität mit dem Hahnenkammtest nachweisbar ist. Lange Zeit hat man das Androsteron mit dem „männlichen Sexualhormon" identifiziert. Heute weiß man, daß es lediglich ein Metabolit des eigentlichen männlichen Sexualhormons, des Testosterons, darstellt. Am Umbau der ursprünglichen Hormone in die im Harn nachweisbaren Derivate soll vor allem die Leber beteiligt sein.

Die früher verwendeten biologischen Bestimmungsmethoden sind überflüssig geworden, nachdem mit der Farbreaktion nach ZIMMERMANN die 17-Ketosteroide wesentlich exakter quantitativ bestimmt werden können. Die chemische Bestimmungsmethode hat überdies den Vorteil, daß sie auch die biologisch inaktiven 17-Ketosteroide miterfaßt. Nur ein Drittel der 17-Ketosteroide entstammt dem in den LEYDIG-Zellen produzierten Androgen (Testosteron), die Muttersubstanz der beiden anderen Drittel wird in der Nebennierenrinde gebildet. So ist es auch erklärlich, daß die bei Frauen gefundenen Mittelwerte etwa um ein Drittel niedriger sind als die bei Männern. Bei erwachsenen Männern liegt der 24 Stunden-Wert im Durchschnitt zwischen 10 und 25 mg, bei Frauen zwischen 6 und 15 mg.

Der Wert dieser Bestimmungsmethode für Diagnostik und Therapie der Fertilitätsstörungen liegt nicht nur darin, daß der absolute Ausscheidungswert einen Anhalt über die androgene Aktivität der LEYDIG-Zellen vermittelt, sondern vor allem in der Möglichkeit, durch Vergleichsmessung die Stimulierbarkeit der LEYDIG-Zellen (ICSH-Gaben) zu überprüfen. Hierbei ist allerdings in Betracht zu ziehen, daß die Leistungsreserve normal funktionierender LEYDIG-Zellen (im Gegensatz z. B. zu den cortisonbildenden Nebennierenrindenzellen) sehr gering ist.

Formen der männlichen Sterilität.

Ursache der Kinderlosigkeit einer Ehe kann seitens des Mannes selbstverständlich auch unzureichende Beischlaffähigkeit (Impotentia coeundi) sein, der die Impotentia generandi als Unvermögen, befruchtungsfähige Samenzellen hervorzubringen, gegenübergestellt wird. Im allgemeinen Sprachgebrauch, doch auch rechtlich, gehören zur Zeugungsfähigkeit sowohl die Beischlaf-, wie die Befruchtungsfähigkeit. Anderseits umfaßt der Begriff der Impotentia generandi beim Manne von alters her auch den Verschluß der ableitenden Samenwege mit der Unfähigkeit befruchtungsfähige Samenzellen weiterzugeben. In diesem Sinne sind die Ursachen der männlichen Unfruchtbarkeit (Sterilität) oder Zeugungsunfähigkeit zu unterteilen in *Keimdrüsenstörungen (Hypogonadismen)*, *Störungen an den akzessorischen Geschlechtsdrüsen und den ableitenden Samenwegen* und in *Beischlafstörungen*.

Im folgenden sind nur die beiden ersten Gruppen berücksichtigt, da über „Ursachen und Behandlung der Potenzstörungen" bereits beim ersten Fortbildungskurs der Münchener Dermatologischen Univ.-Klinik (1951 von BORELLI) berichtet worden ist.

I. Die *Keimdrüsenstörungen* werden nach NOWAKOWSKI in primäre (hyper-) und sekundäre (hypogonadotrope) Hypogonadismen unterschieden. Bei den *primären* kommt es durch Ausfall oder Verminderung der vom Androgen (bzw. auch einem weiteren Hormon des Hodens, dem

„Inhibin") ausgehenden Bremswirkung zu vermehrter Ausschüttung von Gonadotropin durch den Hypophysenvorderlappen.

Bei der *Anorchie durch Kastration* entsteht vor der Pubertät Eunuchoidismus. Im Erwachsenenalter kommt es in der Regel nur zu geringen Veränderungen (Schütterwerden der Achsel- und Schambehaarung, Atrophie von Prostata und Samenblasen); bei Verminderung der 17-Ketosteroidausscheidung ist die im Harn nachweisbare Gonadotropinmenge erhöht.

Die *angeborene Anorchie* (*Hodenagenesie*) soll nach Sektionsbefunden bisweilen vorkommen, klinisch ist sie, da ein abdominaler Kryptorchismus nicht sicher ausgeschlossen werden kann, nicht zu diagnostizieren. Bei der ebenfalls angeborenen sog. *funktionellen präpuberalen Kastration* (*Hodenaplasie*) nach HELLER und NELSON sind die im Scrotum feststellbaren Hodengebilde klein und derb, histologisch zeigen sie lediglich Bindegewebe. Klinisch entwickelt sich der gleiche Eunuchoidismus wie bei vorpuberaler Kastration. Günstige Beeinflussung des Gesamtzustandes ist durch Androgensubstitution erreichbar, die Fertilitätsprognose bleibt infolge Fehlens des Keimepithels selbstverständlich infaust.

Beim *Kryptorchismus* (s. S. 286) spricht man bei der Ektopie je nach Sitz von Ektopia testis cruralis, perinealis usw. Bei der Descensushemmung wird zwischen Retentio testis abdominalis (Bauchhoden) und R. t. inguinalis (dem Leistenhoden) unterschieden. (Streng genommen dürfte der Begriff Kryptorchismus nur für den Bauchhoden verwendet werden.) Für die normale Funktion der Keimdrüse als generatives Organ ist es erforderlich, daß sich der Hoden zur Zeit der Pubertät im Scrotum befindet. Anderweitige Lagerung führt zur Keimepithelatrophie. Es ist daher wichtig, daß die *therapeutischen Maßnahmen vor dem Pubertätsbeginn*, also im Alter von etwa 12—13 Jahren einsetzen. Einer Behandlung in jüngerem Alter ist zu widerraten, da noch mit 10 oder 11 Jahren Spontandescensus eintreten kann. Die Hemmung des Descensus kann mechanisch oder innersekretorisch bedingt sein. Unterscheidung gelingt nur ex juvantibus bei Ansprechen der HVL-Therapie. Man wird daher stets zuerst Hormonbehandlung versuchen und erst bei deren Erfolglosigkeit bis zum Abschluß des 13. Lebensjahres operieren.

Die Erfahrungen der Klinik sprechen dafür, daß auch bei zeitgerecht und lege artis durchgeführter Operation die Fertilitätsprognose zweifelhaft bleibt. Ob die oft zu beobachtende Atrophie auf das Operationstrauma oder die lange Fehllagerung zurückzuführen ist, läßt sich nicht sicher entscheiden. Die Beobachtung, daß sich im Alter von 11 oder 12 Jahren spontan absteigende Hoden zu vollfunktionstüchtigen Organen weiterzuentwickeln pflegen, spricht bis zu einem gewissen Grad für die Annahme, daß der operative Eingriff als Schädigungsfaktor betrachtet werden könnte, zumal auch Keimdrüsenatrophien vorkommen. Die innersekretorische Funktion der Gonaden bleibt beim Kryptorchismus meist ungestört, zumindest was die Androgenbildung anbelangt. Aber auch hier können nach neueren Mitteilungen Ausfallserscheinungen auftreten. Nach Beendigung der Pubertätszeit einen Kryptorchismus zu behandeln, mit dem Ziel, die fehlende Zeugungsfähigkeit zu gewinnen, ist hoffnungslos. Allerdings wird man trotzdem zur Orchidopexie raten, da man weiß, das kryptorche Testikel zur malignen Entartung prädisponieren.

Histologisch findet man bei Kryptorchismus die typischen Zeichen der Keimepithelatrophie, oft mit Verdickung der Tunica propria; die LEYDIG-Zellen sind meist unverändert, manchmal scheinen sie vermehrt. Die 17-Ketosteroide sind meist normal, die Gonadotropinausscheidung im allgemeinen leicht erhöht. Die letzteren Befunde haben natürlich nur Gültigkeit, wenn der Kryptorchismus über die Pubertätszeit hinaus fortbesteht.

Beim gelegentlich zur Beobachtung kommenden sog. KLINEFELTER-*Syndrom* handelt es sich, wie man annimmt, ebenfalls um eine kongenitale Fehlentwicklung. Man erkennt es in typischen Fällen an der *Gynäkomastie bei kleinen und harten Hoden*. Penis, Prostata und Samenblasen sind größenmäßig in der Regel normal. Die Gonadotropinausscheidung stark erhöht, die 17-Ketosteroidausscheidung meist normal. Das Sperma zeigt Azoo- oder Aspermie, die Hodenbiopsie hochgradige Tubulusatrophie, Hyalinose der Kanälchenwände, excessive LEYDIG-Zellwucherungen. Die Fertilitätsprognose ist infaust, Behandlung zwecklos.

Exogene Hodenatrophie. Der überwiegende Teil der in der Praxis vorkommenden Fertilitätsstörungen gehört in diese Gruppe. Klinisch findet man sehr oft nicht die geringsten Abweichungen. Die Insuffizienz der Keimdrüsen wird durch Spermaanalysen aufgedeckt, die Hodenbiopsie gibt einen Anhalt für Prognose und Behandlungschancen. Der eigentliche Schädigungsfaktor ist nur in bestimmten Fällen mit ausreichender Sicherheit eruierbar, z. B. bei der Mumpsorchitis. In den meisten Fällen ist man auf Vermutungen angewiesen, die sich aus der Anamnese ergeben. Im allgemeinen handelt es sich um isolierte Veränderungen am tubulären Apparat. Nur bei exzessiven Rückbildungserscheinungen kommt es auch zu innersekretorischen Ausfallserscheinungen, die zum Bilde des sog. Späteunuchoidismus (Fettverteilungsänderungen, Schütterwerden der Sekundärbehaarung, Hypogenitalismus) führen. Diese Fälle sind jedoch gemessen an der Gesamtzahl der Patienten mit Oligospermie oder Azoospermie sehr gering. Die 17-Ketosteroidausscheidung und die Gonadotropinmenge im Harn sind in leichteren Fällen unverändert; bei etwas stärkeren Graden findet man die Gonadotropinausscheidung erhöht.

Ursächlich kommen alle jene Faktoren in Betracht, die bei der Besprechung der Vorgeschichte bereits erwähnt wurden: Traumen, Röntgenstrahlen, Operationen, spezifische und unspezifische Infektionskrankheiten, vor allem Parotitis epidemica, Eiweißmangelschäden durch protrahierte Hungersituationen, Avitaminosen, Stoffwechselstörungen, Insulte des Zentralnervensystems, seelische Depressionen usw.

In diese Gruppe gehört auch der sog. *Spermiogenesestop*, eine primäre Tubulusatrophie, die dadurch charakterisiert ist, daß die Spermiogenese in einem histologisch klar erkennbaren Stadium stehenbleibt. Die Prognose dieser Störung, deren Ursache völlig im Dunkeln liegt, ist so schlecht, daß viele Untersucher jegliche Behandlungsmaßnahmen ablehnen. Man erkennt den Spermiogenesestop an der gleichbleibenden Azoospermie bei vermehrter Ausscheidung derjenigen Zellen, bei denen der Reifungsprozeß stehenbleibt.

Therapeutische Möglichkeiten sind bei exogenen Hodenatrophien vorhanden, sofern die anatomischen Veränderungen nicht allzu tiefgreifend sind. Gradmesser für die Erfolgschancen sind, wie gesagt, Spermaanalyse

und hodenbioptisches Bild. Bei mittelgradigen Oligospermien, die in
der Fertilitätsdiagnostik mit am häufigsten angetroffen werden, bietet die
sog. *Bremstherapie* nach Heckel nach den bisherigen Erfahrungen noch
die besten Erfolgschancen.

Durch länger durchgeführte Testosterongaben (150 mg pro Woche) wird eine
Hemmung der Gonadotropinausscheidung und somit Verminderung der spermio-
genetischen Aktivität herbeigeführt. Durch regelmäßige Spermakontrollen hat man
den Zeitpunkt abzupassen, bei dem sich das Spermabild einer Azoospermie nähert.
Hier bricht man die Testosterongaben ab. In zahlreichen Fällen stellt sich dann
im Verlauf von einigen Monaten, meist nach knapp 1 Jahr, das erwartete „*Rebound*"
(= *Rückprall*)-*Phänomen* ein; d. h. die spermiogenetische Aktivität schießt weit
über das Ausgangsniveau hinaus.

Von anderen Autoren wird die Behandlung mit Vitamin E, A, B oder
C, Leberextrakten oder Manganpräparaten bevorzugt. Die Erfolge werden unterschiedlich dargestellt. Die Beurteilung von Behandlungserfolgen ist dadurch schwierig, daß selbst nach jahrelangem Bestand von
hochgradigen Oligospermien Spontannormalisierung vorkommt.

Andere Untersucher halten sich nicht damit auf, durch therapeutische Maß-
nahmen eine Verbesserung des Spermabefundes anzustreben, sondern suchen die
Konzeptionschance durch *artefizielle Insemination* am Ovulationstermin zu erhöhen.
Bei entsprechender Geduld und Konsequenz, die sich von vielfachen, vergeblichen
Versuchen nicht abschrecken läßt, scheint diese Art des Vorgehens mit die größten
Chancen zur Erzielung einer Schwangerschaft zu bieten. — Neuerdings wird auch
über günstige Resultate durch intratesticuläre Implantation von Testosteron-
kristallen berichtet.

Bei den *sekundären* Hypogonadismen liegen die Ursachen der Veränderungen in übergeordneten Stellen, insbesondere der Funktion des
Hypophysenvorderlappens. Isolierte Störungen seiner gonadotropen
Partialfunktion können als idiopathischer Eunuchoidismus, als Hodeninsuffizienz bei Nebennierenüberfunktion und bei der Hämochromatose
manifest werden.

Beim *idiopathischen Eunuchoidismus*, dessen Ursache unbekannt ist, fehlen die
FS- und ICS-Hormone. Klinisch bestehen typische Erscheinungen des Früh-
eunuchoidismus: Die Hoden sind klein, das Keimdrüsengewebe präpuberal; die
Gonadotropinausscheidung im Harn fehlt, die 17-Ketosteroide sind vermindert.
Bei frühzeitig einsetzender Gonadotropin-Substitutionstherapie lassen sich gute
Ergebnisse erzielen. — Bei M. Cushing und *adrenogenitalem Syndrom* beruht die
Hodeninsuffizienz auf dem Überfluß an androgenen Nebennierenrindenhormonen,
von denen die Gonadotropinausschüttung des Hypophysenvorderlappens gehemmt
wird. Die Testikel sind sehr klein; die Gonadotropinausscheidung im Harn fehlt
oder ist stark erniedrigt, die 17-Ketosteroidausschüttung (besonders des aus der
Nebenniere stammenden Anteils) stark erhöht. — Bei der *Hämochromatose*, bei der
unter anderem in den basophilen Zellen des Hypophysenvorderlappens Eisen
abgelagert ist, besteht Hodenatrophie bei verminderter oder fehlender Gonado-
tropinausbildung und verminderten 17-Ketosteroidwerten.

Sekundäre hypogonadotrope Hypogonadismen können auch durch
organische Erkrankungen der Hypophyse (mit pluriglandulären Ausfallserscheinungen) oder im Hypothalamus entstehen. — Alle Krankheitsbilder des sekundären Hypogonadismus, der Vollständigkeit halber erwähnt, gehören in erster Linie zum Behandlungsgebiet des Internisten
bzw. Endokrinologen.

II. Bei den *krankhaften Prozessen der akzessorischen Geschlechtsdrüsen und der ableitenden Samenwege* ist praktisch folgendes wichtig: Bei *postgonorrhoischen Indurationen im Nebenhodenkopf* (mit Aspermie) ist, obwohl die Hodenbiopsie normale Spermiogenese zeigt, die Prognose infaust, da keine wirksame Therapie durchführbar ist — die Spermien erreichen den Samenleiter nicht. Dagegen gibt es eine *operative Behandlungsmöglichkeit* (Herstellung einer sog. Seit-an-Seit-Anastomose zwischen Nebenhodenkopf und Samenleiter) *bei* gleichartigen *Verhärtungen* im *Nebenhodenschweif*; die Prognose bleibt zunächst zweifelhaft, doch wird insbesondere in der neueren amerikanischen und französischen Literatur auf ermutigende Ergebnisse hingewiesen.

Bei Aspermie mit klinisch nachweisbaren Nebenhodenschweifindurationen kann unter Umständen unter Verzicht auf die Hodenbiopsie folgendermaßen vorgegangen werden: Freilegung des Hodens und Nebenhodens, Punktion des Nebenhodenkopfes, sofortige mikroskopische Untersuchung der Punktionsflüssigkeit. Sind reichlich ausgereifte Spermien vorhanden, so ist bewiesen, daß die Aspermie ausschließlich auf der Abflußbehinderung beruht. Eine Biopsie erübrigt sich, die Anastomosenoperation kann sofort durchgeführt werden.

Verdacht auf krankhafte entzündliche Prozesse in den akzessorischen Geschlechtsdrüsen ist begründet bei Nachweis reichlicher Leukocyten, Epithelien und, bisweilen, auch Erythrocyten im Spermapräparat; Motilitätsanomalien (Nekrospermie, Asthenospermie) werden ebenfalls auf entzündliche Prozesse mit dem eben angegebenen Sitz zurückgeführt.

Aspermie mit normalem hodenbioptischem Befund und Fehlen von Veränderungen am Nebenhoden erweckt den Verdacht auf *Aplasie oder Agenesie der Samenleiter.* Hier kann die endgültige Diagnose manchmal nur durch chirurgische Exploration gesichert werden. Jede Therapie ist zwecklos. Versuche, Hodenpunktate zu inseminieren, haben sämtlich versagt. Gerade an solchen Fällen hat sich die Unerläßlichkeit der Leistungen der akzessorischen Geschlechtsorgane für die Bildung eines befruchtungsfähigen Samens, Bildung von Fructose, Schutzkolloiden usw. erwiesen. Fertilitätsstörungen sind häufiger als man oft denkt durch *Läsionen des Samenleiters* bedingt. Nicht nur durch Verletzungen und operative Eingriffe an diesen, sondern z. B. schon durch Einspritzungen in den Inguinalkanal. Im Hinblick auf die Vulnerabilität des Samenleiters stellt jede Leitungsanaesthesie in inguine eine Gefahr dar; sie soll daher (auch bei Hodenbiopsien) möglichst vermieden werden.

Zusammenfassend lassen sich folgende für den Dermatologen praktisch wichtige **Schlußfolgerungen** ziehen: Fertilitätsstörungen sind beim Mann in vielen Fällen erst durch Spermaanalyse zu erkennen. Ohne Untersuchung auch des Mannes können die Ursachen der Kinderlosigkeit einer Ehe nicht sicher beurteilt werden. — Einmalige mikroskopische Untersuchung genügt nur bei eindeutig normalem Sperma. In allen anderen Fällen kann ein Urteil erst nach 2—3maliger Untersuchung gefällt werden, wobei ein Spermauntersuchungsergebnis nur dann Gültigkeit hat, wenn bei der Samengewinnung kein Condom verwendet wurde und eine sexuelle Karenzzeit von 5 Tagen (am besten) vorausgegangen ist. — Ist nach wiederholter Untersuchung die Fertilitätserwartung als herabgesetzt zu betrachten, so sind für eine Gesamtbeurteilung des Falles Spezialuntersuchungen in einer dafür eingerichteten Fachklinik oder Fachpraxis erforderlich. Ohne eine solche vollständige Untersuchung ist eine geplante Hormonbehandlung meist nicht zu verantworten. Bei der sogenannten Heckelschen Bremstherapie sind regelmäßige Spermakontrollen unerläßlich; statt des Rückpralleffektes kann sonst bekanntlich endgültige Sterilität herbeigeführt werden. — Bei Kryptorchismus im Kindesalter droht Sterilität bei der Geschlechtsreife. Die Eltern sind bei der Feststellung des Kryptorchismus über diese Gefahr und über die heutigen — feststehenden — Auffassungen über die Therapie zu informieren. — Die Fertilitätsorgane sind bei notwendigen Eingriffen in der Genitalregion, besonders auch in der Leistengegend mit sehr großer Vorsicht zu behandeln.

Autorenverzeichnis.

Sachverzeichnis.